常用中药材及
混伪品种整理

主 审 张 继

主 编 罗 霄 文永盛

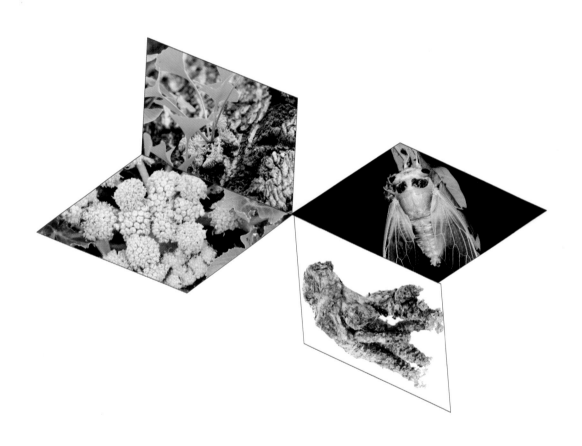

四川科学技术出版社

图书在版编目（CIP）数据

常用中药材及混伪品种整理 / 罗霄，文永盛主编. —成都：四川科学技术出版社，2020.8
ISBN 978-7-5364-9915-7

Ⅰ.①常… Ⅱ.①罗… ②文… Ⅲ.①中药材－中药鉴定学 Ⅳ.①R282.5

中国版本图书馆CIP数据核字(2020)第154384号

CHANGYONG ZHONGYAOCAI JI HUNWEI PINZHONG ZHENGLI

常用中药材及混伪品种整理

主　审　张　继
主　编　罗　霄　文永盛

出 品 人　程佳月
责任编辑　李迎军
封面设计　晓　叶
责任出版　欧晓春
出版发行　四川科学技术出版社
　　　　　成都市槐树街2号　邮政编码 610031
　　　　　官方微博：http://e.weibo.com/sckjcbs
　　　　　官方微信公众号：sckjcbs
　　　　　传真：028-87734039
成品尺寸　210mm×285mm
印　　张　30　字数800 千
印　　刷　成都市金雅迪彩色印刷有限公司
版　　次　2020年11月第1版
印　　次　2020年11月第1次印刷
定　　价　480.00元

ISBN 978-7-5364-9915-7

邮购：四川省成都市槐树街2号　邮政编码：610031
电话：028-87734035

本书编辑委员会

序

XU

    2019年10月22日，中共中央、国务院发布促进中医药创新发展的意见，传承精华，守正创新。《常用中药材及混伪品种整理》应运而生，顺利出版，为中药产业发展提供及时、有效的技术支撑，是惠及中医药的一件幸事。

    本书以鉴定知识为基础，法定标准为准绳，收载常用中药材187种，精选原动植物（矿物）、药材、饮片彩色图片共计1 000余幅，准确反映了中药的栽培、采收、加工现状，系统整理了中药鉴定知识，图文并茂的呈现方式使本书具有很强的科学性、真实性和适用性。

    编著者团队均为药品检验一线的中药工作者，是全国药检行业的中坚力量，具有多年的中药材市场监管、中药质量风险监测检验和科研经验。在成都市食品药品检验研究院（原成都市药品检验所）60年的中药鉴定经验积淀基础上，编著者常年跋山涉水、不辞艰辛的深入产业源头收集第一手资料，力图创新，厚积薄发，我非常欣慰地看到这支药检队伍中年轻力量不断成长，为中药行业注入新鲜活力。

    需要着重说明的是，该书所载药材照片为编著者常年在中药材专业市场收集、鉴定的流通实物所拍摄，饮片照片为日常监督检验饮片所拍摄，具有很大的准确性。通过文献整理结合药检机构的检测数据分析，书中饮片法定标准、中药材混伪品及习用品系列知识具有极大的参考价值。本书适于中药相关的产地栽培、科研、教学、生产、经营、检验等工作人员使用，可供广大中药爱好者阅览，也可供中医药文化传承教育使用。

    我喜庆该书的出版面世，也期望更多新生力量加入中医药行业，为祖国的中医药产业健康发展贡献力量，故乐而为之序。

中国食品药品检定研究院

2020年5月

前言
QIANYAN

党的十八大以来，国家将中医药发展作为经济社会发展的重要战略举措。国务院印发了《中医药发展战略规划纲要（2016—2030 年）》，工业和信息化部、国家中医药管理局等 16 个部委出台了《中药材保护和发展规划（2015—2020 年）》，为中药产业发展提供了法律保障和政策支持，各地方政府深入贯彻党的方针，出台相应政策措施支持中药产业高质量发展，中药产业发展前景光明。

在中药资源可持续发展和濒危物种保护等相关措施下，中药产业的发展离不开规范的种植、养殖，但部分地区在利益驱使下存在盲目跟风、混乱引种等现象，导致部分中药种源混乱、品种变异、品质降低和质量参差不齐等问题。

中药鉴定技术是中药材质量保障的有力手段，是从业人员提升行业水平的必然途径，也是中药产业化和国际化的基础，传统鉴定方式聚焦于中药材或饮片等商品终端，随着野生改栽培变异、植物引种错误和加工方式改变等现象导致中药材质量问题频发，现在极需将鉴定技术向种植、养殖及炮制加工前端延伸，覆盖中药产业的各环节。《常用中药材及混伪品种整理》收录彩图 1 000 余张，图片覆盖中药动植物（矿物）源头、中药材、中药炮制加工品，内容涵盖传统术语、炮制加工方法、混伪品鉴别知识、地方标准收载等，以弥补目前中药鉴别知识系统性缺乏、完整性不足，图文并茂地诠释了中药鉴定的特殊魅力，为中药鉴定技术注入新活力、打开新思路。

本书重点将中药鉴定的相关鉴别知识和法定标准收载资料进行整理，在作者多年中药材市场监管和药品检验一线工作经验的基础上，加以系统总结，有效提升了中药鉴定知识的科学性、连贯性和实用性，具有以下显著特点：

（1）图片丰富，涵盖从动、植物（矿物）到中药材商品再到中药饮片终端。

（2）代表性强，图片源于作者广泛调查、收集实物所拍摄。

（3）内容全面，系统归纳"传统术语""地方标准及炮制规范"和"混伪品鉴别知识"。

中药知识博大精深，本书涉及的图片和内容范围广泛，由于作者水平和时间所限，书中的缺点与不足，恳请广大读者指正，以便修改完善。

成都市食品药品检验研究院
《常用中药材及混伪品种整理》编辑委员会
2020 年 5 月

凡例

FANLI

本书共收载常用中药材共计 187 种，附彩图 1 000 余张，并附动物图、植物图、矿物图、中药材鲜品图、中药材图和中药饮片图供鉴定参考。

1. 本文编排以标准收载的正品为序，按照拼音排序。

2. 每种药材正文分为名称、来源、术语、炮制加工、混伪品及习用品五部分。

（1）名称及来源：摘录于《中华人民共和国药典》2020 版一部或地方中药材标准，拉丁名称与标准收载一致，所附图片均为符合标准收载的正品实物拍摄。

（2）术语：收载中药传统鉴别术语、商品规格习称、道地药材习称等。

（3）炮制加工：收载《中华人民共和国药典》及各地方炮制规范的炮制加工品。

（4）混伪品及习用品：收载名称易混淆品、伪劣品、地方习用品，并在最后注明标准收载；为方便查阅，此项下的植物来源拉丁名与《中国植物志》一致。

3. 本书附有丰富的药材来源图、药材图和饮片图，为编者原创拍摄，少数其他来源图片均在图片编码中加以注明拍摄者。

4. 药材来源图包括植物生境、植物栽培、植物特征、原动物、原矿物、药用部位鲜品、鲜品鉴别特征；药材图和饮片图包括不同规格的药材和炮制加工品。

5. 本书图片编码按"图 A–B 名称"顺序生成，其中"A"代表该药材顺序，"B"代表该药材项下相关图片的顺序。

6. 本书所用计量单位，均为法定计量单位，以国际通用单位符号表示。长度单位以毫米（mm）、厘米（cm）表示，重量单位以毫克（mg）、克（g）表示，体积单位以毫升（ml）表示，时间单位以天（d）、小时（h）、分钟（min）表示。

目录
MULU

1. 艾 叶 …… 001

2. 八角茴香 …… 004

3. 巴 豆 …… 007

4. 巴戟天 …… 009

5. 白扁豆 …… 012

6. 白 果 …… 014

7. 白花蛇舌草 …… 015

8. 白 及 …… 018

9. 白茅根 …… 020

10. 白 前 …… 022

11. 白 芍 …… 025

12. 白 术 …… 028

13. 白鲜皮 …… 030

14. 白 芷 …… 033

15. 百 部 …… 035

16. 百 合 …… 038

17. 柏子仁 …… 041

18. 板蓝根 …… 042

19. 半边莲 …… 044

20. 半 夏 …… 046

21. 薄 荷 …… 050

22. 北沙参 …… 052

23. 荜 茇 …… 054

24. 鳖 甲 …… 055

25. 槟 榔 …… 057

26. 苍 术 …… 059

27. 草 果 …… 061

28. 草 乌 …… 063

29. 侧柏叶 …… 067

30. 蝉 蜕 …… 068

31. 车前草 …… 071

32. 车前子 …… 072

33. 陈 皮 …… 075

34. 楮实子 …… 077

35. 川贝母 …………… 078
36. 川楝子 …………… 084
37. 川芎 …………… 086
38. 重楼 …………… 089
39. 大黄 …………… 092
40. 大血藤 …………… 096
41. 大皂角 …………… 099
42. 丹参 …………… 101
43. 淡竹叶 …………… 104
44. 当归 …………… 106
45. 党参 …………… 110
46. 刀豆 …………… 113
47. 地肤子 …………… 115
48. 地骨皮 …………… 116
49. 地龙 …………… 119
50. 地榆 …………… 120
51. 丁香 …………… 124
52. 冬虫夏草 …………… 125
53. 独活 …………… 129
54. 杜仲 …………… 131
55. 莪术 …………… 135
56. 番泻叶 …………… 138
57. 防风 …………… 139
58. 防己 …………… 143
59. 粉葛 …………… 146
60. 佛手 …………… 149
61. 茯苓 …………… 151

62. 附子 …………… 153
63. 覆盆子 …………… 157
64. 甘草 …………… 159
65. 高良姜 …………… 162
66. 藁本 …………… 164
67. 狗脊 …………… 166
68. 枸杞子 …………… 169
69. 谷精草 …………… 171
70. 骨碎补 …………… 173
71. 瓜蒌皮 …………… 176
72. 瓜蒌子 …………… 178
73. 广藿香 …………… 181
74. 龟甲 …………… 182
75. 鬼箭羽 …………… 189
76. 桂枝 …………… 191
77. 海金沙 …………… 193
78. 海龙 …………… 194
79. 合欢花 …………… 197
80. 何首乌 …………… 199
81. 红花 …………… 202
82. 红景天 …………… 204
83. 厚朴 …………… 205
84. 槲寄生 …………… 209
85. 虎杖 …………… 212
86. 花椒 …………… 214
87. 化橘红 …………… 217
88. 黄柏 …………… 219

89. 黄　精 ……………… 221
90. 黄　连 ……………… 225
91. 黄　芪 ……………… 229
92. 黄　芩 ……………… 233
93. 火麻仁 ……………… 235
94. 鸡内金 ……………… 237
95. 僵　蚕 ……………… 238
96. 绞股蓝 ……………… 240
97. 金钱白花蛇 ………… 242
98. 金钱草 ……………… 244
99. 金荞麦 ……………… 246
100. 金银花 ……………… 248
101. 金樱子 ……………… 252
102. 九香虫 ……………… 254
103. 桔　梗 ……………… 256
104. 决明子 ……………… 258
105. 苦杏仁 ……………… 261
106. 莲　子 ……………… 263
107. 灵　芝 ……………… 265
108. 凌霄花 ……………… 270
109. 芦　根 ……………… 273
110. 鹿　角 ……………… 274
111. 鹿　茸 ……………… 277
112. 罗布麻叶 …………… 283
113. 麦　冬 ……………… 285
114. 玫瑰花 ……………… 287
115. 密蒙花 ……………… 289

116. 绵马贯众 …………… 290
117. 牡丹皮 ……………… 294
118. 木　瓜 ……………… 296
119. 木　通 ……………… 299
120. 木　香 ……………… 302
121. 牛蒡子 ……………… 305
122. 牛　膝 ……………… 306
123. 女贞子 ……………… 309
124. 枇杷叶 ……………… 311
125. 蒲　黄 ……………… 313
126. 蕲　蛇 ……………… 314
127. 牵牛子 ……………… 318
128. 茜　草 ……………… 321
129. 羌　活 ……………… 324
130. 青葙子 ……………… 328
131. 全　蝎 ……………… 330
132. 人　参 ……………… 331
133. 肉苁蓉 ……………… 337
134. 瑞香狼毒 …………… 339
135. 三　七 ……………… 341
136. 桑螵蛸 ……………… 346
137. 沙　棘 ……………… 349
138. 砂　仁 ……………… 350
139. 山慈菇 ……………… 354
140. 山豆根 ……………… 357
141. 山　药 ……………… 359
142. 山　楂 ……………… 362

143. 山茱萸 …………………… 366
144. 商 陆 …………………… 368
145. 射 干 …………………… 371
146. 伸筋草 …………………… 373
147. 石菖蒲 …………………… 376
148. 丝瓜络 …………………… 379
149. 酸枣仁 …………………… 380
150. 太子参 …………………… 382
151. 檀 香 …………………… 383
152. 天 冬 …………………… 385
153. 天 麻 …………………… 387
154. 天南星 …………………… 391
155. 天竺黄 …………………… 394
156. 铁皮石斛 ………………… 395
157. 通 草 …………………… 400
158. 土鳖虫 …………………… 403
159. 土茯苓 …………………… 404
160. 菟丝子 …………………… 406
161. 乌梢蛇 …………………… 409
162. 吴茱萸 …………………… 412
163. 蜈 蚣 …………………… 416
164. 五倍子 …………………… 417
165. 五加皮 …………………… 419

166. 五味子 …………………… 422
167. 西红花 …………………… 424
168. 西南手参 ………………… 426
169. 西青果 …………………… 427
170. 夏枯草 …………………… 428
171. 香 附 …………………… 430
172. 小茴香 …………………… 432
173. 薤 白 …………………… 435
174. 续 断 …………………… 436
175. 玄 参 …………………… 439
176. 旋覆花 …………………… 441
177. 延胡索 …………………… 443
178. 野菊花 …………………… 446
179. 薏苡仁 …………………… 447
180. 玉 竹 …………………… 449
181. 泽 泻 …………………… 451
182. 浙贝母 …………………… 454
183. 知 母 …………………… 456
184. 栀 子 …………………… 458
185. 朱 砂 …………………… 460
186. 珠子参 …………………… 463
187. 猪 苓 …………………… 464

参考文献 …………………………… 467

1. 艾 叶

【来源】

菊科蒿属植物艾 *Artemisia argyi* Lévl. et Vant. 的干燥叶。

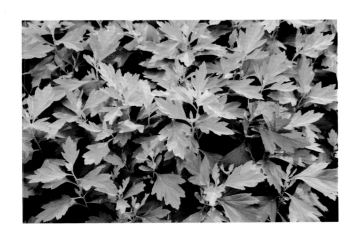

图1-1 艾（植物）

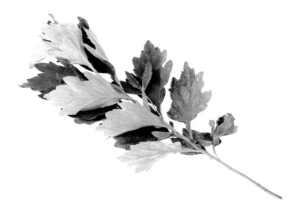

图1-2 艾叶（鲜品）

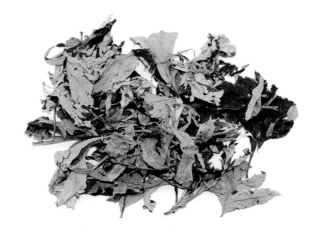

图1-3 艾叶（药材）

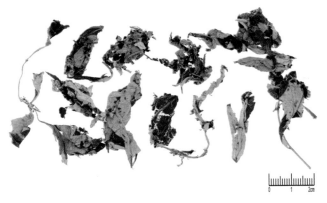

图1-4 艾叶（饮片）

【术语】

"蕲艾"：主产于湖北蕲春的艾叶，习称"蕲艾"。

【炮制加工】

艾叶（净制）： 取艾叶药材，除去杂质及梗，筛去灰屑。本品收载于《中华人民共和国药典》2020年版一部。

艾绒： 取净艾叶，捣、碾或粉碎成绒团状，拣去叶脉及粗梗，筛去粉末，取净绒。本品收载于《湖北省中药饮片炮制规范》2018年版。

炒艾叶： 取净艾叶，照清炒法，炒至微具焦斑，筛去灰屑。本品收载于《上海市中药饮片炮制规范》2018年版。

醋艾叶： 取净艾叶，照醋炙法，炒至表面微呈焦褐色（每100 kg 艾叶，用醋15 kg）。本品收载于《湖北省中药饮片炮制规范》2018年版。

酒艾叶： 取净艾叶，用酒喷润透，置锅内用文火炒干，取出放凉（每100 kg 艾叶，用酒20 kg）。本品收载于《广西壮族自治区中药饮片炮制规范》2007年版。

艾叶炭： 取净艾叶，置锅内用中火炒至外表呈焦黑色，喷淋适量清水，取出，晾干。本品收载于《广西壮族自治区中药饮片炮制规范》2007年版。

醋艾炭： 取净艾叶，照炒炭法，炒至表面呈焦黑色，喷醋，炒干（每100 kg 艾叶，用醋15 kg）。本品收载于《中华人民共和国药典》2020年版一部。

【混伪品及习用品】

（1）**艾把：** 菊科蒿属植物艾 *Artemisia argyi* Lévl. et Vant. 的干燥地上部分。鉴别特征：长40~120 cm，全体密被灰白色绒毛；叶片多皱缩，破碎，有短柄；完整叶片展平后呈卵状椭圆形，羽状深裂，裂片椭圆状披针形，边缘有不规则的粗锯齿；上表面灰绿色或深黄绿色，有稀疏的柔毛及腺点；下表面密生灰白色绒毛；质柔软；气清香，味苦。本品收载于《天津市中药饮片炮制规范》2018年版。

（2）**艾条：** 菊科蒿属植物艾 *Artemisia argyi* Lévl. et Vant. 的干燥茎。鉴别特征：呈圆形，质硬；基部木质化；表面被灰白色软毛。本品收载于《天津市中药饮片炮制规范》2018年版。

（3）**野艾叶：** 菊科蒿属植物野艾蒿 *Artemisia lavandulifolia* DC. 的干燥叶，又名"细叶艾"或"水艾叶"。鉴别特征：完整叶片展平后呈卵状椭圆形，一至二回羽状深裂至全裂；深裂者，边缘常有锯齿；全裂者，裂片条形至条状披针形，全缘，边缘稍外卷；下部叶具长柄，中部叶有假托叶；上表面墨绿色，有腺点及稀疏短微毛；下表面密生灰白色毛茸，中脉几近无毛；质软；气微香，味苦。本品收载于《江苏省中药材标准》2016年版。

（4）**鸭脚艾：** 菊科蒿属植物白苞蒿 *Artemisia lactiflora* Wall. ex DC. 的干燥地上部分。鉴别特征：茎枝圆柱形或稍扁；表面深绿色至褐色，有明显的纵向棱线，质稍韧，不易折断；切面灰黄色，略显纤维性，中空而有较宽广的髓；完整叶片展平后呈羽状分裂或深裂，似鸭掌状，近顶端一片较大，边缘有疏锯齿；上表面深绿色至褐色，下表面颜色略浅，无毛；有较长的叶柄；有的枝端带有密集成穗状的黄白色头状花序；气微，味淡。本品收载于《广东省中药材标准·第三册》。

（5）**小风艾：** 菊科阔苞菊属植物长叶阔苞菊 *Pluchea eupatorioides* Kurz 的干燥地上部分。鉴别特征：茎呈圆柱形，上部分枝，长短不一；表面棕褐色，具纵棱线，嫩茎密被粉状短柔毛；质略硬，易折断，断面中央具髓；单叶互生，褐绿色或黄棕色，完整者展平后呈阔线形或线形，顶端渐尖，基部楔形，边缘具远离的疏齿，两面均被粉状短柔毛，侧脉 5~7 对；叶柄长约 4 mm 或近无柄；气微香，味微辛、凉。本品收载于《广西壮族自治区壮药质量标准·第一卷》2008 年版。

（6）**五月艾**：菊科蒿属植物五月艾 *Artemisia indica* Willd. 的干燥地上部分，又名"大艾"。鉴别特征：茎呈圆柱形；表面灰绿色或棕褐色，具纵棱线，稀被灰白色茸毛或无毛；质略硬，易折断，断面中部具髓；叶互生，皱缩卷曲，完整者展开后呈卵状椭圆形；一至二回羽状中裂，中裂片较侧裂片宽大，裂片边缘有不规则的粗锯齿；上表面灰绿色或深黄绿色，无腺点、无毛或有稀疏柔毛，下表面密生灰白色茸毛；叶柄基部有抱茎的假托叶；气清香，味苦。本品收载于《广东省中药材标准·第二册》。

（7）**苦艾**：菊科蒿属植物苦艾 *Artemisia absinthium* L. 的干燥地上部分。鉴别特征：茎与叶呈银灰色，被大量丝状柔毛，手触之有柔软感；茎具纵向明显条棱，横断面白色，具髓；叶互生，下部叶有柄，完整叶用水湿润展平后，为二至三回羽状分裂；小叶片三角状圆形，中部叶无柄，二回羽状分裂，上部叶羽状分裂；苞片 3 裂或不裂，裂片线状长椭圆形，钝尖，全缘或有锯齿；有众多下垂的球形头状花序；总苞 2~3 层，覆瓦状排列，外层苞片线状，密被绵毛；内侧苞片椭圆形，膜质；花托具白毛；花黄绿色，中央花两性，杯状；边花雌性，狭筒状；气芳香，味苦。本品收载于《中华人民共和国卫生部药品标准·维吾尔药分册》。

（8）**艾蒿**：菊科蒿属植物艾蒿 *Artemisia vulgris* L. 的干燥叶。鉴别特征：叶片呈一至二回羽状分裂，裂片椭圆形、披针形至线形，全缘或有锯齿；叶上面绿色，无毛，无腺点，下面被白色丝状毛；上部叶近无柄，裂片狭窄如线。

（9）**魁蒿**：菊科蒿属植物魁蒿 *Artemisia princeps* Pamp. 的干燥叶，又名"黄花艾"。鉴别特征：叶片呈羽状 3~5 深裂或仅有不整齐的缺刻；裂片矩圆形，顶端急尖，边缘有疏齿或无齿；叶上表面无白色腺点，上下两面均被灰白色绒毛；上部叶较小，有 3 裂片或不裂，基部常有抱茎的假托叶。

（10）**朝鲜艾**：菊科蒿属植物朝鲜艾 *Artemisia argyi* Lévl. et Van. var. *gracilis* Pamp. 的干燥叶。鉴别特征：与艾叶正品的形态极为相似，茎基部叶片宽卵形，近羽状全裂，中裂片多 3 裂。

（11）**宽叶山蒿**：菊科蒿属植物宽叶山蒿 *Artemisia stolonifera* (Maxim.) Komar. 的干燥叶。鉴别特征：中部叶卵状或倒卵状矩圆形，长 6~13 cm，宽 4~7 cm；羽状深裂或浅裂，有疏齿或密锯齿，基部具极狭成楔形的短柄。

（12）**蒙古蒿**：菊科蒿属植物蒙古蒿 *Artemisia mongolica* (Fisch. ex Bess.) Nakai 的干燥叶。鉴别特征：叶片多呈长三角形；中部叶近椭圆形，长 6~10 cm，宽 4~6 cm；羽状深裂，侧裂片通常 2 对，又常羽状浅裂或不裂，顶裂片又常 3 裂，裂片披针形至条形，渐尖，下部渐狭成短柄，或发育成 3~4 对渐短的侧裂片（条状披针形）及假托叶；叶上面近无毛，下面被白色短绒毛（中脉除外）；气特异，味微苦。

（13）**辽东蒿**：菊科蒿属植物辽东蒿 *Artemisia verbenacea* (Komar.) Kitag. 的干燥叶。鉴别特征：外形似蒙古蒿，叶较小而细裂，下面被白色密绒毛。

（14）**红足蒿**：菊科蒿属植物红足蒿 *Artemisia rubripes* Nakai 的干燥叶。鉴别特征：中部叶一或二回羽状深裂；侧裂片 2 对，稀 3 对，裂片又常 3 裂，或侧裂片不裂，裂片狭长披针形，渐尖，边缘无齿，常稍反卷；上面近无毛，下面除中脉外，密被灰白色绒毛，有条状假托叶。

（15）阴地蒿：菊科蒿属植物阴地蒿 *Artemisia sylvatica* Maxim. 的干燥叶。鉴别特征：中部叶近卵形，羽状深裂；侧裂片 2 对，稀 3 对，羽状浅裂，顶裂片又 3 深裂，各裂片有齿或近全缘；叶裂片条形，顶端尖或渐尖；上面无毛，无白色腺点，下面被灰白色薄绒毛；基部有叶柄及假托叶。

（16）蒌蒿：菊科蒿属植物蒌蒿 *Artemisia selengensis* Turcz. ex Bess. 的干燥叶，又名"水蒿"。鉴别特征：中部叶羽状深裂，长 10~18 cm，宽约为长的一半；侧裂片 2 对或 1 对，条状披针形或条形；顶端渐尖，边缘具疏浅锯齿，上面无毛，下面被白色薄绒毛；基部渐狭成楔形短柄，无假托叶，上部叶 3 裂或不裂，或条形而全缘；气微，味甚苦。

（17）灰苞蒿：菊科蒿属植物灰苞蒿 *Artemisia roxburghiana* Bess. 的干燥叶。鉴别特征：中部叶二回羽状深裂；侧裂片 2~3 对，又羽状深裂或浅裂，小裂片披针状条形，渐尖；上面近无毛，下面被灰色绒毛，基部有抱茎的假托叶。

（18）柳叶蒿：菊科蒿属植物柳叶蒿 *Artemisia integrifolia* L. 的干燥叶。鉴别特征：中部叶披针形，长 5~10 cm，宽 2~4 cm；羽状浅裂或深裂；基部渐狭，无明显的柄，有狭小抱茎的假托叶；上面无毛，下面除叶脉外，被灰白色密绒毛。

（19）歧茎蒿：菊科蒿属植物歧茎蒿 *Artemisia igniaria* Maxim. 的干燥叶。鉴别特征：中部叶卵形，基部渐狭成短柄；叶片羽状深裂，中裂片又常 3 裂，边缘有粗齿；上面近无毛，下面灰白色，被短绒毛。

（20）天山艾：菊科蒿属植物天山艾 *Artemisia argyi* Lévl. et Van. var. *altaica* S.L. Huined. 的干燥叶。鉴别特征：形似艾叶，花序下叶羽状深裂片 1~3 对；头状花序 4~7 个集成球状，生于叶腋。

（21）菊叶：菊科菊属植物菊花 *Chrysanthemum morifolium* Ramat. 的干燥叶。鉴别特征：多皱缩卷曲，破碎不全，叶片卵形至卵状披针形，具短柄，掌状浅裂或半裂，裂片顶端钝圆，边缘具不规则锯齿；叶上表面灰绿色或黄绿色，毛茸较稀少；下表面常为灰绿色，密被灰白色短绒毛；质柔软，叶片断面没有白色须状毛；气香，味苦。

2. 八角茴香

【来源】

木兰科八角属植物八角茴香 *Illicium verum* Hook.f. 的干燥成熟果实。

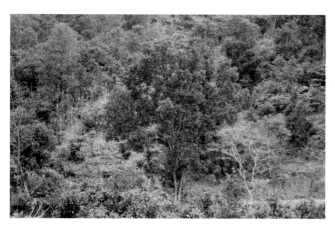

图2-1 八角茴香（生境）

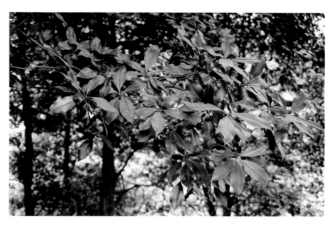

图2-2 八角茴香（植物果期）

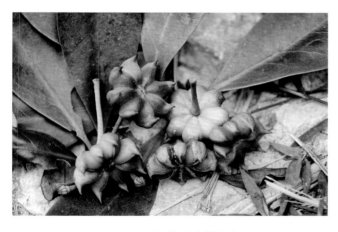

图2-3 八角茴香（鲜品）

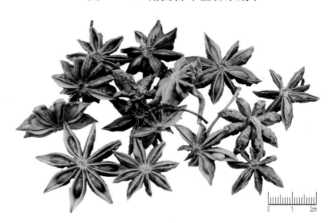

图2-4 八角茴香（药材）

【术语】

"蓇葖果"：由单心皮或离生心皮单雌蕊发育而成的果实，成熟后沿腹缝线或背缝线一侧开裂。

"麻雀嘴"：单一蓇葖果，端头钝尖而平直，似鸟嘴，习称"麻雀嘴"。

"干枝八角"：树上残存或掉落于地上，未及时收集的八角茴香。

【炮制加工】

八角茴香（净制）：取八角茴香药材，除去果柄、杂质，筛去灰屑，用时捣碎。本品收载于《中华人民共和国药典》2020年版一部。

【混伪品及习用品】

（1）莽草：有毒，木兰科八角属植物红毒茴 *Illicium lanceolatum* A. C. Smith 的干燥成熟果实，又名"山大茴"。鉴别特征：通常由10~13个蓇葖果呈轮状排列而成的聚合果，直径3.8~4.2 cm；基部着生于一个共同的轴上，红褐色，木质，中轴下面有一弯曲的果柄，长3.5~6 cm；单一蓇葖果呈小艇状，长1.5~2 cm，宽0.8~1.2 cm，先端有一较长而向后弯曲的钩状尖头；果皮较薄，背面粗糙，腹面成熟时开裂，内藏种子1枚；种子扁卵形，长0.8 cm，宽0.6 cm，厚0.2 cm；种皮棕褐色，平滑有光泽，一端有种脐，一端有合点，中间有一狭长的种脊相连；种脐旁边有珠孔；种皮质脆，内含种仁；有特异芳香气（树胶样气味），味苦，久尝麻舌。

（2）**红茴香**：有毒，木兰科八角属植物红茴香 *Illicium henryi* Diels. 及多蕊红茴香 *Illicium henryi* Diels var. *multistamineum* A. C. Smith 的干燥成熟果实。鉴别特征：一般由 7~8 个较瘦小的蓇葖果呈轮状排列聚合而成，偶见 9 个；直径 1.5~2.5 cm，果柄长 1~3 cm，粗约 1 mm；单一蓇葖果呈鸟喙状，长 0.7~1.5 cm，宽 4~7 mm；先端渐尖，略弯曲上翘，长 2~3 mm；外表面浅棕褐色，内表面黄色；果皮较八角茴香为薄；具特殊香气，味先酸而后甘（多蕊红茴香与红茴香区别在于前者蓇葖果瓣较后者宽，为 6~9 mm）。

（3）**野八角**：木兰科八角属植物大八角 *Illicium majus* Hook.f. et Thoms. 的干燥成熟果实，又名"大八角"或"神仙果"。鉴别特征：通常由 10~14 个蓇葖果呈轮状排列而成的聚合果，直径约 4 cm；基部着生于一个共同的轴上，棕色，木质；中轴下有一弯曲的果柄，长 1.5~2 cm；单一蓇葖果呈不规则广锥形，长 1.6~2.0 cm，宽 0.4~0.6 cm；先端长渐尖，略弯曲，长 0.3~0.7 cm，呈长鸟喙状；果皮较薄，腹面成熟时开裂，内藏种子 1 枚，种子扁卵形；微具特异香气，味淡，久尝有麻辣感。

（4）**短柱八角**：木兰科八角属植物短柱八角 *Illicium brevistylum* A. C. Smith 的干燥成熟果实。鉴别特征：一般由 10~13 个蓇葖果呈轮状排列而成；果较大，直径 4~4.5 cm；单一蓇葖果呈小艇形，先端急尖，顶端不弯曲，果皮较厚，背部粗糙皱缩；气微，味微苦而辣，有麻舌感。

（5）**地枫皮果实**：木兰科八角属植物地枫皮 *Illicium difengpi* B. N. Chang et al. 的干燥成熟果实。鉴别特征：通常由 9~13 个蓇葖果组成，直径 1.5~3 cm；果瓣排列较密，先端急尖，向上弯曲呈钩状；表面黄棕色，果皮较薄，背面粗糙，有皱纹；气香特异，味酸，微辛、涩。

（6）**小茴香**：伞形科茴香属植物茴香 *Foeniculum vulgare* Mill. 的干燥成熟果实（八角茴香与小茴香有一个共同别名"茴香"）。鉴别特征：为双悬果，呈圆柱形，有的稍弯曲，长 4~8 mm，直径 1.5~2.5 mm；表面黄绿色或淡黄色，两端略尖，顶端残留有黄棕色突起的柱基，基部有时有细小的果梗；分果呈长椭圆形，背面有纵棱 5 条，接合面平坦而较宽；横切面略呈五边形，背面的四边约等长；有特异香气，味微甜、辛。本品收载于《中华人民共和国药典》2020 年版一部。

（7）**水八角**：秋海棠科秋海棠属植物掌裂叶秋海棠 *Begonia pedatifida* Lévl. 的干燥根茎。鉴别特征：呈扁圆柱形，有分支，长 5~15 cm，直径 0.5~1.5 cm；表面棕红色或灰棕褐色，有细皱纹，有多数圆形根痕，偶见椭圆形叶柄痕；质轻脆，易折断；断面灰棕色或棕色，有浅色筋脉小点；有特异酸气，味酸、涩。本品收载于《湖北省中药材质量标准》2018 年版。

（8）**八角莲**：小檗科鬼臼属植物八角莲 *Dysosma versipellis* (Hance) M. Cheng ex Ying 的干燥根茎。鉴别特征：呈结节状扁圆柱形，常弯曲，长 5~10 cm；表面黄棕色，有环状节痕及不规则裂纹；结节数个至十数个，圆盘形，大小不一，直径 1~3 cm，厚 0.5~1.5 cm；一侧具大型圆凹状茎痕，周围具明显环节；质硬而脆，结节处易折断；断面黄白色，略平坦，颗粒状，角质样，可见维管束小点环列；气微，味苦。本品收载于《湖北省中药材质量标准》2018 年版。

3. 巴 豆

【来源】

大戟科巴豆属植物巴豆 *Croton tiglium* L. 的干燥成熟果实。

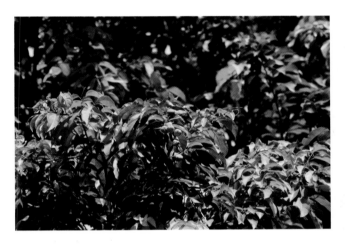

图3-1　巴豆（植物果期）

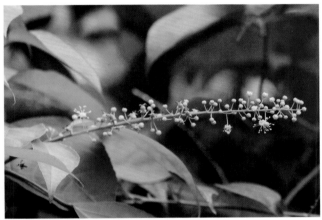

图3-2　巴豆（植物花）

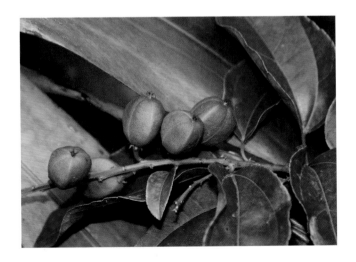

图3-3　巴豆（植物果实）

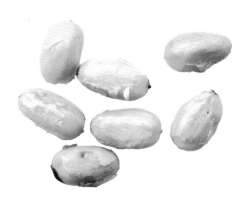

图3-4　巴豆仁（鲜品）

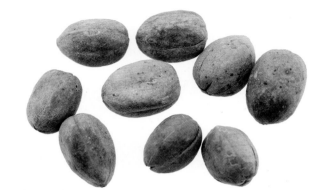

图3-5 巴豆（药材）

【炮制加工】

巴豆（净制）： 取巴豆药材，除去杂质，筛去灰屑。本品收载于《上海市中药饮片炮制规范》2018年版。

生巴豆： 取巴豆药材，去皮取净仁。本品收载于《中华人民共和国药典》2020年版一部。

巴豆霜： 取巴豆仁，照制霜法，制霜，或取仁碾细后，测定脂肪油含量，加适量的淀粉，使脂肪油含量符合规定，混匀，即得。本品收载于《中华人民共和国药典》2020年版一部。

【混伪品及习用品】

（1）大风子： 大风子科大风子属植物大风子 *Hydnocarpus anthelmintica* Pier 的干燥成熟种子。鉴别特征：呈不规则卵圆形，稍有棱角；外壳灰棕色或棕色，有细纹，较小的一端有明显的沟纹；种皮厚而坚硬，可破碎，内表面光滑；种仁两瓣，与种皮极易分离，灰白色，油性大，外被一层红棕色或暗紫色薄膜；气微弱，味辛。本品种仁以"大风子"收载于《贵州省中药材、民族药材质量标准》2003年版。

（2）吕宋果： 马钱科马钱属植物吕宋果 *Strychnos ignatii* P. J. Bergius 的干燥成熟种子。鉴别特征：呈不规则卵圆形，通常一面较宽大，呈弧形隆起，其余部分有数条棱脊或凹陷，长 1.8~2.5 cm，宽 1.2~2 cm；表面灰黑色，有稍突起的细纹理，少数有残留的绒毛；基部可见明显的圆形种脐；质坚硬，难破碎；纵切面可见角质状、棕色的大胚乳，中央具子叶 2 枚；气微，味极苦。本品收载于《上海市中药饮片炮制规范》2018年版。

（3）毛果巴豆： 大戟科巴豆属植物毛果巴豆 *Croton lachnocarpus* Benth. 的干燥成熟果实。鉴别特征：果实多已开裂，果皮呈淡棕黄色，稍扭曲；种子呈椭圆形，具四棱；棕褐色，种子两侧略具棱，背腹较隆起，断面略呈菱形，中央具子叶 2 枚，菲薄；气微，味微苦、辛。

（4）小巴豆： 大戟科巴豆属植物小巴豆 *Croton tiglium* L. var. *xiaopadou* Y.T.Chang et S.Z.Huang 的干燥成熟果实。鉴别特征：呈扁球形，较小，直径约 1 cm；表面浅黄色，密被星状毛；宿萼裂片长约 3 mm，不向外反折；果皮较薄，内面淡黄色；种子较小，长 6~8 mm，宽 5~6 mm。

（5）千金子： 大戟科大戟属植物续随子 *Euphorbia lathyris* Linnaeus 的干燥成熟种子。鉴别特征：

呈椭圆形或倒卵形，表面灰棕色或灰褐色，具不规则网状皱纹，网孔凹陷处呈灰黑色，形成细斑点；一侧有纵沟状种脊，顶端为突起的合点，下端为线形种脐，基部有类白色突起的种阜或具脱落后的斑痕；种皮薄脆，种仁白色或黄白色，富油质；气微，味辛。本品收载于《中华人民共和国药典》2020年版一部。

4. 巴戟天

【来源】

茜草科巴戟天属植物巴戟天 *Morinda officinalis* How 的干燥根。

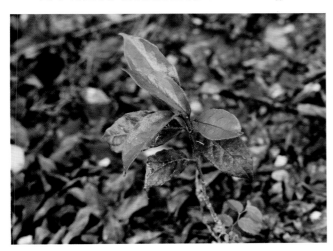

图4-1 巴戟天（植物）

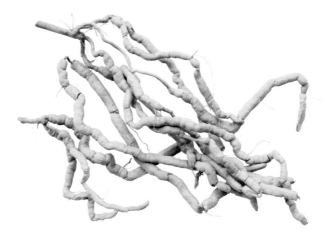

图4-2 巴戟天（鲜品）

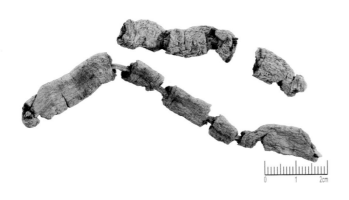

图4-3 巴戟天（药材）

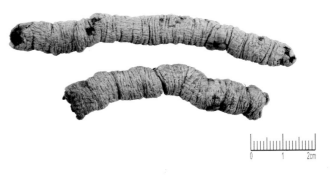

图4-4 巴戟肉

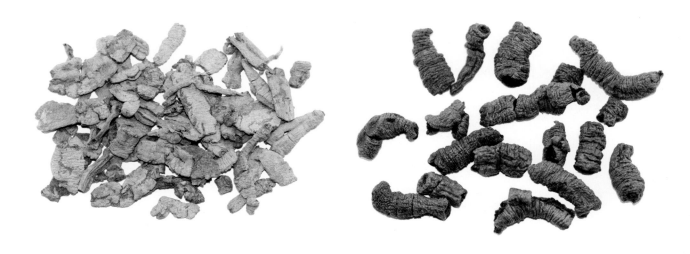

图4-5　巴戟天（饮片）　　　　　　　　　图4-6　盐巴戟天（饮片）

【术语】

"鸡肠风"：巴戟天药材，表面呈溢缩状或外皮横向断裂而露出木部，成连珠状或节状，形似鸡肠。

【炮制加工】

巴戟天（净制）：取巴戟天药材，除去杂质。本品收载于《中华人民共和国药典》2020年版一部。

巴戟肉：取净巴戟天，照蒸法，蒸透，趁热除去木心，切段，干燥。本品收载于《中华人民共和国药典》2020年版一部。

盐巴戟天：取净巴戟天，照盐蒸法，蒸透，趁热除去木心，切段，干燥。本品收载于《中华人民共和国药典》2020年版一部。

酒巴戟天：取除去木心的净巴戟天，加入酒拌匀，闷润，待酒被吸收后，置炒制容器内，用文火加热，炒干，取出摊凉，筛去碎屑（每100 kg巴戟天，用酒10 kg）。本品收载于《广东省中药饮片炮制规范·第一册》。

制巴戟天：取甘草，捣碎，加水煎汤，去渣，加入净巴戟天拌匀，照煮法，煮透，趁热除去木心，切段，干燥（每100 kg巴戟天，用甘草6 kg）。本品收载于《中华人民共和国药典》2020年版一部。

【混伪品及习用品】

（1）**香巴戟**：木兰科五味子属植物铁箍散 *Schisandra propinqua* subsp. *sinensis* (Oliver) R. M. K. Saunders 的干燥根，又名"铁箍散"。鉴别特征：多横向断裂呈节节状，横裂深者木部达横切面80%以上，环裂处露出木心；外表面具细长的须根或须根痕；断面皮部灰白色，粉性，有众多棕红色小点；木部灰棕色，皮部与木部交接处有紫棕色环；气香，味辛凉，嚼之有黏性。本品收载于《四川省中药材标准》2010年版。

（2）**恩施巴戟**：茜草科巴戟天属植物四川虎刺 *Damnacanthus officinarum* Huang 的干燥根，又名"古巴戟"或"土巴戟"。鉴别特征：呈扁球状连珠形或扁圆柱形，有的稍弯曲，长0.5~3 cm，直径0.4~1 cm；表面灰黄色至棕黑褐色，有的微带紫色，具不规则的细纵纹或横皱纹，皮部断裂处常有表皮包被而不露出木部；质坚硬，不易折断；断面皮部厚，紫色或淡紫色；木心细小，占横切面的

15%~30%；黄棕色或黄白色；气微，味微甘。本品收载于《湖北省中药材质量标准》2018 年版。

（3）**羊角藤**：茜草科巴戟天属植物羊角藤 *Morinda umbellata* L. subsp. *obovata* Y. Z. Ruan 的干燥根或根皮，又名"建巴戟"。鉴别特征：根皮呈不规则片状、槽状或卷筒状，外皮粗糙；外表面灰棕色或浅灰褐色，内表面淡灰紫色或淡紫褐色，有纵皱纹；质脆，易折断，断面略呈颗粒状；根多呈圆柱形（通常不呈念珠状），略弯曲，长短不等，直径 1~1.5 cm；表面灰黄色或灰黄棕色，有的微带紫红色，具不规则皱纹或较粗的纵皱纹，并有深陷的横裂纹；有的皮部断裂而露出木部，形成长短不等的节；质坚硬，折断面皮部淡紫色，较木部薄，或几乎无肉；木心粗大，木部齿轮状或星状，具蜂窝状小孔，占直径的 70%~80%；质坚硬，黄棕色；无臭，味淡、微甜。本品收载于《广东省中药材标准·第二册》。

（4）**黑老虎根**：木兰科南五味子属植物黑老虎 *Kadsura coccinea* (Lem.) A. C. Smith 的干燥根。鉴别特征：呈圆柱形，常弯曲，直径 1~4 cm；表面深褐色或黑褐色，粗糙；皮部多横向断裂呈串珠状，且与木部易剥离；质坚韧，不易折断；断面皮部厚，浅蓝灰色或灰棕色，有密集的小白点和不甚明显的放射状的细条纹，木部黄白色或浅棕色，可见多数小孔；气微香，味微辛。本品收载于《河北省中药材标准》2018 年版。

（5）**玉葡萄根**：葡萄科蛇葡萄属植物三裂蛇葡萄 *Ampelopsis delavayana* Planch. 的干燥根，又名"金刚散"。鉴别特征：呈略弯曲的圆柱形，一端稍粗，长短不等，直径 0.5~1.5 cm；表面暗红棕色或暗褐色，有纵皱纹，表面栓皮常呈片状脱落；有的皮部横向断离而露出木质部；断面皮部较厚，显红褐色，粉性；木质部颜色较淡，纤维性；皮部与木部易分离；气微弱，味涩。本品收载于《云南省中药材标准·第二册·彝族药》2005 年版。

（6）**假巴戟**：茜草科巴戟天属植物假巴戟 *Morinda shuanghuaensis* C. Y. Chen et M. S. Huang 的干燥根，又名"副巴戟""巴戟公"或"双华巴戟"。鉴别特征：呈长圆柱形，直径 1.2~2 cm，不呈念珠状或仅有少数横缢（念珠状不明显）；外表粗糙，灰褐色，具纵皱纹；根分支少；皮部薄，松脆，揉之易脱落；木心特别发达，约占直径 80%，呈放射状。

（7）**虎刺根**：茜草科虎刺属植物虎刺 *Damnacanthus indicus* (L.) Gaertn. F. 的干燥根。鉴别特征：呈圆柱形，自然缢缩而呈念珠状；表面棕黄色或棕褐色，具不规则的纵皱纹及横裂纹；断面皮部淡紫色，略呈角质状；木心硬，木部圆柱形，占直径的 15%~30%。本品收载于《浙江省中药炮制规范》2005 年版。

（8）**木防己**：防己科木防己属植物木防己 *Cocculus orbiculatus* (L.) DC. 的干燥根，又名"川巴戟"。鉴别特征：呈长条状的扁圆柱形，弯曲不直；条瘦如枯柴状，长 6~15 cm，直径 0.5~1.2 cm；全体多裂隙，中有木心贯穿；外表呈灰棕色或灰褐色，具环形裂纹、细皱纹及须根痕；断面木心可见明显的车轮纹；气微弱。本品收载于《陕西省药材标准》2015 年版。

（9）**鸡筋参**：茜草科虎刺属植物短刺虎刺 *Damnacanthus giganteus* (Mak.) Nakai 的干燥根，又名"长叶数珠根"。鉴别特征：呈不规则的念珠状，多为压扁状；长 5~20 cm，直径 0.1~1 cm；表面灰黄色，具细纵皱纹及多数横裂纹；常露出木部，木心较细，呈灰棕色；气微弱，味微甜。

（10）**白木通根**：木通科木通属植物白木通 *Akebia trifoliata* subsp. *australis* (Diels) T.Shimizu 的干燥根，又名"土巴戟"或"湘巴戟"。鉴别特征：呈圆柱形，长短不等，直径 0.4~1.8 cm；表面淡灰黄色或灰褐色，有多数纵沟纹及深陷的横断裂纹，断裂处露出木部或大块剥落而露出纤维状木部；质坚硬，不易折断；断面皮部厚 0.1~0.4 cm，淡黄白色或褐色；木部直径 0.5~1.4 cm，导管孔洞明显，均被狭窄的射线隔开；气微弱，味苦涩。

（11）**小钻**：五味子科南五味子属植物南五味子 *Kadsura longipedunculata* Finet et Gagnep. 的干燥根，又名"钻骨风"。鉴别特征：呈圆柱形，常弯曲，长短不等；表皮淡褐色至黑紫褐色，有纵纹及横纹，皮部横向断裂露出木部；质坚、脆，肉较厚，易剥落；断面皮部较厚，紫褐色或紫红色，易与木部剥离；木部坚硬，白色或红白色；无臭，味微辛、甘、苦。本品以"南五味子根"收载于《湖南省中药材标准》2009 年版。

（12）**大果巴戟**：茜草科巴戟天属植物大果巴戟 *Morinda cochinchinensis* DC. 的干燥根。鉴别特征：呈圆柱形，弯曲，直径 0.3~1.2 cm；表面灰黄色，具不规则纵皱纹、纵沟和疣状突起，粗糙，横裂纹少；皮部偶有断裂而露出木部；木部表面有明显的深纵沟；质坚韧，断面不整齐；皮部薄，淡紫色；木部宽广，直径 0.2~1.1 cm；木部呈齿轮状或星状，黄色；气微，味淡。

（13）**鸡眼藤**：茜草科巴戟天属植物鸡眼藤 *Morinda parvifolia* Bartl. ex DC. 的干燥根及藤茎，又名"百眼藤"或"小叶羊角藤"。鉴别特征：根呈圆柱形，略弯曲，直径 0.3~0.9 cm；表面土黄色，有不规则纵皱纹、纵沟和疣状突起，横裂纹少而浅；藤茎呈圆柱形，可见稍膨大的节；除去皮部后，木部表面具纵沟，沟深达木部的 1/3~1/2；质坚韧；断面皮部薄，黄白色；木部宽广，呈齿轮状，直径 0.2~0.8 cm；气微，味淡。

5. 白扁豆

【来源】

豆科扁豆属植物扁豆 *Dolichos lablab* L. 的干燥成熟种子。

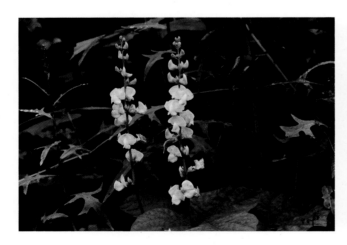

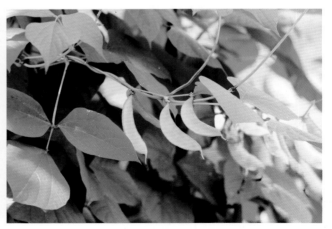

图5-1 扁豆（植物花期）　　　　　　　　图5-2 扁豆（植物果期）

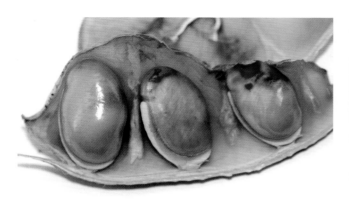

图5-3　白扁豆（鲜品）

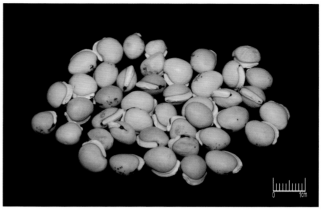

图5-4　白扁豆（药材）

【术语】

"白眉"：白扁豆药材，一端呈隆起的白色种阜。

"黑眉"：白扁豆药材，种阜边缘两侧从脐点到合点有一弯曲的黑线。

【炮制加工】

白扁豆（净制）：取白扁豆药材，除去杂质，用时捣碎。本品收载于《中华人民共和国药典》2020年版一部。

炒白扁豆：取净白扁豆，照清炒法，炒至微黄色具焦斑，用时捣碎。本品收载于《中华人民共和国药典》2020年版一部。

麸炒白扁豆：先将炒制容器加热至撒入麦麸即刻烟起，随即投入白扁豆，迅速翻炒，至白扁豆外皮呈深黄色时，取出，筛去麦麸，放凉（每100 kg白扁豆，用麦麸10 kg）。本品收载于《广东省中药饮片炮制规范·第一册》。

土白扁豆：取灶心土细粉，置炒制容器内，用武火加热，加入净白扁豆，炒至表面挂土色，微显焦黄色，取出，筛去土粉，摊凉（每100 kg白扁豆，用灶心土20 kg）。本品收载于《广东省中药饮片炮制规范·第一册》。

白扁豆衣：白扁豆入沸水稍煮后置冷水中浸泡，取豆衣，除去变色豆衣、种仁等杂质。本品收载于《上海市中药饮片炮制规范》2018年版。

炒白扁豆衣：取白扁豆衣，照清炒法，炒至微黄色，微具焦斑，筛去灰屑。本品收载于《上海市中药饮片炮制规范》2018年版。

白扁豆仁：取净白扁豆置沸水锅内，沸燀至种皮松软，能捏去皮时，取出，浸于凉水中，搓去种皮，干燥。本品收载于《山东省中药饮片炮制规范·上册》2012年版。

炒白扁豆仁：取净白扁豆仁，置锅内，文火炒至表面呈黄色，具焦斑时，取出，放凉。本品收载于《山东省中药饮片炮制规范·上册》2012年版。

土炒白扁豆仁：取伏龙肝细粉，置热锅内，用中火炒至灵活状态时，加入白扁豆仁，炒至表面挂土色，取出，筛去伏龙肝细粉，晾凉（每100 kg白扁豆仁，用伏龙肝细粉20 kg）。本品收载于《北京市中药饮片炮制规范》2008年版。

【混伪品及习用品】

（1）**进口扁豆**：豆科扁豆属植物 *Dolichos* sp. 的干燥成熟种子。鉴别特征：比白扁豆个稍大，身略扁，厚约 0.3 cm；表面淡黄色至黄白色；种阜基部无黑色线纹；与种阜对应面多呈钝角状；圆弧形处有一小凸起。

（2）**金甲豆**：豆科菜豆属植物棉豆 *Phaseolus lunatus* L. 的干燥成熟种子。鉴别特征：呈扁肾形、扁三角状肾形或扁卵形；表面隐约可见放射纹理（种皮水浸后对光透视，可见浅黄棕色放射状纹理）；一侧有白色、椭圆形的种脐。

（3）**洋刀豆**：豆科刀豆属植物直生刀豆 *Canavalia ensiformis* (L.) DC. 的干燥成熟种子。鉴别特征：呈扁卵圆形，较大，长约 2 cm，宽约 1.5 cm；边缘有眉状、红棕色的种脐，上有明显的暗黄色细纹。

（4）**鹊豆**：豆科扁豆属植物扁豆 *Dolichos lablab* L. 的干燥成熟种子，四川习称"黑扁豆"。鉴别特征：形状及大小与白扁豆相同，表面为黑色或杂有泥红色的麻斑点。

（5）**红雪豆**：豆科扁豆属植物扁豆 *Dolichos lablab* L. 的干燥成熟种子，四川习称"红扁豆"。鉴别特征：形状及大小与白扁豆相同，外种皮红棕色，内种仁呈油浸黄色。

6. 白 果

【来源】

银杏科银杏属植物银杏 *Ginkgo biloba* L. 的干燥成熟种子。

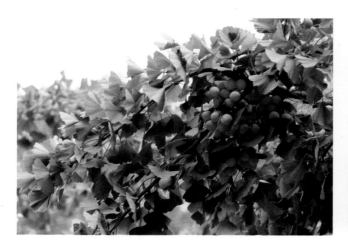

图6-1 银杏（植物果期）

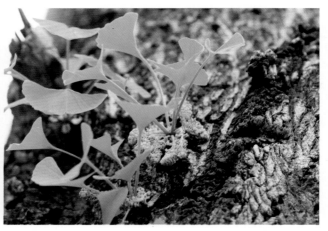

图6-2 银杏（植物雄花）

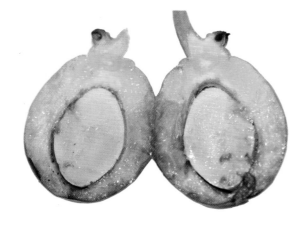

图6-3 银杏果实鲜品（剖面）

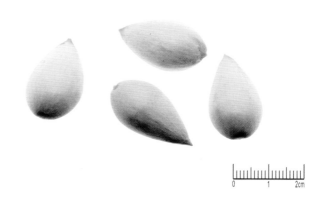

图6-4 白果（药材）

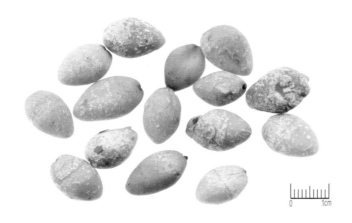

图6-5 白果仁（饮片）

【炮制加工】

白果仁：取白果药材，除去杂质及硬壳，用时捣碎。本品收载于《中华人民共和国药典》2020年版一部。

炒白果仁：取净白果仁，照清炒法，炒至有香气，用时捣碎。本品收载于《中华人民共和国药典》2020年版一部。

7. 白花蛇舌草

【来源】

茜草科耳草属植物白花蛇舌草 *Hedyotis diffusa* Willd. 的干燥全草。

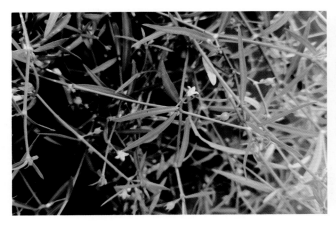

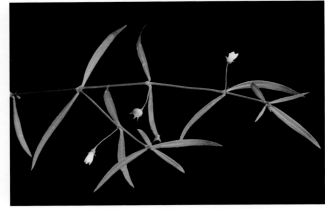

图7-1 白花蛇舌草植物（拍摄者：樊立勇） 　　　　图7-2 白花蛇舌草植物局部（拍摄者：樊立勇）

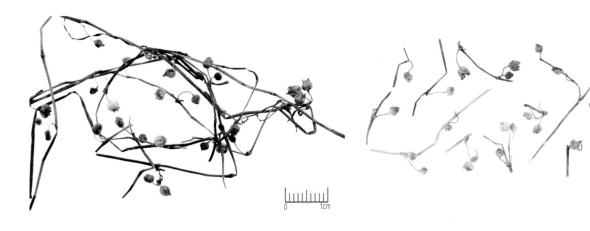

图7-3 白花蛇舌草（药材） 　　　　　　　　　　图7-4 白花蛇舌草（饮片）

【炮制加工】

白花蛇舌草（切制）：取白花蛇舌草药材，除去杂质，切段。本品收载于《四川省中药饮片炮制规范》2015年版。

【混伪品及习用品】

（1）**水线草**：茜草科耳草属植物伞房花耳草 *Hedyotis corymbosa* (L.) Lam. 的干燥全草，又名"伞房花耳草"。鉴别特征：与白花蛇舌草相似，但茎较粗长，略呈四棱形，茎质地稍硬，手握有刺手感；腋间花或果为2~5个排成伞房花序或果序，常见为3个；花柄或果柄纤细如发丝，长5~10 mm；托叶合生成鞘状，顶端近截形，有短刚毛数条；蒴果近球形，先端平坦；具宿存花萼裂片，直径1.5~1.8 mm。本品收载于《广东省中药材标准·第一册》。

（2）**纤花耳草**：茜草科耳草属植物纤花耳草 *Hedyotis tenelliflora* Blume 的干燥全草，又名"石枫药"。鉴别特征：茎质地硬（不成团状），呈不规则交错状；茎上部呈四棱形，无毛；叶片长2~3.5 cm，无柄，狭线性，长革质，不易碎断，先端尖，边缘明显背卷；叶表面粗糙、黑褐色，背面色较淡；花（或果）2至多个簇生于叶腋，无梗，蒴果卵形；气微，味淡。

（3）蚤缀：石竹科无心菜属植物无心菜 *Arenaria serpyllifolia* L. 的干燥全草，又名"无心菜"。鉴别特征：长 10~30 cm，全体密生白色柔毛，尤以茎上较多；茎纤细，簇生；叶对生，皱缩，完整叶卵圆形，无柄，两面疏生柔毛，具细乳头状腺点，长 0.3~1.2 cm，宽 0.2~0.3 cm；聚伞花序顶生，花梗细，长 6~8 mm，花萼 5，披针形；蒴果长卵形，和萼片近等长，成熟时 6 瓣裂；种子肾形，淡棕褐色至黑色，表面有小凸起；质脆，手摸有刺手感；气微，味淡。

（4）百蕊草：檀香科百蕊草属植物百蕊草 *Thesium chinense* Turcz. 的干燥全草。鉴别特征：主根明显，呈长圆锥形；茎细长，簇生，长 15~35 cm，具明显纵棱，折断面中空；叶互生，线状披针形，多皱缩卷曲，长 2~5 cm；花单生于叶腋；坚果球形或椭圆形，表面有核桃壳状花纹，先端具宿存花被；气微，味淡。本品收载于《贵州省中药材、民族药材质量标准》2003 年版。

（5）漆姑草：石竹科漆姑草属植物漆姑草 *Sagina japonica* (Sw.) Ohwi 的干燥全草。鉴别特征：全体质柔软，长不过 10 cm；茎呈圆柱形，无纵棱，上部多分枝；单叶对生，线形，肥厚，两叶片基部相连，无托叶鞘；花单生于枝端或叶腋，有细长柄，花梗和萼片疏生短柔毛；蒴果卵形，长约 3 mm，成熟时 5 瓣裂开；种子微小，多数，种皮褐色，表面密生疣状凸起；具干草样气味，味微苦。本品收载于《贵州省中药材、民族药材质量标准》2003 年版。

（6）雀舌草：石竹科繁缕属植物雀舌草 *Stellaria alsine* Grimm 的干燥全草。鉴别特征：无明显主根，茎单一，圆柱形，无纵棱；单叶对生，长卵形或卵状披针形，无托叶鞘；聚伞花序多 3 个顶生或腋生，花柄细长；蒴果 6 裂，有多数种子；种子肾形，微扁，表面有皱纹凸起。

（7）蚊母草：玄参科婆婆纳属植物蚊母草 *Veronica peregrina* L. 的干燥全草，又名"仙桃草"。鉴别特征：根须状；茎基部分枝，呈丛生状，表面有细纵纹，断面中空；叶线形或倒披针形，全缘或具疏锯齿；通常下部叶对生，常具短柄，上部叶互生，无柄，展开后呈条状披针形，全缘或具疏锯齿；花小，单生于叶腋，花萼 4 深裂；蒴果扁圆形、倒心形，先端微凹，果内常有小虫寄生，形成肿胀似桃的黑色虫瘿；气微香。本品收载于《江西省中药炮制规范》1991 年版。

（8）松叶耳草：茜草科耳草属松叶耳草 *Hedyotis pinifolia* Wall. 的干燥全草，又名"丁哥舌"。鉴别特征：全体卷曲缠绕，黑色，分枝较多，触摸稍有刺手感；主根明显而细长；茎呈四棱形，叶轮生，稀对生，极狭，状如松针，宽 1~2 mm；托叶合生成短鞘，顶部分裂成数条刚毛，花 1~3 朵聚生于叶腋，无总花梗。

（9）多棱粟米草：粟米草科粟米草属植物种棱粟米草 *Mollugo verticillata* L. 的干燥全草。鉴别特征：多卷缩成团，黄绿色或灰绿色；茎无毛，节间长 15~35 mm；基生叶莲座状，倒卵形或倒卵状匙形，长 15~20 mm；茎生叶 3~7 片假轮生或 2~3 片生于节的一侧，倒披针形或线状披针形，长 10~25 mm，宽 1.5~4 mm，全缘，叶柄短或几无柄；花 3~5 朵簇生于节的一侧或近腋生；蒴果膜质，椭圆形或近球形，长 3~4 mm，宽约 2.5 mm，大部分为宿萼包围，顶端有宿存的花，3 瓣裂；种子平滑、肾形、黑棕色，直径约 0.5 mm，背部有 3~5 条凸起肋纹。

（10）美洲沟繁缕：沟繁缕科沟繁缕属植物三蕊沟繁缕 *Elatine triandra* Schkuhr 的干燥全草。鉴别特征：叶对生，托叶小，膜质，三角形或卵状披针形；花单生叶腋，无梗或近无梗；蒴果扁球形，膜质，种子长圆形，具细密的六角形网纹。

8. 白 及

【来源】

兰科白及属植物白及 *Bletilla striata* (Thunb.) Reichb.f. 的干燥块茎。

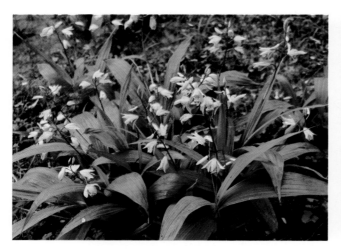

图8-1 白及（植物花期）

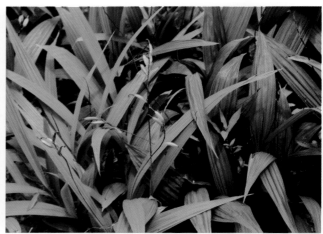

图8-2 白及（植物果期）

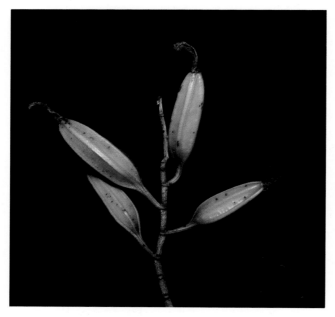

图8-3 白及（植物果实）

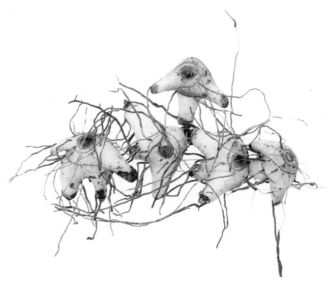

图8-4 白及（鲜品）

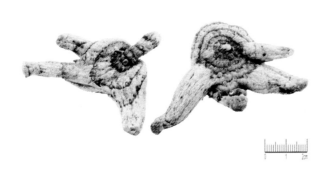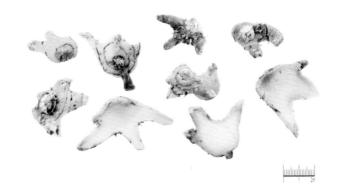

图8-5　白及（药材）　　　　　　　　　图8-6　白及（饮片）

【术语】

"肚脐眼"：白及块茎之间连接处脱落后的痕迹。

"明白及"：白及药材，身干、个大、色白明亮、质坚实、无须根外皮者，商品习称"明白及"。

"轮纹"：白及块茎的上方、下方及分支顶端分别有以茎痕（与另一块茎相连处）为中心的2~3圈同心环纹，又名"同心环纹"。

【炮制加工】

白及（切制）：取白及药材，洗净，润透，切薄片，晒干。本品收载于《中华人民共和国药典》2020年版一部。

【混伪品及习用品】

（1）**黄花白及**：兰科白及属植物黄花白及 *Bletilla ochracea* Schltr. 的干燥块茎，又名"狭叶白及"。鉴别特征：体型较小，呈不规则扁斜卵形，有2~3个爪状分叉，长1.5~3.5 cm，厚约5 mm；表面黄白色或淡黄棕色，有1~2圈同心环节，环节处具棕色点状须根痕；上面有一斜歪凸起的茎痕，下面有连接另一块茎的痕迹；质坚硬，不易折断；断面类白色，微角质化；切面有点状或短线状凸起的维管束；气微，味苦，嚼之有黏性。本品收载于《四川省中药材标准》2010年版，以"黔白及"收载于《贵州省中药材、民族药材质量标准》2003年版，以"小白及"收载于《甘肃省中药材标准》2009年版。

（2）**中亚白及**：兰科红门兰属植物盔红门兰 *Orchis morio* L.、雄红门兰 *Orchis mascula* L.、斑叶红门兰 *Orchis maculata* L. 绿花舌唇兰 *Orchis chlorantha* Cust. 等的干燥块茎。鉴别特征：呈卵圆形、椭圆形、类圆形或掌形，长1.5~4 cm，直径0.5~2 cm；表面黄白色至淡灰色，有少数细皱纹或具粗皱缩；质坚实，沉重，致密，微半透明，断面角质样；无臭，味淡。本品收载于《中华人民共和国卫生部药品标准·维吾尔药分册》。

（3）**云南白及**：兰科白及属植物小白及 *Bletilla formosana* (Hayata) Schltr. 的干燥块茎。鉴别特征：形似白及，明显瘦小而干枯（长不超过3.5 cm）；表面黄色，外皮多纵皱，无厚润感；质较硬，不易折断；断面类白色，半透明，角质样，具点状维管束；气微，味稍苦、涩，嚼之有黏性。

（4）黄精：百合科黄精属植物滇黄精 *Polygonatum kingianum* Coll. et Hemsl.、黄精 *Polygonatum sibiricum* Delar. ex Redoute 或多花黄精 *Polygonatum cyrtonema* Hua 的干燥根茎，本品曾经切片冒充白及。鉴别特征：呈不规则圆形或条形厚片；外表皮淡黄色至黄棕色；切面略呈角质样，淡黄色至黄棕色，可见多数淡黄色筋脉小点；气微，味甜，嚼之有黏性。本品收载于《中华人民共和国药典》2020 年版一部。

（5）知母：百合科知母属植物知母 *Anemarrhena asphodeloides* Bunge 的干燥根茎，本品曾经切片冒充白及。鉴别特征：呈不规则类圆形或条形厚片；外表皮黄棕色或棕色，可见少量残存的黄棕色叶基纤维和点状根痕；切面黄白色至黄色；气微，味微甜而后苦，嚼之带黏性。本品收载于《中华人民共和国药典》2020 年版一部。

（6）万年青：百合科万年青属植物万年青 *Rohdea japonica* (Thunb.) Roth 的干燥根及根茎，本品曾经切片冒充白及。鉴别特征：呈类圆形或不规则形厚片；外表面灰黄色或淡棕色，有须根或圆点状须根痕及密集的环纹；切面类白色或浅棕色，散有黄色维管束斑点；质韧；气微，味甜、微苦涩。本品收载于《河北省中药材标准》2018 年版。

（7）兰科植物块茎：兰科白及属植物 *Bletilla* sp. 的干燥块茎。鉴别特征：呈不规则的椭圆状或三角状卵形，不饱满，表面具不规则纵皱纹。

9. 白茅根

【来源】
禾本科白茅属植物白茅 *Imperata cylindrica* Beauv. var. *major* (Nees) C.E. Hubb. 的干燥根茎。

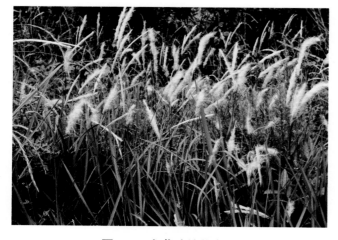

图9-1　白茅（植物）

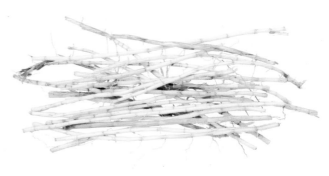

图9-2　白茅根（鲜品）

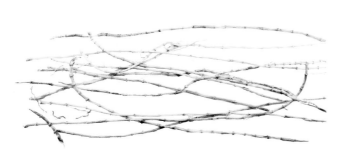

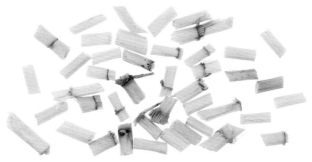

图9-3 白茅根（药材）

图9-4 白茅根（饮片）

【炮制加工】

白茅根（切制）：取白茅根药材，洗净，微润，切段，干燥，除去碎屑。本品收载于《中华人民共和国药典》2020年版一部。

茅根炭：取净白茅根段，照炒炭法，炒至焦褐色。本品收载于《中华人民共和国药典》2020年版一部。

炒白茅根：取净白茅根，置炒制容器内，用文火加热，炒至表面微黄，取出，放凉。本品收载于《广东省中药饮片炮制规范·第一册》。

鲜白茅根：取白茅根鲜品，用时将药材洗净，除去残留膜质叶鞘，切段。本品收载于《上海市中药饮片炮制规范》2018年版。

【混伪品及习用品】

（1）白草根：禾本科狼尾草属植物白草 *Pennisetum flaccidum* Grisebach 的干燥根茎。鉴别特征：呈圆形或扁圆柱形，表面淡黄色，略带光泽，较光滑，纵皱纹极不明显或无；节部稍膨大，常有侧芽，节间长 1.7~3.5 cm；质硬而脆，断面皮层较窄；中部多具白色髓，稀中空；中柱较大，不易与皮层剥离；气微，味淡。

（2）光稃香草根：禾本科茅香属植物光稃香草 *Anthoxanthum glabrum* (Trinius) Veldkamp 的干燥根茎。鉴别特征：呈圆柱形，直径 1.5~3 mm；表面棕色或棕红色，无光泽，细纵纹不明显；节部凸起，有明显的须根痕，节间长 2~4 cm；质柔韧；皮部无裂隙，折断可见纤维性，中心孔隙较大；气香浓厚，味淡。

（3）荻根：禾本科荻属植物荻 *Miscanthus sacchariflorus* (Maximowicz) Hackel 的干燥根茎。鉴别特征：呈扁圆柱形，常弯曲，直径 2.5~5 mm；表面黄白色，略具光泽及纵皱纹；节部常有极短的毛茸，节间长 5~19 mm；质硬脆；断面皮部裂隙小，中心有一小孔，孔周围呈粉红色；气微，味淡。

（4）大油芒根：禾本科大油芒属植物大油芒 *Spodiopogon sibiricus* Trin. 的干燥根茎，又名"红茅公"。鉴别特征：呈细长圆柱形，直径 2~3 mm；表面黄色或棕黄色，无光泽，可见明显的细纵纹，节间长 1~2 cm；皮部柔韧，有多数裂隙；中柱坚硬，中央处有黄色木心；气微，味微甜。

（5）**印度白茅**：禾本科白茅属植物印度白茅 *Imperata cylindrica* (L.) Beauv. 的干燥根茎。鉴别特征：表面颜色较浅，多为乳白色、淡黄色；纵皱纹较明显；断面车轮状裂隙明显，质地较白茅根轻泡。

（6）**柳叶白前**：萝藦科鹅绒藤属植物柳叶白前 *Cynanchum stauntonii* (Decne.) Schltr. ex Lévl. 的干燥根茎。鉴别特征：呈细长圆柱形，有分支，稍弯曲；表面浅黄色或黄棕色，无光泽，平滑，节明显，稍膨大，密生多数细根，节间长 1.5~4.5 cm；质硬而脆，易折断；断面类圆形，皮层白色，木部黄色，中央有一大型中空的髓腔（有时含白色絮状组织），约占直径的 1/2，有粉性；气微，味微甜。本品以"白前"收载于《中华人民共和国药典》2020 年版一部。

10. 白 前

【来源】
　　萝藦科鹅绒藤属植物柳叶白前 *Cynanchum stauntonii* (Decne.) Schltr. ex Lévl. 或芫花叶白前 *Cynanchum glaucescens* (Decne.) Hand.-Mazz. 的干燥根及根茎。

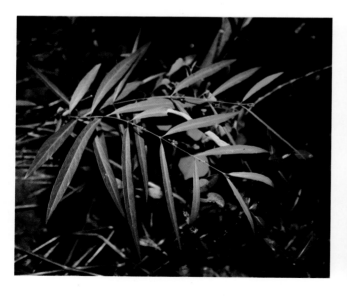

图10-1　柳叶白前（植物）

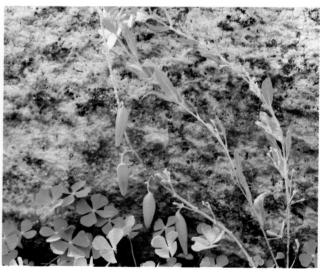

图10-2　芫花叶白前（植物果期）

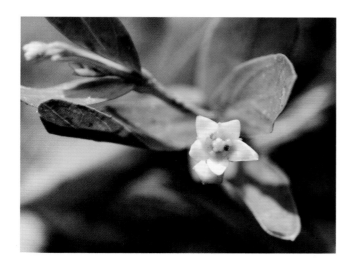

图10-3　芫花叶白前（植物花）

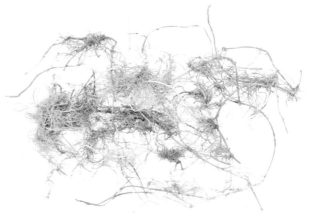

图10-4　白前（药材）

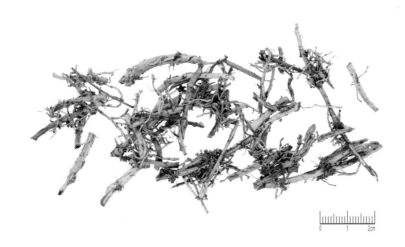

图10-5　蜜白前（饮片）

【术语】

"鹅管白前"：白前除去须根的根茎部位，呈细长圆柱形，节明显、节间长、断面中空，形如鹅翎管，习称"鹅管白前"。

"草白前"：部分地区习用白前的全草，习称"草白前"。

【炮制加工】

白前（切制）：取白前药材，除去杂质，洗净，润透，切段，干燥。本品收载于《中华人民共和国药典》2020年版一部。

蜜白前：取净白前，照蜜炙法，炒至不粘手。本品收载于《中华人民共和国药典》2020年版一部。

炒白前：取净白前，置炒制容器内，用中火加热，炒至颜色加深或棕黄色，取出，放凉，筛去碎屑。本品收载于《广东省中药饮片炮制规范·第一册》。

【混伪品及习用品】

（1）白射干：鸢尾科鸢尾属植物野鸢尾 *Iris dichotoma* Pall. 的干燥根茎。鉴别特征：体短小，呈不规则结节状，须根发达，细长而弯曲；表面黄棕色，粗糙，有明显的纵皱纹、疏生的细根及圆形的茎痕，有时可见纤细的绒毛；质软韧或硬而脆，横断面黄白色，中央有小木心，木心与外皮间为空隙或皮层；气微，味淡、微苦。

（2）龙须菜：百合科天门冬属植物龙须菜 *Asparagus schoberioides* Kunth 的干燥根茎。鉴别特征：体粗长，横生或斜生，长 1.5~5 cm，直径 0.5~1 cm；一端常残留草质茎基；表面粗糙，具多数圆形的茎痕或卵形的芽；具纵向伏生的灰褐色膜质鳞片；须根密集丛生，呈圆柱形，细长而弯曲；灰褐色，有时可见灰白色的绒毛密生；质软韧不易折断，断面中央有小木心；气微，味淡、微苦。

（3）多刺龙须菜：百合科天门冬属植物多刺龙须菜 *Asparagus* sp. 的干燥根茎。鉴别特征：与龙须菜相似；根茎粗壮，鳞片较狭长，向上；须根较粗长，多呈圆柱形，长 3~9 cm，直径 0.2~0.5 cm；质地稍硬，柔韧而不易折断；切断面可见中央有黄色小木心；木心与外皮间有放射状排列的通气组织，多具空隙；气微，味微苦。

（4）瓦草根：石竹科蝇子草属植物粘萼蝇子草 *Silene viscidula* Franch. 的干燥根。鉴别特征：呈长圆锥形或纺锤形，肉质，有时有分支，长达 30 cm，直径 0.3~1.2 cm；有明显的芦头；表面呈黄白色或棕黄色，有横向皮孔及纵皱纹；质坚硬而脆，易折断；断面平坦，蜡质样，皮部黄白色，木部淡黄色；气微，味苦，微麻。本品收载于《云南省中药材标准·第二册·彝族药》2005 年版。

（5）三分丹：萝藦科娃儿藤属植物娃儿藤 *Tylophora ovata* (Lindl.) Hook. ex Steud. 的干燥根及根茎。鉴别特征：根茎呈直立状，丛生多数细长须根，长达 15 cm，直径 0.1~0.2 cm；质脆，易折断；气微。

（6）萱草根：百合科萱草属植物萱草 *Hemerocallis fulva* (L.) L. 的干燥根及根茎。鉴别特征：根茎圆柱形，顶端常残留叶基；根簇生，干瘪皱缩，长 3~20 cm，直径 0.3~1.5 cm；末端或中部常肥大呈纺锤形；表面灰黄色或淡棕色，有多数横纹及纵皱纹，末端残留细须根；体轻、质松软，不易折断，断面灰黄色或灰棕色，多裂隙，气微香，味淡。本品收载于《中华人民共和国卫生部药品标准·第一册》。

（7）华北白前：萝藦科鹅绒藤属植物华北白前 *Cynanchum mongolicum* (Maximowicz) Hemsley 的干燥根及根茎，又名"牛心朴"。鉴别特征：根茎横生或斜生，直径 0.5~0.8 cm，结节状，上端残留紫色的茎基；根须状，表面灰黄色或淡褐色，具细纵皱纹；质脆易断；断面皮部白色或微黄色，木部淡黄色；微具香气，嚼之略有辛辣感。

（8）白薇：萝藦科鹅绒藤属植物白薇 *Cynanchum atratum* Bunge 的干燥根及根茎。鉴别特征：形似马尾状弯曲，表面棕黄色或黄白色；根茎短而粗，结节状，具圆形的茎痕，下端簇生多数细长的根；根长 10~24 cm，直径 0.1~0.2 cm；质脆易折断；断面皮部黄白色，木部黄色；具草腥气，味微苦。本品收载于《中华人民共和国药典》2020 年版一部。

（9）麦冬须：百合科沿阶草属植物麦冬 *Ophiopogon japonicus* (L. f.) Ker-Gawl. 的干燥细根。鉴别特征：表面黄白色或淡黄色，直径 0.1~0.2 cm；有细纵纹；质柔韧；断面黄白色，有细小的木心；气微，味甘、微苦。

（10）竹灵消：萝藦科鹅绒藤属植物竹灵消 *Cynanchum inamoenum* (Maxim.) Loes. 的干燥根及根茎。鉴别特征：地上茎常残留，黄棕色；根茎呈结节状，长 2~7 cm，直径 0.3~0.8 cm；节间不明显；表面灰棕色，质坚硬，髓腔细小；根茎周围密生极多的根；根呈圆柱形，直径 0.5~1.5 cm，不分支，有极细的毛根，表面棕色；根质脆，断面皮部灰棕色，木部黄白色；气微，味微苦。

（11）竹凌霄：百合科万寿竹属植物短蕊万寿竹（长蕊万寿竹）*Disporum bodinieri* (Lévl. et Vant.) Wang et Tang 的干燥根及根茎。鉴别特征：根茎呈结节状团块；有圆形的茎痕及残存短茎，残茎基部有棕褐色纸质鳞片；下面簇生多数细长的根；根呈圆柱形，多弯曲，长 5~26 cm，直径 0.1~0.4 cm；表面灰黄色或浅黄色，具纵皱纹，有的具柔毛；质脆；断面皮部类黄白色，木部黄色、细小；气微，味淡、嚼之发黏。本品收载于《攀枝花市习用中药材质量规定》1987 年版。

（12）徐长卿：萝藦科鹅绒藤属植物徐长卿 *Cynanchum paniculatum* (Bunge) Kitagawa 的干燥根及根茎。鉴别特征：根茎直径 0.2~0.4 cm，节处着生多数细根；根呈圆柱形，直径 1~1.5 mm，表面淡黄白色至棕色，有细纵纹；质脆；断面黄白色，有细小的木心；气香，味微辛、凉。本品收载于《中华人民共和国药典》2020 年版一部。

11. 白 芍

【来源】

毛茛科芍药属植物芍药 *Paeonia lactiflora* Pall. 的干燥根。

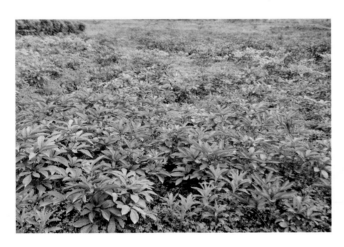

图11-1 芍药（种植地）

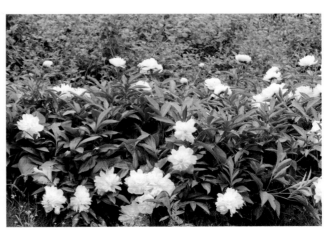

图11-2 芍药（植物花期）

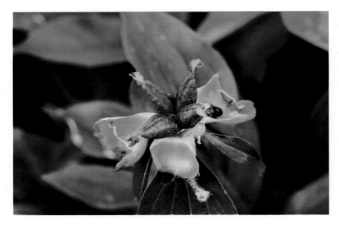

图11-3 芍药（植物果实）

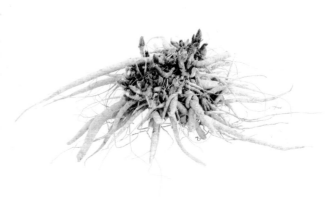

图11-4 白芍（鲜品）

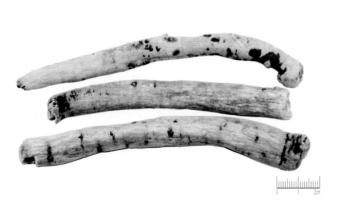

图11-5 白芍（药材）

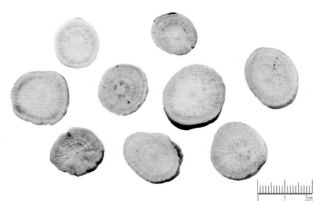

图11-6 白芍（饮片）

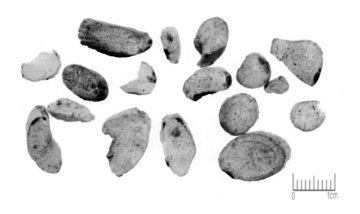

图11-7 炒白芍（饮片）

【术语】

"白里映红"：主产于四川中江的白芍，药材表面粉红色，断面粉白色，习称"白里映红"。

"挂手"：白芍药材，粉性足，断面有粘手的感觉，习称"挂手"。

"菊花心"：白芍药材，断面木质部有细微的放射状纹理，习称"菊花心"。

【炮制加工】

白芍（切制）：取白芍药材，洗净，润透，切薄片，干燥。本品收载于《中华人民共和国药典》2020 年版一部。

炒白芍：取净白芍片，照清炒法，炒至微黄色。本品收载于《中华人民共和国药典》2020 年版一部。

麸炒白芍：先将锅用武火加热，均匀撒入麸皮，待冒烟时，投入净白芍片，急速翻搅，熏炒至表面呈黄色时，迅速取出，筛去焦麸皮，放凉。本品收载于《山东省中药饮片炮制规范·上册》2012 年版。

土白芍：取伏龙肝细粉，置热锅内，用中火炒至灵活状态时，加入白芍片，炒至表面挂土色，取出，筛去伏龙肝细粉，晾凉（每 100 kg 白芍片，用伏龙肝细粉 30 kg）。本品收载于《北京市中药饮片炮制规范》2008 年版。

酒白芍：取净白芍片，照酒炙法，炒至微黄色。本品收载于《中华人民共和国药典》2020 年版一部。

醋白芍：取净白芍片，照醋炙法，炒至微黄色或淡棕黄色。本品收载于《山西省中药材中药饮片标准·第一册》2017 年版。

焦白芍：取净白芍片，照清炒法，炒至表面焦黄色，断面颜色加深。本品收载于《湖北省中药饮片炮制规范》2018 年版。

白芍炭：取净白芍片，置锅内，用武火炒至表面呈黑褐色，内部褐色时，喷淋清水少许，灭尽火星，取出，及时摊晾，凉透。本品收载于《山东省中药饮片炮制规范·上册》2012 年版。

【混伪品及习用品】

（1）云白芍：毛茛科芍药属植物黄牡丹 *Paeonia delavayi* Franch. var. *lutea* (Delavay ex Franch.) Finet et Gagnep. 和滇牡丹 *Paeonia delavayi* Franch. 的干燥根。鉴别特征：呈圆柱形，长 10~18 cm，直径 1~2.5 cm，两端常平齐；外表灰黄色至棕黄色，有明显纵纹及须根痕；质坚实，不易折断；断面不甚平坦，浅黄色，角质，木部呈放射状排列；气微，味微苦、酸。

（2）宝鸡白芍：毛茛科芍药属植物毛叶草芍药 *Paeonia obovata* var. *willmottiae* (Stapf) Stern 的干燥根。鉴别特征：表面灰白色，根较细小，直径 1 cm 左右；根条不顺直，多扭曲，常带有扁宽的根头部；表面有细纵皱纹、裂纹及稀疏的根痕，具易剥落的鳞状皮；体轻而质松；断面淡黄色，粉性较小，木性强，菊花纹理分散不明显；气微，味淡。

（3）毛果芍药：毛茛科芍药属植物毛果芍药 *Paeonia lactiflora* Pall. var. *trichocarpa* (Bunge) Stern 的干燥根。鉴别特征：呈长条形，上粗下细，两端不平整，长 10~20 cm，直径 1.5~2 cm；外皮棕色，深浅不等，栓皮未除尽处呈棕褐色斑痕；质坚硬，体重，不易折断，断面粉性足；气微，味微苦。

（4）乌药：樟科山胡椒属植物乌药 *Lindera aggregata* (Sims) Kosterm. 的干燥根，本品曾经切片冒充白芍。鉴别特征：表面黄棕色或黄褐色，有纵皱纹及稀疏的细根痕；质坚硬；切面黄白色或淡黄棕色，射线放射状，可见年轮环纹，中心颜色较深；气香，味微苦、辛，有清凉感。本品收载于《中华人民共和国药典》2020 年版一部。

（5）**黑白芍**：芍药较细的根，直接干燥（不煮、不去皮）的加工品。鉴别特征：表面灰黑色或棕黑色，其余特征同白芍。

12. 白 术

【来源】

菊科苍术属植物白术 *Atractylodes macrocephala* Koidz. 的干燥根茎。

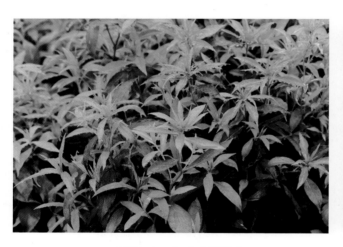

图12-1　白术（植物）

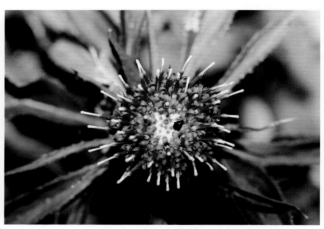

图12-2　白术（植物花）

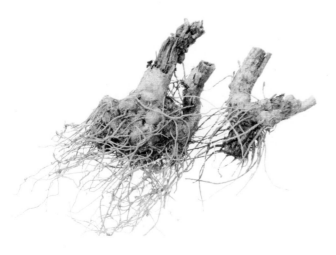

图12-3　白术（鲜品）

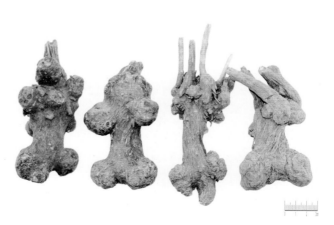

图12-4　白术（药材）

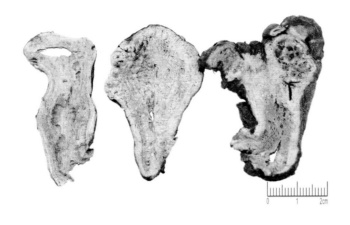

图12-5 白术（饮片）

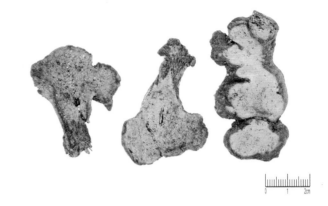

图12-6 麸炒白术（饮片）

【术语】

"术腿"：白术药材，地上茎有一短段木质中空，似"小竹枝样"，习称"术腿"或"鸡腿"。

"如意头"：白术药材，根茎逐渐粗大，有不规整的瘤状突起，至底部明显向两侧膨大，形似"如意头"状，又称"云头"。

"骨头渣"：烘术断面淡灰黄色，带角质，肉多空隙，习称"骨头渣"。

"於术"：野生于浙江天目山脉的於潜、昌华一带的白术，习称"於术"。

"鹤颈鹅臀"：於术的形态细瘦弯曲而自然，上如"鹤颈"，下肥厚、质糯，如"鹅臀"，习称"鹤颈鹅臀"或"鹤形野术"。

"金线吊葫芦"：安徽"种术"的移植品种，鲜品挖出后，将根茎揉搓轧成圆球状，个如荔枝，顶端保留一段细长的地上茎，晒干后略比线粗，商品习称"金线吊葫芦"或称"金线於术"（现已少见）。

"京元术"：较小的生晒术盘成圆球形，外用稻草包扎（现已少见）。

【炮制加工】

白术（切制）：取白术药材，除去杂质，洗净，润透，切厚片，干燥。本品收载于《中华人民共和国药典》2020年版一部。

麸炒白术：将蜜炙麸皮撒入热锅内，待冒烟时加入白术片，炒至黄棕色、逸出焦香气，取出，筛去蜜炙麸皮（每100 kg白术片，用蜜炙麸皮10 kg）。本品收载于《中华人民共和国药典》2020年版一部。

土白术：取伏龙肝(或赤石脂)细粉，置热锅中，待其滑利，投入净白术片，炒至表面挂有土色，取出，筛去多余的土（每100 kg白术片，用伏龙肝或赤石脂细粉20 kg）。本品收载于《四川省中药饮片炮制规范》2002年版。

焦白术：取净白术片，置锅内，武火炒至表面焦褐色，取出，放凉。本品收载于《山东省中药饮片炮制规范·上册》2012年版。

白术炭：取净白术片，置炒制容器内，用武火炒至表面焦黑色、内部焦褐色，喷洒清水少许，熄灭火星，取出，晾干。本品收载于《广东省中药饮片炮制规范·第一册》。

【混伪品及习用品】

（1）菊三七：菊科菊三七属植物菊三七 *Gynura japonica* (Thunb.) Juel. 的干燥根茎，又名"土三七"。鉴别特征：呈不规则的肥厚团块，长 3~6 cm，直径 2~4 cm；表面灰棕色或棕黄色，有瘤状凸起及断续的纵皱和沟纹，并具须根痕，顶端有残留的茎基和芽痕；上端"术腿"多偏向一侧，"术腿"切口处髓部明显深凹；体重，质硬，不易折断；断面致密，无油点散在；黄白色至淡棕色，微呈角质样，可见异型维管束；气微，味微苦。本品收载于《中华人民共和国卫生部药品标准·第一册》。

（2）**关苍术**：菊科苍术属植物关苍术 *Atractylodes japonica* Koidz. ex Kitam. 的干燥根茎，又名"朝鲜土白术"。鉴别特征：呈结节状圆柱形，少数呈不规则块状；表面褐色，栓皮略粗糙，有细皱和残留的须根及根痕，少数有瘤状凸起；质坚硬，可折断；断面浅黄白色或灰白色，纤维性较强，有少数黄棕色点状油室散在；气特异，味辛、微苦。本品收载于《黑龙江省中药材标准》2001 年版。

（3）**白芍根头**：毛茛科芍药属植物芍药 *Paeonia lactiflora* Pall. 的干燥根头，本品曾经切片冒充白术。鉴别特征：外表面灰棕色或棕褐色；切面浅土黄色或棕色；断面不平坦，类白色或浅棕色；横切面木部致密无裂隙，有明显而细密的放射状纹理；气微，味微苦、略酸。

（4）**土木香根头**：菊科旋覆花属植物土木香 *Inula helenium* L. 的干燥根头，本品曾经切片加工后冒充炒白术。鉴别特征：表面黄棕色或暗棕色，顶端有凹陷的茎痕及叶柄残基；断面淡棕黄色至棕褐色，形成层环颜色较深，淡褐色点状油室散在；气微香，味微苦、辛。

13. 白鲜皮

【来源】

芸香科白鲜属植物白鲜 *Dictamnus dasycarpus* Turcz. 的干燥根皮。

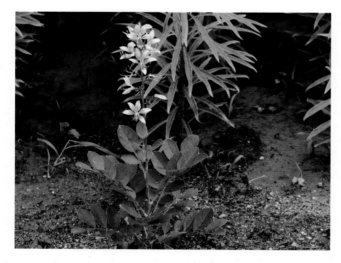

图13-1　白鲜（植物花期）

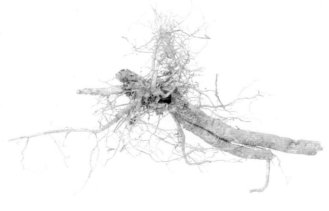

图13-2　白鲜根（鲜品）

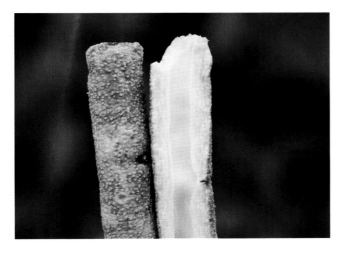

图13-3　白鲜皮（鲜品）

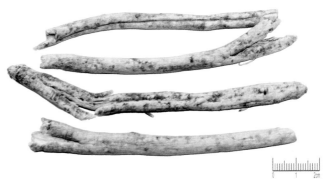

图13-4　白鲜皮（药材）

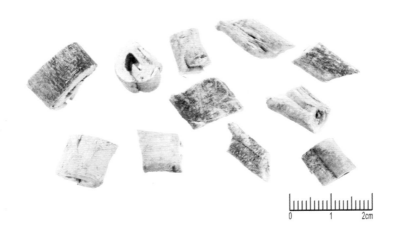

图13-5　白鲜皮（饮片）

【术语】

"羊膻气"：白鲜皮药材所特有的一种类似羊之腥膻的气味。

【炮制加工】

白鲜皮（切制）：取白鲜皮药材，除去杂质，洗净，稍润，切厚片，干燥。本品收载于《中华人民共和国药典》2020年版一部。

【混伪品及习用品】

（1）锦鸡儿：豆科锦鸡儿属植物锦鸡儿 Caragana sinica (Buc'hoz) Rehd. 的干燥根皮，又名"阳雀花根皮"。鉴别特征：呈卷筒状或半卷筒状，直径1~3 cm，厚3~6 mm；外表面栓皮多已除尽，呈淡黄色或淡黄棕色，较光滑；有棕色横长的皮孔样凸起；稀疏而明显；表面具残存栓皮者呈黑褐色；内表面浅棕色，有细纹；质坚硬；断面呈纤维状，黄白色，带粉性；香气微弱，味淡或微甜，嚼之有豆腥味。本品收载于《湖北省中药材质量标准》2018年版。

（2）鹅绒藤：萝藦科鹅绒藤属植物鹅绒藤 Cynanchum chinense R. Br. 的干燥根皮。鉴别特征：呈卷筒状或槽状；外表面栓皮灰棕色，有皱纹或裂纹，内表面较平坦；质松脆，易折断；断面分两层，外层黄棕色，内层黄白色；气微弱，咀嚼似细沙。

（3）楤木根皮：五加科楤木属植物楤木 *Aralia elata* (Miq.) Seem. 的干燥根皮。鉴别特征：呈长卷筒状，直径 0.4~2 cm，厚 0.1~0.2 cm；表面灰黄色，有细裂纹，外表皮薄纸状，易脱落，内表面黄白色；质坚韧，不易折断；断面黄白色，具纤维性；气微，味淡。

（4）锈毛五叶参茎皮：五加科五叶参属植物锈毛五叶参 *Pentapanax henryi* Harms 的干燥茎皮，又名"圆锥五叶参"。鉴别特征：呈条状或片块状，外皮多已除去；外表面淡黄色，内表面具细网状纹理；质脆；折断面纤维性，折断时无粉尘飞扬。

（5）新疆白鲜皮：芸香科白鲜属植物新疆白鲜 *Dictamnus angustifolius* G. Don ex Sweet 的干燥根皮，又名"狭叶白鲜"。鉴别特征：呈筒状，长 5~15 cm，直径 1~2 cm，厚 2~5 mm；外表面灰白色或淡灰黄色，具细纵皱纹及细根痕，常有凸起的颗粒状小点；内表面类白色，有细纵纹；质脆，折断时有粉尘；断面平坦，略呈片状；剥去外层，对光可见闪烁的小亮点；有羊膻气，味微苦。

（6）八角枫：有毒，八角枫科八角枫属植物八角枫 *Alangium chinense* (Lour.) Harms 的干燥根皮及茎皮。鉴别特征：呈卷筒状或片块状；外表面灰白色或灰褐色，具细纵纹，内表面黄白色，光滑；质脆；断面黄白色；气腥，味苦。

（7）鸡根皮：远志科远志属植物黄花倒水莲 *Polygala fallax* Hemsl. 的干燥根皮。鉴别特征：呈卷筒状，长 5~15 cm，直径 0.8~1.5 cm，厚 2~4 mm；外表面灰黄色或淡棕黄色，有深的纵纹或纵沟，可见明显脱落的圆形侧根痕；内表面黄白色，具细纵纹；质脆，易折断；断面棕褐色，纤维性；气微，味微甜、略苦。

（8）臭皮：海桐花科海桐花属植物柄果海桐 *Pittosporum podocarpum* Gagnep. 或异叶海桐 *Pittosporum heterophyllum* Franch. 的干燥树皮。鉴别特征：呈半卷筒状或瓦状；栓皮已除尽，外表面白色至淡黄白色，具不规则的细纵纹及茎枝痕；内表面白色，光滑；质硬而韧，不易折断；断面黄白色，纤维性；气臭，味辛、涩。

（9）白皂树皮：卫矛科卫矛属植物白皂树 *Euonymus bockii* Loes. 的干燥根皮。鉴别特征：呈卷筒状或槽形块片状；表面除净栓皮者呈灰黄白色，具细密的纵皱纹及细根痕；内表面光滑、淡黄白色，有细纵纹；质硬，易折断；断面不平坦，纤维状；折断时有青草气，味苦。

（10）荷包山桂花：远志科远志属植物荷包山桂花 *Polygala arillata* Buch.-Ham. ex D. Don 的干燥根皮，又名"鸡根远志"。鉴别特征：外表面褐色或淡棕黄色，有较深的纵纹或纵沟，可见明显圆形脱落的侧根痕；内表面黄白色，具细皱纹；质韧，折断面棕黄色；气微，味微甜、略苦。

14. 白 芷

【来源】

伞形科当归属植物白芷 *Angelica dahurica* (Fisch. ex Hoffm.) Benth. et Hook.f. 或杭白芷 *Angelica dahurica*(Fisch. ex Hoffm.) Benth. et Hook. f. var. *formosana* (Boiss.) Shan et Yuan 的干燥根。

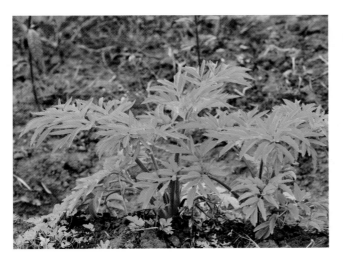

图14-1 白芷（植物）

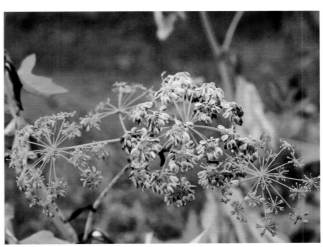

图14-2 白芷（植物果实）

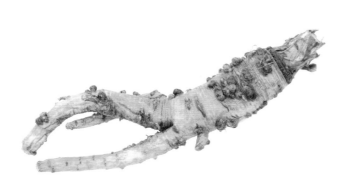

图14-3 白芷（鲜品）

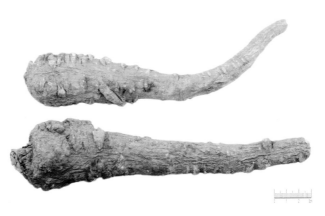

图14-4 白芷（药材）

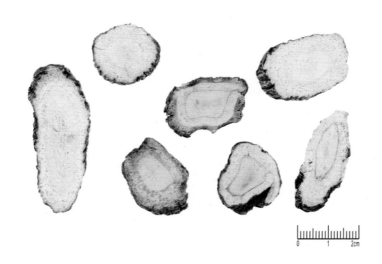

图14-5 白芷（饮片）

【术语】

"红皮白芷"：川产白芷多种植于红土壤中，出产的药材表面呈红色，商品习称"红皮白芷"。

"疙瘩丁"：白芷药材，外皮具皮孔样横向突起，习称"疙瘩丁"。

"粉性"：白芷药材，断面色白细腻，与淀粉相似，习称"粉性"。

【炮制加工】

白芷（切制）：取白芷药材，除去杂质，大小分开，略浸，润透，切厚片，干燥。本品收载于《中华人民共和国药典》2020年版一部。

【混伪品及习用品】

（1）山白芷：菊科旋覆花属植物羊耳菊 Duhaldea cappa (Buchanan-Hamilton ex D. Don) Pruski et Anderberg 的干燥根及根茎。鉴别特征：呈圆柱形，或不规则的结节状；表面灰黑色，有的可见团状茸毛；质坚硬；皮薄易剥落，刮去表皮者，显灰褐色而有油性；断面木质部灰黄色，有黄色油点散在；根茎中央具髓，呈海绵状；有特异的芳香气，味辛、微苦。本品收载于《广东省中药饮片炮制规范·第一册》。

（2）滇白芷：伞形科独活属植物糙独活 Heracleum scabridum Franch. 的干燥根，又名"香白芷"。鉴别特征：呈长圆锥形，向下逐渐变细为牛尾状，形似牛尾独活；外表棕黄色，多深皱缩；分支或不分支，或有支根痕；上部有横皱纹，具稀疏的小瘤状隆起的皮孔或须根痕；质脆；断面皮部类白色，散有棕色油点及裂隙，形成层不明显，木部淡黄色，约占直径1/3；气芳香，味辣而苦。

（3）野白芷：伞形科古当归属植物下延叶古当归 Archangelica decurrens Ledb. 的干燥根。鉴别特征：体较细瘦，圆锥形；上部多横皱纹，下部有纵皱纹，具侧根断后的斑痕；外表棕褐色；断面色黄；有类似芹菜的气味。

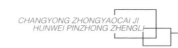
（4）白亮独活：伞形科独活属植物白亮独活 *Heracleum candicans* Wall. ex DC. 的干燥根。鉴别特征：呈圆柱形，顶端有密集的环状叶痕及横皱纹；根部扭曲，直径约 3 cm，下部分叉；表面灰棕色至黑棕色，具不规则的纵沟纹及少数横皱纹，可见稀疏细小皮孔及须根痕，较粗大者木部略显朽蚀状；质坚硬；折断面不平坦，带裂片性；断面皮部有油点，近形成层处显棕色，木部淡黄色，约占整个横切面的 1/3；香气浓且特异，味苦带涩。本品收载于《四川省藏药材标准》2014 年版。

（5）岩白芷：伞形科西风芹属植物竹叶西风芹 *Seseli mairei* Wolff 的干燥根。鉴别特征：呈圆柱形或圆锥形，稍弯曲；表面黄棕色至红棕色，具纵纹和横向皮孔样突起；根头部有环纹，四周有少数呈毛状的基生叶叶柄残基，顶端中央有下凹的茎残基；质脆，易折断；断面皮部白色，木部黄白色，有少数裂隙；气微，味淡而后略甜。

（6）欧白芷：伞形科欧防风属植物欧防风 *Pastinaca sativa* L. 的干燥根，又名"欧防风"。鉴别特征：呈圆锥形或纺锤形，多肉质，不分支，长 10~15 cm，直径 0.6~1.5 cm；表面黄白色，较光滑，无横向皮孔样凸起及纵皱纹；质轻；断面无粉性；具胡萝卜味。

15. 百 部

【来源】

百部科百部属植物直立百部 *Stemona sessilifolia* (Miq.) Miq.、蔓生百部 *Stemona japonica* (Bl.) Miq. 或对叶百部 *Stemona tuberosa* Lour. 的干燥块根。

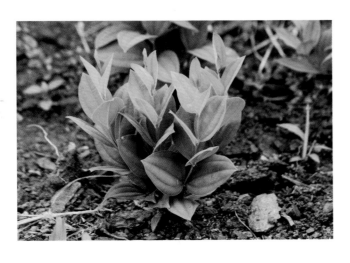

图15-1 直立百部（植物）

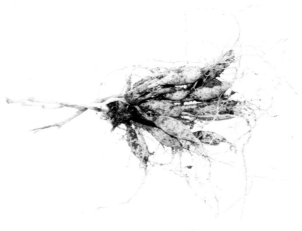

图15-2 直立百部块根（鲜品）

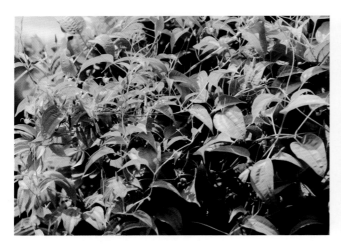

图15-3 蔓生百部（植物）

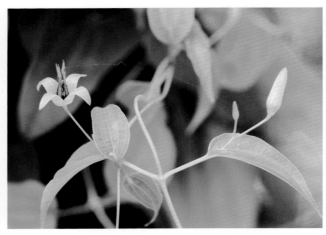

图15-4 蔓生百部（植物花）

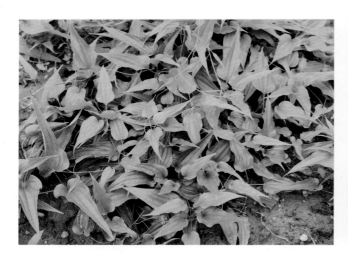

图15-5 对叶百部（植物）

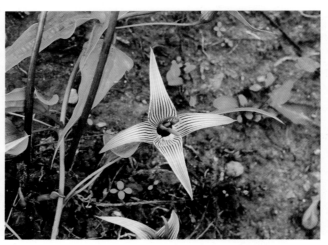

图15-6 对叶百部（植物花）

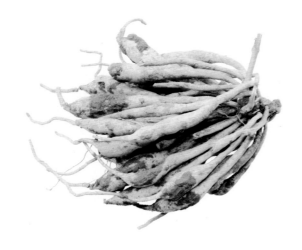

图15-7 对叶百部块根（鲜品）

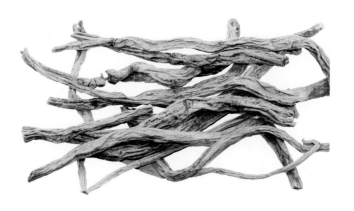

图15-8 百部（药材）

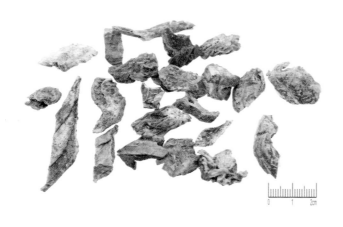

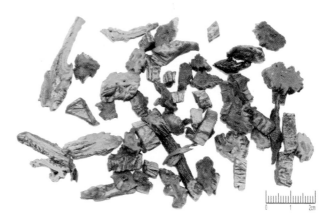

图15-9　百部（饮片）　　　　　　　　　图15-10　蜜百部（饮片）

【术语】

"沟纹"：百部药材，表面具皱褶状纹理，凹入较深呈横或直纹，习称"沟纹"。

【炮制加工】

百部（切制）：取百部药材，除去杂质，洗净，润透，切厚片，干燥。本品收载于《中华人民共和国药典》2020年版一部。

蜜百部：取百部片，照蜜炙法，炒至不粘手（每100 kg百部，用炼蜜12.5 kg）。本品收载于《中华人民共和国药典》2020年版一部。

炒百部：取净百部片，置炒制容器内用文火炒至微黄色时，取出放凉。本品收载于《广东省中药饮片炮制规范·第一册》。

【混伪品及习用品】

（1）傣百部：百合科天门冬属植物滇南天门冬 *Asparagus subscandens* Wang et S. C. Chen 的干燥块根。鉴别特征：多皱缩；外表面灰褐色至棕褐色，具纵皱纹；切面皮部较大，类白色，木心细小，黄白色；气微，味微甘，嚼之有黏性。本品收载于《云南省中药材标准·第三册·傣族药》2005年版。

（2）滇百部：百合科天门冬属植物羊齿天门冬 *Asparagus filicinus* D. Don 的干燥块根。鉴别特征：呈长条形，较瘦小；长2~8 cm，直径0.5~0.9 cm；表面黄棕色或黄白色；残存外皮棕褐色；质硬脆，易折断；断面类白色，有的内部干瘪呈空壳状；味苦，微麻舌。本品收载于《云南省中药饮片标准·第一册》2005年版。

（3）海南百部：百部科百部属植物细花百部 *Stemona parviflora* C. H. Wright 的干燥块根。鉴别特征：呈纺锤形，略弯曲，长10~30 cm；两端较细，中间膨大部分直径可达3 cm；表面灰黄色至棕黄色，具纵沟纹；肉质，断面淡黄棕色或黄白色，微透明，中柱较大；气微，味微甜、微苦。本品收载于《海南省中药材标准》2011年版。

（4）山百部：百合科天门冬属植物短梗天门冬 *Asparagus lycopodineus* (Baker) Wang et Tang 的去皮干燥块根。鉴别特征：呈细长纺锤形，长4~10 cm，直径2~6 mm，两端渐尖，微弯曲；表面黄白色至淡黄棕色，略具干缩的纵纹；质坚而韧；断面不整齐，皮部较宽，约占断面直径的 2/3，呈淡黄棕色，中央木心较细，呈黄色；气微，味甜、微苦。本品收载于《云南省中药材标准·第二册·彝族药》2005 年版。

（5）**小天冬**：百合科天门冬属植物密齿天门冬 *Asparagus meioclados* Lévl. 的干燥块根。鉴别特征：呈纺锤形，微弯曲，较皱缩，长 4~10 cm，直径 0.4~2 cm；表面黄白色或黄棕色，略透明，偶见残存的灰棕色外皮；干者质硬脆，吸潮后质柔软，有黏性；断面角质样，木心黄白色；气微，味甘、微苦。本品收载于《四川省中药材标准》2010 年版。

（6）**文竹根**：百合科天门冬属植物文竹 *Asparagus setaceus* (Kunth) Jessop 的干燥块根。鉴别特征：通常数十个成簇，呈长圆形，长 10~30 cm，直径 0.3~0.6 cm；外表黄白色或土黄色，有抽皱及不规则的沟槽；质柔韧。

（7）**山文竹根**：百合科天门冬属植物山文竹 *Asparagus acicularis* Wang et S. C. Chen 的干燥块根。鉴别特征：呈细长圆锥形或长圆柱形，多扭曲，长 8~25 cm，直径 0.4~1 cm；表面淡灰黄白至淡黄棕色，具深浅不等的纵皱纹，上端略大，有时可见残留茎基；质硬，可折断；断面淡棕色，角质样，中柱类白色；气微，味苦、微甘。

（8）**万寿竹根**：百合科万寿竹属植物万寿竹 *Disporum cantoniense* (Lour.) Merr. 的干燥块根。鉴别特征：呈长圆形而细瘦，簇生于根状茎上，不膨大。

（9）**石刁柏**：百合科天门冬属植物石刁柏 *Asparagus officinalis* L. 的干燥块根，又名"小百部"。鉴别特征：块根 5~8 条簇生，呈细长圆锥形或长柱形，多扭曲，长 10~20 cm，上部直径约 0.8 cm；表面土黄色，有不规则沟槽；质地柔韧；断面肉质，淡黄白色，中柱椭圆形，色黄。

（10）**续断**：川续断科川续断属植物川续断 *Dipsacus asper* Wall. ex Henry 的干燥块根。鉴别特征：呈圆柱形，略扁，有的微弯曲；表面灰褐色或黄褐色，有稍扭曲或明显扭曲的纵皱及沟纹，可见横列的皮孔样斑痕和少数须根痕；质软，久置后变硬，易折断；断面不平坦，皮部墨绿色或棕色，外缘褐色或淡褐色，木部黄褐色，导管束呈放射状排列；气微香，味苦、微甜而后涩。本品收载于《中华人民共和国药典》2020 年版一部。

16. 百 合

【来源】

百合科百合属植物卷丹 *Lilium lancifolium* Thunb.、百合 *Lilium brownie* F.E. Brown var. *viridulum* Baker 或细叶百合 *Lilium pumilum* DC. 的干燥肉质鳞叶。

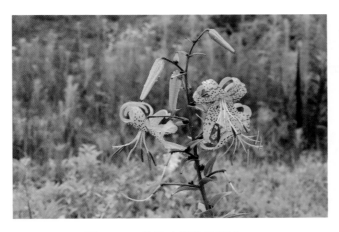

图16-1 卷丹（植物花期）

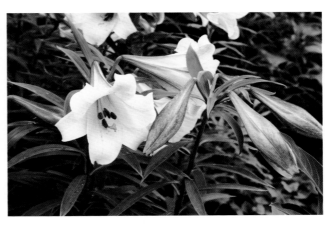

图16-2 百合（植物花期）

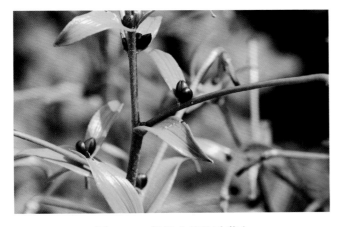

图16-3 卷丹（植物珠芽）

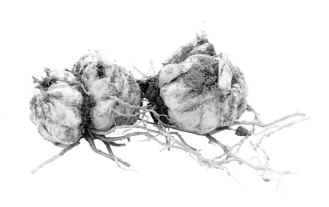

图16-4 百合（鲜品）

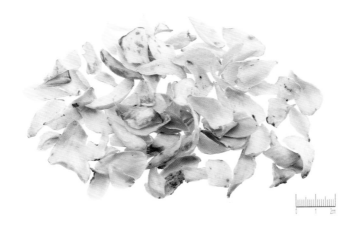

图16-5 百合（药材）

【术语】

"龙牙百合"：产于浙江湖州、江苏宜兴一带的栽培品（主要供食用）。

"川百合"：产于四川、湖南、湖北等地的野生品（主要供药用）。

【炮制加工】

百合（净制）： 取百合药材，除去杂质。本品收载于《中华人民共和国药典》2020 年版一部。

蜜百合： 取净百合，照蜜炙法，炒至不粘手（每 100 kg 百合，用炼蜜 5 kg）。本品收载于《中华人民共和国药典》2020 年版一部。

【混伪品及习用品】

（1）**兰州百合：** 百合科百合属植物兰州百合 *Lilium davidii* Duchartre var. *unicolor* Cotton. 的干燥肉质鳞叶。鉴别特征：呈长椭圆形、卵圆形肉质片状，长 1~4 cm，宽 0.5~2 cm；表面黄白色或略显淡棕黄色，有数条纵直平行的维管束；顶端稍尖，基部较宽，边缘薄，微波状，略向内弯曲；质硬而脆；断面较平坦，角质样；气微，味甜。本品收载于《甘肃省中药材标准》2009 年版。

（2）**米百合：** 百合科百合属植物东北百合 *Lilium distichum* Nakai et Kamibayashi 的干燥鳞茎，又名"小百合"。鉴别特征：长椭圆形，长 0.3~2 cm，宽 0.3~0.6 cm；顶端稍尖，基部较宽，边缘薄，略弯曲；表面黄白色或淡棕黄色；质硬而脆；断面较平坦，角质样；气微，味微苦。本品收载于《重庆市中药饮片炮制规范及标准》2006 年版。

（3）**毛百合：** 百合科百合属植物毛百合 *Lilium dauricum* Ker-Gawl. 的干燥肉质鳞叶。鉴别特征：呈长椭圆形，长 0.5~1.2 cm，宽 0.3~0.5 cm，厚约 0.2 cm；表面类白色或淡棕黄色，有脉纹 3 条，或不明显；顶端尖，基部较宽，边缘薄，中间厚；质脆；断面平坦，角质样；气微，味微苦。本品以"北百合"收载于《黑龙江省中药材标准》2001 年版。

（4）**川百合：** 百合科百合属植物川百合 *Lilium davidii* Duchartre ex Elwes 的干燥肉质鳞叶，又名"西北百合"。鉴别特征：长椭圆形或长圆形，长 2.5~5.5 cm，宽约 1.2 cm，厚 0.1~0.3 cm；表面类白色或淡黄棕色；顶端稍尖，基部略宽，边缘薄，略向内弯曲；质硬而脆，断面角质样；无臭，味微苦。本品以"山百合"收载于《贵州省中药材、民族药材质量标准》2003 年版。

（5）**淡黄花百合：** 百合科百合属植物淡黄花百合 *Lilium sulphureum* Baker apud Hook. f. 的干燥肉质鳞叶。鉴别特征：同川百合，表面暗红色至紫红色，呈不规则椭圆形；长 2~7 cm，宽 0.6~3 cm；表面不具脉纹；气微，味淡。本品以"山百合"收载于《贵州省中药材、民族药材质量标准》2003 年版。

（6）**湖北百合：** 百合科百合属植物湖北百合 *Lilium henryi* Baker 的干燥肉质鳞叶。鉴别特征：同川百合，呈长圆形，长 3~4 cm，宽 1~1.2 cm；表面淡白色。本品以"山百合"收载于《贵州省中药材、民族药材质量标准》2003 年版。

（7）**南川百合：** 百合科百合属植物南川百合 *Lilium rosthornii* Diels 的干燥肉质鳞叶。鉴别特征：同川百合，呈长圆形或长圆状披针形，长 2~2.5 cm，宽 0.5~1 cm；表面紫褐色。本品以"山百合"收载于《贵州省中药材、民族药材质量标准》2003 年版。

（8）**野百合：** 豆科猪屎豆属植物紫花野百合 *Crotalaria sessiliflora* L. 的干燥地上部分。鉴别特征：茎呈圆柱形，稍有分枝，长 20~90 cm；外皮灰绿色，密被灰白色茸毛；断面黄白色；单叶互生，叶片多皱缩，展平后呈宽披针形或条形，暗绿色，全缘，下表面有丝光长毛；花 5 裂，外面密生棕黄色长毛；荚果矩形，包于宿存花萼内，果壳灰褐色；种子肾状圆形，深棕色，有光泽；气微，味淡。本品收载于《福建省中药饮片炮制规范》2012 版。

（9）**薤头：** 百合科葱属植物薤头 *Allium chinense* G. Don 的干燥肉质鳞叶。鉴别特征：呈略扁的

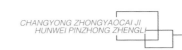
长卵形，多层重叠者较厚，单片者较薄；边缘无波状；长 1.5~2.6 cm，宽 0.8~2.0 cm；表面淡黄白色，有的隐约可见多条纵向纹理；不易折断；切断面可见鳞叶 2~3 层，中心鳞叶片紧密，淡黄棕色；质较柔软，松泡，嚼之粘牙；味淡，具葱味。本品以"薤白"收载于《中华人民共和国药典》2020 年版一部。

17. 柏子仁

【来源】

柏科侧柏属植物侧柏 *Platycladus orientalis* (L.) Franco 的干燥成熟种仁。

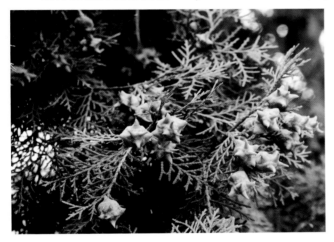

图17-1　侧柏（植物果期）

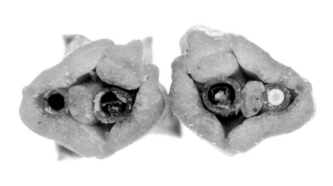

图17-2　侧柏果实鲜品（横切面）

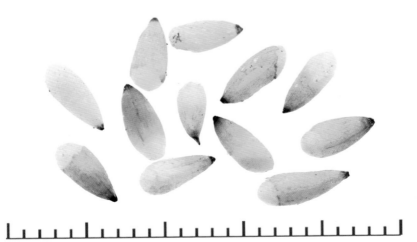

图17-3　柏子仁（药材）

【炮制加工】

柏子仁（净制）：取柏子仁药材，除去杂质和残留的种皮。本品收载于《中华人民共和国药典》2020 年版一部。

炒柏子仁：取柏子仁药材，除去杂质，照清炒法，炒至黄色至黄棕色，有香气逸出为度，取出，放凉。本品收载于《四川省中药饮片炮制规范》2015 年版。

柏子仁霜：取净柏子仁，照制霜法，制霜。本品收载于《中华人民共和国药典》2020 年版一部。

【混伪品及习用品】

（1）**侧柏种子**：柏科侧柏属植物侧柏 *Platycladus orientalis* (L.) Franco 的干燥种子。鉴别特征：呈长卵圆形或椭圆形；表面棕褐色或已加工处理成黄白色；质坚硬。

（2）**柏木种子**：柏科柏木属植物柏木 *Cupressus funebris* Endl. 的干燥种子。鉴别特征：呈椭圆形或略呈三角形；扁平，两侧有翅，长 2.5~3 mm。

（3）**白芝麻**：胡麻科胡麻属植物芝麻 *Sesamum indicum* L. 的干燥种仁。鉴别特征：较柏子仁小，扁卵圆形；子叶黄白色；味甘，有油香气。

（4）**龙柏种子**：柏科圆柏属植物龙柏 *Sabina chinensis* 'Kaizuca' 的干燥种子。鉴别特征：种子卵圆形，略侧扁，顶端钝，有棱脊。

18. 板蓝根

【来源】

十字花科菘蓝属植物菘蓝 *Isatis indigotica* Fort. 的干燥根。

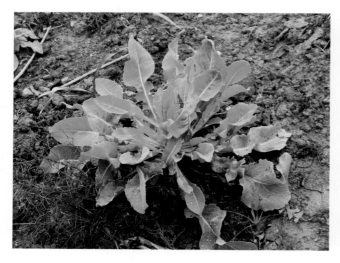

图18-1　菘蓝（植物）

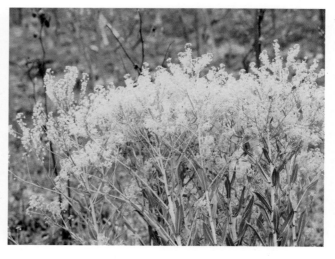

图18-2　菘蓝（植物花期）

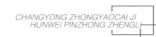

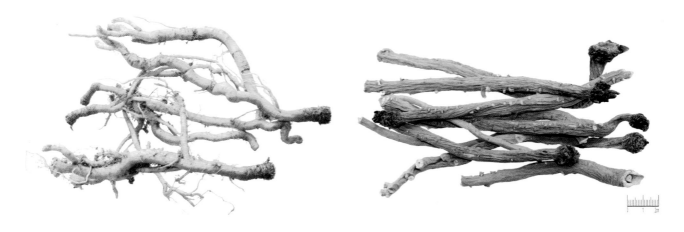

图18-3　板蓝根（鲜品）　　　　　　　　　　　　图18-4　板蓝根（药材）

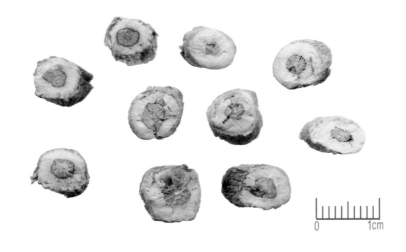

图18-5　板蓝根（饮片）

【术语】

"蓝头"：板蓝根药材，芦头上残留暗绿色的叶柄残基，习称"蓝头"。

【炮制加工】

板蓝根（切制）：取板蓝根药材，除去杂质，洗净，润透，切厚片，干燥。本品收载于《中华人民共和国药典》2020年版一部。

【混伪品及习用品】

（1）**南板蓝根**：爵床科板蓝属植物板蓝 *Strobilanthes cusia* (Nees) Kuntze 的干燥根及根茎。鉴别特征：根茎圆柱形，有稍膨大的节，节上分生根茎及细长的须状根；根细长而弯曲，直径 1~2 mm；表面灰褐色，较光滑；根茎质实而脆，易折断，断面中央有大型的髓；根质稍柔韧；气微弱，味淡。本品收载于《中华人民共和国药典》2020年版一部。

（2）**疏花马蓝根**：爵床科马蓝属植物疏花马蓝 *Strobilanthes divaricatus* (Nees)T. Anders. 的干燥根及根茎。鉴别特征：根茎表面灰棕或灰棕黄色，有膨大的节；质硬；断面灰白色，中央有淡棕色的髓；气微，味淡；其余特征同南板蓝根。

（3）球花马蓝根：爵床科马蓝属植物球花马蓝 *Strobilanthes dimorphotricha* Hance 的干燥根，又名"圆苞金足草"。鉴别特征：形似南板蓝根，上部分支少；表面灰棕色至绿褐色；节膨大，节间长 5~10 cm，节上生根较少；根细长，表面灰棕色；质韧，味淡。

（4）路边青：马鞭草科大青属植物大青 *Clerodendrum cyrtophyllum* Turcz. 的干燥根，又名"羊咪青"。鉴别特征：呈圆柱形，弯曲结节状，长短不等，直径 5~20 mm；表面土黄色至棕黄色，具多数须根，有纵皱纹；质坚硬，不易折断；断面淡黄白色，皮部薄，木部宽，呈放射状纹理，中央具髓；气微，味淡。本品以"木板蓝根"收载于《江西省中药材标准》2014 年版。

（5）油菜根：十字花科芸苔属植物芸苔 *Brassica rapa* var. *oleifera* de Candolle 的干燥根。鉴别特征：多扭曲，根头部有类圆形凹陷的茎痕，表面可见扭曲的纵皱纹和须根痕；断面皮部薄，色较深，可见放射状纹理，呈灰黄色至灰褐色，具淡棕色、油润性的形成层环；气特异，味甜而特殊。

（6）广西马蓝根：爵床科马蓝属植物广西马蓝 *Strobilanthes guangxiensis* S. Z. Huang 的干燥根及根茎。鉴别特征：根茎类圆柱形，节稍膨大，直径 0.1~1 cm；表面灰黄色，刮去表层后，显灰蓝色；质较硬；切面皮部极窄，木部灰蓝色至淡黄褐色，有放射状纹理，髓部灰白色；根粗细不一，直径 0.1~0.3 cm；气微，味淡。

19. 半边莲

【来源】

桔梗科半边莲属植物半边莲 *Lobelia chinensis* Lour. 的干燥全草。

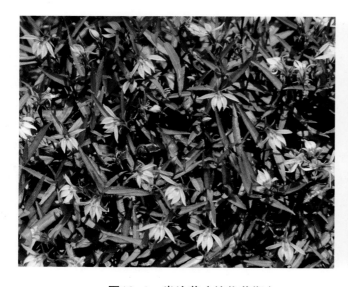

图19-1 半边莲（植物花期）

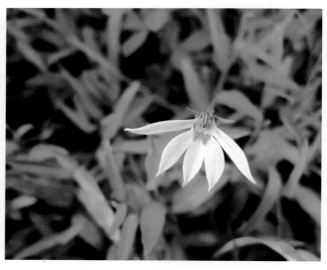

图19-2 半边莲（植物花）

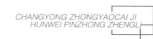

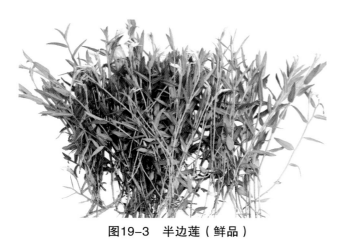

图19-3　半边莲（鲜品）

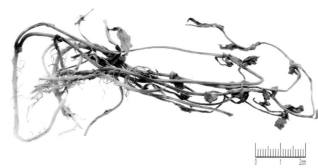

图19-4　半边莲（药材）

【炮制规格】

半边莲（切制）：取半边莲药材，除去杂质，洗净，切段，干燥。本品收载于《中华人民共和国药典》2020年版一部。

【混伪品及习用品】

（1）**大半边莲**：秋海棠科秋海棠属植物粗喙秋海棠 *Begonia longifolia* Blume、裂叶秋海棠 *Begonia palmata* D. Don 或掌裂叶秋海棠 *Begonia pedatifida* Lévl. 的干燥根状茎。鉴别特征：略呈圆柱形，弯曲，有分支；表面红棕色或棕褐色，粗糙，有纵皱纹和明显的结节；可见薄片状的栓皮和残留的须根；部分表面具有点状凸起的根痕和黄褐色绒毛；节间长 0.5~1 cm，每节有一凹陷的茎痕；质硬脆，易折断；断面不平坦，黄白色至棕红色，可见黄白色点状维管束；气微，味酸涩。本品收载于《广西壮族自治区壮药质量标准·第二卷》2011年版。

（2）**半枝莲**：唇形科黄芩属植物半枝莲 *Scutellaria barbata* D. Don 的干燥全草。鉴别特征：无毛或花轴上疏被毛；根纤细；茎丛生，较细，方柱形，表面暗紫色或棕绿色；叶对生，有短柄；叶片多皱缩，展平后呈三角状卵形或披针形，长 1.5~3 cm，宽 0.5~1 cm；先端钝，基部宽楔形，全缘或有少数不明显的钝齿；上表面暗绿色，下表面灰绿色，花单生于茎枝上部叶腋，花萼裂片钝或较圆；花冠2唇形，棕黄色或浅蓝紫色，长约 1.2 cm，被毛；果实扁球形，浅棕色；气微，味微苦。本品收载于《中华人民共和国药典》2020年版一部。

（3）**山梗菜**：桔梗科半边莲属植物山梗菜 *Lobelia sessilifolia* Lamb. 的干燥全草。鉴别特征：根茎斜生，具多数白色细须根；茎中上部的叶密生，单叶互生，茎下部的叶长圆形，先端钝，其余叶呈线状披针形至披针形，先端尖，基部心形或楔形，边缘具微锯齿；花冠深蓝色，2唇形，上唇2全裂，裂片线形，下唇3裂，裂片长圆形或披针形，边缘均密生白色绿毛，雄蕊聚药；蒴果，种子多数，卵形，深褐色，有光泽。

（4）**半边旗**：凤尾蕨科凤尾蕨属植物半边旗 *Pteris semipinnata* L. sp. 的干燥全草。鉴别特征：常缠绕成团状或束状，长 10~100 cm，根茎粗短，横生，须根多，表面密被狭披针形、黑色鳞片；叶疏生，近"一"字形，叶柄粗壮；叶片草质，具孢子囊的叶片卵状，披针形，先端渐尖，一回羽状分裂，顶部为羽状深裂，下部羽片有短柄，近对生，半边羽状分裂；放大镜下观察可见孢子囊环带；不具孢子囊的羽片其裂片有细锯齿，叶两面无毛，叶脉二叉分支；质脆，易折断；气微，味淡。本品收载于《广东省中药材标准·第二册》。

（5）**通泉草**：玄参科通泉草属植物通泉草 *Mazus pumilus* (N. L. Burman) Steenis 的干燥全草。鉴别特征：常缠结成团，淡绿色或黄棕色，全体有短柔毛；茎单一或数个丛生，直径约 1 mm，略具四棱，节明显，节间长 1.5~4 cm，表面有细纵纹；根细小，主根直径 1~2 mm，淡黄白色，质脆，断面类白色；叶对生，叶片皱缩，展平后呈倒卵形至匙形，基部楔形，沿叶柄下延成翅，边缘具不规则粗齿；花梗细，花萼宿存，下部筒状，上部 5 裂，裂片三角状披针形；蒴果与萼筒平，常 2 裂；气微香，味苦。

20. 半 夏

【来源】

天南星科半夏属植物半夏 *Pinellia ternate* (Thunb.) Breit. 的干燥块茎。

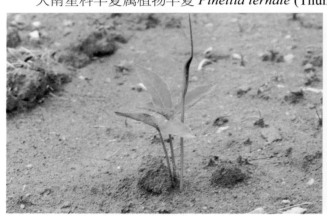

图20-1 半夏（植物）

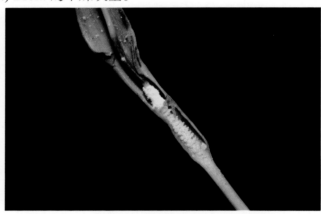

图20-2 半夏植物（佛焰苞纵剖）

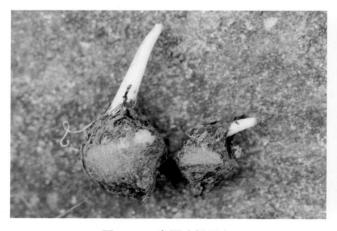

图20-3 半夏（鲜品）

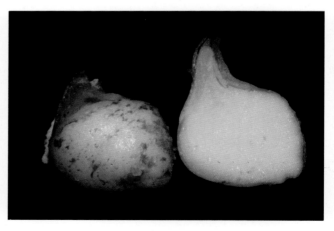

图20-4 半夏鲜品（纵剖）

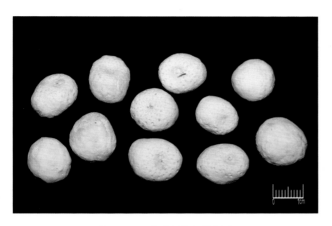

图20-5 生半夏（药材）

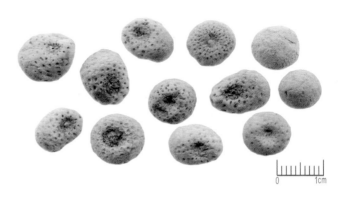

图20-6 法半夏（饮片）

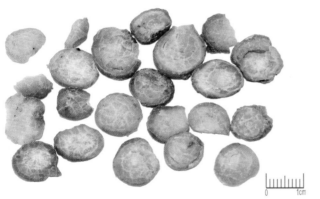

图20-7 姜半夏（饮片）

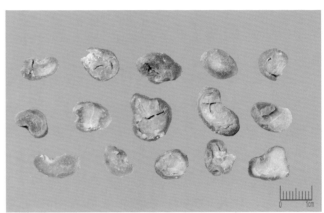

图20-8 清半夏（饮片）

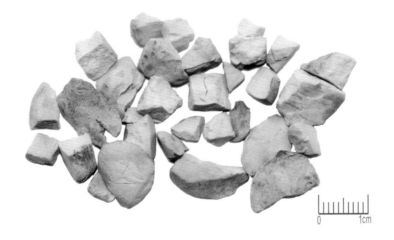

图20-9 京半夏（饮片）

【术语】

"凹窝"：半夏顶端具凹陷的茎痕，为地上茎脱落后留下的痕迹。

"棕眼"：半夏凹陷的顶端周围密布麻点状根痕，又名"麻点"。

【炮制加工】

生半夏：取半夏药材，用时捣碎。本品收载于《中华人民共和国药典》2020 年版一部。

法半夏：取半夏药材，大小分开，用水浸泡至内无干心，取出；另取甘草适量，加水煎煮 2 次，合并煎液，倒入用适量水制成的石灰液中，搅匀，加入上述已浸透的半夏，浸泡，每日搅拌 1~2 次，并保持浸液 pH 值 12 以上，至剖面黄色均匀，口尝微有麻舌感时，取出，洗净，阴干或烘干，即得（每 100 kg 净半夏，用甘草 15 kg、生石灰 10 kg）。本品收载于《中华人民共和国药典》2020 年版一部。

姜半夏：取净半夏，大小分开，用水浸泡至内无干心时，取出；另取生姜切片煎汤，加白矾与半夏共煮透，取出，晾干，或晾至半干，干燥；或切薄片，干燥（每 100 kg 净半夏，用生姜 25 kg、白矾 12.5 kg）。本品收载于《中华人民共和国药典》2020 年版一部。

清半夏：取净半夏，大小分开，用 8% 白矾溶液浸泡至内无干心，口尝微有麻舌感，取出，洗净，切厚片，干燥（每 100 kg 净半夏，用白矾 20 kg）。本品收载于《中华人民共和国药典》2020 年版一部。

京半夏：本品收载于《四川省中药饮片炮制规范》2015 年版。

（1）取半夏，除去杂质，大小分开，用水泡透心（每日换水 1 次），弃去水，将大皂角、甘草(5 kg)、桂枝、麻黄、小茴香、南坪细辛共煎取浓汁，放冷，加入芒硝、白矾、干姜（粉），混匀，加入半夏中，泡至微有麻味，取出半夏；再将剩余的甘草煎取浓汁，与石灰混匀，放入半夏泡至黄色透心，无麻味，取出，洗去石灰水，干燥，或切片干燥（每 100 kg 半夏，用芒硝 6 kg、干姜（粉)2 kg、麻黄 5 kg、桂枝 1.5 kg、小茴香 3 kg、南坪细辛 1 kg、石灰 15 kg、甘草 25 kg、大皂角 6 kg、白矾 6 kg）。

（2）取半夏，除去杂质，大小分开，加白矾、芒硝各 8 kg，加水浸泡至透心，弃去水，用水洗 1~2 次；将生姜捣碎煎汁浸泡半夏至无麻味，取出，干燥；将桂枝、麻黄、南坪细辛、甘草 (5 kg)、栀子(4.4 kg) 共煎取浓汁，加入白矾、芒硝各 3 kg 搅匀后，将半夏放入浸泡 7 d；加入石灰粉，搅拌均匀，继续浸泡至内心呈黄色，取出，干燥；将剩余的甘草和栀子煎取浓汁，浸入半夏，拌匀，2~5 min 后取出，干燥，或切片，干燥（每 100 kg 半夏，用生姜 8 kg、白矾 11 kg、南坪细辛 0.5 kg、芒硝 11 kg、麻黄 1 kg、桂枝 1 kg、甘草 7 kg、栀子 7 kg、石灰粉 7~9 kg）。

制半夏：将半夏药材除去杂质，分档，用 8% 的明矾水浸泡，至口嚼 5 min 微有麻舌感，洗去明矾水，取出，晾至半干，切薄片，干燥至七八成干，拌入姜汁，干燥，筛去灰屑（每 100 kg 半夏，用鲜生姜 18 kg 打汁，或干姜 3 kg 煎汁代用）。本品收载于《上海市中药饮片炮制规范》2018 年版。

仙半夏：本品收载于《上海市中药饮片炮制规范》2018 年版。

取制半夏先用下列处方的药汁拌入，使之均匀吸尽，再加下列粉料与制半夏拌匀，晒干。

药汁：每 100 kg 制半夏，用甘草 2.5 kg、炒枳实 0.19 kg、陈皮 0.31 kg、五味子 0.31 kg、炒枳壳 0.25 kg、薄荷 2.5 kg、川芎 0.19 kg、小青皮 0.31 kg，加水过药面，水煎两次，每次 1 h，压榨后，去渣取汁，合并煎液用。

粉料：每 100 kg 制半夏，用丁香 0.31 kg、木香 0.31 kg、白豆蔻 0.19 kg、沉香 0.06 kg、肉桂

0.19 kg、砂仁 0.31 kg，研粉，过 80 目筛，混合均匀。

宋半夏：本品收载于《上海市中药饮片炮制规范》2018 年版。

取制半夏用下列处方的药汁拌入，使之均匀吸尽，干燥。

药汁：每 100 kg 制半夏，用陈皮 1.9 kg、紫苏子 1.3 kg、青礞石 1.3 kg、五味子 0.6 kg、天花粉 1.3 kg、白前 0.6 kg、枇杷叶 1.3 kg，加水过药面，水煎两次，每次 1 h，压榨后，去渣取汁，合并煎液用。

青盐半夏：取制半夏用青盐化水拌匀，使之均匀吸尽，晒干（每 100 kg 制半夏，用青盐 3.1 kg）。本品收载于《上海市中药饮片炮制规范》2018 年版。

竹沥半夏：取制半夏用鲜竹沥拌匀，使之均匀吸尽，晾干（每 100 kg 制半夏，用鲜竹沥 12.5 kg）。本品收载于《上海市中药饮片炮制规范》2018 年版。

【**混伪品及习用品**】

（1）**水半夏**：天南星科犁头尖属植物鞭檐犁头尖 *Typhonium flagelliforme* (Lodd.) Blume 的干燥块茎。鉴别特征：呈椭圆形、圆锥形或半圆形，高 0.8~3 cm，直径 0.5~1.5 cm；表面类白色或淡黄色，不平滑，有多数隐约可见的点状根痕，上端类圆形，有凸起的芽痕，下端略尖；质坚实；断面白色，粉性；气微，味辛辣，麻舌而刺喉。本品收载于《中华人民共和国卫生部药品标准·第一册》。

（2）**虎掌半夏**：天南星科半夏属植物虎掌 *Pinellia pedatisecta* Schott 的干燥块茎，又名"狗爪半夏""禹南星"或"虎掌南星"，本品曾经选用小块茎冒充半夏。鉴别特征：块茎扁圆形或不规则，直径 1.5~5 cm，高 1~1.5 cm；周围常附着 2~5 个小块茎或小茎痕，上端平，中间有 1 深陷的圆形残痕，残痕直径约为块茎的 1/2，周围密布麻点，下部钝圆。本品收载于《泸州市习用中药材质量规定》1989 年版，以"虎掌南星"收载于《湖北省中药材质量标准》2018 年版。

（3）**山珠半夏**：天南星科天南星属植物山珠南星 *Arisaema yunnanense* Buchet 的干燥块茎。鉴别特征：呈类扁球形或类圆球形，直径 1~5 cm；表面白色或类白色；顶端多圆平，中心有凹陷的茎痕，周围有疣状凸起及须根痕；中部有明显的环纹（芽鳞排成的轮状）；下部钝圆平滑，少数微有凸起；质坚硬，不易破碎；断面白色，粉性；气微，味辛、麻，刺喉。本品收载于《云南省中药材标准·第七册》2005 年版。

（4）**犁头尖**：天南星科犁头尖属植物犁头尖 *Typhonium blumei* Nicolson et Sivadasan 的干燥块茎。鉴别特征：表面褐色，栓皮薄，不易剥落；体较小，圆锥形，长椭圆形或卵圆形，下端稍尖；表面有稀疏的圆点状根痕，顶端有较大而凸起的褐色芽痕，多偏向一侧；具多数外凸的珠芽痕。

（5）**天南星**：天南星科天南星属植物一把伞南星 *Arisaema erubescens* (Wall.) Schott、天南星（异叶天南星）*Arisaema heterophyllum* Blume 或东北南星 *Arisaema amurense* Maxim. 的干燥块茎，本品曾经选用小块茎冒充半夏。鉴别特征：呈扁球形，表面类白色或淡棕色，较光滑，顶端有凹陷的茎痕，中心有一凸起，周围有麻点状根痕，有的块茎周边有小扁球状侧芽；质坚硬，不易破碎；断面不平坦，白色，粉性；气微辛，味麻辣。本品收载于《中华人民共和国药典》2020 年版一部。

（6）滴水珠：天南星科半夏属植物滴水珠 *Pinellia cordata* N. E. Brown 的干燥块茎。鉴别特征：扁圆球形，直径 0.5~2.2 cm，高约 1 cm，四周有时可见疣状凸起的小块茎；表面淡黄色或浅棕色，顶端平，中心有凹陷的茎痕，有时可见点状根痕，底部扁圆，有皱纹；表面较粗糙；质坚实；断面白色，粉性；气酸，味辛辣，麻舌而刺喉。本品收载于《浙江省中药炮制规范》2015 年版。

（7）大半夏：天南星科天南星属植物双耳南星 *Arisaema wattii* J. D. Hooker 的干燥块茎。鉴别特征：呈扁球形，直径 2.5~4 cm，常侧生直径 1~2 cm 的小球茎；表面浅黄棕色至棕色，上端中央凹陷，凹陷的周围残留须根痕，稍皱缩；质坚实而硬；断面黄白色或黄褐色，稍具胶质样，密布麻点状突起的黄色筋脉（维管束），中间常纵向开裂；无臭，味微麻而粘牙。

（8）代半夏：天南星科犁头尖属植物三叶犁头尖 *Typhonium trifoliatum* Wang et Lo ex H. Li et al. 的干燥块茎，又名"范半夏"。鉴别特征：呈陀螺形或类球形，直径约 1.6 cm；芽痕凸起或凹陷，位于块茎中央，须根痕细小，集中于芽痕周围，由密至疏；味麻辣，有刺激感。

（9）鹞半夏：天南星科半夏属植物鹞落坪半夏 *Pinellia yaoluopingensis* X. H. Guo et X. L. Liu 的干燥块茎。鉴别特征：呈类球形，表面白色或浅黄色；顶端有凹陷的茎痕，周围密生麻点状根痕，有的四周常生若干个小块茎；下面钝圆，较光滑；质坚实；断面洁白，粉性；气微辛，味麻辣。

21. 薄 荷

【来源】

唇形科薄荷属植物薄荷 *Mentha haplocalyx* Briq. 的干燥地上部分。

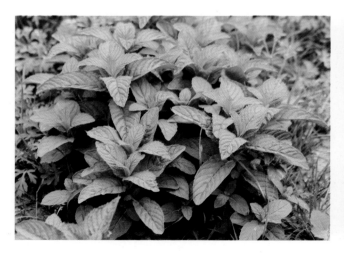

图21-1 薄荷（植物）

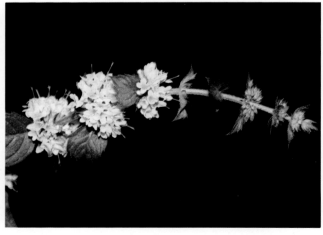

图21-2 薄荷（植物花序）

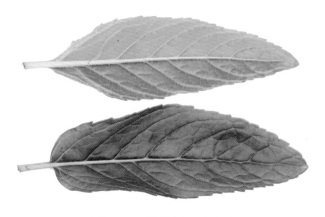

图21-3 薄荷鲜品（叶片）

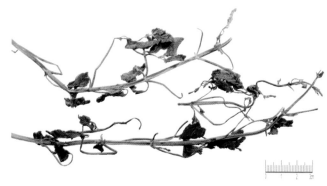

图21-4 薄荷（药材）

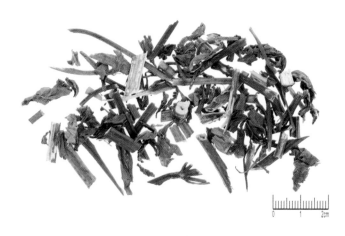

图21-5 薄荷（饮片）

【术语】

"苏薄荷"：产于江苏的薄荷，质佳，商品习称"苏薄荷"或"苏荷"。

"龙脑薄荷"：薄荷中最优品种，主供出口，栽培于江苏苏州、太仓。

【炮制加工】

薄荷（切制）：取薄荷药材，除去老茎和杂质，略喷清水，稍润，切短段，及时低温干燥。本品收载于《中华人民共和国药典》2020年版一部。

【混伪品及习用品】

（1）留兰香：唇形科薄荷属植物留兰香 Mentha spicata L. 的干燥全草。鉴别特征：茎呈近方形，具槽及条纹；叶无柄或近无柄；完整叶片展平后呈卵状长圆形或长圆状披针形，长 3~7 cm，宽 1~2 cm；先端锐尖，基部宽楔形至近圆形，边缘具尖锐而不规则的锯齿；草质，上表面绿色，下表面灰绿色；轮伞花序生于茎及分枝顶端，呈间断向上密集的圆柱形穗状花序；小苞片线形，长 0.5~0.8 cm；花梗长 0.2 cm，花萼钟形，萼齿 5，三角状披针形，花冠淡紫色，长 0.4 cm，两面无毛，冠筒长 0.2 cm，冠檐具 4 裂片，雄蕊 4 枚，近等长；气芳香，味辛凉。本品收载于《贵州省中药材民族药材质量标准·第一册》2019年版。

（2）猫薄荷：唇形科荆芥属植物 Nepeta sp. 的干燥地上部分。鉴别特征：基部近四棱形，上部钝四棱形，具浅槽，被白色短柔毛；聚伞状花序，下部腋生；叶边缘具粗圆齿，下面被灰白色短柔毛。

（3）**牛至**：唇形科牛至属植物牛至 *Origanum vulgare* L. 的干燥全草。鉴别特征：茎的下部呈近圆柱形，上部呈方柱形，少分枝，直径约 0.5 cm；表面紫棕色或黄棕色，上部灰绿色，密被贴伏的细毛茸；节间明显，长 1.5~4 cm；折断面中空或具髓部；叶对生，多皱缩，完整叶片展开后呈卵形、卵圆形或宽卵形，全缘；上表面暗绿色或黄绿色，下表面颜色稍深，两面密被棕黑色的腺点；叶脉明显，叶柄长 1.5~2.5 cm；聚伞花序顶生，花萼钟状，5 裂，边缘密生白色细柔毛，花冠多已脱落；小坚果，扁卵形，红棕色；气微香，味微苦。本品收载于《广东省中药饮片炮制规范·第一册》。

22. 北沙参

【来源】

伞形科珊瑚菜属植物珊瑚菜 *Glehnia littoralis* Fr. *Schmidt* ex Miq. 的干燥根。

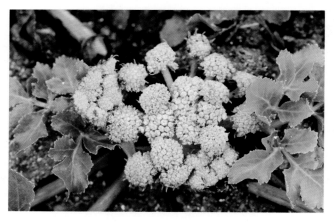

图22-1　珊瑚菜（植物）

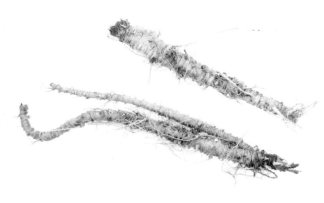

图22-2　北沙参（鲜品）

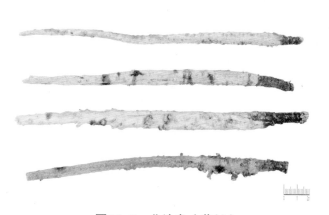

图22-3　北沙参（药材）

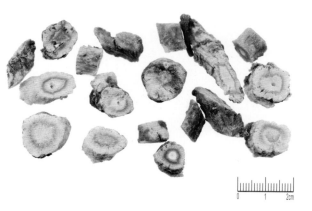

图22-4　北沙参（饮片）

【术语】

"莱阳参"：主产于山东莱阳地区的北沙参，习称"莱阳参"。

"细条参"：北沙参中条细、色白者，习称"细条参"。

"芦头"：北沙参顶端残留的根茎残基，习称"芦头"。

【炮制加工】

北沙参（切段）：取北沙参药材，除去残茎和杂质，略润，切段，干燥。本品收载于《中华人民共和国药典》2020 年版一部。

北沙参（切片）：取北沙参药材，除去残茎和杂质，略润，切厚片，干燥。本品收载于《四川省中药饮片炮制规范》2015 年版。

米炒北沙参：取净北沙参段，照米炒法，炒至黄色（每 100 kg 北沙参，用米 15 kg）。本品收载于《湖北省中药饮片炮制规范》2018 年版。

【混伪品及习用品】

（1）南沙参：桔梗科沙参属植物轮叶沙参 *Adenophora tetraphylla* (Thunb.) Fisch. 或沙参 *Adenophora stricta* Miq. 的干燥根。鉴别特征：呈圆锥形或圆柱形，略弯曲，长 7~27 cm，直径 0.8~3 cm；表面黄白色或淡棕黄色，凹陷处常有残留粗皮，上部多有深陷横纹，呈断续的环状，下部有纵纹和纵沟；顶端具 1 或 2 个根茎；体轻，质松泡，易折断；断面不平坦，黄白色，多裂隙；气微，味微甘。本品收载于《中华人民共和国药典》2020 年版一部。

（2）明党参：伞形科明党参属植物明党参 *Changium smyrnioides* Wolff 的干燥根。鉴别特征：呈细长圆柱形、长纺锤形或不规则条块，长 6~20 cm，直径 0.5~2 cm；表面黄白色或淡棕色，光滑或有纵沟纹和须根痕，有的具红棕色斑点；质硬而脆，断面角质样；皮部较薄，黄白色，有的易与木部剥离，木部类白色；气微，味淡。本品收载于《中华人民共和国药典》2020 年版一部。

（3）川明参：伞形科川明参属植物川明参 *Chuanminshen violaceum* Sheh et Shan 的干燥根。鉴别特征：呈长圆柱形或长纺锤形，略扭曲，长 7~30 cm，直径 0.5~2 cm；表面黄白色或淡黄棕色，较光滑，可见不规则纵沟及微细皱纹，散在棕色或淡棕色细长横向皮孔样痕迹；质坚硬，易折断；断面淡黄色或淡黄白色，半透明，有角质样光泽，皮部约占半径的 1/2，有 2~3 个白色断续同心环纹，可见淡黄棕色小油点，木部有放射状纹理；较粗者常不规则开裂；气微，味淡，嚼之发黏。本品收载于《四川省中药材标准》2010 年版。

（4）硬阿魏：伞形科阿魏属植物硬阿魏 *Ferula bungeana* Kitagawa 的干燥根，又名"沙茴香"。鉴别特征：长而粗，长 20~26 cm，直径 3.5~7 cm；带栓皮者表面呈淡棕黄色或黄褐色，除去栓皮者呈淡黄白色；有细纵皱纹、点状皮孔样斑痕及须根痕；体轻、质脆，易折断，折断面平坦；气微，味淡。

（5）山女娄菜：石竹科蝇子草属植物石生蝇子草 *Silene tatarinowii* Regel 的干燥根及根茎，又名"石生蝇子草"或"石生麦瓶草"。鉴别特征：根茎顶端膨大，有数个茎基痕；根表面类白色或淡黄白色，光洁细腻；顶端具多数疣状凸起的芽痕，具点状皮孔样斑痕及纵沟，或有灰棕色栓皮残存；质硬而脆，易折断；断面类白色或淡黄白色，皮部薄，易与木质部分离；气微，嚼之有香味。

（6）小防风：伞形科葛缕子属植物葛缕子 *Carum carvi* L. 的干燥根，又名"马英子防风""贡蒿根"或"光防风"。鉴别特征：呈圆柱形，下部稍弯曲，多已折断；全体较光滑，根头及根上部密集细环纹；顶端钝圆或紧缩成瓶颈状，残留有灰黄色或淡棕色纤维状叶基；全体具纵纹和横长皮孔，表面灰褐色，有的微显光泽，有细环纹及须根痕；质松，皮与肉易分离；折断面皮部与木部间有大空隙，中央有黄色菊花心；根头部具髓；气香，味淡微甜。本品收载于《甘肃省中药材标准》2009 年版。

（7）田贡蒿：伞形科葛缕子属植物田葛缕子 *Carum buriaticum* Turcz. 的干燥根。鉴别特征：呈圆柱形，略弯曲，略呈扭曲状，长 10~30 cm，直径 0.2~1.5 cm；根头部宽大，具明显凹陷的茎痕，外表粗糙，表面呈黄白色，有纵皱纹及根痕；质坚、脆，易折断；断面粗糙，皮层呈土黄色，木质部呈鲜明的黄白色；气微，味甘、微苦。

（8）石沙参：桔梗科沙参属植物石沙参 *Adenophora polyantha* Nakai 的干燥根。鉴别特征：呈细长圆柱形或扁圆形，略弯曲，常因加工而呈扭曲状；多单一，长 10~35 cm，直径 0.2~0.7 cm；根头部有盘节状的节痕；外表呈土黄色或淡黄色，具纵皱纹及须根痕；质脆；断面粗糙，类白色或黄色。

23. 荜茇

【来源】

胡椒科胡椒属植物荜茇 *Piper longum* L. 的干燥近成熟或成熟果穗。

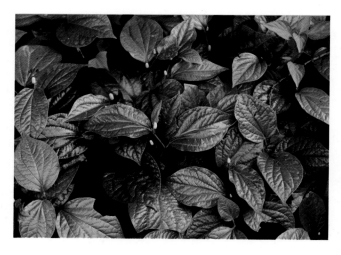

图23-1 荜茇（植物）

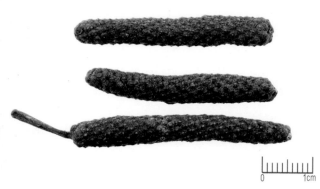

图23-2 荜茇（药材）

【炮制加工】

荜茇（净制）：取荜茇药材，除去杂质，用时捣碎。本品收载于《中华人民共和国药典》2020 年版一部。

【混伪品及习用品】

（1）荜茇根：胡椒科胡椒属植物荜茇 *Piper longum* L. 干燥带根的茎。鉴别特征：呈圆柱形，常弯曲，长短不一，长 10~30 cm，直径 2~10 mm；表面灰褐色、微带绿色，有纵向沟槽及明显的节；节间长 1.5~15 cm，节部膨大，具不定根；体稍轻，质稍韧，易折断；断面不平坦，皮部薄，木质部黄白色，中央有空隙；不定根多数，灰棕色，长 3~10 cm，直径 1~2 mm，内有淡黄色木心；气芳香、有刺激性，味辛凉而后麻辣。本品收载于《中华人民共和国卫生部药品标准·维吾尔药分册》。

（2）假蒟：胡椒科胡椒属植物假蒟 *Piper sarmentosum* Roxb. 的干燥果穗，别名"荜茇子"。鉴别特征：呈圆柱形，多弯曲，果穗较短，长 1~4.5 cm，直径 5~9 cm；基部近无果柄；表面粗糙，灰棕色或棕褐色；浆果排列紧密，顶端有圆点状残存柱头；质硬而脆，易折断，断面可见 4~6 个浆果紧密排列于果穗轴周围；浆果类圆形，直径 2.5~3 mm，表面粗糙，置放大镜下观察，可见不规则线状或点状凸起（略呈花纹状），破开后种仁呈浅黄色；气香浓郁，味凉、麻、略苦。

（3）大荜茇：胡椒科胡椒属植物假荜拔 *Piper retrofractum* Vahl 的干燥果穗。鉴别特征：形似荜茇，果穗长而粗，一般长 3~5 cm，直径 4~7 mm。

24. 鳖 甲

【来源】

鳖科动物鳖 *Trionyx sinensis* Wiegmann 的背甲。

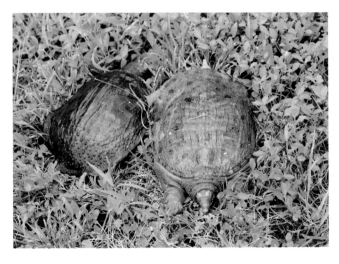

图24-1 鳖（动物）

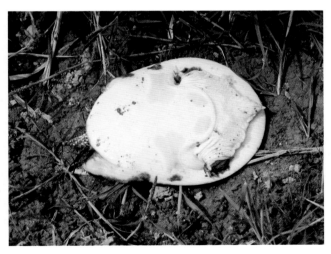

图24-2 鳖（动物腹面）

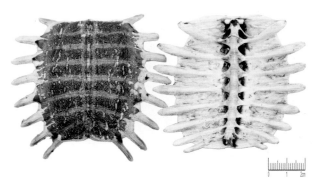
图24-3　鳖甲（药材）

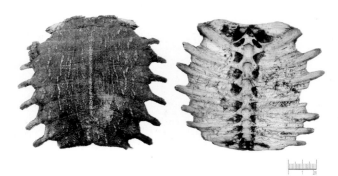
图24-4　醋鳖甲（饮片）

【术语】

"子裙"：鳖甲上所附的硬皮，其边缘厚而软，形成肉鳍，又称"裙边"。

【炮制加工】

鳖甲（净制）：取鳖甲药材，置蒸锅内，沸水蒸 45 min，取出，放入热水中，立即用硬刷除去皮肉，洗净，干燥。本品收载于《中华人民共和国药典》2020 年版一部。

醋鳖甲：取净鳖甲，照烫法，用砂烫至表面淡黄色，取出，醋淬，干燥；用时捣碎（每100 kg 鳖甲，用醋 20 kg）。本品收载于《中华人民共和国药典》2020 年版一部。

【混伪品及习用品】

（1）**鳖腹甲**：鳖科动物鳖 *Trionyx sinensis* Wiegmann 的干燥腹甲（由7块相互嵌接的骨片组成）。鉴别特征：呈飞鸟状，长 5~10 cm，宽 1.5~3.5 cm，厚约 0.5 cm；头部 2 裂，尾部 5~7 裂，底部平直，背部明显下凹，边缘光滑；外面墨绿色或青绿色，具细网状皱纹；内表面类白色，具细纵皱纹。

（2）**鼋（yuán）**：鳖科动物鼋 *Pelochelys bibroni* (Owen) 的干燥背甲。鉴别特征：呈卵圆形，上大下小，长 15~25 cm，宽 15~25 cm；距上 2/3 处，呈腰状；背面隆起较高，具不规则、较粗大的蠕虫状、凹坑状纹理；椎板、肋板、颈板粗大；无缘板；腹面中央脊椎骨突起较高，肋骨较薄、窄，宽约 0.6 cm；中部有一棱脊，裙边较窄，仅达 1.5 cm；颈接触部突起呈蝴蝶状。

（3）**山瑞鳖**：鳖科动物山瑞鳖 *Trionyx steindachneri* Siebenrock 的干燥背甲。鉴别特征：呈椭圆形，带紫黑色，较鳖甲正品大而壳厚，长 7~36 cm，宽 6~21 cm；背甲前缘有 1 排粗大疣粒，分散之骨板也较大而厚，全体含黑色素；脊背中部具一条纵向浅凹沟，颈板拱形突起，颈板宽与长之比不到 3 倍，第一对肋板间具 1 枚椎板。

（4）**缅甸缘板鳖**：鳖科动物缅甸缘板鳖 *Lissemys punctata scutata*（Schoepff）的干燥背甲。鉴别特征：呈长卵圆形，猴脸状，明显上宽下窄，长 13~20 cm，宽 12~18 cm；外表面浅灰褐色，密布颗粒状的点状凸起；中间纵棱隆起较高，达 3.4~5.2 cm，腹面肋骨不伸出甲板之外；颈板 1 块，宽翼状；内表面灰白色，颈骨略呈宽翼状，完整者可见前缘板和后缘板，其第一后缘板明显小于第二后缘板。

（5）**印度缘板鳖**：鳖科动物印度缘板鳖 *Lissemys punctata punctata*（Schoepff）的干燥背甲。鉴别特征：呈长卵圆形，长 12~19 cm，宽 11~15 cm；外表面棕绿色，具黄色圆斑，密布颗粒状点状突起；颈板 1 块，宽翼状；内表面灰白色，颈骨略呈宽翼状；完整者可见前缘板和后缘板，其第一后缘板明显大于第二后缘板。

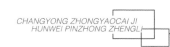

（6）眼斑沼龟背甲：龟科动物眼斑沼龟 *Morenia ocellata* Boulenger 的背甲。鉴别特征：呈椭圆形拱状，缘盾和缘板多被除去，背棱 1 条；长 12~20 cm，宽 9~14 cm，高 7~10 cm；表面类白色，角质盾片多已除去，骨纹明显。

（7）印度棱背龟背甲：龟科动物印度棱背龟 *Kachuga tectum* (Gray) 的背甲。鉴别特征：呈椭圆形拱状，缘盾和缘板多被除去，背棱 1 条，明显前后缀连；长 14~18 cm，宽 11~13 cm，高 5~6 cm；表面类白色，角质盾片多已除去，有时可见黑褐色残留角质盾片，骨纹明显。

25. 槟　榔

【来源】

棕榈科槟榔属植物槟榔 *Areca catechu* L. 的干燥成熟种子。

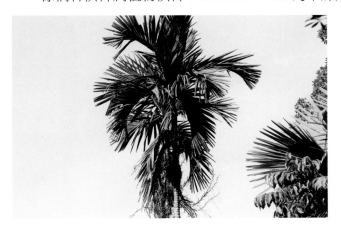

图25-1　槟榔（植物）

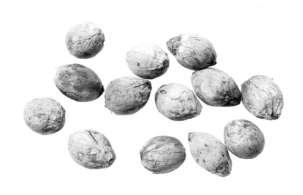

图25-2　槟榔（果实）

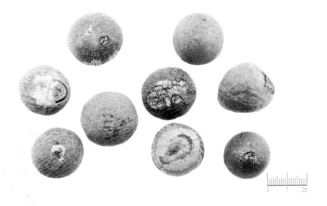

图25-3　槟榔（药材）

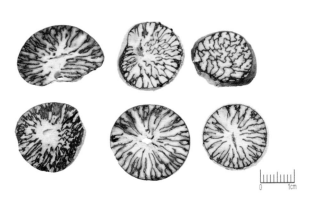

图25-4　槟榔（饮片）

【术语】

"槟榔纹"：槟榔断面呈深色、浅色相间的花纹，又称"大理石花纹"

"槟玉"：产自海南的槟榔，呈半扁形，质松，外表多皱纹，商品习称"槟玉"。

"尖槟"：国产槟榔其形较长似鸡心，质地较进口者松，或有枯心者，横切面大理石样纹理亦不及进口者，商品习称"尖槟"。

"大白槟"：进口槟榔，其个大、形圆、坚实者称"大白"，残损破碎者称"笋（损）白"。

"槟榔干"：未成熟槟榔幼果的果实。

"枣儿槟"：未成熟槟榔幼果的种子。

【炮制加工】

槟榔（切制）：取槟榔药材，除去杂质，浸泡，润透，切薄片，阴干。本品收载于《中华人民共和国药典》2020 年版一部。

盐槟榔：取净槟榔片，用食盐水拌匀，稍闷，置锅内，文火炒干，取出，放凉（每 100 kg 槟榔片，用食盐 2 kg）。本品收载于《山东省中药饮片炮制规范·上册》2012 年版。

炒槟榔：取槟榔片，照清炒法，炒至微黄色。本品收载于《中华人民共和国药典》2020 年版一部。

焦槟榔：取槟榔片，照清炒法，炒至焦黄色。本品收载于《中华人民共和国药典》2020 年版一部。

【混伪品及习用品】

（1）**马槟榔**：山柑科山柑属植物马槟榔 *Capparis masaikai* Lévl 的干燥种子。鉴别特征：呈不规则扁圆形，直径 1~2 cm；表面棕褐色，常有黑褐色果肉残留，边缘有凸出的种脐；外种皮质硬而脆，种仁黄白色，子叶交叉折叠，盘旋卷曲，如蜗牛状；气微，味微涩而甜。本品收载于《中华人民共和国卫生部药品标准·第一册》。

（2）**枣槟榔**：棕榈科槟榔属植物槟榔 *Areca catechu* L. 的干燥未成熟果实。鉴别特征：呈椭圆形或长卵形，长 5~7 cm，直径 2.5~4 cm；表面深棕色至近黑色，平滑或略带纵皱纹，微有光泽；一端残存果柄及宿萼；剖开可见不成熟的种子 1 粒，扁球形或圆锥形，暗红棕色，具皱纹；气微香，味微涩、微甘。本品收载于《山东省中药材标准》2012 年版。

（3）**枣儿槟**：棕榈科槟榔属植物槟榔 *Areca catechu* L. 未成熟幼果的干燥种子。鉴别特征：表面红棕色，具密集纵皱纹，种脐大而明显；质坚硬，断面多呈棕褐色或黑褐色。

（4）**山槟榔**：唇形科鸡脚参属植物鸡脚参 *Orthosiphon wulfenioides* (Diels) Hand.-Mazz. 的干燥根。鉴别特征：根头呈疙瘩状；主根圆柱形，扭曲，分支，分支处常变细，下端膨大呈纺锤形，长 4~18 cm，直径 0.5~1.6 cm；表面灰棕色至棕褐色，具不规则的纵皱纹，可见枯朽状凹陷；质脆，易折断；断面略呈角质样，皮部灰棕色，木部淡黄色；气微，味微甘。本品收载于《云南省中药材标准·第二册·彝族药》2005 年版。

（5）**槟榔花**：棕榈科槟榔属植物槟榔 *Areca catechu* L. 的干燥花序或雄花蕾。鉴别特征：完整花序长 25~30 cm，多分枝；花单性，雌雄同株；雄花蕾，粒大如米而瘦，表面土黄色至淡棕色；雄花小，多数，无柄，易脱落，未脱落的雄花紧贴分枝上部，通常单生，很少对生，花萼 3 片，厚而细小，花瓣 3 片，卵状长圆形，长 0.5~0.6 cm，雄蕊 6 枚，花丝短小；雌花较大而少数，无柄，着生于花序轴或分枝基部，花萼 3 片，长圆状卵形，长 1.2~1.5 cm；气无，味淡。本品收载于《海南省中药材标准》2011 年版。

26. 苍 术

【来源】

菊科苍术属植物茅苍术 *Atractylodes lancea* (Thunb.) DC. 或北苍术 *Atractylodes chinensis*(DC.) Koidz. 的干燥根茎。

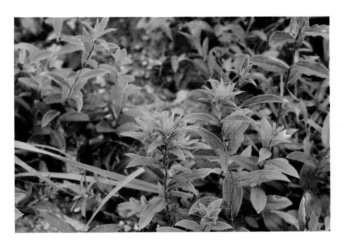

图26-1 茅苍术（植物）

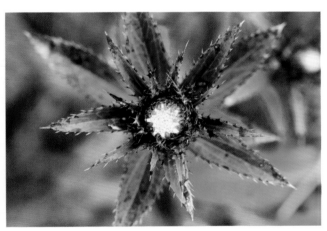

图26-2 茅苍术（植物花）

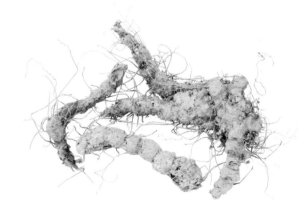

图26-3 苍术（鲜品）

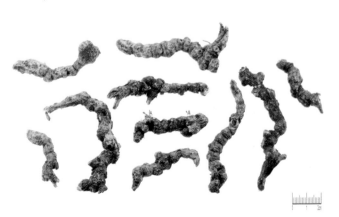

图26-4 苍术（药材）

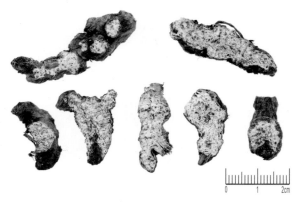

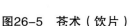

图26-5　苍术（饮片）

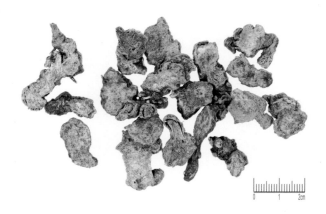

图26-6　麸炒苍术（饮片）

【术语】

"朱砂点"：苍术断面散有多数橙黄色或棕红色油点，习称"朱砂点"。

"连珠疙瘩"：苍术药材，表面密集的结节状突起，形似连珠，习称"连珠疙瘩"。

"起霜"：茅苍术折断，暴露稍久，断面可析出白毛状结晶，习称"起霜"。

【炮制加工】

苍术（切制）：取苍术药材，除去杂质，洗净，润透，切厚片，干燥。本品收载于《中华人民共和国药典》2020年版一部。

炒苍术：取净苍术，置锅内，用文火加热，炒至表面深黄色，微具焦斑，出锅，放凉。本品收载于《甘肃省中药炮制规范》2009年版。

麸炒苍术：取苍术片，照麸炒法，炒至表面深黄色。本品收载于《中华人民共和国药典》2020年版一部。

土炒苍术：取净苍术片，照土炒法，炒至尽染土色，透出香气，取出，筛去土粉，放凉（每净苍术100 kg，用灶心土细粉25 kg）。本品收载于《福建省中药饮片炮制规范》2012版。

蜜麸炒苍术：取生苍术，照蜜麸炒法，用蜜炙麸皮拌炒至棕黄色，筛去麸皮。本品收载于《上海市中药饮片炮制规范》2018年版。

焦苍术：取净苍术片，照清炒法，炒至焦褐色。本品收载于《湖北省中药饮片炮制规范》2018年版。

苍术炭：取苍术炒至表面黑褐色，喷淋清水，取出，放凉干透。本品收载于《天津市中药饮片炮制规范》2018年版。

米泔水苍术：取苍术药材，除去杂质，用米泔水浸30 min，洗净，润透，切厚片，干燥，用蜜炙麸皮拌炒至棕黄色，筛去麸皮（米泔水制备：每100 kg粳米，用水淘取米泔水500 kg）。本品收载于《上海市中药饮片炮制规范》2018年版。

制苍术：取苍术药材，除去杂质，洗净，润透，置蒸具内，蒸至外表黑色内部棕褐色，晒或晾至外干内润，切厚片，将蒸时所得汁水拌入，使之吸尽，干燥，筛去灰屑。本品收载于《上海市中药饮片炮制规范》2018年版。

【混伪品及习用品】

（1）关苍术：菊科苍术属植物关苍术 *Atractylodes japonica* Koidz. ex Kitam. 的干燥根茎。鉴别特征：呈结节状圆柱形，少数呈不规则块状；表面褐色，栓皮略粗糙，有细皱和残留的须根及根痕，少数有瘤状凸起；质坚硬，可折断；断面浅黄白色或灰白色，纤维性较强，有少数黄棕色点状油室散在；气特异，味辛微苦。本品收载于《黑龙江省中药材标准》2001 年版。

（2）朝鲜苍术：菊科苍术属植物朝鲜苍术 *Atractylodes koreana* (Nakai) Kitamura 的干燥根茎。鉴别特征：根茎多呈念珠状圆柱形，直或略弯曲，长 5~12 cm，直径 1~2 cm；表面黑棕色，除去老栓皮者黄棕色，突起处栓皮常脱落，呈类白色，有纵皱纹、横曲纹及残留须根，顶端具茎痕；质略轻，断面略显纤维性，散有较多黄棕色油室；气香，味微苦、辛。本品收载于《辽宁省中药材标准·第二册》2019 年版。

（3）全叶苍术：菊科苍术属植物全叶苍术 *Atractylodes chinensis* Koidz. var. *simplicifolia* Kitag. 的干燥根茎。鉴别特征：呈结节状圆柱形，略弯曲，少有呈块状者，有少数短分支；横断面油室稀疏而明显；木质部亮蓝色荧光明显；稍有香气。

（4）赤峰苍术：菊科苍术属植物赤峰苍术 *Atractylodes chinensis* var. *quinqueloba*. 的干燥根茎。鉴别特征：呈结节状圆柱形，多平直，常具乳头状突起的短支；横断面油室不明显；韧皮部和髓部蓝色荧光明显；稍有香气。

（5）辽东苍术：菊科苍术属植物辽东苍术 *Atractylodes chinensis* var. *liactungensis* Kitag. 的干燥根茎。鉴别特征：呈念珠状圆柱形，粗细较均匀，多平直；表面灰棕色；横断面油室少而明显，仅韧皮部显亮蓝色荧光；无香气。

（6）莨菪根：有毒，茄科天仙子属植物天仙子（莨菪）*Hyoscyamus niger* L. 的干燥根，本品曾经切片冒充苍术。鉴别特征：呈结节状圆柱形，多分支；表面无皱纹、横曲纹，偶见须根；表皮常破损露出网孔状类白色纤维群；质地轻泡；断面纤维多，无油室；气微，味淡。

27. 草 果

【来源】
姜科豆蔻属植物草果 *Amomum tsao-ko* Crevost et Lemaire 的干燥成熟果实。

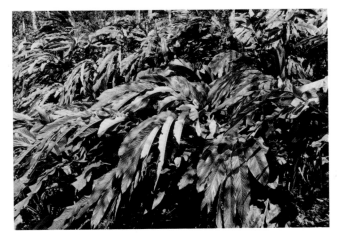

图27-1　草果植物（拍摄者：赵鑫磊）

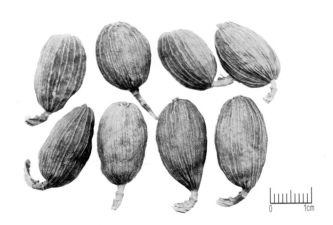

图27-2　草果（药材）

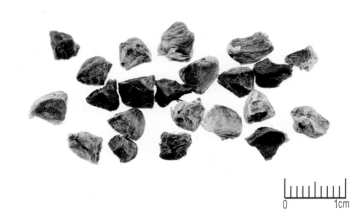

图27-3 草果仁（饮片）

【炮制加工】

焦草果：取草果药材，挑选，置锅内，用武火炒至果实膨胀，表面焦褐色至黑褐色，气香时，取出，晾凉，筛去碎屑，即得。本品收载于《云南省中药饮片标准·第一册》2005年版。

草果仁：取草果，照清炒法，炒至焦黄色并微鼓起，去壳，取仁，用时捣碎。本品收载于《中华人民共和国药典》2020年版一部。

炒草果仁：取草果仁，置热锅内，用文火炒至表面鼓起，并有香气逸出时，取出，晾凉。本品收载于《北京市中药饮片炮制规范》2008年版。

姜草果仁：取净草果仁，照姜汁炙法，炒干，用时捣碎。本品收载于《中华人民共和国药典》2020年版一部。

【混伪品及习用品】

（1）草豆蔻：姜科山姜属植物海南山姜 *Alpinia hainanensis* K. Schumann 的干燥近成熟种子。鉴别特征：为类球形的种子团，直径1.5~2.7 cm；种子团略光滑，表面灰褐色，中间有黄白色的隔膜，将种子团分成3瓣，每瓣有种子多数，粘连紧密；种子呈卵圆状多面体，长3~5 mm，直径约3 mm，外被淡棕色膜质假种皮，种脊为一条纵沟，一端有种脐；质硬；将种子沿种脊纵剖两瓣，纵断面观呈斜心形，种皮沿种脊向内伸入部分约占整个表面积的1/2；胚乳灰白色；气香，味辛、微苦。本品收载于《中华人民共和国药典》2020年版一部。

（2）艳山姜：姜科山姜属植物艳山姜 *Alpinia zerumbet* (Pers.) Burtt. et Smith 的干燥成熟果实。鉴别特征：呈球形，两端略尖，长约2 cm，直径约1.5 cm；表面黄棕色，略有光泽，有十数条隆起的纵棱；顶端具一突起（花被残基），基部或具果柄断痕；种子团瓣排列疏松，易散落，假种皮膜质，白色；种子为多面体，长0.4~0.5 cm，直径0.3~0.4 cm；气微，味淡、微辛。本品收载于《贵州省中药材民族药材质量标准·第一册》2019年版。

28. 草乌

【来源】

毛茛科乌头属植物北乌头 *Aconitum kusnezoffii* Reichb. 的干燥块根。

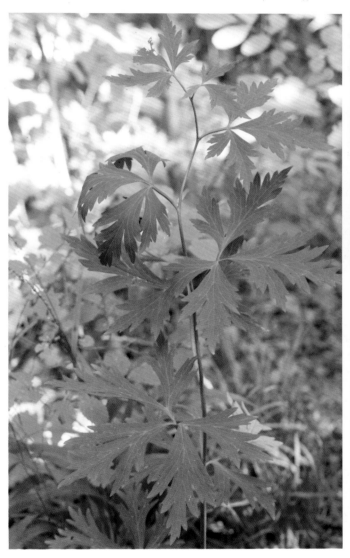

图28-1　北乌头（植物）

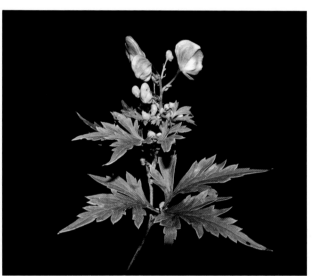

图28-2　北乌头植物花（拍摄者：赵鑫磊）

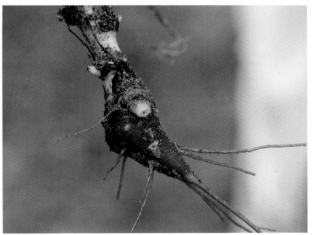

图28-3　草乌（鲜品）

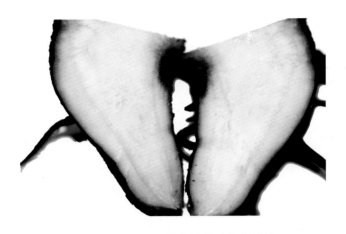

图28-4 草乌鲜品（纵剖面）

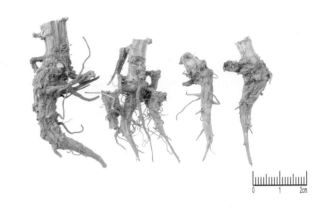

图28-5 草乌（药材）

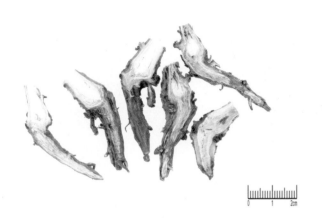

图28-6 草乌（饮片）

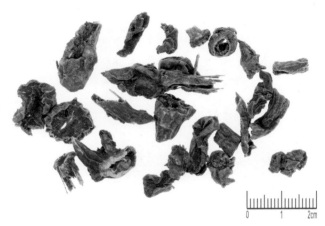

图28-7 制草乌（饮片）

【术语】

"乌鸦头"：草乌的母根，呈不规则圆锥形，略弯曲，形如"乌鸦头"。

"钉角"：草乌表面具短而尖的支根，习称"钉角"。

【炮制加工】

生草乌：取草乌药材，除去杂质，洗净，干燥。本品收载于《中华人民共和国药典》2020年版一部。

制草乌：取草乌药材，大小个分开，用水浸泡至内无干心，取出，加水煮至取大个切开内无白心、口尝微有麻舌感时，取出，晾至六成干后切薄片，干燥。本品收载于《中华人民共和国药典》2020年版一部。

烘草乌：取草乌药材，喷淋润透，照烘制法，在110℃恒温烘制10 h，取出，晾干。本品收载于《内蒙古蒙药炮制规范》2015年版。

诃子汤泡草乌：取草乌药材，放入诃子汤中，室温浸泡3~5 d，每日翻动3~5次，至口尝稍有麻舌感时取出，低温干燥；每100 kg草乌，用诃子汤300 kg(30 kg诃子粗粉加水300 kg煮汤)。本品收载于《内蒙古蒙药炮制规范》2015年版。

发酵草乌：取草乌和诃子药材，同置铁质容器内，加水 3 倍量浸泡 7 d，每日翻动搅拌 2 次，药材发黑透心、发黏时取出，清水冲洗，晾干，分去诃子，即可（每 100 kg 草乌，用诃子 80 kg）。本品收载于《内蒙古蒙药炮制规范》2015 年版。

【混伪品及习用品】

（1）**草乌叶**：毛茛科乌头属植物北乌头 *Aconitum kusnezoffii* Reichb. 的干燥叶。鉴别特征：多皱缩卷曲、破碎；完整叶片展平后呈卵圆形，3 全裂，灰绿色或黄绿色，中间裂片菱形，渐尖，近羽状深裂，侧裂片 2 深裂，小裂片披针形或卵状披针形；上表面微被柔毛，下表面无毛；叶柄长 2~6 cm；质脆；气微，味微咸、辛。本品收载于《中华人民共和国药典》2020 年版一部。

（2）**草乌花**：毛茛科乌头属植物北乌头 *Aconitum kusnezoffii* Reichb. 的干燥花。鉴别特征：多皱缩破碎，完整者椭圆形，长 3~4 cm，宽约 1 cm；萼片 5 枚，蓝紫色、褐紫色或褐色；上萼片 1 枚，盔形，内藏 2 枚蜜叶，蜜叶浅蓝紫色，稍呈弓形，矩短，钩状，唇近圆形，先端 2 浅裂，裂片白色或浅褐色；侧萼片 2 枚，宽斜倒卵形；下萼片 2 枚，矩圆形；雄蕊多数；心皮 4~5 枚；气微，味微麻。本品收载于《中华人民共和国卫生部药品标准·蒙药分册》。

（3）**小草乌**：毛茛科翠雀属植物滇川翠雀花 *Delphinium delavayi* Franch. 的干燥根。鉴别特征：呈不规则圆柱形或圆锥形，多分支，常弯曲，长 4~20 cm，直径 0.5~3 cm；顶端可见茎残基，表面灰褐色至棕褐色，具纵皱纹、支根或须根痕；质坚硬；断面不平坦，淡黄色或黄白色，显纤维性，可见裂隙；气微。本品收载于《云南省中药材标准·第六册·彝族药（Ⅲ）》2005 年版。

（4）**黄草乌**：毛茛科乌头属植物黄草乌 *Aconitum vilmorinianum* Kom. 的干燥块根。鉴别特征：表面黄褐色至灰褐色，顶端可见茎基残痕；母根圆锥形或长条状纺锤形，表面皱缩，具纵皱纹和支根痕；子根长纺锤形，表面略凸凹不平，纹理较细；末端细尖而稍弯曲；质坚硬，难折断；断面淡黄色，略显角质样，可见形成层环；气微，味微苦，辛而麻舌。本品收载于《云南省中药材标准·第七册》2005 年版。

（5）**川乌**：毛茛科乌头属植物乌头 *Aconitum carmichaelii* Debeaux 的干燥母根。鉴别特征：呈不规则的圆锥形，稍弯曲，顶端常有残茎，中部多向一侧膨大，长 2~7.5 cm，直径 1.2~2.5 cm；表面棕褐色或灰棕色，皱缩，有小瘤状侧根及子根脱离后的痕迹；质坚实；断面类白色或浅灰黄色，形成层环纹呈多角形；气微，味辛辣、麻舌。本品收载于《中华人民共和国药典》2020 年版一部。

（6）**多根乌头**：毛茛科乌头属植物多根乌头 *Aconitum karakolicum* Rapaics 的干燥块根。鉴别特征：呈圆锥形，3~4 个或更多呈链状合生，长 4~8 cm，直径 0.5~1.5 cm，下端渐细；表面棕褐色，有纵皱纹；断面具一轮形成层环纹，较平滑。

（7）**瓜叶乌头**：毛茛科乌头属植物瓜叶乌头 *Aconitum hemsleyanum* Pritz. 的干燥块根。鉴别特征：呈圆锥形，长约 5 cm，直径约 1 cm，表面深棕色；母根有纵皱纹及须根痕；子根较饱满，呈纺锤状圆锥形，质坚硬，难折断；断面形成层环呈多角形。

（8）**滇南草乌**：毛茛科乌头属植物滇南草乌 *Aconitum austroyunnanense* W.T.Wang 的干燥块根，又名"小黑牛"。鉴别特征：呈块状圆锥形；表面红棕色至棕褐色；具纵皱纹，子根较母根粗壮；质坚硬，难折断；断面具多轮形成层环纹。

（9）**松潘乌头**：毛茛科乌头属植物松潘乌头 *Aconitum sungpanense* Hand.-Mazz. 的干燥块根。鉴

别特征：呈纺锤形，长 4~5 cm，直径 1~2 cm；表面灰褐色至棕褐色；母根茎基较粗，须根痕刺状突起，较尖硬；子根与母根外形相似，表面具皱纹；质坚硬，难折断；断面类白色，可见单轮环纹的形成层，呈多角形。

（10）太白乌头：毛茛科乌头属植物太白乌头 *Aconitum taipeicum* Hand.-Mazz. 的干燥块根，又名"金牛七"。鉴别特征：呈圆锥形，长 2~3.5 cm，直径 0.5~1.3 cm；表面灰褐色或浅褐色；母根上部茎基较细，须根痕较不明显；质坚，不易折断；断面呈黑色或深褐色，角质状；形成层环多角形。

（11）圆锥乌头：毛茛科乌头属植物圆锥乌头 *Aconitum paniculigerum* Nakai 的干燥块根。鉴别特征：块根成对，倒卵状三角形，长 1.5~2.5 cm，直径 0.5~1 cm，表面深褐色。

（12）玉龙乌头：毛茛科乌头属植物玉龙乌头 *Aconitum stapfianum* Hand.-Mazz. 的干燥块根。鉴别特征：呈长圆锥形，表面黑褐色；母根皱缩，具数条凹下的纵条纹，茎基粗大，须根痕粗，子根较平滑；质坚硬，不易折断；断面黑棕色，角质样；形成层环纹多轮；气腥。

（13）直缘乌头：毛茛科乌头属植物直缘乌头 *Aconitum transsectum* Diels 的干燥块根。鉴别特征：块根粗大，呈阔圆锥形，长 4~8 cm，直径 1.2~3.3 cm；表面灰褐色至深褐色；母根纵皱纹明显，突起的须根痕排列成环，上部茎基较粗；子根肥硕，呈纺锤状；质坚硬，难折断；切断面灰白色或浅褐色，多轮形成层环纹呈不规则排列。

（14）丽江乌头：毛茛科乌头属植物丽江乌头 *Aconitum forrestii* Stapf 的干燥块根。鉴别特征：呈长条状圆锥形，中部以下细长，表面棕褐色；母根粗而长，纵皱纹凸凹明显；子根较细小、光滑；质坚，不易折断；断面角质样，呈淡棕色，形成层多环排列。

（15）康定乌头：毛茛科乌头属植物康定乌头 *Aconitum tatsienense* Finet et Gagnep. 的干燥块根。鉴别特征：由母根和子根组成，母根略长，皱缩，顶端常有残茎及子根痕；子根圆柱形，表面暗棕色或黑棕色；质硬；断面黄白色，粉性；气微，味麻。本品收载于《四川省藏药材标准》2014 年版。

（16）唐古特乌头：毛茛科乌头属植物唐古特乌头 *Aconitum tanguticum* (Maxim.)Stapf 的干燥块根。鉴别特征：块根细小，纺锤形或圆锥形，母根头部有子根着生痕迹 2~7 个；子根顶端有一个偏斜的斑痕，大小不一，长 2~3 cm，直径 3~4 mm；表皮黄褐色至黑褐色，断面类白色。本品收载于《中华人民共和国卫生部药品标准·藏药·第一册》。

（17）高乌头：毛茛科乌头属植物高乌头 *Aconitum sinomontanum* Nakai 的干燥根。鉴别特征：呈倒长圆锥形，下部偶有分支，扭曲，长 5~20 cm，直径 1~4 cm；表面棕褐色至棕黑色，粗糙，皮层脱落处露出木质部，扭裂；剥去栓皮，木质部由多个细根状分生中柱绕缠，呈绳状或辫子状；质轻而松脆。本品收载于《甘肃省中药材标准》2009 年版。

（18）美丽乌头：毛茛科乌头属植物美丽乌头 *Aconitum pulchellum* Hand.-Mazz. 的干燥块根。鉴别特征：呈不规则圆锥形，稍弯曲；表面棕色，光滑或有浅纵皱纹；质脆，易折断；断面白色而中空，粉性，有黑棕色环；母根表面棕色，皱缩；气微，味苦。本品以"榜嘎"收载于《西藏自治区藏药材标准·第一册》2012 年版。

（19）露蕊乌头：毛茛科乌头属植物露蕊乌头 *Aconitum gymnandrum* Maxim. 的干燥块根。鉴别特

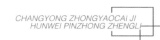
征：呈圆锥状木质；外表黄棕色至棕褐色，有细密纵、横皱纹及疣状凸起的支根痕，上部多有黑褐色毛状须根痕；质较轻，断面黄白色；下部实心，中部有1~2小孔洞。本品全草以"露蕊乌头"收载于《青海省藏药标准》1992年版。

（20）**紫乌头**：毛茛科乌头属植物西南乌头 *Aconitum episcopale* Leveille 的干燥块根。鉴别特征：呈纺锤状圆锥形，偶有不规则形；表面黑褐色或灰褐色；皱纹较细，须根痕细小，突起不明显；质坚硬，不易折断；断面棕褐色，角质状；具一轮形成层环纹，较平滑。

（21）**川鄂乌头**：毛茛科乌头属植物川鄂乌头 *Aconitum henryi* Pritz. 的干燥块根。鉴别特征：块根较小，呈卵状圆锥形，长 0.8~2.5 cm，直径 0.3~1 cm；表面黑褐色、棕褐色或浅褐色，质坚实，断面灰白色，具一轮形成层环纹。

（22）**苍山乌头**：毛茛科乌头属植物苍山乌头 *Aconitum contortum* Finet et Gagnep. 的干燥块根。鉴别特征：呈长条状圆锥形，表面棕褐色；母根常皱缩，上有数条凹下的条纹，须根短粗；子根较粗壮、饱满，表面皱缩较小；质坚硬，不易折断；断面黑色，角质状；具形成层环纹一轮。

（23）**光梗鸭绿乌头**：毛茛科乌头属植物光梗鸭绿乌头 *Aconitum jaluense* var. *glabrescens* Nakai 的干燥块根。鉴别特征：黑褐色，形体较小；母根圆锥形，表面具皱纹，子根较细，与母根连接部分较长；质坚硬，断面具形成层环纹一轮，较平滑。

29. 侧柏叶

【来源】

柏科侧柏属植物侧柏 *Platycladus orientalis* (L.) Franco 的干燥枝梢和叶。

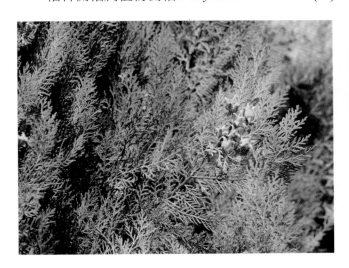
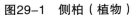

图29-1　侧柏（植物）

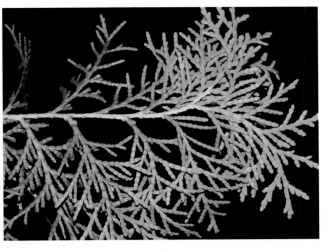

图29-2　侧柏植物（枝梢和叶）

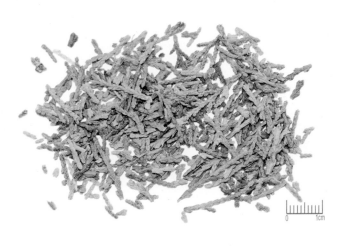

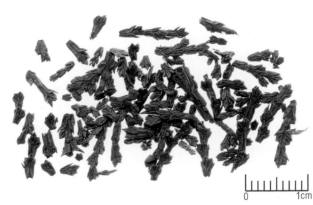

图29-3 侧柏叶（饮片）　　　　　　　　图29-4 侧柏炭（饮片）

【炮制加工】

侧柏叶（净制）：取侧柏叶药材，除去硬梗及杂质。本品收载于《中华人民共和国药典》2020年版一部。

醋侧柏叶：取侧柏叶药材，挑选，切成段，长不超过3 cm；将侧柏叶段置锅内，加醋拌匀，用武火炒至表面黑褐色至黑色，取出，摊开，晾凉，筛去碎屑，即得（每1 000 g净药材，用醋100 g）。本品收载于《云南省中药饮片标准·第一册》2005年版。

侧柏炭：取净侧柏叶，照炒炭法，炒至表面黑褐色，内部焦黄色。本品收载于《中华人民共和国药典》2020年版一部。

【混伪品及习用品】

（1）**柏木枝叶**：柏科柏木属植物柏木 *Cupressus funebris* Endl. 的干燥枝梢及叶。鉴别特征：分枝较稀疏，鳞叶先端尖，呈刺状向外伸出，触之有刺手感，墨绿色。

（2）**小罗汉松枝叶**：罗汉松科罗汉松属植物短叶罗汉松 *Podocarpus macrophyllus* var. *maki* Siebold et Zuccarini 的干燥幼嫩枝叶。鉴别特征：小枝呈圆柱状，直径约3 mm；表面绿棕色，具纵皱并有横线形叶痕及圆形小枝痕；质坚脆，易折断；断面纤维性，中央有红棕色疏松的髓；叶线状披针形；气微，味微苦。

30. 蝉 蜕

【来源】

蝉科昆虫黑蚱 *Cryptotympana pustulata* Fabricius 若虫羽化时脱落的皮壳。

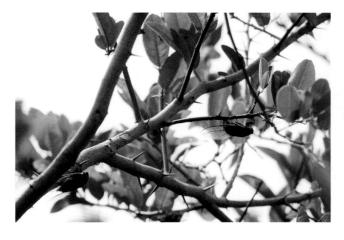

图30-1 黑蚱（生境）

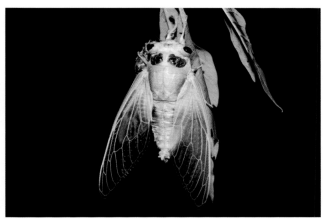

图30-2 黑蚱动物（刚褪壳后）

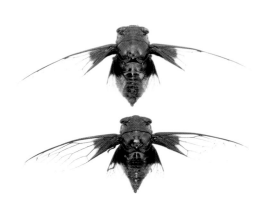

图30-3 黑蚱（动物）

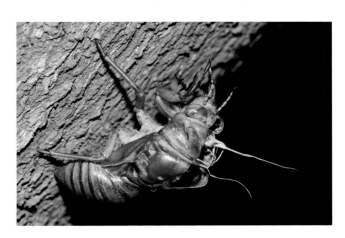

图30-4 蝉蜕

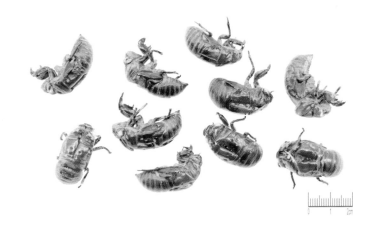

图30-5 蝉蜕（药材）

【术语】

"土蝉衣"：黑蚱若虫羽化时脱落的皮壳，蝉蜕的商品名。

"金蝉衣"：山蝉若虫羽化时脱落的皮壳，山蝉的商品名。

【炮制加工】

蝉蜕（净制）：取蝉蜕药材，除去杂质，洗净，干燥。本品收载于《中华人民共和国药典》2020年版一部。

【混伪品及习用品】

（1）**蝉花**：麦角菌科真菌大蝉草 *Cordyceps cicadae* Shing 的无性型蝉拟青霉 *Paecilomyces cicadae*(Miq.) Samson 寄生在山蝉 *Cicada flammata* Dist. 幼虫上的真菌孢梗束或子座及幼虫尸体的干燥复合体。鉴别特征：由虫体与从虫头部长出的真菌孢梗束或子座相连而成；虫体呈长椭圆形，微弯曲，长 3~4 cm，直径 1~1.5 cm；表面灰褐色至棕黄色，大部分被灰白色菌丝包被，头部隐约可见眼及口器，胸腹间两侧具有一对翅芽，下侧有 2 对足，腹部呈圆锥形，背面有环节，尾短尖；数枚灰褐色或灰白色孢梗束从虫体前端生出，分支或不分支，长 1~6 cm；质脆，易折断，虫体内充满白色或类白色松软物质；气微腥，味淡。本品收载于《四川省中药材标准》2010年版。

（2）**老秋蝉**：蝉科昆虫黑蚱 *Cryptotympana pustulata* Fabricius 的干燥成虫。鉴别特征：略呈长圆形，长 3~5 cm，宽约 2 cm；外表面大部分呈黑色，腹面各部边缘呈淡黄褐色，有光泽；头部宽扁，复眼 1 对，椭圆状球形，黄褐色，半透明；胸背部具翅 2 对，透明，翅脉明显，淡黄褐色，多数已破碎；胸腹部上端具足 3 对，多断落；雄虫下端有 1 对心形鸣器，雌虫无鸣器，腹部较小，有产卵器；尾端呈三角状钝尖，背部和腹部均可见环节；体轻，质脆；气腥。本品收载于《上海市中药饮片炮制规范》2018年版。

（3）**金蝉蜕**：蝉科昆虫山蝉（焰蟪蝉）*Cicade flammata* Dist. 若虫羽化时脱落的干燥皮壳。鉴别特征：躯体比蝉蜕瘦长（宽 1~1.5 cm），棕红色至黄棕色，明净；背部纵向开裂，近"一"字形；躯体狭长，有 7 个环节纹，每节在近下缘处有一条显著或不显著的黑棕色横纹；尾端有分叉的尖刺；腹部上端较窄，腹面侧膜上有明显白色圆点状气门 5 对；气无，味淡。

（4）**蟪蛄**：蝉科昆虫蟪蛄（褐斑蝉）*Platyplenra kaempferi* (Fabricius) 若虫羽化时脱落的干燥皮壳。鉴别特征：表面灰棕色，体表常附着泥土；体较小，长 1.5~2.5 cm，宽 0.8~1.2 cm；胸部背面呈"十"字形开裂，裂口不向内卷曲；前胸板侧角突出成尖角状，中胸背板显 4 块大黑斑，腹部钝圆，常见白色粉末状物；尾部无针刺状突起。

（5）**死蝉**：蝉科昆虫黑蚱 *Cryptotympana pustulata* Fabricius 若虫羽化时死亡的干燥体及未脱落的皮壳，多混入蝉蜕商品中。鉴别特征：外表面具蝉蜕特征；皮壳内具黑蚱成虫全体；实心、质重。

（6）**华南蚱蝉**：蝉科昆虫华南蚱蝉 *Cryptotympana mandarina* Distant 若虫羽化时脱落的干燥皮壳。鉴别特征：体较粗壮，前胸背板矩形，中胸背板发达，前缘较直，后缘略向内陷入，两侧缘向内深陷。

（7）**鸣蝉**：蝉科昆虫蛁蟟（鸣蝉）*Oncotympana maculaticollis* Motschulsky 若虫羽化时脱落的干燥皮壳，又名"鸣鸣蝉"或"雷鸣蝉"。鉴别特征：体稍小，体型细长，长约 2.5 cm，宽约 1.5 cm；尾部不圆钝，腹侧中间近条形（不呈三角形）。

31. 车前草

【来源】

车前科车前属植物车前 *Plantago asiatica* L. 或平车前 *Plantago depressa* Willd. 的干燥全草。

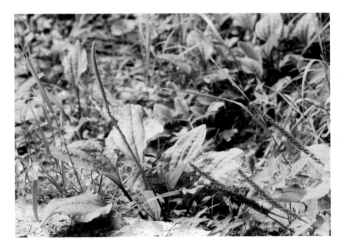

图31-1 车前（植物）

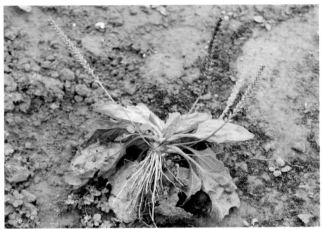

图31-2 车前（鲜品）

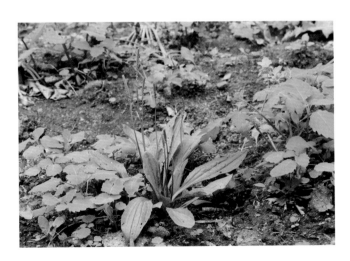

图31-3 平车前（植物）

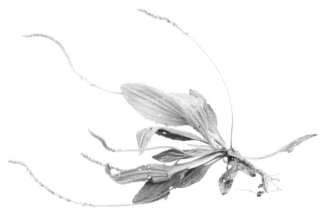

图31-4 平车前（鲜品）

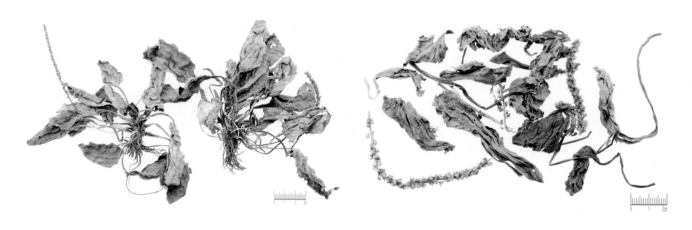

图31-5　车前草（药材）　　　　　　　图31-6　车前草（饮片）

【炮制加工】

车前草（切制）：取车前草药材，除去杂质，洗净，切段，干燥。本品收载于《中华人民共和国药典》2020年版一部。

【混伪品及习用品】

大车前：车前科车前属植物大车前 *Plantago major* L.的干燥全草，广东习称"钱贯草"。鉴别特征：具须状根；叶柄长于叶片；叶卵形或宽卵形，顶端圆钝，两面有短或长的柔毛；种子6~10粒。本品收载于《四川省藏药材标准》2014年版，以"浙车前草"收载于《浙江省中药炮制规范》2015年版。

32. 车前子

【来源】

车前科车前属植物车前 *Plantago asiatica* L.或平车前 *Plantago depressa* Willd.的干燥成熟种子。

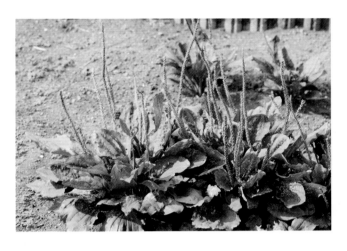

图32-1 车前子（植物果期）

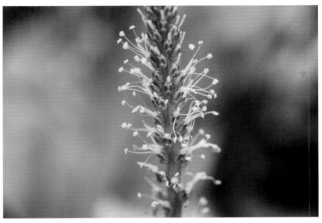

图32-2 车前子（植物花序）

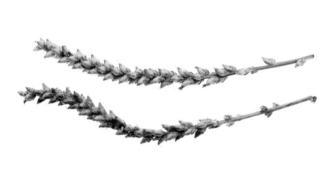

图32-3 车前子果穗（鲜品）

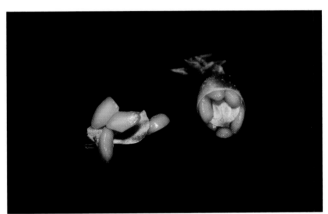

图32-4 车前子（鲜品）

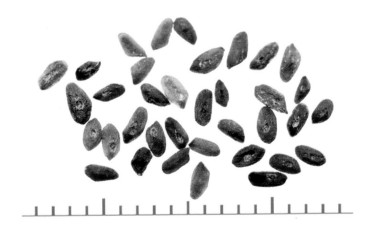

图32-5 车前子（药材）

【术语】

"大粒车前子"：车前的种子，其籽粒相对较大，商品名称"大粒车前子"。

"凤眼前仁"：大粒车前子呈长椭圆形，形似"凤眼"而得名。

"开眼"：车前子稍平的一面有灰白色凹点状种脐，习称"开眼"。

【炮制加工】

车前子（净制）：取车前子药材，除去杂质。本品收载于《中华人民共和国药典》2020年版一部。

盐车前子：取净车前子，照盐水炙法，炒至起爆裂声时，喷洒盐水，炒干。本品收载于《中华人民共和国药典》2020年版一部。

炒车前子：取车前子药材，除去杂质，置锅内，用文火炒至略有爆声，并有香气溢出时，取出，放凉。本品收载于《宁夏中药饮片炮制规范》2017年版。

【混伪品及习用品】

（1）**大车前子**：车前科车前属植物大车前 *Plantago major* L. 的干燥成熟种子，习称"小粒车前子"。鉴别特征：呈卵形、菱形或多角形，边缘较薄，长0.8~2 mm，宽0.5~1 mm，厚0.4~0.5 mm；表面棕褐色，中央有1条明显的淡黄色带；腹面隆起较高，具较清晰的辐射状排列的细皱纹；脐点白色，多位于腹部中央或一端，凹陷。本品以"浙车前子"收载于《浙江省中药炮制规范》2015年版。

（2）**蚤状车前子**：车前科车前属植物蚤状车前 *Plantago psyllium* L. 的干燥成熟种子。鉴别特征：呈舟状椭圆形，长2~3 mm，宽1~1.5 mm；表面黄棕色至棕褐色，常覆盖有灰白色膜状物；背面隆起，中央有一纵向狭长棕色色带，腹面凹陷成纵沟，沟底呈棕褐色；沟底近中央处有一椭圆形种脐，颜色更深，两端钝圆而渐狭，靠近较宽一端腹面有圆点状珠孔；气微，味淡。本品收载于《中华人民共和国卫生部药品标准·维吾尔药分册》。

（3）**小车前子**：车前科车前属植物小车前 *Plantago minuta* Pall. 的干燥成熟种子。鉴别特征：呈船状椭圆形，长约3 mm，宽约1.5 mm；背部隆起，腹面中部明显凹下，略呈槽状。

（4）**北车前子**：车前科车前属植物北车前 *Plantago media* L. 的干燥成熟种子。鉴别特征：呈卵圆形或不规则长圆形，长宽可分别达2 mm及1 mm，表面棕褐色或黑棕色。

（5）**荆芥种子**：唇形科裂叶荆芥属植物裂叶荆芥 *Nepeta tenuifolia* Bentham 的干燥成熟种子。鉴别特征：呈椭圆状三棱形，长约3 mm，宽约1 mm；表面黄棕色至棕黑色，光滑，一端有细小的黄白色果柄痕；嚼之有香气。

（6）**党参种子**：桔梗科党参属植物党参 *Codonopsis pilosula* (Franch.) Nannf. 的干燥成熟种子。鉴别特征：呈卵形至椭圆形，长1~1.5 mm，宽约0.7 mm；表面黄棕色至棕黑色，一端具微凹的种脐；气微，味略苦。

（7）**葶苈子**：十字花科独行菜属植物独行菜 *Lepidium apetalum* Willdenow 或播娘蒿属植物播娘蒿 *Descurainia sophia* (L.) Webb ex Prantl 的干燥成熟种子，本品曾经炒制后冒充车前子。鉴别特征：呈卵形或长圆形；长1~1.5 mm，宽0.5~1 mm；一端钝圆，另端尖而微凹或较平截；浸水后仅稍膨胀而黏滑；味焦香。本品收载于《中华人民共和国药典》2020年版一部。

（8）**藿香种子**：唇形科藿香属植物藿香 *Agastache rugosa* (Fisch. et Mey.) O. Ktze. 的干燥成熟种子。鉴别特征：卵状长圆形，长约1.8 mm，宽约1.1 mm；腹面具棱，先端具短硬毛，褐色；嚼之有香气。

33. 陈 皮

【来源】

芸香科柑橘属植物橘 *Citrus reticulata* Blanco 及其栽培变种的干燥成熟果皮。

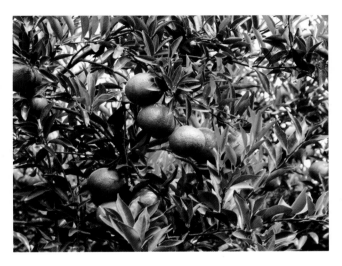

图33-1 橘植物（茶枝柑）

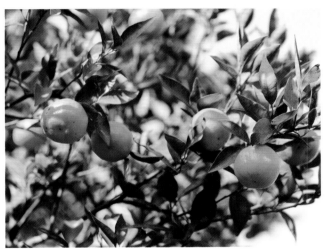

图33-2 橘植物（大红袍）

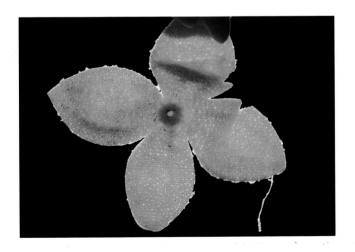

图33-3 陈皮鲜品（川陈皮）

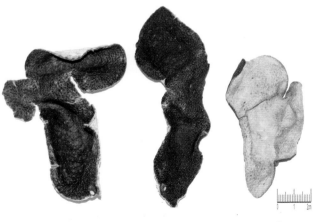

图33-4 陈皮药材（广陈皮）

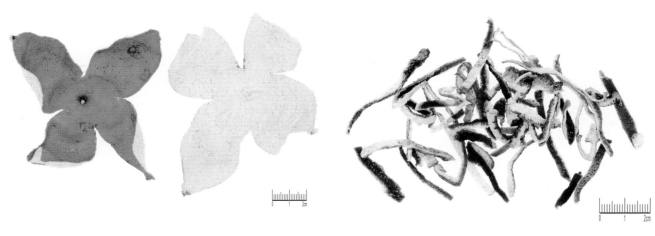

图33-5　陈皮药材（川陈皮）　　　　　　　图33-6　陈皮丝（饮片）

【术语】

"广陈皮"：主产于广东新会、江门、四会一带陈皮。

"川陈皮"：产于四川江津、合川、涪陵的橘皮，为大红袍（橘变种）的果皮。

"鬃眼"：陈皮表面密集的凹点（油室），对光照射清晰透明，习称"鬃眼"。

【炮制加工】

陈皮（切制）：取陈皮药材，除去杂质，喷淋水，润透，切丝，干燥。本品收载于《中华人民共和国药典》2020年版一部。

炒陈皮：取净陈皮丝，置锅内，文火微炒，取出，放凉。本品收载于《山东省中药饮片炮制规范·上册》2012年版。

蜜麸炒陈皮：取陈皮药材，照蜜麸炒法，用蜜炙麸皮拌炒至内表面呈黄色，筛去麸皮。本品收载于《上海市中药饮片炮制规范》2018年版。

土陈皮：先将锅用文火加热，放入灶心土细粉，待翻动土粉呈较轻松状态时，倒入净陈皮丝，翻炒至表面挂匀土粉，微带焦斑时，及时取出，筛去土粉，放凉。本品收载于《山东省中药饮片炮制规范·上册》2012年版。

陈皮炭：取净陈皮丝，置热锅内，中火炒至表面呈黑褐色时，喷淋清水少许，灭尽火星，取出，及时摊凉，凉透。本品收载于《山东省中药饮片炮制规范·上册》2012年版。

制陈皮：取净陈皮丝，加醋、姜汁、盐拌匀，闷透，置适宜的蒸制容器内，用蒸汽加热至圆汽，取出，干燥（每100 kg陈皮，用醋5 kg、姜汁5 kg、盐3 kg）。本品收载于《湖北省中药饮片炮制规范》2018年版。

青盐陈皮：取陈皮药材500 g，去柄，放在清水中浸1 d，用竹片轻轻刮去浮白，盛筐内，用沸水淋3~4次，再用冷水洗净至不苦为度；晒至半干，用甘草100 g，乌梅肉50 g，煎浓汁拌匀，日晒夜露，待酥时扯碎如蚕豆大小，加川贝粉50 g，青盐粉25 g，拌匀，再日晒夜露待干为度。本品收载于《上海市中药饮片炮制规范》1962年版。

【混伪品及习用品】

（1）甜橙皮：芸香科柑橘植物甜橙 *Citrus sinensis* (L.) Osbeck 的干燥外层果皮，又名"广柑"。

鉴别特征：果皮较厚，表面少皱纹；味辛，苦。

（2）芦柑皮：芸香科柑橘植物柑橘 *Citrus poonensis* Tanaka 的干燥外层果皮。鉴别特征：不规则片状或数瓣相连，个较大，较厚，厚 1~1.6 mm；外表面黄棕色或棕红色，点状油室凹陷或凸起；内表面黄白色，较粗糙，呈细小鳞片状，黄白色筋络多分离或脱落；对光照视可见透明油室；质较柔韧；气香浓浊，味苦、辛。

34. 楮实子

【来源】

桑科构属植物构树 *Broussonetia papyrifera* (L.) Vent. 的干燥成熟果实。

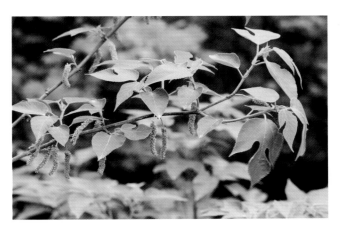

图34-1　构树（植物雄花）

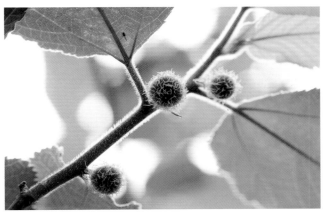

图34-2　构树（植物雌花）

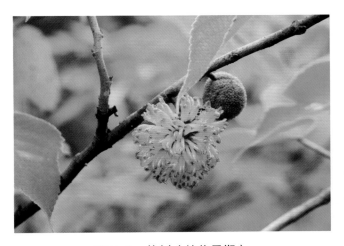

图34-3　构树（植物果期）

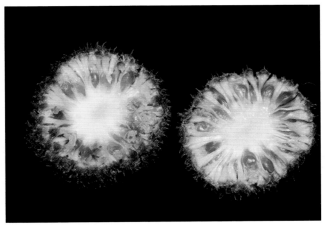

图34-4　构树果序（剖面）

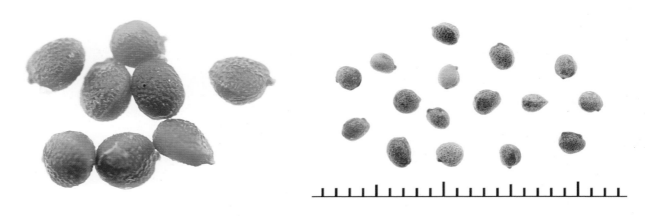

图34-5 楮实子（鲜品放大）　　　　　　　图34-6 楮实子（药材）

【炮制加工】

楮实子（净制）：取楮实子药材，除去杂质和灰屑。本品收载于《中华人民共和国药典》2020年版一部。

【混伪品及习用品】

（1）广天仙子：爵床科水蓑衣属植物水蓑衣 *Hygrophila ringens* (Linnaeus) R. Brown ex Sprengel 的干燥成熟种子。鉴别特征：呈扁平心脏形，直径约 0.1 cm；表面棕红色至暗棕红色，一端稍尖，略凹陷处可见种脐；边缘有灰黄色膜状物，遇水呈半透明状，并易凝结成团，用手揉捏，则越来越黏，并有白色胶状丝出现；气微，味淡。本品收载于《上海市中药饮片炮制规范》2018年版。

（2）葶苈子：十字花科独行菜属植物独行菜 *Lepidium apetalum* Willdenow 或播娘蒿属植物播娘蒿 *Descurainia sophia* (L.) Webb ex Prantl 的干燥成熟种子。鉴别特征：呈卵形或长圆形；长 1~1.5 mm，宽 0.5~1 mm；一端钝圆，另端尖而微凹或较平截；浸水后仅稍膨胀而黏滑；味焦香。本品收载于《中华人民共和国药典》2020年版一部。

35. 川贝母

【来源】

百合科贝母属植物川贝母 *Fritillaria cirrhosa* D.Don、暗紫贝母 *Fritillaria unibracteata* Hsiao et K.C.Hsia、甘肃贝母 *Fritillaria przewalskii* Maxim.、梭砂贝母 *Fritillaria delavayi* Franch.、太白贝母 *Fritillaria taipaiensis* P.Y.Li 或瓦布贝母 *Fritillaria unibracteata* Hsiao et K.C.Hsia var. *wabuensis* (S.Y.Tang et S.C.Yue) Z.D.Liu，S.Wang et S. C.Chen 的干燥鳞茎。

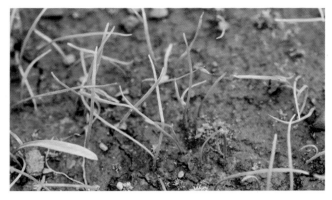

图35-1　川贝母植物（一颗针阶段）

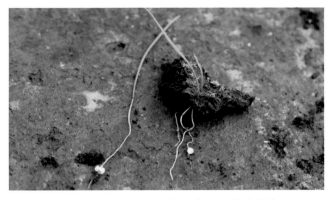

图35-2　川贝母鲜品（一颗针阶段）

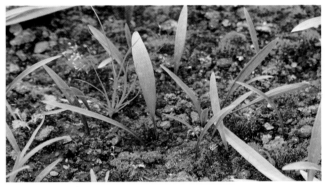

图35-3　川贝母植物（一匹叶阶段）

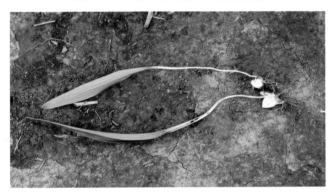

图35-4　川贝母鲜品（一匹叶阶段）

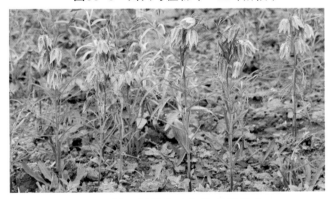

图35-5　川贝母植物（灯笼花阶段）

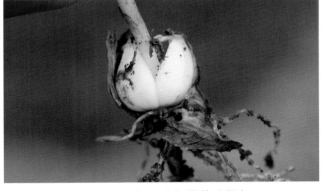

图35-6　川贝母鲜品（灯笼花阶段）

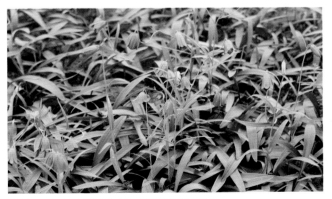

图35-7　暗紫贝母植物

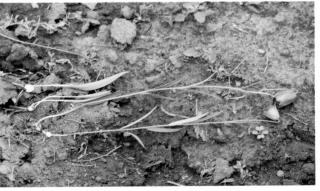

图35-8　暗紫贝母（鲜品）

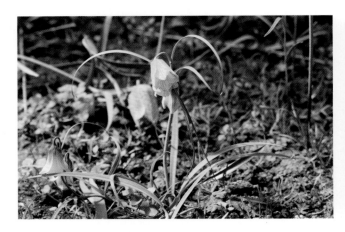

图35-9　甘肃贝母植物

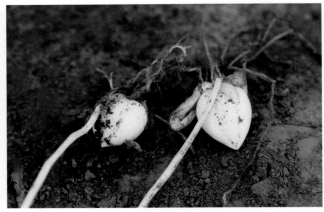

图35-10　甘肃贝母（鲜品）

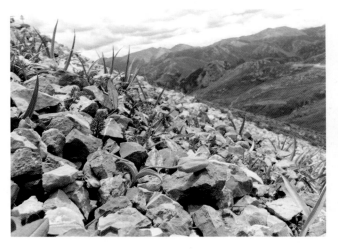

图35-11　梭砂贝母野生植物（拍摄者：赵鑫磊）

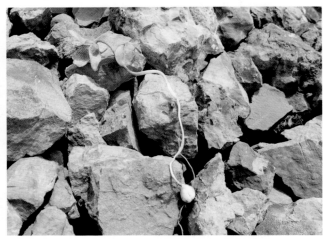

图35-12　梭砂贝母鲜品（拍摄者：赵鑫磊）

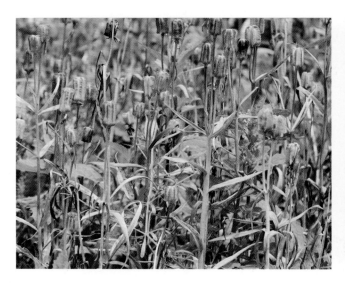

图35-13　瓦布贝母植物（八卦锤阶段）

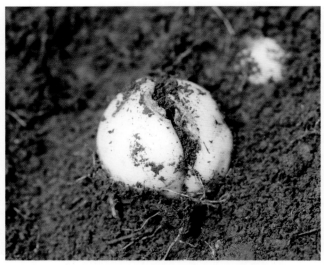

图35-14　瓦布贝母鲜品（八卦锤阶段）

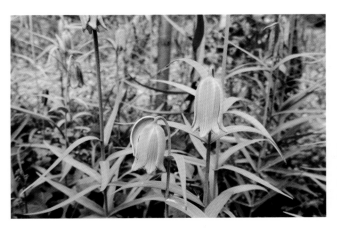

图35-15 太白贝母植物（拍摄者：赵鑫磊）

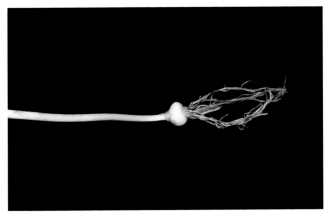

图35-16 太白贝母鲜品（拍摄者：赵鑫磊）

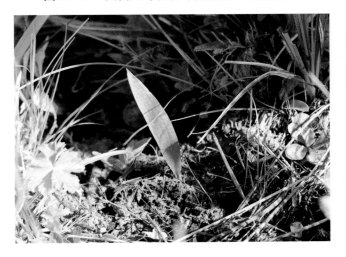

图35-17 川贝母植物（野生）

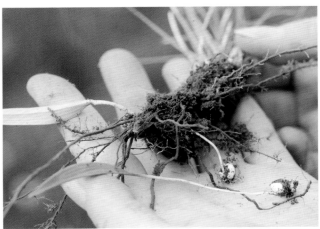

图35-18 川贝母鲜品（野生）

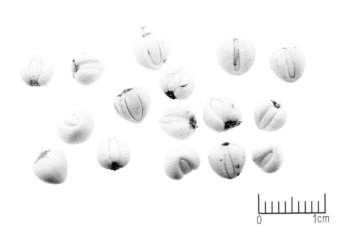

图35-19 川贝母药材（松贝）

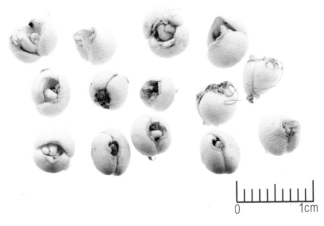

图35-20 川贝母药材（青贝）

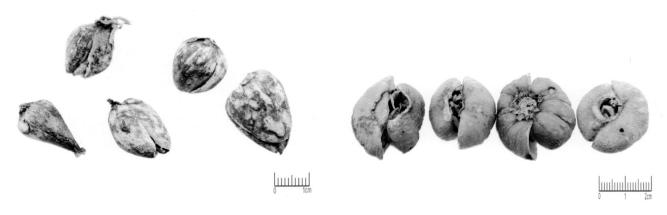

图35-21　川贝母药材（炉贝）　　　　　　　　图35-22　川贝母药材（瓦布贝母）

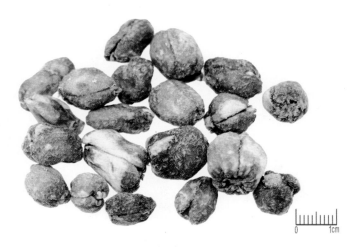

图35-23　川贝母药材（太白贝母）

【术语】

"松贝"：具有"怀中抱月"形态的川贝母。

"青贝"：具有"观音合掌"形态的川贝母。

"炉贝"：来源于梭砂贝母的干燥鳞茎。

"珍珠贝"：松贝中颗粒小如豆珠，而形似薏米者。

"怀中抱月"：松贝的外层鳞叶2瓣，大小悬殊，大瓣紧抱小瓣，未抱部分呈新月形，习称"怀中抱月"。

"禾鸽嘴"：松贝的小鳞叶近披针形，露出部分似新月形，习称"禾鸽嘴"。

"观音坐莲"：松贝底部平、微凹入，平放能端正稳坐，形如观音菩萨盘膝打坐。

"蒜泥蒂"：松贝底部中心有一灰褐色或黑色的鳞茎盘，偶有残存须根，又称"缕衣黑笃"。

"观音合掌"：青贝外层两瓣鳞叶，形态大小相近，相对抱合。

"开口笑"：青贝顶端多开口，习称"开口笑"。

"马牙嘴"：炉贝呈棱状圆锥形和长卵圆形，形似马牙状，其顶端呈开口状，习称"马牙嘴"。

"虎皮斑"：炉贝鳞叶表面所特有的黄白色或棕色斑点，习称"虎皮斑"。

"花瓶脚"：炉贝底部不平或较细而稍凸尖，习称"花瓶脚"。

【炮制加工】

松贝（净制）：取松贝药材，除去杂质，筛去灰屑。本品收载于《上海市中药饮片炮制规范》2018 年版。

川贝母（切制）：取川贝母药材，除去杂质，快洗，润透，切厚片，干燥，筛去灰屑。本品收载于《上海市中药饮片炮制规范》2018 年版。

制川贝母：取经净选后大小均匀的适量川贝母，按 1∶1 加入雪梨嫩蜜混合液（取雪梨，洗净，去核去皮、榨汁、滤过，即得雪梨汁；取蜂蜜，加约 20% 水，加热至沸腾后，文火保持微沸状态，至用手捻之稍有黏性，色泽无明显变化，两指间尚无白丝出现时即得嫩蜜；将雪梨汁与嫩蜜按质量比 10∶3 混合，即得），拌匀，热浸（温度 40~45℃）至液汁吸尽，干燥（温度 50~55℃）。本品收载于《四川省中药饮片炮制规范》2015 年版。

【混伪品及习用品】

（1）**平贝母**：百合科贝母属植物平贝母 *Fritillaria ussuriensis* Maxim. 的干燥鳞茎。鉴别特征：呈扁球形，高 0.5~1 cm，直径 0.6~2 cm；表面黄白色至浅棕色，外层鳞叶 2 瓣，肥厚，大小相近或一片稍大抱合，顶端略平或微凹入，稍开裂；中央鳞片小；质坚实而脆，断面粉性；气微，味苦。另本品多以幼小的平贝母冒充"松贝"，鉴别特征：顶端较圆；鳞叶大小悬殊，大瓣抱小瓣，形似松贝，但小鳞叶仅呈米粒样，小瓣比大瓣低 1/3 或只在中部显现，大多不到顶部；大小鳞叶之间多为黑色；味苦。本品收载于《中华人民共和国药典》2020 年版一部。

（2）**伊贝母**：百合科贝母属植物伊贝母 *Fritillaria pallidiflora* Schrenk 或新疆贝母 *Fritillaria walujewii* Regel 的干燥鳞茎，本品多以小粒的新疆贝母冒充"青贝"。鉴别特征：呈稍扁的类圆球形，两鳞叶大小相近，抱合较紧，不易离散，基部较宽而平；顶端平，两瓣高低相等，用手触摸能感觉到是平的；两瓣连线都在中间弯曲，形成正圆形开口；表面经常有残存的棕色外皮（商品多经人工去除）；味苦。本品收载于《中华人民共和国药典》2020 年版一部。

（3）**一轮贝母**：百合科贝母属植物轮叶贝母 *Fritillaria maximowiczii* Freyn 的干燥鳞茎。鉴别特征：呈圆锥形或卵圆形，表面浅黄色或黄棕色，微呈角质样；顶端渐尖，基部凸出多数小粒状鳞芽，一侧有浅纵沟，不呈两鳞叶抱合状；质坚而韧，不易破碎，断面呈角质糊化样；气微，味淡。

（4）**草贝母**：有毒（含秋水仙碱），百合科山慈菇属植物山慈菇（丽江山慈菇）*Iphigenia indica* Kunth 的干燥鳞茎，又名"丽江山慈菇"或"益辟坚"。鉴别特征：呈不规则圆锥形，高 1~1.4 cm，直径 0.7~1.2 cm；顶端渐尖，基部呈脐状凹入或平截，有须根痕；表面光滑，黄白色或黄棕色；一侧有一纵直沟槽；单个，不分瓣；断面类白色，角质样或略带粉质，内部无心芽；气微，味极苦而麻舌。本品以"丽江山慈菇"收载于《云南省中药材标准·第二册·彝族药》2005 年版。

（5）**槽鳞贝母**：百合科贝母属植物槽鳞贝母 *Fritillaria sulcisquamosa* S.Y.Tang et S.C.Yueh 的干燥鳞茎。鉴别特征：正面观形同松贝"怀中抱月"，但在大鳞叶背面具一明显较宽的纵直沟槽。

（6）**光慈姑**：百合科老鸦瓣属植物老鸦瓣 *Amana edulis* (Miq.) Honda 的干燥鳞茎。鉴别特征：呈圆锥形，不分瓣；顶端尖，底部圆平而凹陷，一侧有纵纹，自基部伸向顶端，形似桃状；表面呈黄白色，光滑；质坚硬而脆；断面黄白色，富粉性，内部有圆锥形心芽 1 枚；气微，味淡。本品收载于《中华人民共和国卫生部药品标准·第一册》。

（7）**东贝母**：百合科贝母属植物东贝母 *Fritillaria thunbergii* var. *chekiangensis* Hsiao et K.C.Hsia 的干燥鳞茎，为浙贝母的变种。鉴别特征：呈扁球形，直径 1~1.5 cm，高 1.5~2.5 cm；表面类白色，外层 2 枚鳞叶肥厚，近等大；中央有皱缩的小鳞叶 1~3 枚及干缩的残茎；质坚实而脆，易折断；断面白色，粉性；气微，味苦。本品收载于《浙江省中药材标准·第一册》2017 年版。

（8）**米贝母**：百合科贝母属植物米贝母 *Fritillaria davidii* Franch. 的干燥鳞茎。鉴别特征：呈圆形、类圆形或不规则形而皱缩，直径 0.6~2 cm；表面白色或油质浸色；上部具 5~20 枚大小不等的肥厚鳞叶，向内弯曲，相互抱合，似莲花状；中下部为子鳞茎脱落后遗留的小突起鳞盘；底部具残存须根的圆形斑痕；质地坚硬；断面白色或粉白色，具粉性；气微香，味微甜。

（9）**唐菖蒲**：鸢尾科唐菖蒲属植物唐菖蒲 *Gladiolus gandavensis* Van Houtte 的干燥鳞茎，本品曾经去皮后冒充川贝母。鉴别特征：呈扁圆形，表面有明显的断续横环纹和纵沟纹；未去皮者呈棕褐色，皱缩不平；有多数凹陷圆形芽痕；节明显，常有残留鳞叶，节间长约 1 cm；顶端中央凹陷，有残留的鳞叶，基部有凹陷斑痕及细小突起的根痕或残根；质坚硬，不易折断；断面黄白色，角质状或粉性；气微香，味淡。

（10）**土贝母**：葫芦科假贝母属植物假贝母 *Bolbostemma paniculatum* (Maxim.) Franquet 的干燥块茎，又名"藤贝"。鉴别特征：呈不规则块状，多角形或三棱形；表面淡红棕色或暗棕色，凹凸不平，多裂纹，顶端常有一突起的芽状物，基部有根痕；质坚硬，难折断；断面角质样，半透明状；气微，味微苦。本品收载于《中华人民共和国药典》2020 年版一部。

36. 川楝子

【来源】

楝科楝属植物川楝 *Melia toosendan* Sieb.et Zucc. 的干燥成熟果实。

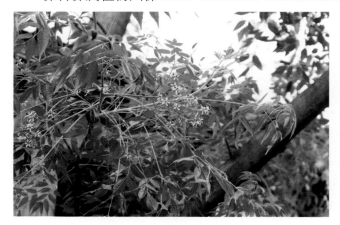

图36-1　川楝（植物花期）

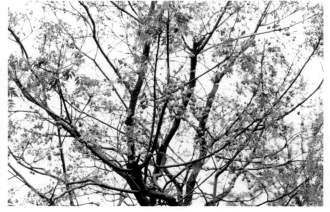

图36-2　川楝（植物果期）

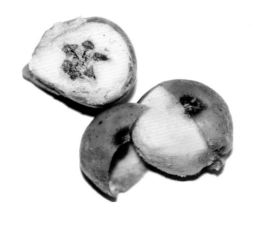

图 36-3　川楝子（鲜品）

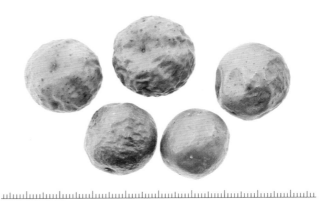

图 36-4　川楝子（药材）

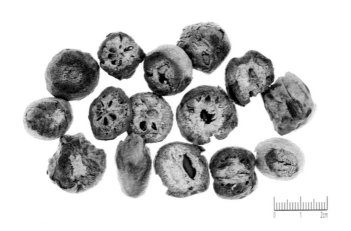

图36-5　炒川楝子（饮片）

【炮制加工】

川楝子（净制）：取川楝子药材，除去杂质，用时捣碎。本品收载于《中华人民共和国药典》2020年版一部。

炒川楝子：取净川楝子，切厚片或碾碎，照清炒法，炒至表面焦黄色。本品收载于《中华人民共和国药典》2020年版一部。

盐川楝子：取净川楝子碎块，用食盐水拌匀，闷润至盐水被吸尽，置锅内，用文火炒至表面呈深黄色带焦斑时，取出，晾干（每100 kg川楝子，用食盐2 kg）。本品收载于《山东省中药饮片炮制规范·上册》2012年版。

醋川楝子：取川楝子药材，除去杂质，切厚片或碾碎，照醋炙法，炒至表面深黄色。本品收载于《陕西省中药饮片标准·第二册》2009年版。

川楝子皮：取川楝子药材，对切开，放在清水中略淘，撩起放在瓮内闷1 h，去肉取皮，清炒至微焦为度。本品收载于《上海市中药饮片炮制规范》1962年版。

川楝肉：取川楝子药材，除去皮、核等杂质，清炒至微焦，筛去灰屑。本品收载于《上海市中药饮片炮制规范》2008年版。

【混伪品及习用品】

苦楝子：楝科楝属植物楝 *Melia azedarach* L. 的干燥成熟果实。鉴别特征：呈长椭圆形，长1.5~2 cm，直径 1~1.5 cm；表面淡黄棕色至棕黄色，微有光泽，多皱缩，具深棕色的小点；顶端钝圆，微下陷，有花柱残痕，基部凹陷，有果梗痕；外果皮草质，果肉松软，淡黄色，带黏性；果核呈圆形，质坚硬，一端平截，一端尖，有 5~6 条纵棱，内分 5~6 室，每室含黑褐色、扁椭圆形种子 1 粒；气特异，味酸、苦。本品收载于《中华人民共和国卫生部药品标准·第一册》。

37. 川 芎

【来源】

伞形科藁本属植物川芎 *Ligusticum chuanxiong* Hort. 的干燥根茎。

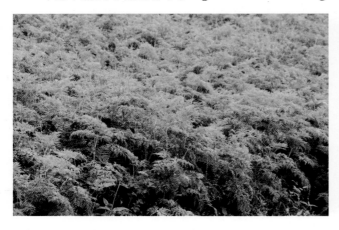

图37-1　川芎生境（高山育种）

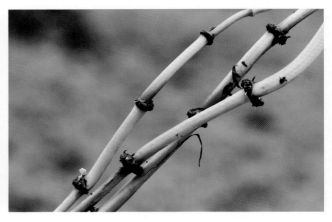

图37-2　育种川芎（苓子）

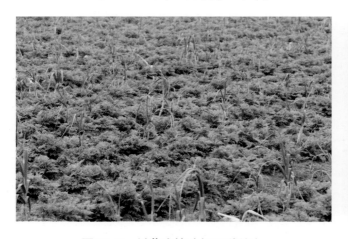

图37-3　川芎生境（坝下种植）

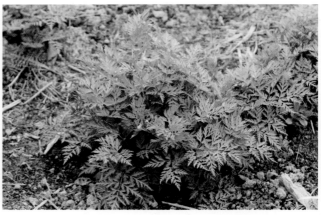

图37-4　川芎（植物）

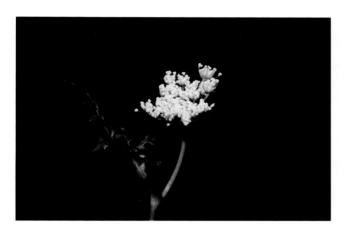

图37-5 川芎（植物花）

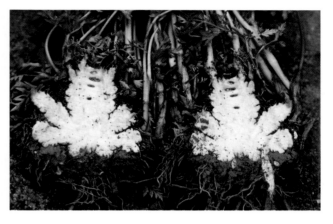

图37-6 川芎鲜品（纵剖面）

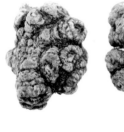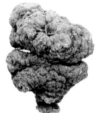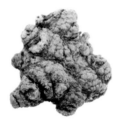

图37-7 川芎（药材）

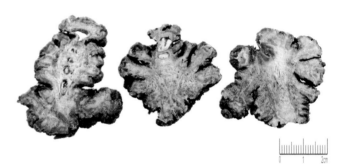

图37-8 川芎（饮片）

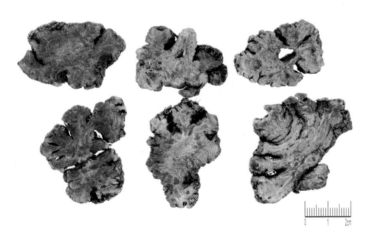

图37-9 酒川芎（饮片）

【术语】

"**蝴蝶片**"：川芎药材呈不规则结节状拳形团块，加工纵切成饮片后，由于边缘不整齐，片形似蝴蝶。

"苓珠"：形体很小的川芎根茎，相当于较小的川芎"苓子"。

【炮制加工】

川芎（切制）：取川芎药材，除去杂质，分开大小，洗净，润透，切厚片，干燥。本品收载于《中华人民共和国药典》2020 年版一部。

酒川芎：取川芎药材，除去杂质，大小分档，略泡，洗净，润透，切片，照酒炙法，炒干（每 100 kg 川芎，用白酒 10 kg）。本品收载于《四川省中药饮片炮制规范》2002 年版。

炒川芎：取川芎药材，挑选，淘洗，吸润至透心，切成片，厚度不超过 6 mm，干燥；将川芎片置锅内，用文火炒至切面灰黄色至棕褐色，取出，晾凉，筛去碎屑，即得。本品收载于《云南省中药饮片标准·第一册》2005 年版。

麸炒川芎：取川芎药材，挑选，洗净，吸润至透心，切成片，厚度不超过 6 mm，干燥；将炙麦麸置锅内，用武火炒至冒白烟，加川芎片，炒至切面棕黄色至棕褐色，取出，摊开，晾凉，筛去麦麸及碎屑，即得（每 100 g 净药材，用炙麦麸 100 g）。本品收载于《云南省中药饮片标准·第一册》2005 年版。

【混伪品及习用品】

（1）**山川芎**：伞形科藁本属植物川芎 *Ligusticum chuanxiong* Hort. 的干燥根茎。过去指种植于山麓梯田上，地瘠瘠，产品质量差的品种；现在还指用以培植川芎苓子（川芎种苗）时收获的质次川芎。鉴别特征：呈绳结状或不规则条形团块；表面灰褐色，粗糙，个枯瘦，肉少；体质较轻、松，断面灰白色，具疏松状裂隙，常有溏心；油性甚少；气微、味淡。

（2）**西芎**：伞形科藁本属植物川芎（甘肃引种）*Ligusticum chuanxiong* Hort. 的干燥根茎。鉴别特征：呈不规则的结节状，长 3~8 cm，直径 2~6 cm；表面棕褐色，具不规则纵沟纹及突出的环节，节上生有不定根，已折断，支根及须根已除去，留有多数根痕；顶端残留 1~5 个圆形的茎基；质硬；折断面木质部淡黄色，皮部黄白色，有较多裂隙，并多见棕色油点；气香，味苦、辛（无回甜）。本品收载于《甘肃省中药材标准》2009 年版。

（3）**抚芎**：伞形科藁本属植物抚芎 *Ligusticum chuanxiong* Hort. cv. Fuxiong 的干燥根茎，又名"茶芎"。鉴别特征：呈扁圆形结节状或扁拳状团块，长 3~8 cm，厚 2~3 cm；表面灰色、灰棕色或黄褐色；有数个瘤状凸起，具多数轮环（叶痕），残留较多的鳞片；顶端中央有凸起的圆形茎痕，不凹陷；下部具多数残根或根痕；质坚实；气香郁；显油性；味苦、辛、微甜。

（4）**金芎**：伞形科藁本属植物金芎 *Ligusticum chuanxiong* Hort. cv. Jinxiong 的干燥根茎，产于重庆金佛山而得名。鉴别特征：呈不规则瘤状团块，长 3~8 cm，宽 3~5 cm；表面灰褐色至黑褐色；上部具 3~9 个茎基；质坚实，不易掰断，断面皮部白色，木部黄色；气香，味苦、辛、麻。

（5）**东芎**：伞形科藁本属植物东芎 *Ligusticum officinale* (Makino) Kitag. 的干燥根茎，又名"洋川芎"，在日本作川芎入药。鉴别特征：呈圆柱形结节状膨大；表面灰褐色至黑褐色，粗糙，有皱缩的结节状轮环；断面淡褐色；仅有一个茎痕位于根茎顶端；质坚实；有特异香气，味辛微辣。

38. 重 楼

【来源】

百合科重楼属植物云南重楼 *Paris polyphylla* Smith var. *yunnanensis* (Franch.) Hand.-Mazz. 或七叶一枝花 *Paris polyphylla* Smith var. *chinensis*(Franch.) Hara 的干燥根茎。

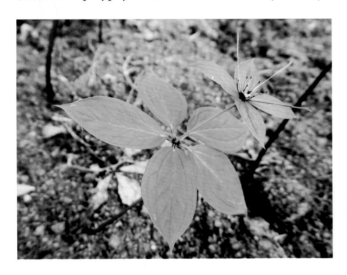

图38-1 云南重楼植物（拍摄者：尹鸿翔）

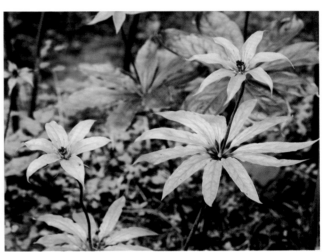

图38-2 七叶一枝花（植物）

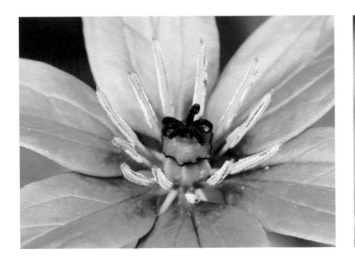

图38-3 七叶一枝花（植物花、果期）

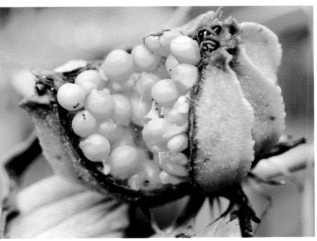

图38-4 重楼果实（鲜品）

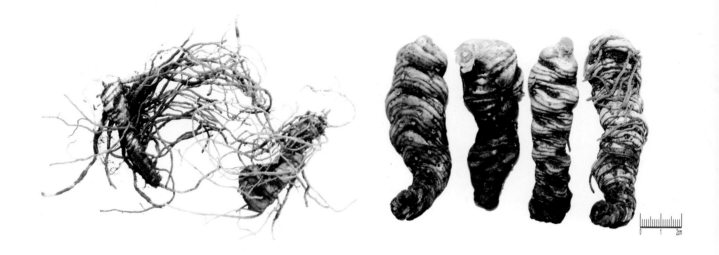

图38-5　重楼（鲜品）　　　　　　　　　　　　　　图38-6　重楼（药材）

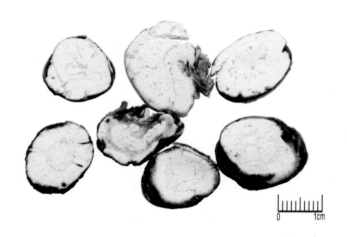

图38-7　重楼（饮片）

【炮制加工】

重楼（切制）：取重楼药材，除去杂质，洗净，润透，切薄片，晒干。本品收载于《中华人民共和国药典》2020年版一部。

【混伪品及习用品】

（1）**狭叶重楼**：百合科重楼属植物狭叶重楼 *Paris polyphylla* Smith var. *stenophylla* Franch. 的干燥根茎。鉴别特征：呈结节状扁圆柱形，略弯曲，长1.3~8 cm，直径1.1~2 cm；表面淡棕黄色，略有皱纹，具层状凸起的环纹；一面结节明显，结节上具扁圆形略凹陷的茎痕，另一面有疏生的须根残存或具须根痕；顶端具鳞叶及茎的残基；质硬，易折断；断面类白色，粉性；气微，味微苦、麻。本品以"浙重楼"收载于《浙江省中药材标准·第一册》2017年版。

（2）**球药隔重楼**：百合科重楼属植物球药隔重楼 *Paris fargesii* Franch. 的干燥根茎。鉴别特征：呈结节状扁圆柱形，略弯曲，长7~13 cm，直径0.8~4 cm；表面黄棕色或灰棕色，外皮脱落处呈白色；密具层状凸起的粗环纹，一面结节明显，结节上具椭圆形凹陷茎痕，另一面有疏生的须根或疣状须根痕；顶端具鳞叶和茎的残基；质坚实；断面平坦，白色至浅棕色，粉性或角质；气微，味微苦、麻。本品收载于《四川省藏药材标准》2014 年版。

（3）**黑籽重楼**：百合科重楼属植物黑籽重楼 *Paris thibetica* Franch. 的干燥根茎。鉴别特征：呈结节状扁圆柱形，略弯曲，长 4~12 cm，直径 0.5~1.5 cm；表面黄褐色，内面白色；节较疏，一面结节明显，结节上具椭圆形凹陷的茎痕；另一面有疏生的须根或具疣状须根痕；顶端具鳞叶和茎的残基；质坚实；断面平坦，白色至浅棕色，粉性或角质；气微，味微苦、麻。本品收载于《四川省藏药材标准》2014 年版。

（4）**南重楼**：百合科重楼属植物南重楼 *Paris vietnamensis* (Takhtajan) H. Li 的干燥根茎。鉴别特征：根茎粗大，直径 3.0~7.5 cm，长 6.8~17 cm；圆柱形，平直或稍弯曲，多数全体等粗；表面黄棕色或深褐色，环节间隔大，节间长；茎痕半圆形或扁圆形，直径 1.2~2.2 cm，明显凸起，多呈交互排列；质重，坚硬，难折断；断面黄白色至淡棕色，角质化，少数略具粉质；气微，味微苦、麻。

（5）**五指莲**：百合科重楼属植物五指莲重楼 *Paris axialis* H.Li 的干燥根茎。鉴别特征：呈扁圆柱形，略弯曲，少数具分支，直径 0.5~1.2 cm，长 2.9~5.8 cm；表面黄棕色，常皱缩，具较密集的环节，节明显凸起，节间长 0.1~0.3 cm；茎痕较少，呈半圆形，直径 0.4~0.7 cm；质脆，易折断；断面类黄白色，角质样。

（6）**万年青**：百合科万年青属植物万年青 *Rohdea japonica* (Thunb.) Roth 的干燥根茎，又名"白重楼"或"白河车"。鉴别特征：呈圆柱形，稍弯曲，很少有分支；长 5~15 cm，直径 1~2 cm；外表面灰黄色或淡棕色，有须根或圆点状须根痕及密集的环纹；切面类白色或浅棕色，散有黄色维管束斑点；质韧；气微，味甜、微苦涩。本品收载于《河北省中药材标准》2018 年版。

（7）**拳参**：蓼科蓼属植物拳参 *Polygonum bistorta* L. 的干燥根茎，又名"虾参"。鉴别特征：呈扁圆柱形或扁长条形，常对折弯曲呈马蹄形或海虾状；两端略尖，或一端渐细，长 6~13 cm，直径 1~2.5 cm；表面紫褐色或紫黑色，粗糙，一面隆起，另一面稍平坦或略具凹槽；全体密具粗环纹，残留褐色鳞片或具根痕；质坚硬，易折断；断面浅红棕色或棕红色，平坦，近边缘有一圈维管束，黄白色点状排列成环状（30~50 个维管束点）；气微，味苦涩。本品收载于《中华人民共和国药典》2020 年版一部。

（8）**草血竭**：蓼科蓼属植物草血竭 *Polygonum paleaceum* Wall. ex Hook. f. 的干燥根茎。鉴别特征：呈扁圆柱形，常弯曲；长 2~6 cm，直径 0.8~2 cm；表面紫褐色至黑褐色，两端略尖，一面隆起，另一面微有凹槽，全体密布粗环纹，有残留须根或根痕；质硬，不易折断，断面不平坦；折断面呈三角肾形，颗粒状，红棕色或灰棕色，维管束点 25~40 个，断续排成环状；气微，味涩、微苦。本品收载于《四川省中药材标准》2010 年版。

（9）**支柱蓼**：蓼科蓼属植物支柱蓼 *Polygonum suffultum* Maxim. 的干燥根茎。鉴别特征：根茎粗壮，呈连珠状结节；直或稍弯曲，长 2~9 cm，直径 0.5~2 cm，极少有分支，有 4~11 节，各节呈大小粗细不一的扁球形；表面红棕色、深棕色或紫褐色，有点状须根痕及残留的须根，有时节间明显细长，习称"过江枝"；质硬，易折断；断面浅粉红色或浅棕色，近边缘处有 10~30 个类白色维管束点，排成断续的环状；气微，味涩而苦。本品收载于《湖北省中药材质量标准》2018 年版。

（10）**头顶一颗珠：**百合科延龄草属植物延龄草 *Trillium tschonoskii* Maxim. 的干燥根茎。鉴别特征：呈圆柱形、长圆球形或近球形，直径 1~2 cm；表面暗褐色或棕褐色，顶端稍平截，有淡黄色膜质鳞片，具残留茎基脱落后的痕迹；质坚实；切断面黄白色或淡黄棕色，粉性，可见散在的筋脉点；须根多数，细柱状，黄色或黄棕色，上端有环状横纹，商品常将须根编成小辫状；质松，断面白色，有空隙，皮部易与木部分离；气微，味微苦。本品收载于《湖北省中药材质量标准》2018 年版。

（11）**八角莲：**小檗科鬼臼属植物八角莲 *Dysosma versipellis* (Hance) M. Cheng ex Ying 的干燥根茎。鉴别特征：呈结节状扁圆柱形，常弯曲，长 5~10 cm；表面黄棕色，有环状节痕及不规则裂纹；结节数个至数十个，圆盘形，大小不一，直径 1~3 cm，厚 0.5~1.5 cm；一侧具大型圆凹状茎痕，周围具明显环节；质硬而脆，结节处易折断；断面黄白色，略平坦，颗粒状，角质样，可见维管束小点环列；气微，味苦。本品收载于《湖北省中药材质量标准》2018 年版。

（12）**白附子：**天南星科犁头尖属植物独角莲 *Sauromatum giganteum* (Engler) Cusimano et Hetterscheid 的干燥块茎。鉴别特征：呈椭圆形或卵圆形，长 2~5 cm，直径 1~3 cm；表面白色至黄白色，略粗糙，有环纹及须根痕，顶端有茎痕或芽痕；质坚硬；断面白色，粉性；气微，味淡、麻辣刺舌。本品收载于《中华人民共和国药典》2020 年版一部。

39. 大 黄

【来源】

蓼科大黄属植物掌叶大黄 *Rheum palmatum* L.、唐古特大黄 *Rheum tanguticum* Maxim. ex Balf. 或药用大黄 *Rheum officinale* Baill. 的干燥根及根茎。

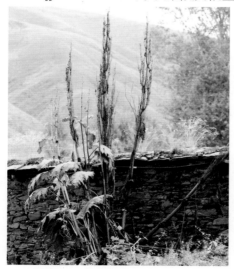

图39-1 掌叶大黄（植物）

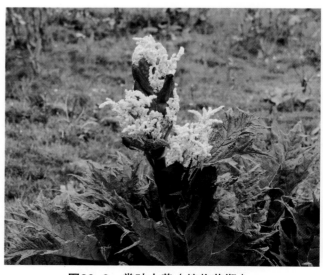

图39-2 掌叶大黄（植物花期）

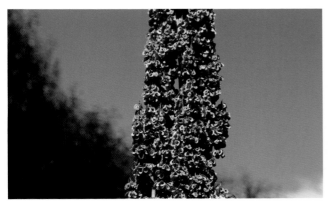

图39-3 掌叶大黄（植物果实）

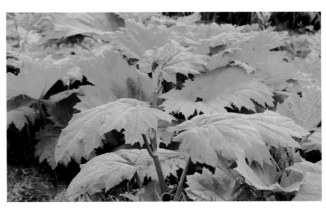

图39-4 药用大黄（植物）

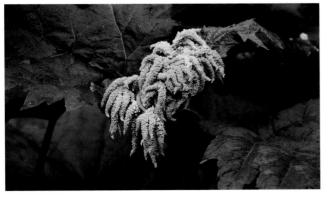

图39-5 药用大黄（植物花）

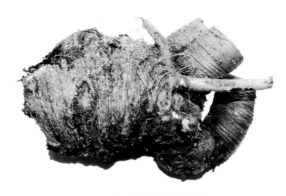

图39-6 掌叶大黄（鲜品）

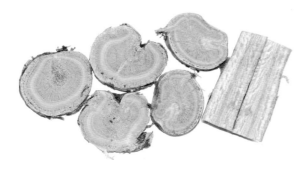

图39-7 掌叶大黄鲜品（切面）

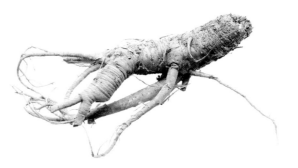

图39-8 药用大黄（鲜品）

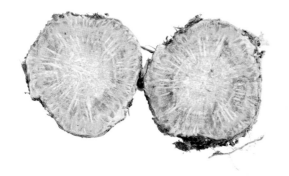

图39-9 药用大黄鲜品（切面）

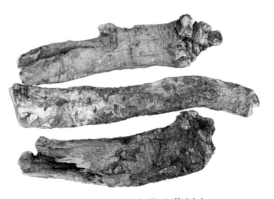

图39-10 大黄（药材）

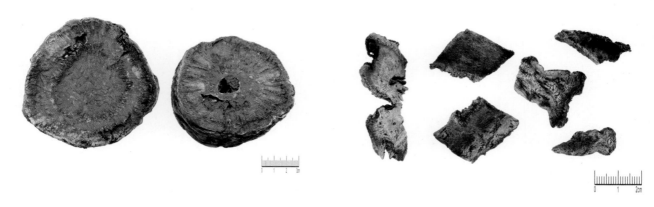

图39-11　大黄药材（马蹄黄）　　　　　　　　　　图39-12　大黄（饮片）

【术语】

"锦纹"：大黄药材表面可见黄白色至红棕色的菱形网状纹理，习称"锦纹"。

"星点"：大黄药材根茎横切面有异常维管束环列或散在，习称"星点"。

"槟榔碴"：大黄药材，根木质部发达，呈淡红色，红肉白筋清晰不乱，呈槟榔样纹理，习称"槟榔碴"或"锅纹"。

"蛋吉"：主产于青海贵德、玛沁、班玛等地的大黄药材，品质优良，体重质结，内有"槟榔纹"及"星点"，其形状多为圆形，削成蛋状，又名"箱吉"或"蛋黄"。

"马蹄黄"：主产于四川，主要来源于药用大黄，多未去栓皮，其横切面干后中心多凹陷，形似马蹄，习称"马蹄黄"。

"水根"：大黄的主根尾部或较粗支根的加工品。

"糠岔"：大黄炕干后，中心显灰棕色枯糠状，质地轻泡，习称"糠岔"。

"十大九糠"：大黄个大，在加工过程中水分不易外泄，且受冰冻，大多变糠，习称"十大九糠"。

【炮制加工】

大黄（切制）：取大黄药材，除去杂质，洗净，润透，切厚片或块，晾干。本品收载于《中华人民共和国药典》2020年版一部。

酒大黄：取净大黄片，照酒炙法，炒干。本品收载于《中华人民共和国药典》2020年版一部。

酒拌大黄：将大黄片与黄酒拌匀，闷润至酒尽时，取出，晾干（每100 kg大黄片，用黄酒18 kg）。本品收载于《河南省中药饮片炮制规范》2005年版。

熟大黄：取净大黄块，照酒炖或酒蒸法，炖或蒸至内外均呈黑色。本品收载于《中华人民共和国药典》2020年版一部。

醋大黄：取大黄药材，除去杂质，洗净，润透，切厚片或块，晾干；用米醋拌匀，闷润至透，置锅内，用文火加热炒至表面微带焦斑时，取出晾凉（每100 kg大黄片，用米醋15 kg）。本品收载于《宁夏中药饮片炮制规范》2017年版。

蜜大黄：取净大黄片，照蜜炙法，炒至不粘手为度（每100 kg大黄片，用炼蜜18 kg）。本品收载于《河南省中药饮片炮制规范》2005年版。

大黄炭：取净大黄片，照炒炭法，炒至表面焦黑色、内部焦褐色。本品收载于《中华人民共和国药典》2020 年版一部。

清宁片：取净大黄片，置锅内，加水漫过药材，用武火加热，煮约 2 h 至烂时，加入黄酒 (10∶3) 搅拌，再煮成泥状，取出，干燥，粉碎，再与黄酒、炼蜜混合成团块状，置笼屉内蒸约 2 h 至透，取出揉匀，搓成直径约 1.4 cm 的圆条，于 50~55℃ 低温干燥，烘至七成干时，装入容器内，闷约 10 d 至内外湿度一致，手摸有挺劲，取出，切厚片，晾干（每 100 kg 大黄，用黄酒 75 kg，炼蜜 40 kg）。本品收载于《安徽省中药饮片炮制规范》2019 年版。

【混伪品及习用品】

（1）河套大黄：蓼科大黄属植物河套大黄 *Rheum hotaoense* C. Y. Cheng et Kao 的干燥根及根茎。鉴别特征：呈类圆柱形、类圆锥形或不规则块状，长 3~15 cm，直径 3~5 cm；表面黄褐色至暗黄棕色，未除外皮者呈灰褐色，具纵沟纹及横向皮孔；质坚实；断面淡黄棕至暗棕色；气微臭，味苦而微涩。本品收载于《甘肃省中药材标准》2009 年版。

（2）土大黄：蓼科酸模属植物巴天酸模 *Rumex patientia* L. 或皱叶酸模 *Rumex crispus* L. 的干燥根及根茎。鉴别特征：呈类圆锥形，长可达 30 cm，头部直径可达 5 cm；根头部有茎基残余、棕黑色鳞片状物和须根，其下有密集的横纹；根部有分支，表皮棕灰色至棕褐色，具纵皱纹与点状凸起的须根痕及横向延长的皮孔样斑痕；切片者，切面粗糙，黄灰色至黄棕色，中间微凹陷，有的可见突起的同心环纹；质硬；断面灰黄色至浅棕色；气微，味微苦涩。本品收载于《河北省中药材标准》2018 年版。

（3）亚大黄：蓼科大黄属植物穗序大黄 *Rheum spiciforme* Royle 或疏枝大黄 *Rheum kialense* Franch. 的干燥根及根茎。鉴别特征：根呈类圆柱形、圆锥形，稍弯曲，有分支，长 3~20 cm，直径 0.5~2 cm；外皮灰褐色、棕褐色或黑褐色，具粗皱纹及点状须根痕，除去外皮者表面呈黄棕色或红棕色；质坚实，断面白色至淡粉红色或黄棕色，显颗粒性；根茎细，顶端具残留茎基和膜质鳞片状物，髓部呈红棕色；根木质部较发达，具放射状纹理，形成层环无星点；气清香，味苦微涩，嚼之黏牙，有沙粒感。本品收载于《四川省藏药材标准》2014 年版。

（4）华北大黄：蓼科大黄属植物波叶大黄 *Rheum rhabarbarum* Linnaeus 的干燥根及根茎，又名"波叶大黄"或"山大黄"。鉴别特征：呈圆柱形或圆锥形，长 7~13 cm，直径 1.5~4 cm；表面棕褐色或黄棕色，粗糙，具明显皱纹及纵沟纹；一端稍大，质坚而轻，不易折断；断面无星点；味苦而涩。

（5）藏边大黄：蓼科大黄属植物藏边大黄 *Rheum australe* D. Don 的干燥根及根茎。鉴别特征：呈类圆锥形、圆柱形，长 4~20 cm，直径 1~5 cm；表面红棕色，少数灰褐色；横断面有明显的层环纹和棕红色射线，无星点；气微，味苦而微涩。

（6）天山大黄：蓼科大黄属植物天山大黄 *Rheum wittrockii* Lundstr. 的干燥根及根茎，又名"新疆大黄"。鉴别特征：呈圆柱形，长 8~20 cm，直径 2.5~4 cm；外皮棕褐色，断面黄色，有放射状的棕色射线，同心性环纹明显，无星点；味苦涩；新鲜折断面在紫外光灯（365 nm）下显紫色荧光。

（7）信州大黄：蓼科大黄属植物信州大黄 *Rheum palmatum* × *Rheum coreanum* 的干燥根茎。鉴别特征：多加工成椭圆形块状；长 5~9 cm，直径 4~6 cm；表面呈棕褐色，外皮多已除去，可见网状纹理及星点。

（8）心叶大黄：蓼科大黄属植物心叶大黄 *Rheum acuminatum* Hook. f. et Thoms. ex Hook. 的干燥根及根茎。鉴别特征：呈类圆柱形，直径多为 3.5 cm 以下，上部有茎痕及根痕；表面具黑褐色的薄外皮，外皮脱落处，木部表面具纵向的白色脉纹；质硬，不易折断；断面棕红色，可见放射状纹理；气微，味涩。

（9）**高山大黄：**蓼科大黄属植物塔黄 *Rheum nobile* Hook. f. et Thoms. 的干燥根及根茎。鉴别特征：呈类圆柱形；表面深棕色，具纵皱纹、断续的波状环纹和不明显的针孔状须根痕；质硬，不易折断；断面灰褐色，可见放射状纹理；气微，味微苦涩。

（10）**卵果大黄：**蓼科大黄属植物卵果大黄 *Rheum moorcroftianum* Royle 的干燥根及根茎。鉴别特征：呈类圆柱形；直径约 3 cm；表面暗棕褐色，具明显的不规则皱纹，可见支根及支根痕；质硬，易折断；断面不甚平坦，灰棕褐色至深棕褐色；气微苦，味微苦涩。

（11）**网果酸模：**蓼科酸模属植物网果酸模 *Rumex chalepensis* Mill. 的干燥根及根茎，又名"红丝酸模"。鉴别特征：呈圆锥形，根茎顶端有茎基残痕及毛须状纤维；表面棕红色至棕灰色，并有多数纵皱纹或散在皮孔样斑痕；质硬；断面黄色，有棕色形成层环及放射状纹理；气微，味稍苦。

（12）**钝叶酸模：**蓼科酸模属植物钝叶酸模 *Rumex obtusifolius* L. 的干燥根及根茎。鉴别特征：主根呈圆锥形或圆柱形，较粗壮；表面棕黄色或黄褐色，多有分支；质坚硬，难折断；断面呈黄色，具表面凹入的深沟条纹；味苦。

（13）**羊蹄根：**蓼科酸模属植物羊蹄 *Rumex japonicus* Houtt. 的干燥根。鉴别特征：呈圆锥形或类圆锥形，较粗；表面暗棕色，有横长样皮孔斑痕及皱纹；断面黄棕色，偶见腐朽样空洞；具特殊香气，味微苦涩。

40. 大血藤

【来源】

木通科大血藤属植物大血藤 *Sargentodoxa cuneata* (Oliv.) Rehd. et Wils. 的干燥藤茎。

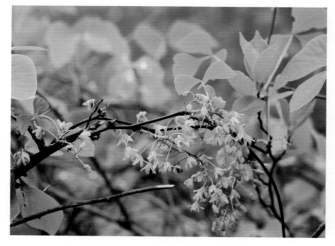

图40-1　大血藤（植物花期）

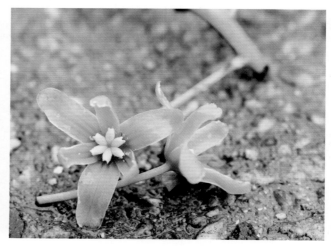

图40-2　大血藤（植物花）

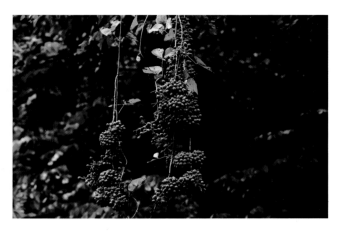

图40-3　大血藤（植物果实）

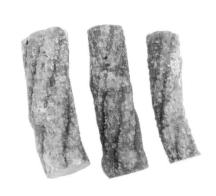

图40-4　大血藤（鲜品）

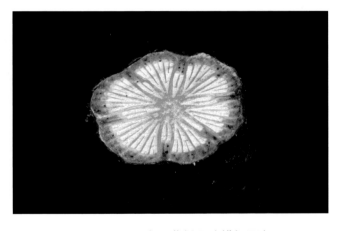

图40-5　大血藤鲜品（横切面）

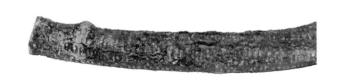

图40-6　大血藤（药材）

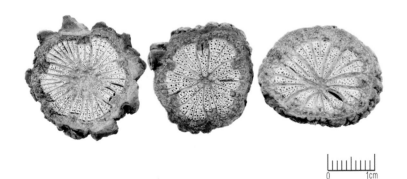

图40-7　大血藤（饮片）

【炮制加工】

大血藤（切制）：取大血藤药材，除去杂质，洗净，润透，切厚片，干燥。本品收载于《中华人民共和国药典》2020年版一部。

【混伪品及习用品】

（1）**血藤**：木兰科五味子属植物翼梗五味子 *Schisandra henryi* Clarke 或华中五味子 *Schisandra sphenanthera* Rehd. et Wils. 的干燥茎及根。鉴别特征：外表栓皮黄褐色或棕黑色，具细皱纹或狭翅，栓皮脱落处显棕红色；切面皮部棕褐色，具极细的层纹；木质部黄褐色，有细小、略呈圈状排列的导管小孔；中央髓部椭圆形，棕褐色；气微，味淡。本品收载于《重庆市中药饮片炮制规范及标准》2006年版。

（2）**小血藤**：茜草科茜草属植物金剑草（金剑茜草）*Rubia alata* Roxb.、大叶茜草 *Rubia schumanniana* Pritzel 或钩毛茜草 *Rubia oncotricha* Handel-Mazzetti 的干燥根及根茎。鉴别特征：根茎结节状，丛生多条细根；根长圆柱形，略弯曲，长 10~30 cm，直径 0.2~1 cm；表面红棕色或暗棕色，具细纵皱及少数细根痕；皮部脱落处呈黄红色；质脆，易折断；断面平坦，皮部狭窄，紫红色，木部宽广，浅黄红色，可见多数小孔；气微，味微苦，久嚼刺舌。本品收载于《贵州省中药材民族药材质量标准·第一册》2019年版。

（3）**黑血藤**：豆科黧豆属植物大果油麻藤 *Mucuna macrocarpa* Wall. 的干燥藤茎。鉴别特征：呈圆柱形，直径 1~8 cm；表面灰白色至棕色，有纵纹及细密的横纹，栓皮脱落处呈棕黑色；质硬，不易折断；横切面新鲜时为浅红白色，久置后变棕黑色，皮部窄，韧皮部有红棕色至棕黑色的树脂状分泌物与木质部相间排列，呈 3~7 个同心环；木质部棕黄色或灰棕色，密布细孔状导管；髓部小，呈灰黄色；气微，味淡、微涩。本品收载于《广西壮族自治区瑶药材质量标准·第一卷》2014年版。

（4）**五香血藤**：木兰科南五味子属植物南五味子 *Kadsura longipedunculata* Finet et Gagnep. 的干燥藤茎。鉴别特征：呈圆柱形，稍弯曲；表面灰褐色至灰棕色，具细纵纹及疣状凸起的皮孔；质坚韧，不易折断；断面不整齐，皮部棕色，木部黄白色，具微细小孔，髓部棕红色或中空；气微香，味微甘、涩，嚼之有黏性。本品收载于《云南省中药材标准·第四册·彝族药（Ⅱ）》2005年版。

（5）**黄皮血藤**：豆科猪腰豆属植物猪腰豆 *Afgekia filipes* (Dunn) R. Geesink 的干燥藤茎。鉴别特征：呈长圆柱形，长短不一，直径 2~4 cm；外表灰褐色或土黄色，具纵皱及纵向细小的灰色皮孔；栓皮常翘起或剥离，外皮淡棕色，具黄白色花斑；质坚韧；切面皮部宽约 5 mm，具细密的环纹，内侧具 1 圈血红色的干燥分泌物；木部灰黄色，具细密的环纹和不规则的小孔；髓部黄白色，直径约 4 mm；气微，味淡微涩。本品收载于《广西中药材标准·第二册》1996版。

（6）**鸡血藤**：豆科密花豆属植物密花豆 *Spatholobus suberectus* Dunn 的干燥藤茎。鉴别特征：为椭圆形、长矩圆形或不规则的斜切片；切面木部红棕色或棕色，导管孔多数；韧皮部有树脂状分泌物，红棕色至黑棕色，与木部相间排列成 3~8 个偏心性半圆形环；髓部偏向一侧；气微，味涩。本品收载于《中华人民共和国药典》2020年版一部。

（7）**胖血藤**：蓼科蓼属植物毛血藤 *Polygonum cyanachoidis* Hemsl. 的干燥根。鉴别特征：偶见残留茎基；根长圆柱形或长条形，或有分支，长 10~20 cm，直径 0.3~0.6 cm；表面红褐色至棕褐色，有明显的细纵皱纹，并有须根和白点状须根痕；质坚硬，易折断；断面黄白色，有明显的木心；气微，味微苦、涩。本品收载于《贵州省中药材、民族药材质量标准》2003年版。

（8）**油麻血藤**：豆科黧豆属植物常春油麻藤 *Mucuna sempervirens* Hemsl. 的干燥藤茎。鉴别特征：呈圆柱形，直径 1.7~2.5 cm；表面灰褐色，极粗糙，具纵沟和细密的横向环纹，皮孔呈疣状凸起；质坚韧，不易折断；横切面韧皮部具树脂状分泌物，黑褐色；木质部灰黄色，导管孔洞状，放射状整齐排列，韧皮部与木质部相间排列呈数层同心性环，髓部细小；气微，味微涩而甜。本品收载于《贵州省中药材、民族药材质量标准》2003 年版。

（9）**止血藤**：豆科密花豆属植物单耳密花豆 *Spatholobus uniauritus* Wei 的干燥藤茎。鉴别特征：为类圆形或不规则的斜切片，厚 3~6 mm；栓皮灰棕色至紫褐色，有的可见灰白色地衣斑，栓皮脱落处显红棕色；质坚硬；切面由含红棕色至黑棕色树脂状分泌物的韧皮部与红棕色的木质部相间排列成 1~2 个同心环；髓部小；气微，味涩。本品收载于《云南省中药材标准·第五册·傣族药（Ⅱ）》2005 年版。

（10）**山鸡血藤**：豆科崖豆藤属植物香花鸡血藤（香花崖豆藤）*Callerya dielsiana* (Harms) P. K. Loc ex Z. Wei et Pedley 的干燥藤茎。鉴别特征：为椭圆形、类圆形或不规则的斜切片，长径 3~8 cm，短径 1.5~3 cm，厚 3~6 mm；外皮粗糙，灰褐色至棕褐色，皮孔椭圆形，纵向开裂；皮部或皮部内侧有一圈红棕色至棕褐色的树脂状，占横切面半径的 1/4~1/3；木部淡黄色，有多数细孔，髓部小；质坚硬；气微，味涩微苦。本品收载于《四川省中药材标准》2010 年版。

41. 大皂角

【来源】

豆科皂荚属植物皂荚 *Gleditsia sinensis* Lam. 的干燥成熟果实。

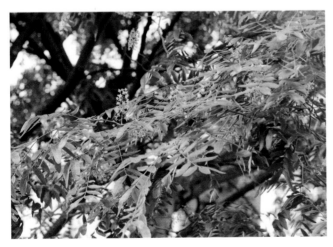

图41-1　皂荚（植物花期）

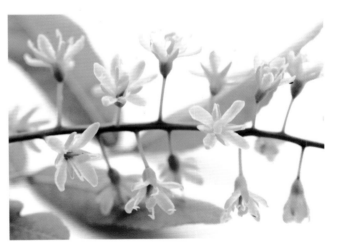

图41-2　皂荚（植物花）

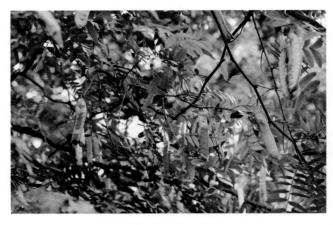

图41-3 皂荚（植物果期）

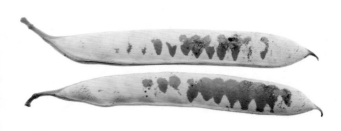

图41-4 皂荚果实（鲜品）

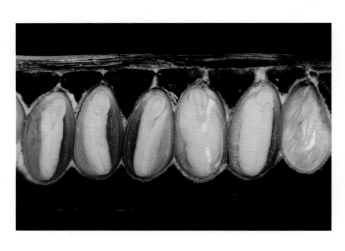

图41-5 皂荚果实鲜品（纵剖面）

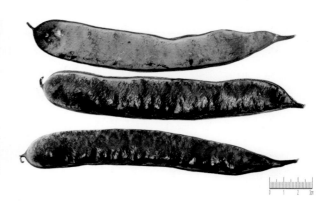

图41-6 大皂角（药材）

【术语】

"粉霜"：大皂角药材，表面附着的粉状物，习称"粉霜"。

【炮制加工】

大皂角（净制）：取大皂角药材，用时捣碎。本品收载于《中华人民共和国药典》2020年版一部。

大皂角（切制）：取大皂角药材，除去杂质，洗净，切段或切块，干燥。本品收载于《四川省中药饮片炮制规范》2015年版。

【混伪品及习用品】

（1）猪牙皂：豆科皂荚属植物皂荚 *Gleditsia sinensis* Lam. 的干燥不育果实。鉴别特征：呈圆柱形，略扁而弯曲，长5~11 cm，宽0.7~1.5 cm；表面紫棕色或紫褐色，被灰白色蜡质粉霜，擦去后有光泽，并有细小的疣状突起和线状或网状的裂纹；顶端有鸟喙状花柱残基，基部具果梗残痕；质硬而脆，易折断；断面棕黄色，中间疏松，有淡绿色或淡棕黄色的丝状物，偶有发育不全的种子；气微，有刺激性，味先甜而后辣。本品收载于《中华人民共和国药典》2020年版一部。

（2）田皂角：豆科合萌属植物合萌（田皂角）*Aeschynomene* indica L. 的干燥地上部分。鉴别特征：茎呈圆柱形，表面具细纵纹，质软，中空，木质部白色；叶多皱缩卷曲，羽状复叶小叶完整者呈长椭圆形，长 0.3~0.8 cm，宽 0.1~0.3 cm，顶端圆钝有短尖头，基部圆形，全缘，无柄；总状花序腋生；具荚果，种子肾形，黄棕色至黑棕色，有光泽；气微，味淡。本品收载于《上海市中药饮片炮制规范》2018 年版。

（3）**日本皂角**：豆科皂荚属植物山皂荚 *Gleditsia japonica* Miq. 的干燥成熟果实。鉴别特征：呈扁条形，扭转，并有泡状隆起，长 25~30 cm；表面黄褐色；种子棕黄色，略干瘪，可见明显的裂纹。

（4）**肥皂角**：豆科肥皂荚属植物肥皂荚 *Gymnocladus chinensis* Baill. 的干燥成熟果实。鉴别特征：呈圆柱形，肥厚，长 7~10 cm；表面黑褐色，具光泽，光滑或皱缩；果壳内表面淡褐色，有横向皱缩及裂纹，内有种子 2~4 粒；种子类圆球形而稍扁，直径 1.5~2 cm，表面黑褐色，平滑或稍粗糙，具裂纹，有时可见珠柄，长 0.5~0.7 cm；质硬，不易破碎；气微，味苦、辣。

（5）**凤凰木果实**：豆科凤凰木属植物凤凰木（红花楹）*Delonix regia* (Boj.) Raf. 的干燥成熟果实。鉴别特征：荚果带形，扁平，长 30~60 cm，宽 3.5~5 cm；稍弯曲，暗红褐色，成熟时黑褐色，顶端有宿存花柱；种子 20~40 粒，横长圆形，平滑，坚硬，黄色染有褐斑，长约 1.5 cm，宽约 0.7 cm。

（6）**刀豆**：豆科刀豆属植物刀豆 *Canavalia gladiata* (Jacq.) DC. 的干燥未成熟果实。鉴别特征：呈扁长的剑鞘状，有的略弯曲，宽 2.5~4 cm，厚 0.1~0.4 cm；表面红棕色，被浅灰色粉，擦去粉后具光泽；种子所在处隆起，背缝线呈凹陷的沟纹；种子多数，扁椭圆形，棕褐色，光滑；质坚硬；气微，味淡。

42. 丹 参

【来源】
唇形科鼠尾草属植物丹参 *Salvia miltiorrhiza* Bge. 的干燥根及根茎。

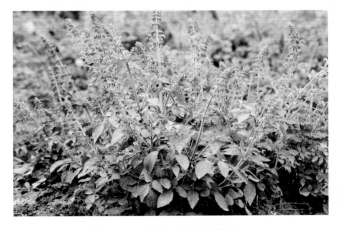

图42-1 丹参（植物花期）

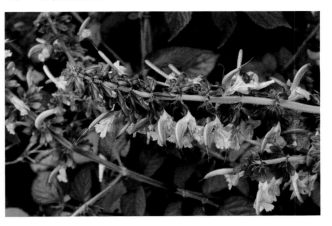

图42-2 丹参（植物花序）

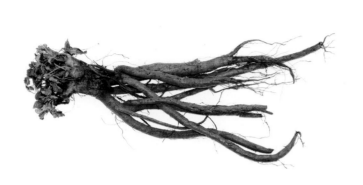

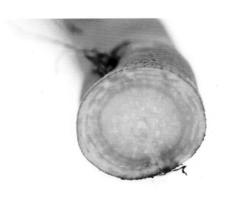

图42-3 丹参（鲜品）

图42-4 丹参鲜品（横切面）

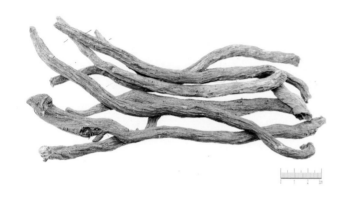

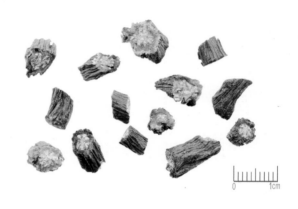

图42-5 丹参（药材）

图42-6 丹参（饮片）

【术语】

"紫丹参"：丹参商品以表面紫红者为佳，故名。

【炮制加工】

丹参（切片）：取丹参药材，除去杂质和残茎，洗净，润透，切厚片，干燥。本品收载于《中华人民共和国药典》2020年版一部。

丹参（切段或片）：取丹参药材，除去杂质和残茎，洗净，润透，切段或极薄片，干燥。本品收载于《四川省中药饮片炮制规范》2015年版。

酒丹参：取丹参片，照酒炙法，炒干。本品收载于《中华人民共和国药典》2020年版一部。

醋丹参：取丹参片，照醋炙法，炒干。本品收载于《陕西省中药饮片标准·第一册》2007年版。

【混伪品及习用品】

（1）紫丹参：唇形科鼠尾草属植物甘西鼠尾草 *Salvia przewalskii* Maxim. 的干燥根，又名"红秦艽"或"甘肃丹参"。鉴别特征：主根明显，呈长圆锥形，上粗下细，长10~20 cm，直径1~4 cm；表面暗紫红色；根头部常见1至数个根茎扭结在一起，根部扭曲呈辫子状，外皮常呈鳞片状及条状剥落而显红褐色；质松而脆，易折断；断面不平坦，可见多数细小黄白色木心（维管束）；气弱，味微苦。本品收载于《甘肃省中药材标准》2009 年版。

（2）大紫丹参：唇形科鼠尾草属植物褐毛甘西鼠尾草 *Salvia przewalskii* var. *mandarinorum* (Diels) Stib. 的干燥根及根茎。鉴别特征：呈圆锥形，扭曲，下部有分支，长 15~30 cm，直径 2~4 cm；根茎常分叉，上端残存有四棱形茎基及鳞片；主根由多数细根扭成麻花状，表面有多数不规则的纵沟纹，表皮紫褐色，脱落处显砖红色；质松泡，易折断；细根断面中心白色；气微，味苦、微甜。本品收载于《云南省中药材标准·第七册》2005 年版。

（3）滇丹参：唇形科鼠尾草属植物云南鼠尾草 *Salvia yunnanensis* C. H. Wright 的干燥根及根茎。鉴别特征：根茎粗短，表面粗糙，具有密集的叶痕、残留茎基和叶柄基；根呈纺锤形，1 至数条，呈簇状或着生于根茎的一侧，长 5~18 cm，直径 0.2~0.7 cm；支根分支处常变细；表面砖红色或暗红棕色，有纵皱纹，可见须根痕；老根栓皮灰褐色或棕褐色，呈鳞片状脱落，露出红棕色的新栓皮，有的皮部开裂，显出白色木部；质坚硬，易折断，断面不平坦，角质样或纤维性，木栓层砖红色，皮部灰褐色，形成层明显，木部黄白色，可见放射状纹理；气微香，味淡，微苦涩。本品收载于《贵州省中药材、民族药材质量标准》2003 年版。

（4）拟丹参：唇形科鼠尾草属植物拟丹参 *Salvia sinica* Migo 的根及根茎，又名"浙皖丹参"。鉴别特征：根茎粗短，灰褐色，具残留叶痕，下面具数条根；根圆柱形，长 5~20 cm，直径 0.3~1.5 cm，灰褐色，具纵皱或纵沟，有的皮部裂开露出白色木部，常带根须；质坚、脆；断面角质样，皮部灰白色，木部白色。

（5）藏丹参：唇形科鼠尾草属植物绒毛栗色鼠尾草 *Salvia castanea* f. tomentosa Stib. 的干燥根及根茎。鉴别特征：根茎短粗，顶端残留较多粗壮的茎基；根呈圆锥形或圆柱形，扭曲不直，或相互交错扭转成麻花状，长 10~20 cm，直径 1~5 cm，下部常具数个支根；表面棕褐色或红棕色，粗糙，具纵皱纹，外皮疏松，常成片状脱落，脱落处显红棕色或砖红色；质硬而脆，易折断，断面疏松，不平坦，老根多呈枯朽状，可见淡黄色略呈角质样的木质部；气微，味微苦涩。本品收载于《西藏自治区藏药材标准·第一册》2012 年版。

（6）白花丹参：唇形科鼠尾草属植物白花丹参 *Salvia miltiorrhiza* f. alba C.Y.Wu et H.W.Li 的干燥根及根茎。鉴别特征：根茎短粗，深褐色或深棕色，顶端有时残留茎基；根数条，长圆柱形，稍弯曲，有的下部有分支，全体具须根，长 10~25 cm，直径 0.3~1.2 cm；表面红棕色或暗棕色，具纵皱纹，外皮紧密，不易剥落；质坚实，不易折断；断面较平整，皮部红棕色，木部灰色或灰黄色，略呈角质样；气微，味微苦、涩。本品收载于《山东省中药材标准》2012 年版。

（7）南丹参：唇形科鼠尾草属植物南丹参 *Salvia bowleyana* Dunn 的干燥根及根茎。鉴别特征：根茎短粗，顶端残留茎基；根呈类圆柱形，略弯曲，具多数须根，长 5~20 cm，直径 0.2~0.8 cm；表面灰棕色或灰红色，粗糙，具纵皱纹，有时成鳞片状剥落；质坚硬，易折断；断面不平坦，角质状，韧皮部浅棕黄色或暗棕色，木质部紫褐色，可见黄白色小点；气微，味微苦。本品收载于《江西省中药材标准》2014 年版。

（8）三叶丹参：唇形科鼠尾草属植物三叶鼠尾草 *Salvia trijuga* Diels 的干燥根。鉴别特征：根茎短，下生数条圆形的根，表面砖红色。

（9）黄花丹参：唇形科鼠尾草属植物黄花鼠尾草 *Salvia flava* Forrest ex Diels 的干燥根。鉴别特征：根黑褐色，长 9~28 cm，直径 0.6~1 cm；质较松泡，易碎。

（10）**长冠鼠尾**：唇形科鼠尾草属植物长冠鼠尾 *Salvia plectranthoides* Griff 的干燥根及根茎。鉴别特征：根茎短而近木质，根圆柱形或菱形，表面灰红色。

（11）**续断**：川续断科川续断属植物川续断 *Dipsacus asper* Wallich ex Candolle 的干燥根，本品曾经切片染色后冒充丹参。鉴别特征：为类圆形横切片，表面暗红色，手搓后常有暗红色粉状物脱落；横切面呈墨绿色或棕色，木部黄色，呈放射状，有的切面被染色而呈不均匀的暗红色。本品收载于《中华人民共和国药典》2020 年版一部。

43. 淡竹叶

【来源】

禾本科淡竹叶属植物淡竹叶 *Lophatherum gracile* Brongn. 的干燥茎叶。

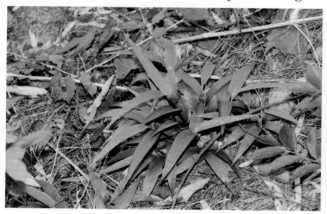

图43-1　淡竹叶（植物）

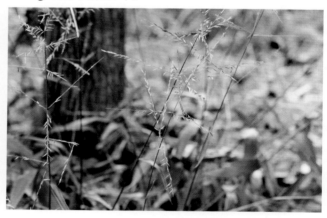

图43-2　淡竹叶（植物花序）

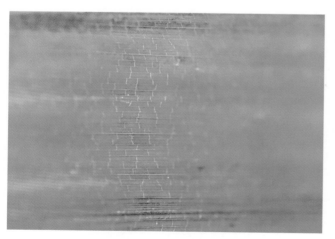

图43-3　淡竹叶（植物叶脉）

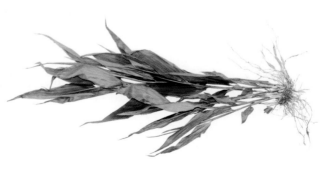

图43-4　淡竹叶（鲜品）

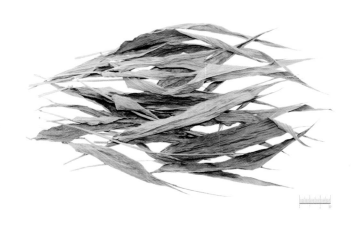 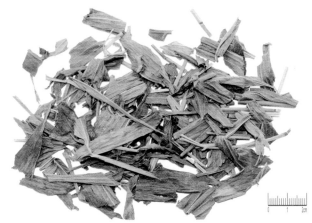

图43-5　淡竹叶（药材）　　　　　　　　　　　图43-6　淡竹叶（饮片）

【炮制加工】

淡竹叶（切制）：取淡竹叶药材，除去杂质，切段。本品收载于《中华人民共和国药典》2020 年版一部。

【混伪品及习用品】

（1）竹叶：禾本科刚竹属植物毛金竹 *Phyllostachys nigra* var. *henonis* (Mitford) Stapf ex Rendle 等多种同属植物的干燥叶，本品曾经切制后冒充淡竹叶。鉴别特征：呈不规则的丝状，完整者呈狭披针形，长 7.5~16 cm，宽 1~2 cm，先端渐尖，基部钝形；表面淡黄色或黄绿色，叶脉平行，具横行小脉，形成长方形网络状，下表面尤明显；体轻，质柔韧；气微，味淡。本品收载于《安徽省中药饮片炮制规范》2005 年版。

（2）苦竹叶：禾本科大明竹属植物苦竹 *Pleioblastus amarus* (Keng) Keng f. 的干燥嫩叶。鉴别特征：叶片呈披针形，多卷曲，长 6~18 cm，宽 1~2 cm；上表面灰绿色，光滑，下表面粗糙有毛；先端锐尖，叶柄长 6~10 mm；叶脉平行，主脉较粗，两侧细脉各 6~10 条；边缘有细锯齿；体轻，质脆；气微，味淡、微苦。本品收载于《陕西省药材标准》2015 年版。

（3）中华淡竹叶：禾本科淡竹叶属植物中华淡竹叶 *Lophatherum sinense* Rendle 的干燥嫩叶。鉴别特征：小穗呈宽披针形（淡竹叶小穗为狭披针形），宽 2.5~3 mm。

（4）鸭跖草：鸭跖草科鸭跖草属植物鸭跖草 *Commelina communis* L. 的干燥地上部分。鉴别特征：黄绿色或黄白色，较光滑；茎有纵棱，直径约 0.2 cm，多有分枝或须根，节稍膨大，节间长 3~9 cm；质柔软，断面中心有髓；叶互生，多皱缩、破碎，完整叶片展平后呈卵状披针形或披针形，长 3~9 cm，宽 1~2.5 cm；先端尖，全缘，基部下延成膜质叶鞘，抱茎，叶脉平行；花多脱落，总苞佛焰苞状，心形，两边不相连；花瓣皱缩，蓝色；气微，味淡。本品收载于《中华人民共和国药典》2020 年版一部。

44. 当 归

【来源】

伞形科当归属植物当归 *Angelica sinensis* (Oliv.) Diels 的干燥根。

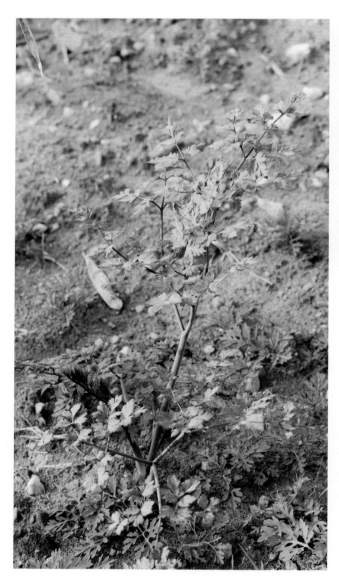

图44-1　当归（植物）

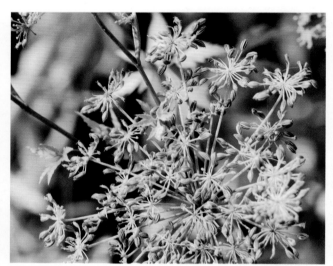

图44-2　当归（植物果实）

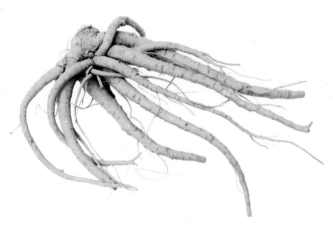

图44-3　当归（鲜品）

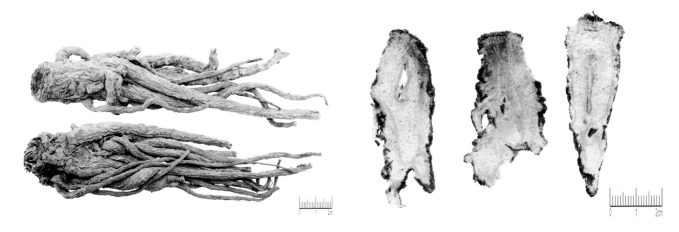

图44-4 当归（药材）　　　　　　　　图44-5 当归饮片（归头）

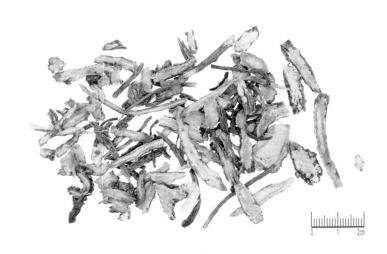

图44-6 当归饮片（全归）

【术语】

"全归"：当归全体，又名"原枝归"。

"归头"：当归的根头部（短缩的根茎和根的上端），又名"葫首"。

"归身"：当归的主根。

"归尾"：当归的侧根（支根）和须根。

"马尾归"：当归的主根粗短，下支根众多呈须毛状者，似马尾。

"油性"：当归横切面显油润，手握柔软，常带棕黄色油点和芳香气味，习称"油性"。

【炮制加工】

当归（切制）：取当归药材，除去杂质，洗净润透，切薄片，晒干或低温干燥。本品收载于《中华人民共和国药典》2020年版一部。

当归头：取当归头，洗净，稍润，切厚片，晒干或低温干燥。本品收载于《四川省中药饮片炮制规范》2015 年版。

当归身：取当归药材，除去杂质和侧根，洗净，润透，切去头部，切薄片，晒干或低温干燥。本品收载于《陕西省中药饮片标准·第二册》2009 年版。

当归尾：取当归药材，除去杂质，取侧根洗净，润透，切薄片，晒干或低温干燥。本品收载于《陕西省中药饮片标准·第二册》2009 年版。

酒当归：取净当归片，照酒炙法，炒干。本品收载于《中华人民共和国药典》2020 年版一部。

炒当归：取净当归片，置炒制容器内用文火炒至黄色，取出，摊凉。本品收载于《广东省中药饮片炮制规范·第一册》。

土炒当归：取净当归片，照土炒法，炒至表面挂土色（每 100 kg 当归片，用灶心土 30 kg）。本品收载于《湖北省中药饮片炮制规范》2018 年版。

当归炭：取净当归片，置热锅内，中火炒至表面焦褐色，喷淋清水少许，灭尽火星，取出，及时摊晾，凉透。本品收载于《山东省中药饮片炮制规范·上册》2012 年版。

【混伪品及习用品】

（1）东当归：伞形科当归属植物东当归 *Angelica acutiloba* (Sieb. et Zucc.) Kitagawa 的干燥根。鉴别特征：长 10~18 cm；主根粗短，有细环纹，直径 1.5~3 cm；顶端有叶柄及茎基痕，中央凹陷，有的已切齐；支根从主根下长出 10 余条或更多，直径 0.2~1 cm；表面土黄色、棕黄色或棕褐色；全体有细纵纹及横向突起的皮孔状斑痕，具须根或须根痕；干时质脆，受潮则变软，有韧性；断面整齐，皮部类白色，木部黄白色或黄棕色；气芳香，味甜而后稍苦。

（2）野当归：伞形科藁本属植物野当归 *Ligusticum glaulescens* Fr. 的干燥根。鉴别特征：呈圆锥形，具 1 个或数个分支，常见二歧式分支；主根长 1~3.5 cm，直径 1~3 cm；支根长短不等，直径 0.4~0.8 cm；表面棕色、红棕色或黑棕色；根头部具横环纹，顶端具叶柄及茎的残痕或呈枯洞状；全体饱满或有纵皱及皮孔状斑痕；质坚硬，断面黄白色；略有当归香气，味微甜而后苦，稍麻舌。

（3）欧当归：伞形科欧当归属植物欧当归 *Levisticum officinale* Koch 的干燥根。鉴别特征：呈圆柱形，主根较长而粗，顶端有 2 个以上茎基残痕，根头部常附有叶鞘残基；长短不等，直径 0.7~2 cm；表面灰棕色或棕色，有纵皱纹及横长皮孔状斑痕；质柔韧，断面呈颗粒性，黄白色或棕黄白色，质疏松呈海绵状；气浊闷，味微甜而麻舌。

（4）紫花前胡：伞形科当归属植物紫花前胡 *Angelica decursiva* (Miquel) Franchet et Savatier 的干燥根。鉴别特征：呈不规则圆柱形、圆锥形或纺锤形，主根较细，有少数支根，长 3~15 cm，直径 0.8~1.7 cm；表面棕色至黑棕色，根头部偶有残留茎基和膜状叶鞘残基，有浅直细纵皱纹，可见灰白色横向皮孔样突起和点状须根痕；质硬；断面类白色，皮部棕褐色，较窄，散有少数黄色油点，木部黄棕色，皮部易与木部分离；气芳香，味微苦、辛。本品收载于《中华人民共和国药典》2020 年版一部。

（5）独活：伞形科当归属植物重齿当归（重齿毛当归）*Angelica biserrata* (Shan et Yuan) Yuan et Shan 的干燥根。鉴别特征：主根粗短，略呈圆柱形，下部 2~3 分支或较多，长 10~30 cm；根头部膨大，圆锥形，多具横皱纹，直径 1.5~3 cm，顶端有茎叶残痕；表面灰褐色或棕褐色，具纵皱纹，有隆起的横长皮孔及稍突起的细根痕；质较硬，受潮变软，断面有1棕色环，皮部灰白色，可见多数散在的棕色油点，木部黄棕色；有特异香气，味辛苦，微麻舌。本品收载于《中华人民共和国药典》2020年版一部。

（6）大独活：伞形科当归属植物朝鲜当归 *Angelica gigas* Nakai 的干燥根。鉴别特征：根头部短粗，长 2~5 cm，直径 2~3 cm；表面有横环纹，顶部有叶基痕，下面生有数个支根；支根长 5~15 cm，直径 0.5~1 cm；表面有纵皱纹及多数横向突起的皮孔状斑痕，并可见渗出棕褐色黏稠的树脂样物质；质脆，断面皮部灰白色，木部黄白色；气芳香，味微甜而后辛、苦。

（7）阿穆尔独活：伞形科当归属植物黑水当归 *Angelica amurensis* Schischk. 的干燥根。鉴别特征：呈圆柱形，有数个支根，全长 12~20 cm，表面黑褐色；根头部具横环纹，顶端有叶基痕及芽痕，或已切齐；根头下面数条支根，长 5~15 cm，直径 0.5~2 cm；表面有突起的皮孔状斑痕及须根痕；断面有裂隙，皮部灰白色、黄白色或灰褐色，木质部黄白色；气香、味微甜而辛辣。

（8）白芷：伞形科当归属植物白芷 *Angelica dahurica* (Fisch. ex Hoffm.) Benth. et Hook. f. ex Franch. et Sav. 的干燥根。鉴别特征：呈长圆锥形，长 10~25 cm，直径 1.5~2.5 cm；表面灰棕色或黄棕色，根头部呈钝四棱形或近圆形，具纵皱纹、支根痕及皮孔样的横向突起，有的排列成四纵行；顶端有凹陷的茎痕；质坚实，断面白色或灰白色，粉性，形成层环棕色，近方形或近圆形，皮部散有多数棕色油点；气芳香，味辛、微苦。本品收载于《中华人民共和国药典》2020年版一部。

（9）独支当归：伞形科当归属植物独支当归 *Angelica* sp. 的干燥根。鉴别特征：呈长圆柱形，上粗下细，全长 15~20 cm；主根较短，长 1.5~4 cm，直径 0.8~1.8 cm；具 2~4 个支根，表面灰黄色或灰棕色；根头部顶端有叶柄及茎的残基，有横环纹；全体有纵皱纹、横长的皮孔状斑痕及须根痕；质坚硬，断面皮部类白色，木部黄白色或黄棕色；臭微，味微甜而后麻舌。

（10）土当归：五加科楤木属植物西藏土当归 *Aralia tibetana* Hoo 的干燥根及根茎。鉴别特征：略呈圆柱形，下部有支根 3~5 条或更多；长 15~25 cm，表面黄棕色至棕褐色，具纵皱纹及横长皮孔，主根表面凹凸不平；易折断，断面灰白色；气清香浓厚，味甘、辛、微苦。本品收载于《西藏自治区藏药材标准·第一册》2012年版。

（11）迷果芹：伞形科迷果芹属植物迷果芹 *Sphallerocarpus gracilis* (Bess.) K.-Pol. 的干燥根，又名"甜当归"。鉴别特征：呈长圆锥形或圆柱形；长 5~12 cm，直径 0.4~0.8 cm；头部有时可见残留茎基和黑色环状叶基，表面淡黄色或黄褐色，具细密的纵皱纹，顶端具横向环纹；木部白色，髓部黄色，具多数放射状裂隙；体轻、质脆，断面乳白色；气微，味甘。本品收载于《青海省藏药炮制规范》2010年版。

（12）当归藤：紫金牛科酸藤子属植物当归藤 *Embelia parviflora* Wall. ex A. DC. 的干燥地上部分。鉴别特征：茎呈圆柱形，长短不一，直径 3~10 mm；表面灰褐色，有白色皮孔；质硬，折断面不平坦，黄白色；嫩枝密被锈色柔毛；叶片多皱缩，或破碎，完整者展开后呈卵形，长 10~15 mm，宽 5~7 mm，全缘；上表面褐色，无毛，中脉下陷，下表面棕褐色，密被小凹点，中脉突起，被短柔毛；伞形或聚伞花序，腋生；果呈球形，暗红色，无毛，宿存萼反卷；气香，味微苦、涩。本品收载于《广西壮族自治区瑶药材质量标准·第一卷》2014年版。

45. 党 参

【来源】

桔梗科党参属植物党参 *Codonopsis pilosula* (Franch.) Nannf.、素花党参 *Codonopsis pilosula* Nannf. var. *modesta* (Nannf.) L. T. Shen 或川党参 *Codonopsis tangshen* Oliv. 的干燥根。

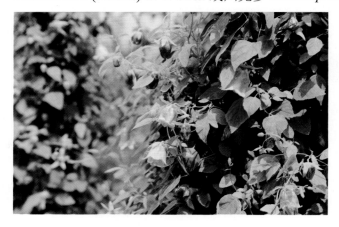

图45-1 川党参（植物花期）

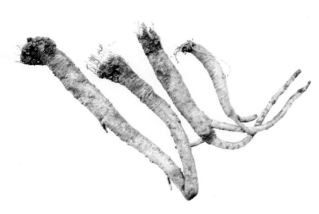

图45-2 党参（鲜品）

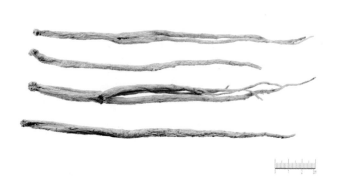

图45-3 党参（药材）

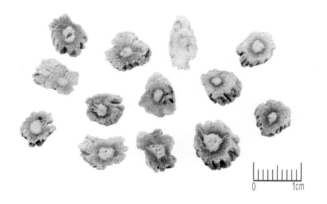

图45-4 党参（饮片）

【术语】

"西党"：主产于甘肃、陕西、青海及四川西北部地区的素花党参，商品习称"西党"。

"纹党"：主产于甘肃文县、四川平武的素花党参，商品习称"纹党"。

"条党"：主产于湖北西部、湖南西北部、四川北部和东部接壤地区及贵州北部的川党参，因形多条状，商品习称"条党"或"单枝党"。

"狮子盘头"：条粗的党参，根头部有多数疣状突起的茎痕及芽，每个茎痕顶端呈凹下的圆点状，形如"狮子盘头"。

"蚯蚓头"：西党野生品上半部具紧密环纹，形似防风的蚯蚓头特征，又名"防党"。

"豆豉尾"：党参尾部及断口处有黑色胶状物，习称"豆豉尾"。

"京柿肉"：党参断面呈类似枣肉样，习称"京柿肉"。

"美人面"：西党断面，皮部呈淡棕色或粉红色（胭脂色），习称"美人面"。

"泥鳅头"：条党的茎痕较少而小，芦茎小于正身者，习称"泥鳅头"。

【炮制加工】

党参（切片）：取党参药材，除去杂质，洗净，润透，切厚片，干燥。本品收载于《中华人民共和国药典》2020年版一部。

党参（切段）：取党参药材，除去杂质，洗净，润透，切段，干燥。本品收载于《四川省中药饮片炮制规范》2015年版。

米炒党参：取党参片，照炒法，用米拌炒至表面深黄色，取出，筛去米，放凉（每100 kg党参片，用米20 kg）。本品收载于《中华人民共和国药典》2020年版一部。

蒸党参：取党参段，照蒸法，蒸至透心，有香甜味时，取出，干燥。本品收载于《四川省中药饮片炮制规范》2015年版。

土炒党参：取党参段，照土炒法，炒至挂土色，有香气溢出。本品收载于《四川省中药饮片炮制规范》2015年版。

麸炒党参：取净党参片，照麸炒法，炒至呈深黄色（每100 kg党参片，用麦麸10 kg）。本品收载于《湖北省中药饮片炮制规范》2018年版。

蜜党参：取党参片，照蜜炙法，炒至不粘手（每100 kg党参，用炼蜜20 kg）。本品收载于《陕西省中药饮片标准·第一册》2007年版。

【混伪品及习用品】

（1）贵州党参：桔梗科党参属植物管花党参 *Codonopsis tubulosa* Kom. 的干燥根，又名"白花党参"或"叙党"。鉴别特征：呈长圆柱形，少有分支，长15~30 cm，直径0.8~1.5 cm；根头部有许多密集的小疙瘩呈"狮子盘头"状，颈部略狭缩，多有密集的环纹；全体有多数不规则纵沟槽和细纵纹，以及横长或点状突起的皮孔；外皮黄白色；质较硬，易折断，断面不平坦，皮部乳白色，木部浅黄色；气微香，味微甜，嚼之不化渣。本品收载于《贵州省中药材、民族药材质量标准》2003年版。

（2）甘孜党参：桔梗科党参属植物球花党参 *Codonopsis subglobosa* W. W. Sm. 和灰毛党参 *Codonopsis canescens* Nannf. 的干燥根，又名"甘孜党"或"蛇头党"。鉴别特征：呈圆柱形至长纺锤状圆柱形，顶端细，中部粗，长10~35 cm. 直径1~3.2 cm；球花党参根茎（芦头）呈圆锥形，顶端渐尖，有茎基残痕，四周有少量疣状突起的草质茎或芽痕，灰毛党参根茎顶端有一类圆柱形茎基痕，直径0.3~1 cm，四周有较多疣状突起的草质茎或芽痕，二者均类似"蛇头"状；根茎下有致密的环状横纹，可达全体一半；表面黄灰色，为纵皱纹，横长及疣状突起；质硬，易折断，断面皮部黄白色，木部黄色，具放射状纹理；气微、味淡或微甘，嚼之有渣。

（3）新疆党参：桔梗科党参属植物新疆党参 Codonopsis clematidea (Schrenk) C. B. Cl. 的干燥根。鉴别特征：呈长圆柱形，略弯曲，长 15~35 cm，直径 0.5~4 cm；表面黄白色至灰棕色；头部有茎痕及芽，下部有较密的环纹；表面有纵皱纹及支根痕；质较脆，断面有裂隙及放射状纹理，皮部呈黄棕色，木部淡黄色；气微，味微甜。本品收载于《新疆维吾尔自治区维吾尔药材标准》2010 年版。

（4）茂党：桔梗科党参属植物茂党 Codonopsis sp. 的干燥根。鉴别特征：表面纵向沟棱明显，点状突起的皮孔亦较多；质硬，糖性少；表面呈棕褐色；有党参香气但兼具烟臭气，味微甜。

（5）石生蝇子草：石竹科蝇子草属植物石生蝇子草 Silene tatarinowii Regel 的干燥根及根茎，又名"山女娄菜"或"石生麦瓶草"。鉴别特征：根茎顶端膨大，有数个茎基痕；根表面类白色或淡黄白色，光洁细腻；顶端具多数疣状突起的芽痕，具点状皮孔样斑痕及纵沟，或有灰棕色栓皮残存；质硬而脆，易折断；断面类白色或淡黄白色，皮部薄，有的已与木质部分离；气微，嚼之有香味。

（6）绿花党参：桔梗科党参属植物绿花党参 Codonopsis viridiflora Maxim. 的干燥根。鉴别特征：直根粗大，一般长约 20 cm，直径约 1.5 cm；表面棕黄及土黄色；"狮子盘头"特大，尾小，环纹少，质枯梗如柴；味微甜，嚼之多渣。

（7）银柴胡：石竹科繁缕属植物银柴胡 Stellaria dichotoma var. lanceolata Bge. 的干燥根。鉴别特征：呈类圆柱形，有分支，下部多扭曲，直径 0.6~1.2 cm；表面浅棕黄色或浅黄棕色，纵皱纹细腻明显，细支根痕多呈点状凹陷；根头部有多数疣状突起，无环状横纹；质硬脆；折断面质地较紧密，几无裂隙，略显粉性；断面木部放射状纹理不甚明显，韧皮部浅棕色，甚窄，为木部的 1/6~1/4，木部宽大，黄白色；气微，味微甜。本品收载于《中华人民共和国药典》2020 年版一部。

（8）羊乳：桔梗科党参属植物羊乳 Codonopsis lanceolata (Sieb. et Zucc.) Trautv. 的干燥根，又名"山海螺""奶党"或"四叶参"。鉴别特征：呈纺锤形，短而粗，中部膨大，长 5~10 cm，直径 2~4 cm；根茎呈类圆柱形或圆锥形，有较多瘤状突起的茎或芽痕，基部有数列横长的芦碗，芦碗中有疣状突起的茎痕；芦头向下有由密渐疏的环状横纹，几达全体；表面淡黄褐色，粗糙，散在少量瘤状突起；体轻，质松泡，易折断；断面白色，有裂隙，有蜂窝；无臭，味微苦。本品收载于《浙江省中药炮制规范》2015 年版，以"山海螺"收载于《广东省中药材标准·第三册》。

（9）迷果芹：伞形科迷果芹属植物迷果芹 Sphallerocarpus gracilis (Bess.) K.-Pol. 的干燥根，又名"甜当归"。鉴别特征：呈长圆锥形或圆柱形；长 5~12 cm，直径 0.4~0.8 cm；头部有时可见残留茎基和黑色环状叶基；表面淡黄色或黄褐色，具细密的纵皱纹，顶端具横向环纹，无"狮子盘头"；木部白色，髓部黄色，有多数放射状裂隙；体轻、质脆，断面乳白色；气微，味甘。本品收载于《青海省藏药炮制规范》2010 年版。

（10）金钱豹：桔梗科金钱豹属植物金钱豹 Campanumoea javanica Bl. 和大花金钱豹 Campanumoea javanica Bl. subsp. javanica 的干燥根，又名"土党参"或"桂党参"。鉴别特征：呈类圆柱形，有的具棱，近方柱形，稍弯曲；长 8~20 cm，直径 0.5~2 cm；根顶端有数个较大的瘤状突起茎痕，直径 2~4 mm；有的根头有明显的短根茎，其上有稀疏的疣状突起；全体棕黄色，部分呈棕黑色，有极突出明显的纵棱及纵皱纹，棱上多疙状突起；质硬易折断，断面不平坦，类白色或黄白色；气微、味淡。本品以"土党参"收载于《贵州省中药材、民族药材质量标准》2003 年版。

（11）**明党参**：伞形科明党参属植物明党参 *Changium smyrnioides* Wolff 的干燥根。鉴别特征：呈细长圆柱形、长纺锤形或不规则条块，长 6~20 cm，直径 0.5~2 cm；表面黄白色或淡棕色，光滑或有纵沟纹和须根痕，有的具红棕色斑点；质硬而脆，断面角质样；皮部较薄，黄白色，有的易与木部剥离，木部类白色；气微，味淡。本品收载于《中华人民共和国药典》2020 年版一部。

（12）**藏党参**：桔梗科党参属植物长花党参 *Codonopsis thalictrifolia* Wall. var. *mollis* (Chipp.) L. T. Shen 的干燥全草。鉴别特征：根呈圆锥形或略近于纺锤形，长 10~20 cm，直径 0.5~2 cm；表面灰褐色，有稀疏皮孔；断面黄白色，不平整；茎圆柱形，略弯曲，直径 1~3 mm；表面黄绿色或暗紫色，有稀疏纵沟纵皱，疏生白色短毛；质轻脆，易折断；断面黄白色或淡绿色，髓部海绵状或中空；叶多皱缩破碎，完整叶片卵状心形，阔卵形或卵形，近全缘或微波状，表面灰绿色，两面密被白色短毛；花多破碎，花萼裂片 5 枚，长约 4 mm，有疏毛，花冠蓝紫色；气微，味淡。本品收载于《中华人民共和国卫生部药品标准·藏药·第一册》。

（13）**秦岭党参**：桔梗科党参属植物秦岭党参 *Codonopsis tsinlingensis* Pax et K. Hoffmann 的干燥根，又名"大头党"。鉴别特征：呈长圆柱形，稍弯曲，长 5~15 cm，直径 0.3~1.2 cm；表面黄白色至灰棕色，根头部显著膨大，具多数疣状突起及茎痕；根头下部有时可见稀疏的横纹，根上常有明显不规则分布的疣状突起，有时呈簇状；质稍硬脆，易折断；断面不甚平坦，有裂隙或放射状纹理，皮部淡黄白色或淡棕色，木质部淡黄色；具特异香气，味微甜。本品收载于《陕西省药材标准》2015 年版。

46. 刀 豆

【来源】

豆科刀豆属植物刀豆 *Canavalia gladiate* (Jacq.) DC. 的干燥成熟种子。

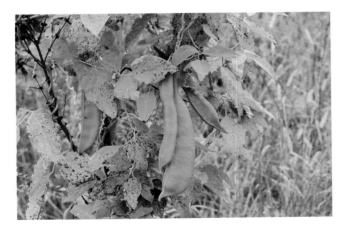
图46-1 刀豆（植物果期）

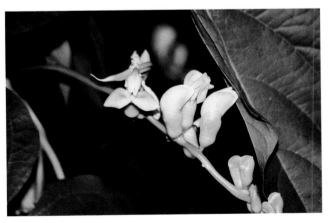
图46-2 刀豆（植物花）

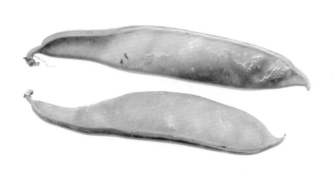

图46-3 刀豆果实（鲜品）

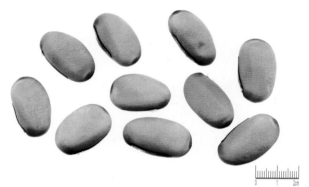

图46-4 刀豆（药材）

【术语】

"黑眉"：刀豆的灰黑色眉状种脐，其上具有3条白色纹线，习称"黑眉"。

【炮制加工】

刀豆（净制）：取刀豆药材，除去杂质，用时捣碎。本品收载于《中华人民共和国药典》2020年版一部。

【混伪品及习用品】

（1）**刀豆壳**：豆科刀豆属植物刀豆 *Canavalia gladiata* (Jacq.) DC. 的干燥成熟荚果壳。鉴别特征：呈镰刀形，开裂或分裂成2片，常扭曲，长15~30 cm，宽3~6 cm；先端尖，微弯曲；基部常带有粗壮的果柄；外果皮灰黄色至浅棕黄色，平滑或有粗皱纹；中果皮革质，与外果皮不易剥离；内果皮白色，疏松呈海绵状，有种子脱落后的凹痕，近腹缝线处可见浅褐色种柄残留，距背缝线两侧有1条与之近等长的波状皱缩，腹缝线两侧各有2条隆起的棱线；体轻、种皮革质；气微，味淡。本品收载于《江苏省中药材标准》2016年版。

（2）**洋刀豆**：豆科刀豆属植物直生刀豆 *Canavalia ensiformis* (L.) DC. 的干燥成熟种子。鉴别特征：呈扁卵圆形，较小，长约2 cm，宽约1.5 cm；表面白色或类白色，较光滑，有时可见裂纹；边缘具眉状红棕色种脐，长约1 cm，种脐长约为种子的1/2，上有1条明显的暗黄色细纹；质硬，不易破碎；种皮革质，内表面类白色。

（3）**黑刀豆**：豆科刀豆属植物小刀豆 *Canavalia cathartica* Thou. 的干燥成熟种子。鉴别特征：表面黑色或褐黑色；眉状灰黑色种脐较短，长约2 cm。

（4）**白花油麻藤种子**：豆科黧豆属植物白花油麻藤 *Mucuna birdwoodiana* Tutch. 的干燥成熟种子。鉴别特征：呈矩圆状肾形，两面中间稍内凹；表面深棕色至黑色，具光泽，长2.5~3 cm，宽约2 cm，厚约0.8 cm；种脐黑色，条状突起，约占种子周长的3/4；质坚硬，种皮厚，种仁类白色，气微，味苦。

（5）**常春油麻藤种子**：豆科黧豆属植物常春油麻藤 *Mucuna sempervirens* Hemsl. 的干燥成熟种子。鉴别特征：呈扁卵形或扁圆形，长2~3 cm，宽1.5~2 cm，表面棕色至黑棕色，两面中央略凹陷，略具光泽；边缘具黑褐色近环形的种脐；种脐长约占种子周长的3/4，种脐有灰黑色株柄残基；质硬，不易破碎；种皮革质，内表面黑褐色而光亮，子叶2枚，灰白色；气微，味淡。

47. 地肤子

【来源】

藜科地肤属植物地肤 *Kochia scoparia*（L.) Schrad. 的干燥成熟果实。

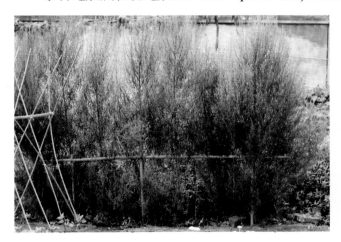

图47-1　地肤（植物）

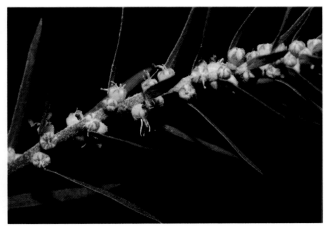

图47-2　地肤（植物果实）

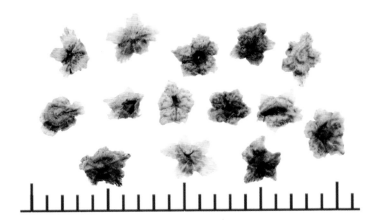

图47-3　地肤子（药材）

【炮制加工】

地肤子（净制）： 取地肤子药材，除去杂质，筛去灰屑。本品收载于《四川省中药饮片炮制规范》2002 年版。

【混伪品及习用品】

（1）藜实：藜科藜属植物藜 *Chenopodium album* L. 的干燥成熟果实，又名"灰菜子"或"灰条子"。鉴别特征：呈扁平五角形，无翅，直径 1~2 mm；外面的宿存花被紧抱果实，呈黄绿色或绿褐色，花被片背面密生点状白色突起；顶端 5 裂，裂片近三角形；基部中央有果柄残痕，可见放射状排列的 5 条棱线；内藏果实 1 枚，果皮薄膜状半透明，易剥离；种子扁圆形，黑色有光泽；内有环状弯曲的黄白色胚，包围乳白色的胚乳；气微弱，味微苦。

（2）小藜子：藜科藜属植物小藜 *Chenopodium ficifolium* Smith 的干燥成熟果实。鉴别特征：外形与藜实极相似，但胞果表面有明显蜂窝状网纹，种子稍圆。

（3）岗松子：桃金娘科岗松属植物岗松 *Baeckea frutescens* L. 的干燥成熟果实。鉴别特征：蒴果呈钟形，带有细小的果柄，萼筒直径约 2 mm，下部呈黄绿色或绿棕色，上部呈红棕色；萼先端 5 裂片，常向内卷；萼筒内的蒴果已开裂，子房 3 室，中央伸出细长的宿存花柱，种子往往脱落；有的可见种子多数，细小，扁平，圆形，红黄色；在放大镜下观察，萼筒表面具有许多小点（油腺）；质硬而脆，用手搓之发出特殊香气，味涩而辛凉。

（4）草木樨：豆科草木樨属植物草木樨 *Melilotus officinalis* (L.) Pall. 的干燥成熟果实，又名"辟汗草"。鉴别特征：呈倒卵形，扁平；长约 3 mm，宽约 2 mm；表面灰褐色，具网状花纹；顶端渐尖，呈鸟嘴状；基部常具宿存花萼，杯状，紧抱果实 1/2 或 1/3 部位，有 5 片披针形的裂片；果实不开裂，中央有一细小如芒的果柄，形弯曲似钩；一端有花柱残基的小尖突起，内含 1 粒浅棕色的种子，卵圆形，具有两片黄色子叶；气微，味微苦。本品收载于《成都市习用中药材质量规定》1984 年版。

（5）茺蔚子：唇形科益母草属植物益母草 *Leonurus japonicus* Houttuyn 的干燥成熟果实。鉴别特征：呈三棱形，长 2~3 mm，宽约 1.5 mm；表面灰棕色至灰褐色，有深色斑点，一端稍宽，平截状，另一端渐窄而钝尖；果皮薄，子叶类白色，富油性；气微，味苦。本品收载于《中华人民共和国药典》2020 年版一部。

（6）土荆芥子：藜科藜属植物土荆芥 *Dysphania ambrosioides* (Linnaeus) Mosyakin et Clemants 的干燥果实。鉴别特征：未成熟果实呈类圆形，成熟果实呈扁球状五角形，直径约 1 mm，厚约 1 mm；表面浅棕色或灰绿色；下端中央有微突起的果柄痕及放射状棱线 5 条；果皮膜质状，半透明，质脆，易剥离；种子黑褐色，扁卵圆形，边缘稍突起，中部稍下陷，表面光滑；嗅之有特殊香气，味辛而微苦。

48. 地骨皮

【来源】

茄科枸杞属植物枸杞 *Lycium chinense* Mill. 或宁夏枸杞 *Lycium barbarum* L. 的干燥根皮。

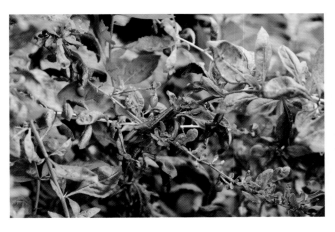

图48-1 枸杞（植物果期）

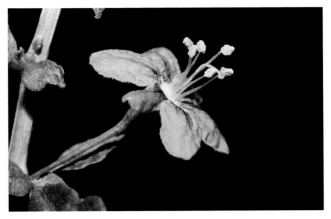

图48-2 枸杞（植物花）

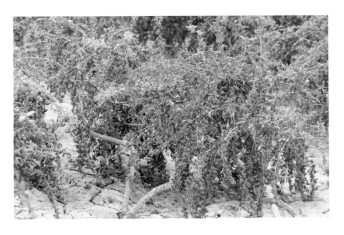

图48-3 宁夏枸杞（植物果期）

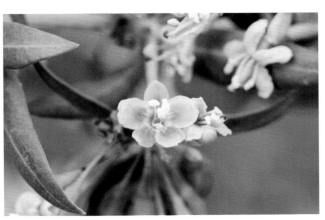

图48-4 宁夏枸杞（植物花）

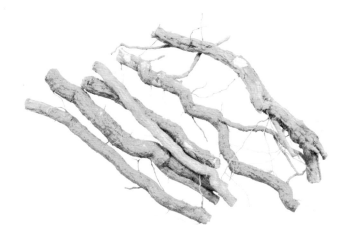

图48-5 枸杞根（鲜品）

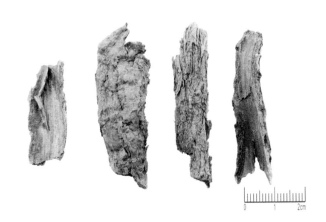

图48-6 地骨皮（药材）

【术语】

"糟皮白里无香气"：地骨皮药材表面粗糙，有纵裂纹，灰黄色至棕黄色，而内面发白色，嗅之无香气。

"糙皮"：地骨皮药材表面的粗皮，易成片状剥落，习称"糙皮"。

【炮制加工】

地骨皮（净制）：取地骨皮药材，除去杂质及残余木心，洗净，晒干或低温干燥。本品收载于《中华人民共和国药典》2020 年版一部。

地骨皮（切制）：取地骨皮药材，除去杂质及残余木心，洗净，沥干，略润，切段，低温干燥。本品收载于《四川省中药饮片炮制规范》2015 年版。

【混伪品及习用品】

（1）荃皮：木樨科素馨属植物黄素馨（探春花）*Jasminum floridum* Bunge 的干燥根皮。鉴别特征：呈筒状或半筒状；长短不等，直径 1~2 cm，厚 1~3 mm；外表面灰黄色至棕黄色，粗糙，有不规则裂纹；裂纹处有黄色粉状物质；内表面黄棕色，有细纵纹；味微苦、涩。

（2）前皮：木樨科素馨属植物毛叶探春 *Jasminum giraldii* Diels 的干燥干皮。鉴别特征：呈槽状、半筒状或筒状，长 2~5 cm，宽约 1 cm，厚 0.1~0.3 cm；外表面灰黄色或淡黄褐色，有不规则纵裂纹，裂纹处有粉状物；内表面棕黄色或棕褐色，有细纵纹；较薄，质脆，易折断，断面不平坦，外层黄色至棕黄色；气微香，味微苦涩；无"糙皮白里"的特征。

（3）大青根皮：马鞭草科大青属植物大青 *Clerodendrum cyrtophyllum* Turcz. 的干燥根皮。鉴别特征：呈管状或半管状卷片，大小、长短不等，厚 0.1~0.3 cm；外表面黄棕色或黄橙色，有纵皱纹；内表面黄棕色或黄白色，有细纵条纹；折断面外层浅黄棕色，内层棕褐色，断面平坦；气弱，味微苦。

（4）鹅绒藤：萝藦科鹅绒藤属植物鹅绒藤 *Cynanchum chinense* R. Br. 的干燥根皮。鉴别特征：呈卷筒状或槽状，形似地骨皮；外表面栓皮灰棕色，有皱纹或裂纹，内表面较平坦；质松脆，易折断，断面分两层，外层黄棕色，内层黄白色；气微，咀嚼似细沙。

（5）五加皮：五加科五加属植物细柱五加 *Eleutherococcus nodiflorus* (Dunn) S. Y. Hu 的干燥根皮。鉴别特征：呈不规则卷筒状，长 5~15 cm，直径 0.4~1.4 cm，厚约 0.2 cm；外表面灰褐色，有稍扭曲的纵皱纹和横长皮孔样斑痕；内表面淡黄色或灰黄色，有细纵纹；体轻、质脆，易折断；断面不整齐，灰白色；气微香，味微辣而苦。本品收载于《中华人民共和国药典》2020 年版一部。

（6）香加皮：萝藦科杠柳属植物杠柳 *Periploca sepium* Bunge 的干燥根皮。鉴别特征：呈卷筒状或槽状，少数呈不规则的块片状；长 3~10 cm，直径 1~2 cm，厚 0.2~0.4 cm；外表面灰棕色或黄棕色，栓皮常呈鳞片状，松软易剥落；内表面淡黄色或淡黄棕色，较平滑，有细纵纹；体轻、质脆，易折断；断面不整齐，黄白色；有特异香气，味苦。本品收载于《中华人民共和国药典》2020 年版一部。

（7）黑枸杞根皮：茄科枸杞属植物黑果枸杞 *Lycium ruthenicum* Murray 的干燥根皮。鉴别特征：外皮易成鳞片状剥落；断面外层黄棕色，内层棕褐色；味咸。

49. 地 龙

【来源】

钜蚓科动物参环毛蚓 *Pheretima aspergillum* (E.Perrier)、通俗环毛蚓 *Pheretima vulgaris* Chen、威廉环毛蚓 *Pheretima guillelmi* (Michaelsen) 或栉盲环毛蚓 *Pheretima pectinifera*（Michaelsen）的干燥体。

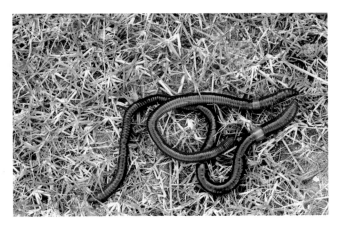

图49-1 参环毛蚓（动物）

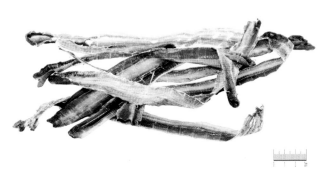

图49-2 地龙（药材）

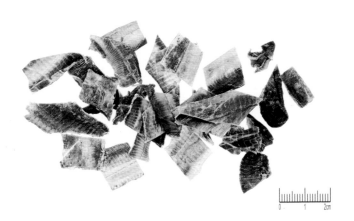

图49-3 地龙（饮片）

【术语】

"广地龙"：钜蚓科动物参环毛蚓的干燥体，习称"广地龙"。

"沪地龙"：钜蚓科动物通俗环毛蚓、威廉环毛蚓或栉盲环毛蚓的干燥体，习称"沪地龙"。

"白颈"：广地龙第 14~16 环节为生殖带，颜色较浅，习称"白颈"。

【炮制加工】

地龙（切制）：取地龙药材，除去杂质，洗净，切段，干燥。本品收载于《中华人民共和国药典》2020 年版一部。

炒地龙：取净地龙段，置锅内，文火炒至表面色泽变深时，取出，放凉。本品收载于《山东省中药饮片炮制规范·上册》2012 年版。

烫地龙：取滑石粉置锅内，加入净地龙，用武火加热，拌炒至黄色鼓起，出锅，筛去滑石粉，放凉。本品收载于《甘肃省中药炮制规范》2009 年版。

酒地龙：取净地龙放在洁净的容器内，喷洒黄酒，充分搅拌，混匀，浸闷至酒吸尽，干燥（每100 kg 地龙，用黄酒 20 kg）。本品收载于《河北省中药饮片炮制规范》2003 年版。

酒地龙：取净地龙，用黄酒拌匀，待酒吸干，用中火将砂子炒至烫手，投入净地龙，炒至微鼓起并转棕黄色，微具焦斑时，出锅，筛去砂子，放凉（每100 kg 净地龙，用黄酒 10 kg）。本品收载于《甘肃省中药炮制规范》2009 年版。

甘草泡地龙：取净地龙或净地龙段，放入温甘草水中泡 2 h，捞起，干燥，切段，筛去灰屑（每100 kg 净地龙，用甘草 20 kg 煮汤）。本品收载于《广东省中药饮片炮制规范·第一册》。

【混伪品及习用品】

（1）赤地龙：正蚓科动物赤子爱胜蚓 *Eisenia foetida* (Savigny) 的干燥体。鉴别特征：呈长条状，略扁或呈薄片，弯曲，长 1.5~5 cm，宽 0.1~0.4 cm；全体具环节，背部黑褐色至棕褐色，腹部淡黄褐色至褐色；体前端稍尖，尾端钝圆；在第 14~15 节间有状如指环生殖带 1 圈（环带），马鞍状，表面较光滑；性隆脊位于 28~30 节，每节有刚毛 1 圈；储精囊 4 对，位于 9~12 节；受精囊 2 对，呈椭圆形，两端延长，一端略短而尖，开口在 9、10 和 10、11 节间背中线附近；体轻，略呈角质，质脆，断面灰白色；气腥，味微咸。本品收载于《广东省中药材标准·第三册》。

（2）缟蚯蚓：钜蚓科动物缟蚯蚓 *Allolobophora caliginosa* (Savigny) trapezoides (Ant.Duges) 的干燥体。鉴别特征：呈弯曲的圆柱形，长 5~10 cm，直径 0.3~0.7 cm；外皮灰褐色或灰棕色，多皱缩不平，生殖环带多不明显；体轻脆，易折断，断面肉薄。

（3）土地龙：钜蚓科动物歪方背暗异唇蚓 *Allolobophora caliginosa trapezoids* (An.Duges) 的干燥体。鉴别特征：全体呈弯曲圆柱形，长 5~10 cm，直径 0.3~0.7 cm；外表面土黄色或灰棕色，多皱缩不平，环带多不明显；体轻脆，易折断，断面肉薄，体腔有泥土；气腥，味微咸。

50. 地 榆

【来源】

蔷薇科地榆属植物地榆 *Sanguisorba officinalis* L. 或长叶地榆 *Sanguisorba officinalis* L. var.

longifolia (Bert.) Yü et Li 的干燥根。

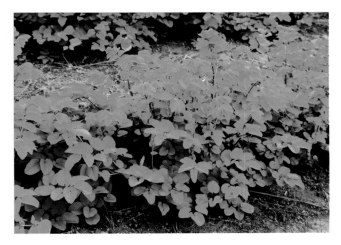

图50-1　地榆（植物）

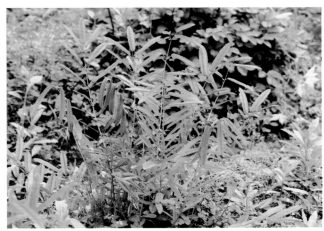

图50-2　长叶地榆（植物）

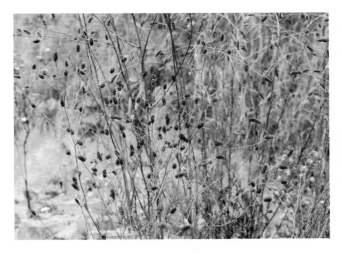

图50-3　长叶地榆（植物花期）

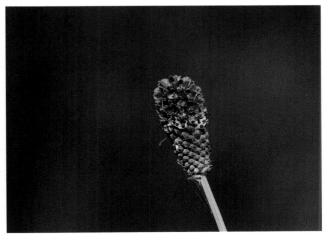

图50-4　长叶地榆（植物花）

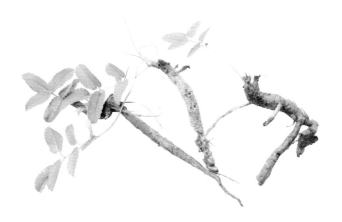

图50-5　地榆（鲜品）

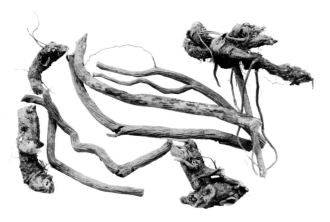

图50-6　地榆（药材）

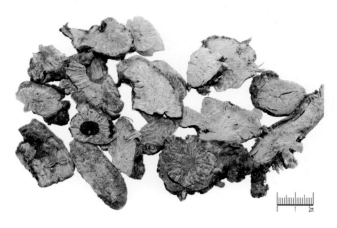

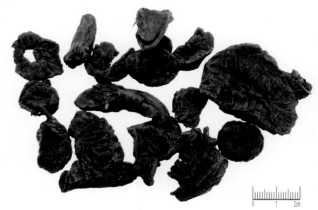

图50-7　地榆（饮片）　　　　　　　　　　　　图50-8　地榆炭（饮片）

【术语】

"绵地榆"：长叶地榆的干燥根，商品习称"绵地榆"。

【炮制加工】

地榆（切制）：取地榆药材，洗净，除去残茎，润透，切厚片，干燥。本品收载于《中华人民共和国药典》2020年版一部。

地榆炭：取净地榆片，照炒炭法，炒至表面焦黑色，内部棕褐色。本品收载于《中华人民共和国药典》2020年版一部。

醋地榆：取净地榆，加醋拌匀，闷润，待醋被吸净后，置锅内，用文火加热，炒至表面淡黄褐色时，出锅，放凉（每净地榆100 kg，用醋20 kg）。本品收载于《甘肃省中药炮制规范》2009年版。

【混伪品及习用品】

（1）**紫地榆**：牻牛儿苗科老鹳草属植物紫地榆 *Geranium strictipes* R. Knuth 的干燥根及根茎。鉴别特征：呈不规则圆柱形，稍弯曲，少分支；上方有膨大的根茎残基，有较多圆柱形突出的茎基痕；表面暗紫红色或棕黑色，栓皮易剥离，有纵皱纹及横向裂纹，顶端有时具环纹；少数有圆柱状根茎；质坚硬，不易折断，断面棕黄色至淡紫红色，形成层环明显，木部放射状；气微，味涩、微苦。本品收载于《云南省中药材标准·第六册·彝族药（Ⅲ）》2005年版。

（2）**细叶地榆**：蔷薇科地榆属植物细叶地榆 *Sanguisorba tenuifolia* Fisch. ex Link 的干燥根及根茎。鉴别特征：根茎上面有数个茎基残痕，下面生有多数长圆柱形的根；根表面棕褐色，有纵皱及横裂纹；质坚韧，不易折断，断面外部皮层有众多黄白色至黄棕色的纤维，中部木质部略平坦，黄色，呈放射状排列；气微弱，味苦涩。

（3）**白花地榆**：蔷薇科地榆属植物白花地榆 *Sanguisorba officinalis* L.f. leucantha Liou 的干燥根及根茎。鉴别特征：顶端根茎圆柱状膨大，着生较多支根；根呈圆柱形或圆锥形，长短不一，略呈马尾状；主根长可达 20 cm，直径 0.6~1 cm，表面棕褐色，具纵皱纹；质坚而略脆，折断面呈纤维性，横断面形成层环明显，皮部黄棕色，木部淡黄色，呈放射状纹理；气微，味微苦涩。

（4）**大白花地榆**：蔷薇科地榆属植物大白花地榆 *Sanguisorba stipulata* Rafinesque 的干燥根及根茎。鉴别特征：根呈圆柱形，稍扭曲，根茎甚长；长 3~21 cm，直径 0.4~1 cm，残留密集的叶柄残基，有时有茎残基；表面粗糙，有较多支根与不定芽残基；表面棕褐色，较平滑，具纵皱；质稍坚，可折断；折断面纤维性，横断面皮部黄棕色，木部稍深，形成层环不明显，多裂隙，髓大；气微，味微苦涩。

（5）**小白花地榆**：蔷薇科地榆属植物小白花地榆 *Sanguisorba tenuifolia* var. *alba* Trautv.et Mey. 的干燥根及根茎。鉴别特征：根茎粗壮，分生多数细长条状圆柱形的根；表面棕褐色，有纵皱及横条纹，富含纤维，断面不整齐。

（6）**白地榆**：蔷薇科委陵菜属植物总梗委陵菜 *Potentilla peduncularis* D. Don 的干燥根。鉴别特征：具分支，粗细不等，粗者 1~3 cm；外表面紫褐色，根头处偶见有黄色毛茸；质地坚硬，断面呈紫褐色。

（7）**红地榆**：蔷薇科委陵菜属植物银叶委陵菜 *Potentilla leuconota* D. Don 的干燥根。鉴别特征：根呈圆柱形；外表面棕红色，粗糙，有裂纹，有时具侧根断后的斑痕；质坚硬，不易折断；断面木心呈棕红色，具车轮纹；无臭，味涩。

（8）**西南委陵菜**：蔷薇科委陵菜属植物西南委陵菜 *Potentilla lineata* Treviranus 的干燥根，又名"管仲"。鉴别特征：根粗壮，直长；外表面紫褐色，有纵皱纹；质坚硬，难以折断；断面不平坦，紫棕色；臭微，味苦涩。

（9）**宽蕊地榆**：蔷薇科地榆属植物宽蕊地榆 *Sanguisorba applanata* Yü et Li 的干燥根。鉴别特征：呈圆柱形，稍扭曲状弯曲，稀生支根，具支根痕；表面棕褐色，纵皱纹明显；质较脆，折断面较平坦，疏松，粉质，横断面形成层环隐约可见，皮部淡黄色，稍呈放射状排列，中心可见宽大的髓部；气微，味微苦涩。

（10）**粉花地榆**：蔷薇科地榆属植物粉花地榆 *Sanguisorba officinalis* var. *carnea* (Fisch.) Regel ex Maxim. 的干燥根。鉴别特征：呈长圆锥形，稍弯曲；表面灰棕色，有支根与细根痕，粗糙，具纵皱纹；质脆易折断，折断面较平坦，形成层环明显，皮部苍白色，木部淡黄色，呈放射状纹理；气微，味微苦涩。

（11）**直穗地榆**：蔷薇科地榆属植物直穗地榆 *Sanguisorba grandiflora* Makino 的干燥根。鉴别特征：表面紫褐色或棕褐色，有纵皱纹及横裂纹；质坚韧，断面皮部有众多淡黄棕色的绵状纤维，木部淡黄褐色，呈放射状排列。

（12）**拳参**：蓼科蓼属植物拳参 *Polygonum bistorta* L. 的干燥根。鉴别特征：呈扁长条形或扁圆柱形，弯曲，有的对卷弯曲，两端略尖，或一端渐细，长 6~13 cm，直径 1~2.5 cm；表面紫褐色或紫黑色，粗糙，一面隆起，一面稍平坦或略具凹槽，全体密具粗环纹，有残留须根或根痕；质硬，断面浅棕红色或棕红色，维管束呈黄白色点状，排列成环；气微，味苦、涩。本品收载于《中华人民共和国药典》2020年版一部。

（13）**虎杖**：蓼科虎杖属植物虎杖 *Reynoutria japonica* Houtt. 的干燥根，又名"黄地榆"。鉴别特征：多数呈圆锥形弯曲，或呈块状；外表棕褐色，有明显的纵皱纹及紫色斑块，并具须根除去以后的斑痕；质坚硬，不易折断；断面纤维性，木质部呈放射状排列；气微，味微苦、涩。本品收载于《中华人民共和国药典》2020年版一部。

51. 丁 香

【来源】

桃金娘科蒲桃属植物丁香 *Eugenia caryophyllata* Thunb. 的干燥花蕾。

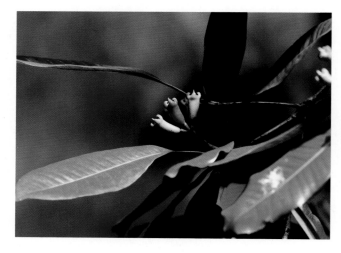

图51-1 丁香植物（拍摄者：黎跃成）

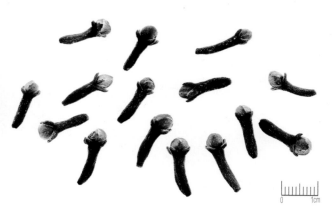

图51-2 丁香（药材）

【术语】

"**大红丁香**"：产于印尼的丁香，个体偏大，花冠也偏大，颜色偏于红褐色，商品习称"大红丁香"。

"**小红丁香**"：产非洲的丁香，个体偏小，花柱与花冠略瘦弱，颜色偏于棕褐色，商品习称"小红丁香"。

"**鸡舌香**"：母丁香的子叶两片相对抱合呈倒卵形，似鸡舌状。

【炮制加工】

丁香（净制）：取丁香药材，除去杂质，筛去灰屑；用时捣碎。本品收载于《中华人民共和国药典》2020年版一部。

【混伪品及习用品】

（1）母丁香：桃金娘科蒲桃属植物丁香 *Eugenia caryophyllata* Thunb. 的干燥近成熟果实。鉴别特征：呈卵圆形或长椭圆形，长 1.5~3 cm，直径 0.5~1 cm；表面黄棕色或褐棕色，有细皱纹；顶端有 4 个宿存萼片向内弯曲成钩状；基部有果梗痕；果皮与种仁可剥离，种仁由 2 片子叶抱合而成，棕色或暗棕色，显油性，中央具 1 明显的纵沟；内有胚，呈细杆状；质较硬，难折断；气香，味麻辣。本品收载于《中华人民共和国药典》2020 年版一部。

（2）白丁香：文鸟科动物麻雀 *Passer montanus* L. 的干燥粪便。鉴别特征：多破碎，完整者呈圆柱形，稍弯曲，两头钝圆或一头稍尖，长 5~8 mm，直径 1~2 mm；表面灰白色或灰棕色；质稍硬，易折断，断面棕色，显颗粒状；气微腥臭。本品收载于《山东省中药材标准》2002 年版。

（3）滇丁香：茜草科滇丁香属植物滇丁香 *Luculia pinceana* Hooker 的干燥茎、叶。鉴别特征：粗茎为不规则块片，大小不等；外表面黄棕色至棕褐色，外皮剥落者呈黄色；质硬，切面皮部薄，黄棕色，木部淡黄色或黄色，具 3~4 个同心环纹，髓部小：嫩枝圆柱形，外皮棕红色，具点状皮孔，断面髓部中空；气香，味苦；叶多破碎，完整者长圆形、长圆状披针形，长 2~8 cm，宽 1~5 cm；绿色，下表面色稍浅；顶端渐尖，基部楔形或渐狭，全缘，无毛，叶脉棕红色，于下表面突起；纸质，易脆；气微，味涩。本品收载于《云南省中药材标准·第四册·彝族药（Ⅱ）》2005 年版。

（4）苦丁香：葫芦科黄瓜属植物甜瓜 *Cucumis melo* L. 的干燥果柄。鉴别特征：呈近圆柱形，多弯曲或扭曲，长 3~7 cm，直径 0.2~0.4 cm；表面黄褐色或黄绿色，具纵棱，微皱缩，一端渐膨大，边缘反卷；质硬而韧，不易折断，断面纤维性；气微，味苦。本品收载于《河北省中药材标准》2018 年版。

（5）肉桂子：樟科樟属植物肉桂 *Cinnamomum cassia* Presl 干燥带宿萼的未成熟果实。鉴别特征：略呈倒卵形，长 0.5~1.2 cm，直径 6~7 mm；宿萼杯状，长 4~6 mm，边缘具不明显的 6 浅裂；表面暗棕色，有皱纹，下部延长成萼筒，有的具有柄；宿萼内有椭圆形幼果，黄棕色，顶端稍平截，上有微凸的花柱残基；气香，味辣。本品收载于《中华人民共和国卫生部药品标准·第一册》。

（6）丁香花梗：桃金娘科蒲桃属植物丁香 *Eugenia caryophyllata* Thunb. 的干燥花梗。鉴别特征：呈扁柱形，长短不一，直径约 2 mm，可见略膨大的节；表面黑褐色或黄褐色；无圆球形花冠；气芳香，味辛辣。

52. 冬虫夏草

【来源】

麦角菌科真菌冬虫夏草菌 *Cordyceps sinensis* (BerK.) Sacc. 寄生在蝙蝠蛾科昆虫幼虫上的子座和幼虫尸体的干燥复合体。

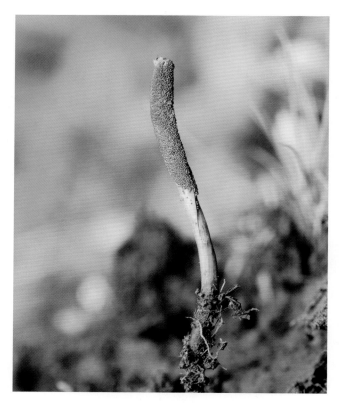

图52-1　冬虫夏草（生境）

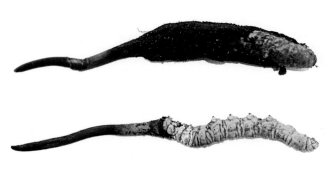

图52-2　冬虫夏草（鲜品）

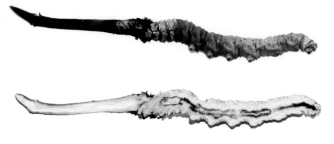

图52-3　冬虫夏草鲜品（纵剖）

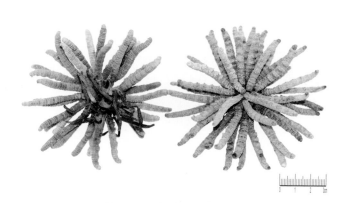

图52-4　冬虫夏草（药材）

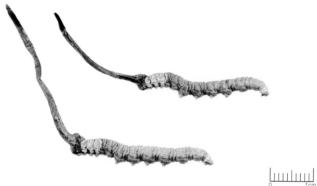

图52-5　冬虫夏草（药材）

【术语】

"三窄一宽"：冬虫夏草虫体从头部开始前3对足，每对占1个环节，之后是3个窄环节，1个宽环节，这样的3窄1宽重复约7次，习称"三窄一宽"。

【炮制加工】

鲜冬虫夏草：取刚出土的冬虫夏草鲜品，淋洗，除去似纤维状的附着物及杂质，摊晾2 h，装入玻璃瓶中，密封。本品收载于《四川省中药饮片炮制规范》2015年版。

冬虫夏草（净制）：取冬虫夏草药材，除去杂质，筛去碎屑，即得。本品收载于《黑龙江省中药饮片炮制规范及标准》2012 年版。

【混伪品及习用品】

（1）凉山虫草：凉山虫草菌 *Cordyceps liangshanensis* Zang，Liu et Hu 寄生于鳞翅目昆虫幼虫的子座和幼虫尸体的干燥复合体。鉴别特征：外形似冬虫夏草而虫体肥大，长 3~6 cm，直径 5~10 mm；表面棕褐色，环纹 9~12 个，虫体被棕褐色绒毛；头部红褐色，腹部有足 10 对（不明显）；子座细长圆柱形，细长如丝，长可达 30 cm，直径 1~2 mm，单一或上部分枝，不规则弯曲或扭曲；子座头部圆柱形或棒状，黄棕色或黑褐色，其膨大部分可见黑褐色的子囊壳突出于表面，不孕顶端长 3~5 mm；质稍呈木化，质脆易折断；气微腥，味淡。本品收载于《四川省中药材标准》2010 年版。

（2）蛹虫草：麦角菌科真菌蛹虫草菌 *Cordyceps militaris* (Linn.et Fr.)Link 接种在天蚕蛾科昆虫柞蚕 *Antheraea pernyi* Geurin-Meneville 的活蛹上，在 15~22℃条件下，经约 45 d 培养出的子座和蛹体的干燥复合体，又名"北虫草"。鉴别特征：由蛹体与从蛹体长出的多个子座相连而成，二者结合紧密；蛹体呈长椭圆形，长 2~4.5 cm，直径 1~2.5 cm；表面覆盖黄白色至黄色菌膜，剥落后呈黑褐色至黑色，蛹体腹部有环纹 10~25 个；质较脆，易折断，断面略平坦，灰棕色；子座 4~20 个，细长扁圆柱形，长 2~8 cm，直径约 0.2 cm；表面橙黄色至橙红色，少有分枝，顶端偶有膨大；质柔韧，断面黄白色。气微腥，味微咸。本品收载于《河北省中药材标准》2018 年版。

（3）亚香棒虫草：麦角菌科真菌亚香棒虫草菌 *Cordyceps hawkesii* Gray. 寄生于鳞翅目昆虫幼虫的干燥虫体及子座的干燥复合体，又名"霍克斯虫草"。鉴别特征：与冬虫夏草相似，可见稍明显环纹，虫体长 3~5 cm，直径 0.3~0.7 cm，暗棕黑色，背面有横皱纹，断面黄棕色或黄白色；头部棕褐色，子座从后脑部侧向长出，子座与虫体头部接触处有一黑色显光泽的斑块；子实体头部短圆柱形，有分枝，子座柄多弯曲，有纵皱或棱，上部光滑，下部有细绒毛；头部短圆柱形，长约 1.2 cm，茶褐色，子座无不孕顶端；虫体质脆，易折断，断面略平坦，黄白色；气微腥，味微苦。

（4）香棒虫草：麦角菌科真菌香棒虫草菌 *Cordyceps barnesii* Thwaites 寄生于金龟子科昆虫直脊金龟子 *Holotrichia koraiensis* 幼虫上的子座及幼虫尸体的干燥复合体。鉴别特征：虫体长圆柱形或弯曲呈扁肾形，长约 2 cm，直径约 5 mm；表面棕黄色，头部小，棕褐色，体有环纹，胸部可见密生棕褐色细毛的足 3 对；质脆，断面黄白色；子座长约 6 cm，较细，黑褐色，有纵皱纹。

（5）新疆虫草：麦角菌科真菌新疆虫草菌 *Cordyceps gracilis* Dur. et Mont. 寄生在蝙蝠蛾科昆虫幼虫体上的子座及幼虫尸体的干燥复合体（带有子座者罕见）。鉴别特征：虫体比冬虫夏草小，身体似蚕，长 3~5 cm，直径 0.3~0.8 cm；表面深棕色、黄棕色或棕黄色，具光泽；有环纹 20~40 个，近头部的环纹较细，头部小，红棕色，腹部有足 8 对，以中部 4 对较明显；质脆易断，断面淡黄白色；子座罕见，细长圆柱形，较短，长约 1 cm，直径约 0.1 cm，表面棕褐色，有细小皱纹，上部膨大呈圆球形，深棕色；气微腥，味较苦。本品收载于《新疆维吾尔自治区维吾尔药材标准》2010 年版。

（6）分枝虫草：麦角菌科真菌分枝虫草菌 *Cordyceps ramose* Teng 寄生在鳞翅目昆虫幼虫上的子座及幼虫尸体的干燥复合体。鉴别特征：虫体如蚕，长 3~5 cm，直径 0.5~0.6 cm；表面黄绿色，入水后褪色为黄褐色或黑褐色；体表粗糙，有体环 25~35 个，抹去黏附物可见胸部有 6~8 个点状痕，有足 8~12 对，以中部 4 对清晰，尾似蚕而向内弯曲；质脆易折断，断面淡黄白色；子座自头部 1~3 节颈间长出，逐渐延伸至头面部，呈 1~5 分枝，少数有节枝分生；湿润后子座易剥离，柄细长，多弯曲，长 3~5.5 cm，直径

0.15~0.4 cm；稍扁，黑褐色；头部棕红色，有光泽，未成熟者头部与柄部无明显区分，成熟者头部稍膨大成锤状或蘑菇头状，子座表面细小短线状突起；质柔韧，断层外层黑色，中心黄白色；气微腥、味微。

（7）古尼虫草：麦角菌科真菌古尼虫草菌 *Condyceps gunni* (Berk.) Berk. 生在鳞翅目幼虫的子座及幼虫或蛹的尸体的干燥复合体，挑选子座不分叉者，虫体染成黄色，子座染成黑色冒充冬虫夏草。鉴别特征：虫体似蚕；长 3~5 cm，直径 0.5~0.7 cm；头部褐红棕色；表面密布白色或淡黄色菌膜，除去菌膜的虫体呈黑褐色；体背有环纹约 25 个，背侧各环节有 1 对较明显的气孔；腹侧有足 8 对，不明显；子座粗壮而长，圆柱形，绿褐色，基部单生，有时分叉为 2~3 个，端部钝圆，无不孕顶端；气微腥。

（8）戴氏虫草：麦角菌科真菌戴氏绿僵菌 *Cordyceps taii* Z.Q.Liang et A.Y.Liu 寄生于一种鳞翅目昆虫幼虫的虫体及子座的干燥复合体。鉴别特征：虫体表面具苍黄色菌丝层；子座常 3~5 个簇生于头部。

（9）蝉茸（小蝉草）：麦角菌科真菌小蝉白僵菌 *Cordyceps sobolifera* (Hill.)Berk.et Br. 寄生于一种蝉科（Cicadae）的蛹或幼虫体上的虫体及子座的干燥复合体。鉴别特征：虫体似蝉蜕；子座从虫体前段生出，单生，不分枝，与虫体头部相连部分明显溢缩。

（10）地蚕：唇形科水苏属植物地蚕 *Stachys geobombycis* C. Y. Wu 的干燥根茎。鉴别特征：呈纺锤形或长棱形，两端渐尖，略弯曲，形似虫体，长 1.5~5 cm，直径 0.4~0.8 cm；表面淡黄色、淡黄棕色或灰黄色，皱缩不平，有凹陷，具 4~15 个环节，节上明显可见点状芽痕及圆形须根痕；质脆，易折断；断面类白色，可见淡棕色形成层；气微，味甜，有黏性。

（11）甘露子：唇形科水苏属植物甘露子 *Stachys sieboldii* Miquel 的干燥根茎，又名"草石蚕"。鉴别特征：呈纺锤形或长棱形，两端稍尖，略弯曲，形似虫体；长 2~4 cm，直径 0.3~0.6 cm；表面棕褐色或淡黄棕色，有 4~8 个环节，节间长 0.3~0.7 cm；断面有棕色形成层环；气微，味微甜。

（12）甘遂：大戟科大戟属植物甘遂 *Euphorbia kansui* T.N. Liou ex S. B. Ho 的干燥根。鉴别特征：呈椭圆形、长圆柱形或念珠形，长 1~5 cm，直径 0.5~2.5 cm；表面类白色或黄白色，凹陷处有棕色外皮残留；质脆，易折断，断面粉性，白色，木部微显放射状纹理；长圆柱状者纤维性较强；气微，味微甘而辣。本品收载于《中华人民共和国药典》2020 年版一部。

（13）虫草花：人工培育麦角菌科真菌蛹虫草菌 *Cordyceps militaris* (Linn. et Fr.) Link 的分生孢子和子囊孢子阶段的子座；分为无性型和有性型两种。鉴别特征：呈扁条形，表面橙黄色或橙红色，顶端无膨大或膨大不明显（无性型）；呈圆柱形，顶端显著膨大为钝圆的子座头（有性型）；质韧，不易折断，断面淡黄色或黄褐色；气微腥，味淡。本品以"蛹虫草（北虫草）"收载于《辽宁省中药材标准·第二册》2019 年版。

（14）冬虫夏草（繁育品）：模拟原生态条件下麦角菌科真菌冬虫夏草菌 *Cordyceps sinensis* (Berk.) Sacc. 寄生在蝙蝠蛾科昆虫幼虫上的子座和幼虫尸体的干燥复合体；鲜品采收后，除去杂质，冷冻干燥，又名"人工虫草"。鉴别特征：头部黄棕色至红棕色；胸节颜色较浅，呈黄白色至浅棕黄色；质脆，易折断，断面松泡；虫体尾部颜色明显浅于中段；子座多由前段长出，未包裹虫体头部；其余形似冬虫夏草。本品收载于《广东省中药材标准》第三册。

（15）冬虫夏草菌丝体：麦角菌科真菌冬虫夏草菌 *Cordyceps sinensis* (BerK.) Sacc. 的菌丝体（包括菌球和发酵液）。鉴别特征：呈白色或乳白色的胶状或稀糊状的液体；气微，味微甜。本品收载于《广西中药材标准·第二册》1996 版。

（16）**人工虫草菌丝粉**：用粉红胶霉 *Gliocladium roseum* (Link) Thom 经人工培养所得的菌丝体，经干燥、粉碎制得。鉴别特征：为黄色至棕黄色的粉末；味特殊，略有吸湿性。本品收载于《河北省中药材标准》2018 年版。

（17）**发酵冬虫夏草菌粉**：麦角菌科真菌冬虫夏草菌 *Cordyceps sinensis* (Berk.) Sacc. 鲜品中分离所得的虫草菌—蝙蝠蛾拟青霉 *Paecilomyces hepiali* Chen et Dai(Cs-4)，经深层发酵培养，将发酵产物过滤，干燥后粉碎得到菌粉。鉴别特征：为浅棕褐色的粉末；稍带有真菌的气味，味微苦。本品收载于《江西省中药材标准》2014 年版。

（18）**伪制品**：用淀粉、塑料等压制而成，再涂以颜色。鉴别特征：淀粉伪制品，体态多不自然，质硬脆，断面中空或无淡灰色印迹，塑料伪制品可任意弯曲，虫体不断。

（19）**劣质品**：在冬虫夏草断体中用竹签连接，冒充完整的冬虫夏草。鉴别特征：掰断可见竹签等异物。

（20）**冬虫夏草劣质（浸泡增重）**：用增重粉的液体浸泡加工的劣质品。鉴别特征：质硬，放大镜下表面可见颗粒状异物。

（21）**冬虫夏草劣质（刷胶、粘胶）**：用胶水增重的加工品。鉴别特征：虫体表面可见胶干后的薄膜，接缝处有粘胶痕迹。

（22）**冬虫夏草（黑草）**：因生长环境或产地加工不当所致表面颜色加深的冬虫夏草。鉴别特征：虫体颜色棕褐色至黑褐色，其余特征同冬虫夏草。

（23）**冬虫夏草（化苗）**：采挖不及时的冬虫夏草。鉴别特征：子座较长，虫体干瘪或中空，体轻。

53. 独 活

【来源】

伞形科当归属植物重齿毛当归 *Angelica pubescens* Maxim. f. *biserrata* Shan et Yuan 的干燥根。

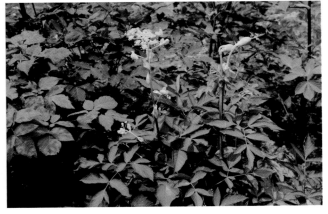

图53-1　重齿毛当归（植物花期）

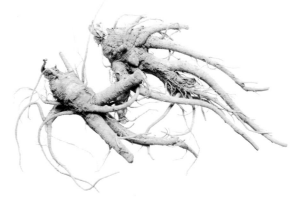

图53-2　独活（鲜品）

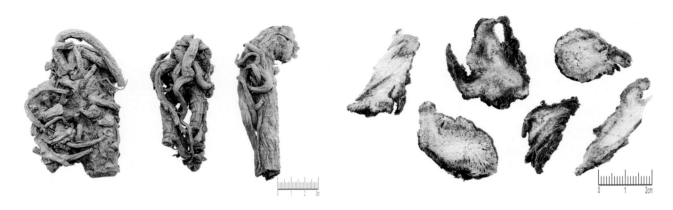

图53-3　独活（药材）　　　　　　　　　　　图53-4　独活（饮片）

【术语】

"合口"：独活根头部圆钝，有紫色或黄绿色的茎痕及残存的叶柄基部残痕，习称"合口"。

【炮制加工】

独活（切制）：取独活药材，除去杂质，洗净，润透，切薄片，晒干或低温干燥。本品收载于《中华人民共和国药典》2020年版。

【混伪品及习用品】

（1）白亮独活：伞形科独活属植物白亮独活 *Heracleum candicans* Wall. ex DC. 的干燥根。鉴别特征：呈圆柱形，顶端有密集的环状叶痕及横皱纹；根部扭曲，直径约3 cm，下部分叉；表面灰棕色至黑棕色，具不规则的纵沟纹及少数横皱纹，可见稀疏细小皮孔及须根痕，较粗大者木部略显朽蚀状；质坚硬，折断面不平坦，带裂片性；断面皮部有油点，近形成层处显棕色，木部淡黄色，约占整个横切面的1/3；香气浓且特异，味苦、涩。本品收载于《四川省藏药材标准》2014年版。

（2）新疆独活：伞形科古当归属植物短茎古当归 *Archangelica brevicaulis* (Rupr.) Rchb. 的干燥根。鉴别特征：呈圆锥形或纺锤形；下部常有2~3个支根，须根少，大小不一，长12~25 cm，直径2~5 cm，顶端有叶残基凹陷；表面灰褐色至黑褐色；上部具众多环形皱纹，下部具纵皱纹，并有稍隆起的横向皮孔，质稍硬，回潮后较柔，体轻；易折断，断面不整齐，灰白色，髓部呈淡黄色；有特异香气，味辛，微苦。本品收载于《新疆维吾尔自治区药品标准》1987年版。

（3）香独活：伞形科当归属植物香独活 *Angelica biserrata* sp. 的干燥根。鉴别特征：呈类圆柱形，略弯曲，长5~12 cm，直径1.5~3 cm；多分支，根头部膨大，圆锥状，顶端残留茎基及叶鞘；表面棕褐色或灰棕色，有不规则纵沟纹、皮孔及细根痕；质软韧，断面形成层棕色，皮部灰白色，有裂隙，并有众多棕黄色油点，木部暗紫色；香气不及独活浓郁，略带有白芷香气，味微甘、辛。

（4）牛尾独活：伞形科独活属植物短毛独活 *Heracleum moellendorffii* Hance.、尖叶独活（渐尖叶独活）*Heracleum franchetii* M. Hiroe 及独活 *Heracleum hemsleyanum* Diels 的干燥根及根茎。鉴别特征：呈长圆锥形，长30~80 cm；根茎近圆柱形，稍膨大，长3~8 cm，直径1~3 cm；表面灰黄色至灰棕色，顶端有残留茎基和棕黄色叶鞘，周围有密集而粗糙的环状叶痕及环纹；根多分支或单一，稍弯曲，直径可达2 cm；表面浅灰棕色至灰棕色，有时上端有密集的细环纹，中下部具不规则皱缩沟纹；

质坚韧，折断面不平整，皮部黄白色，略显粉性，散在棕色油点，有裂隙，可见棕色环，中心淡黄色，显菊花状纹理；香气特异，味微苦、麻。本品收载于《四川省中药材标准》2010 年版。

（5）九眼独活：五加科楤木属植物食用土当归（食用楤木）*Aralia cordata* Thunb. 和柔毛龙眼独活（短序楤木）*Aralia henryi* Harms 的干燥根及根茎。鉴别特征：根茎粗大，圆柱形，常呈扭曲状，长 30~80 cm，直径 3~9 cm；表面灰棕色或棕褐色，粗糙，上面有 6~11 个圆形凹窝，呈串珠状排列，凹窝直径 1.5~2.5 cm，深约 1 cm，底部或侧面残留有数条圆柱形的不定根，长 2~15 cm，直径 4~10 mm，表面有纵皱纹，断面有木心；体稍轻，质硬脆，易折断，断面黄白色，有裂隙，显纤维性；气微香，味微苦、辛。本品收载于《四川省中药材标准》2010 年版。

（6）山独活：伞形科独活属植物短毛独活 *Heracleum moellendorffii* Hance 的干燥根。鉴别特征：根头部短，顶端残留茎基痕及棕黄色叶鞘；根多分支，主根圆锥形或圆柱形，表面淡灰色至黑棕色，皮孔细小，横长排列，稀疏；质坚韧，断面不平坦，具粉性；气香，味微苦。

（7）白芷：伞形科当归属植物白芷 *Angelica dahurica* (Fisch. ex Hoffm.) Benth. et Hook. f. ex Franch. et Sav. 的干燥根，又名"吉林大活"或"北独活"。鉴别特征：呈长圆锥形，长 10~25 cm，直径 1.5~2.5 cm；表面灰棕色或黄棕色，根头部钝四棱形或近圆形，具纵皱纹、支根痕及皮孔样的横向突起，有的排列成四纵行；顶端有凹陷的茎痕；质坚实，断面白色或灰白色，粉性，形成层环棕色，近方形或近圆形，皮部散有多数棕色油点；气芳香，味辛、微苦。本品收载于《中华人民共和国药典》2020 年版一部。

（8）法落海：伞形科独活属植物阿坝当归 *Angelica apaensis* R. H. Shan et C. Q. Yuan 的干燥根及根茎。鉴别特征：呈圆锥形，长 1~3 cm，直径 0.7~2 cm；表面灰黄色至灰棕色；顶端有残留茎基及具光泽的棕黄色叶鞘；根分支较多，稍有弯曲，长 8~18 cm，直径约 1.5 cm；表面粗糙，有不规则皱缩沟纹，具细小的皮孔，呈横长突起排列；质轻、坚韧，纤维性，难折断，断面黄白色，多裂隙，具明显的橙黄色油点，形成层处显淡棕色环，木部淡黄色；气微香，味微苦。本品收载于《四川省中药材标准》2010 年版。

（9）欧当归：伞形科欧当归属植物欧当归 *Levisticum officinale* Koch 的干燥根。鉴别特征：呈圆柱形，主根较长而粗，顶端有 2 个以上茎基残痕，根头部常附有叶鞘残基；长短不等，直径 0.7~2 cm；表面灰棕色或棕色，有纵皱纹及横长皮孔状斑痕；质柔韧，断面呈颗粒性，黄白色或棕黄白色，质疏松呈海绵状；气浊闷，味微甜而麻舌。

54. 杜 仲

【来源】

杜仲科杜仲属植物杜仲 *Eucommia ulmoides* Oliv. 的干燥树皮。

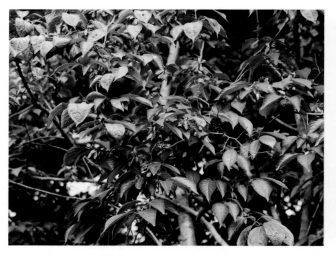

图54-1 杜仲（植物果期）

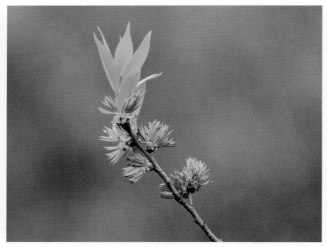

图54-2 杜仲（植物雄花）

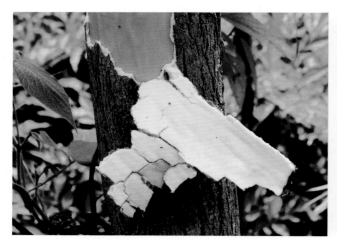

图54-3 杜仲（鲜品）

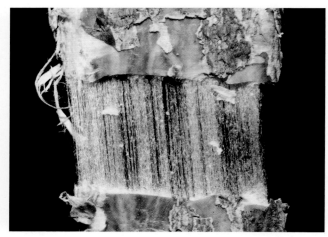

图54-4 杜仲鲜品（胶丝）

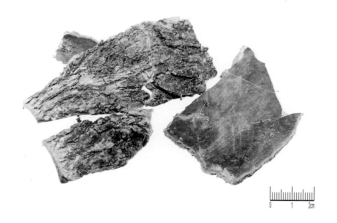

图54-5 杜仲（药材）

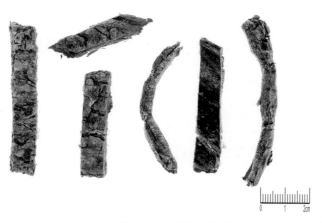

图54-6 杜仲（饮片）

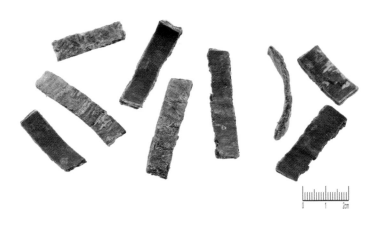

图54-7　盐杜仲（饮片）

【术语】

"川杜仲"：传统认为杜仲以四川通江产者品质优，习称"川杜仲"。

"汉杜仲"：主产于陕西、湖北的杜仲，习称"汉杜仲"。

"胶丝"：杜仲折断后牵连的白色橡胶丝。

【炮制加工】

杜仲（净制）：取杜仲药材，刮去残留粗皮，洗净，切块或丝，干燥。本品收载于《中华人民共和国药典》2020年版一部。

盐杜仲：取杜仲块或丝，照盐炙法，炒至断丝、表面焦黑色。本品收载于《中华人民共和国药典》2020年版一部。

杜仲炭：取杜仲药材，拣净杂质，刮去残留粗皮，洗净、稍润，切丝或块，干燥；取杜仲丝或块，置热锅内用武火炒至表面焦黑色，取出，晾干。本品收载于《宁夏中药饮片炮制规范》2017年版。

【混伪品及习用品】

（1）金丝杜仲：有小毒，卫矛科卫矛属植物云南卫矛 *Euonymus yunnanensis* Franch. 的干燥枝及叶。鉴别特征：茎枝呈圆柱形，表面棕褐色至棕红色或灰绿色，具纵皱纹及横向突起的皮孔，幼枝有棱，具疣状突起；质硬，断面淡黄白色，纤维性；叶多破碎，灰绿色，完整叶呈倒卵状长圆形，长2~5 cm，宽1~2 cm，基部宽楔形，边缘有长锯齿；气微，味微苦涩。本品收载于《云南省中药材标准·第六册·彝族药（Ⅲ）》2005年版。

（2）银丝杜仲：卫矛科卫矛属植物游藤卫矛 *Euonymus vagans* Wall. ex Roxb. 的干燥干皮。鉴别特征：外表面灰色，平坦或粗糙，有明显的横皱纹；质脆，易折断，折断后有弹性白丝。

（3）杜仲藤：夹竹桃科杜仲藤属植物杜仲藤 *Urceola micrantha* (Wallich ex G. Don) D. J. Middleton 的干燥茎皮，又名"红杜仲"或"花皮胶藤"。鉴别特征：呈卷筒状或块状，厚1~2.5 mm；外表面灰棕色或灰黄色，有纵皱纹，稍粗糙；皮孔不甚明显，刮去栓皮呈红棕色；内表面红棕色，有细纵纹；质硬而脆，易折断，断面有白色胶丝相连；气微，味微苦、涩。本品收载于《广东省中药材标准·第二册》，以"红杜仲"收载于《广西壮族自治区瑶药材质量标准·第一卷》2014年版。

（4）毛杜仲藤：夹竹桃科杜仲藤属植物毛杜仲藤 *Urceola huaitingii* (Chun et Tsiang) D. J. Middleton 及同属植物的干燥茎皮和根皮。鉴别特征：呈单筒状、双卷筒状或浅槽状，长短不一；外表皮带栓皮者呈灰黄色、灰棕色、黄褐色或黑褐色；根皮呈浅褐色，茎皮为暗红褐色，老茎皮表面有棕色或灰白色斑点；表面具高低不平的疣状突起和横长皮孔，长 3~4 mm，显浅棕色点状凸起或呈"一"字形；刮去栓皮呈红棕色，内表面红棕色或黄棕色，有细纵纹；质硬而脆；折断面有白色胶丝，胶丝稀疏，弹力不大，拉之即断；气微，味微涩。本品以"红杜仲"收载于《广西壮族自治区瑶药材质量标准·第一卷》2014 年版。

（5）杜仲叶：杜仲科杜仲属植物杜仲 *Eucommia ulmoides* Oliv. 的干燥叶。鉴别特征：多破碎，完整叶片展平后呈椭圆形或卵形，长 7~15 cm，宽 3.5~7 cm；表面黄绿色或黄褐色，微有光泽，先端渐尖，基部圆形或广楔形，边缘有锯齿，具短叶柄；质脆，搓之易碎；折断面有少量银白色橡胶丝相连；气微，味微苦。本品收载于《中华人民共和国药典》2020 年版一部。

（6）丝棉木：卫矛科卫矛属植物白杜 *Euonymus maackii* Rupr 的干燥树皮，又名"土杜仲"。鉴别特征：呈板状、卷片状或半圆筒状；外表灰黄色或黑色相间，粗糙，具纵裂或横裂纹，内表面黄白色或浅黄棕色，具细纵纹；质脆，易折断；断面微有白色胶丝，光泽差，疏而较脆，拉至 0.2 cm 即断；气微臭，味微甘。

（7）冬青卫矛：卫矛科卫矛属植物冬青卫矛 *Euonymus japonicus* Thunb. 的干燥树皮，又名"大叶黄杨"或"正木皮"。鉴别特征：呈平板状、半卷筒状或单卷筒状，长短不一，厚 1.5~6 mm；外表皮较粗糙，灰棕色或灰褐色，有点状突起的皮孔及纵向浅裂纹；内表面浅棕色，具纵向条纹；质硬而脆，易折断，折断面不平坦，略呈纤维状，有较密的银白色丝状物相连；丝状物弹性差，拉至 3 mm 即断；气微，味微涩。

（8）山杜仲：卫矛科卫矛属植物扶芳藤 *Euonymus fortunei* (Turcz.) Hand.-Mazz. 的干燥藤皮。鉴别特征：呈板状或槽状；栓皮上有黄白色斑、条痕及附有多数气生根，栓皮剥落后，脱落处呈红棕色，内表面浅黄棕色，有细纵纹；质脆，易折断；折断面纤维状，微有白色胶丝，拉之即断，极无弹性；气微，味淡。

（9）白杜仲：夹竹桃科络石属植物紫花络石 *Trachelospermum axillare* Hook. f. 的干燥藤皮。鉴别特征：呈单卷筒、双卷筒或槽状，长短不一；外表灰褐色，有较明显凸起的横长或圆形皮孔，并有微突起的横纹；内表面黄白色，有细纵纹；质硬而脆，易折断；折断时有白色、无弹性的胶丝，拉之即断；气微，味微苦。

（10）青蛇藤：萝藦科杠柳属植物青蛇藤 *Periploca calophylla* (Wight) Falc. 的干燥茎皮。鉴别特征：呈卷筒状或槽状；外表面呈灰黄色、黄棕色或棕褐色，粗糙，有明显椭圆形皮孔和横皱纹；刮去栓皮者呈黄棕色，内表面黄棕色，有细纵条纹；质硬，易折断；断面有细密的白色胶丝相连，但胶丝弹力不大；气微，味稍苦。

（11）野杜仲：紫草科厚壳树属植物粗糠树 *Ehretia dicksonii* Hance 的干燥茎皮。鉴别特征：呈板片状，或块片形，厚 4~8 mm；外表面灰褐色，具众多纵裂槽，内表面淡黄色，有细纵纹；折断面无胶丝；气微、味苦。

（12）栀子皮：大风子科栀子皮属植物栀子皮 *Itoa orientalis* Hemsl. 的干燥茎皮。鉴别特征：呈扁平板片状或单筒状，厚 3~6 mm；外表面粗糙，有纵槽，淡棕色至灰褐色，内表面棕色，平滑；折断面无胶丝；气微、味淡。

55. 莪术

【来源】

姜科姜黄属植物蓬莪术 *Curcuma phaeocaulis* Val.、广西莪术 *Curcuma kwangsiensis* S. G. Lee et C. F. Liang 或温郁金 *Curcuma wenyujin* Y. H. Chen et C. Ling 的干燥根茎。

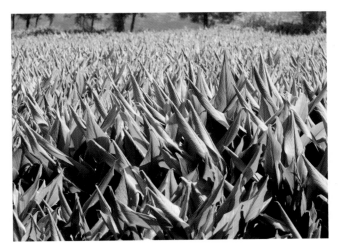

图55-1　莪术（栽培地）

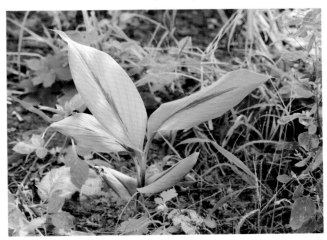

图55-2　蓬莪术（植物）

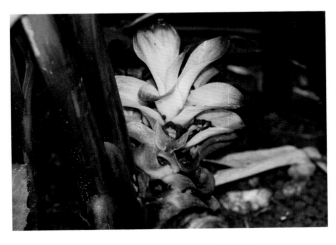

图55-3　蓬莪术（植物花序）

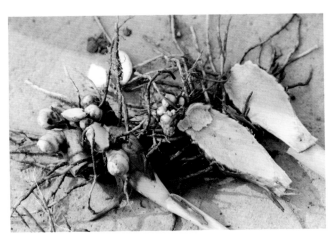

图55-4　蓬莪术根茎（鲜品）

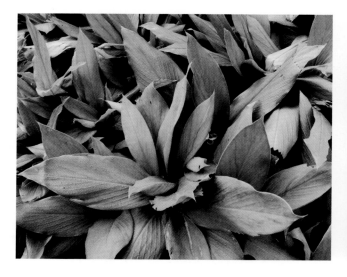

图55-5 广西莪术（植物）

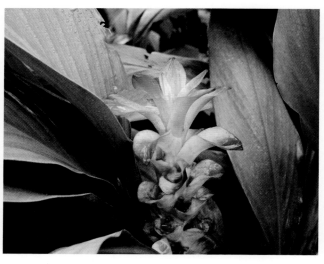

图55-6 广西莪术（植物花序）

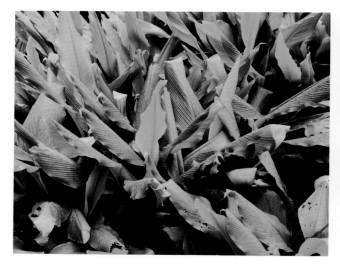

图55-7 温郁金（植物）

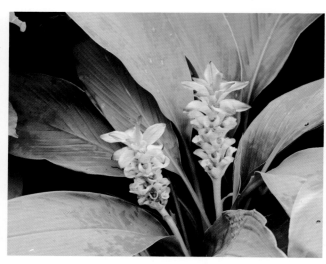

图55-8 温郁金（植物花序）

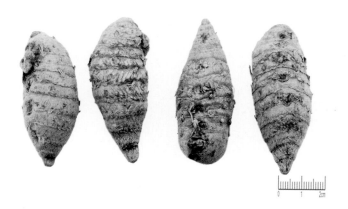

图55-9 莪术药材（蓬莪术）

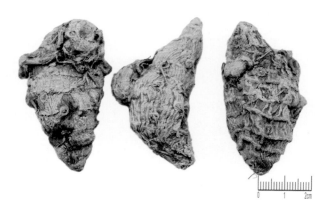

图55-10 莪术药材（广西莪术）

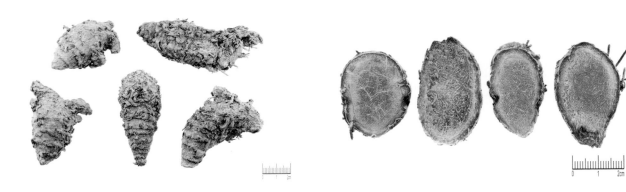

图55-11　莪术药材（温莪术）　　　　　图55-12　莪术（饮片）

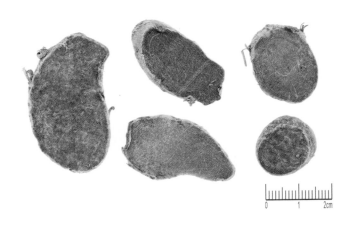

图55-13　醋莪术（饮片）

【术语】

"温莪术"：温郁金的干燥根茎，商品习称"温莪术"。

"筋脉点"：莪术药材，横切面的维管束呈点状散在，习称"筋脉点"。

【炮制加工】

莪术（切制）：取莪术药材，除去杂质，略泡，洗净，蒸软，切薄片，干燥。本品收载于《中华人民共和国药典》2020年版。

醋莪术：取净莪术，照醋煮法，煮至透心，取出，稍凉，切厚片，干燥。本品收载于《中华人民共和国药典》2020年版。

【混伪品及习用品】

黄莪术：姜科姜黄属植物郁金 *Curcuma aromatica* Salisb. 的干燥根茎。鉴别特征：表面灰黄色至灰棕色，可见突起的须根痕及残留须根；切面边缘常向内卷曲，内皮层环明显，环外灰黄色，环内浅棕色，可见纤维束；气香，味苦而辛辣。本品收载于《云南省中药材标准·第五册·傣族药（Ⅱ）》2005年版。

56. 番泻叶

【来源】

豆科山扁豆属植物狭叶番泻 *Cassia angustifolia* Vahl 或尖叶番泻 *Cassia acutifolia* Delile 的干燥小叶。

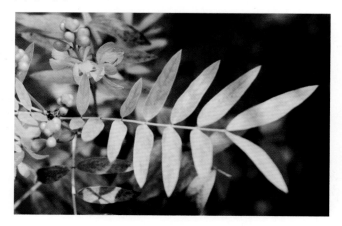

图56-1　狭叶番泻（植物花期）

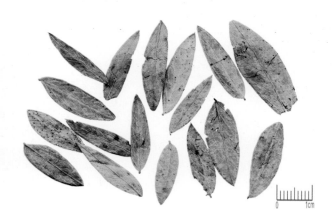

图56-2　番泻叶（药材）

【炮制加工】

番泻叶（净制）：取番泻叶药材，除去杂质。本品收载于《四川省中药饮片炮制规范》2002 年版。

【混伪品及习用品】

（1）**耳叶番泻叶**：豆科决明属植物耳叶决明 *Cassia auriculata* L. 的干燥小叶。鉴别特征：呈椭圆形或倒卵形，长 1~2.5 cm，宽 0.5~1 cm；全缘，叶端钝圆或微凹而具刺突，叶基部对称或不对称；上表面黄绿色，下表面灰绿色，主脉突出，两面均有较多的灰白色长茸毛，主脉基部及小叶柄处毛茸多而密，侧脉明显；无叠压线纹，质稍薄，不平展，多易破碎；气微，味微苦，稍有黏性。

（2）**卵叶番泻叶**：豆科决明属植物卵叶番泻 *Cassia obovata* Colladon. 的干燥小叶。鉴别特征：叶片呈倒卵形，具棘刺，被短毛。

（3）**罗布麻叶**：夹竹桃科罗布麻属植物罗布麻 *Apocynum venetum* L. 的干燥叶。鉴别特征：多皱缩卷曲，有的破碎，完整叶片展平后呈椭圆状披针形或卵圆状披针形，长 2~5 cm，宽 0.5~2 cm；淡绿色或灰绿色，先端钝，有小芒尖，基部钝圆或楔形，边缘具细齿，常反卷，两面无毛，叶脉于下表面突起；叶柄细，长约 4 mm；质脆；气微，味淡。本品收载于《中华人民共和国药典》2020 年版一部。

（4）**相思叶**：豆科相思子属植物相思子 *Abrus precatorius* L. 的干燥小叶。鉴别特征：近长圆形，膜质；先端截形，具小尖头，基部近圆形；上面无毛，下面被稀疏白色糙伏毛。

57. 防 风

【来源】

伞形科防风属植物防风 *Saposhnikovia divaricata* (Turcz.) Schischk. 的干燥根。

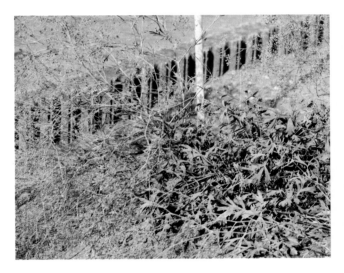

图57-1　防风（植物）

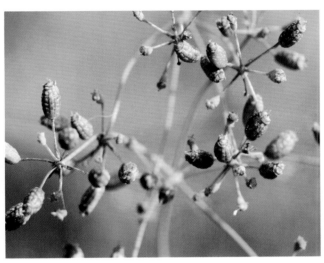

图57-2　防风（植物果实）

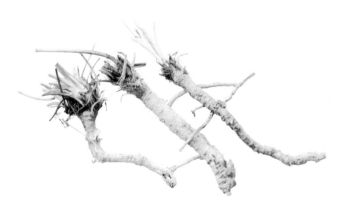

图57-3　防风（鲜品）

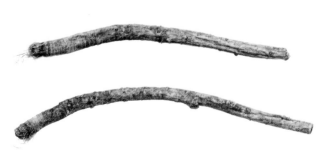

图57-4　防风药材（野生）

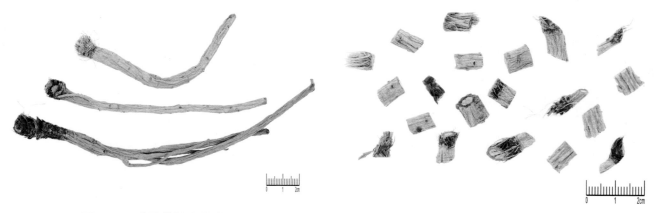

<table>
<tr><td>图57-5　防风药材（栽培）</td><td>图57-6　防风（饮片）</td></tr>
</table>

【术语】

"关防风"：东北地区所产防风，习称"关防风"。

"口防风"：主产于内蒙古中部及河北北部、陕西、山西等地的防风。

"母防风"：野生防风于春、秋采挖为好，夏季采挖者多已抽薹而为"母防风"，又名"硬防风"或"防风公"，不作药用。

"软防风"：春、秋采挖的防风，地上部分较嫩（未抽薹），根的木心较软，习称"软防风"。

"蚯蚓头"：野生防风根头部有明显密集的环纹，习称"蚯蚓头"或"旗杆顶"。

"扫帚头"：产于内蒙古、河北的防风，根头部环纹上残存的棕色毛状叶基较长，习称"扫帚头"。

"菊花心"：防风断面皮部浅棕色或浅黄白色，有裂隙，习称"菊花心"。

"凤眼圈"：防风形成层为棕色环，横切面中有黄色圆心，最外层浅黄白色，习称"凤眼圈"。

【炮制加工】

防风（切制）：取防风药材，除去杂质，洗净，润透，切厚片，干燥。本品收载于《中华人民共和国药典》2020年版一部。

炒防风：取防风药材，除去杂质，洗净，润透，切厚片干燥；置容器内，用文火炒至微黄色；取出，放凉。本品收载于《宁夏中药饮片炮制规范》2017年版。

蜜防风：取防风药材，除去杂质，润透，切厚片，干燥，照蜜炙法，炒至不粘手。本品收载于《福建省中药饮片炮制规范》2012版。

防风炭：取净防风片，置炒制容器内，用武火炒至表面焦黑色、内部焦褐色时，喷淋清水少许，熄灭火星，取出，晾干。本品收载于《广东省中药饮片炮制规范·第一册》。

【混伪品及习用品】

（1）川防风：伞形科前胡属植物竹节前胡 *Peucedanum dielsianum* Fedde ex Wolff. 的干燥根及根茎，又名"竹节防风"。鉴别特征：呈长圆柱形，稍弯曲，少分支，长10~30 cm，直径0.5~1.5 mm；表面灰棕色，粗糙，有纵皱纹；上端根状茎部较长，常具环节状叶柄残痕或残茎，节间长0.3~1.5 cm，似竹节状；偶有节间短缩似"蚯蚓头"；下端根部有多数瘤状突起和突起的侧根痕；体轻、质脆，易折断；断面不平坦而显纤维性，皮部棕色，木质部淡黄色；气特异，味辛、微苦。本品收载于《四川省中药材标准》2010年版。

（2）**云防风**：伞形科西风芹属植物竹叶西风芹 *Seseli mairei* Wolff. 的干燥根及根茎，又名"西防风"或"竹叶防风"。鉴别特征：呈圆柱形或圆锥形，稍弯曲，有时有分支；表面灰棕色或黄棕色，有致密的纵皱纹及横长的皮孔样突起；顶端中央有下凹的茎基痕，四周有叶鞘腐烂后残存的维管束，上部有细环纹；质软，易折断；断面不平，中央木质部黄白色，皮部疏松有裂隙；气微弱，味淡略甜。本品收载于《云南省中药材标准·第七册》2005 年版；以"川防风"收载于《四川省中药材标准》2010 年版。

（3）**松叶防风**：伞形科西风芹属植物松叶西风芹 *Seseli yunnanense* Franch. 的干燥根及根茎。鉴别特征：呈长条形，直径 0.4~2 cm，长 10~15 cm，或有分支及芦头；表面黄色或灰棕色，有多数纵皱纹，部分有隆起的小疣及侧根的断痕；根头部有许多环节，末端往往较细，易折断，断面不齐，皮部疏松，淡黄色，多具棕红色油点，有黄棕色与黄白色相间之纹理，呈放射状排列，并有裂隙；气微芳香，稍带甜味。本品以"云防风"收载于《云南省中药材标准·第七册》2005 年版；以"川防风"收载于《四川省中药材标准》2010 年版。

（4）**小防风**：伞形科葛缕子属植物葛缕子 *Carum carvi* L. 的干燥根，又名"马英子防风""贡蒿根"或"光防风"。鉴别特征：呈圆柱形，下部稍弯曲，多已折断；全体较光滑，根头及根上部密集细环纹；顶端钝圆或紧缩成瓶颈状，残留有灰黄色或淡棕色纤维状叶基；全体具纵纹和横长皮孔，表面灰褐色，有的微显光泽，有细环纹及须根痕；质松，皮易与肉分离，折断面皮部与木部间有大空隙，中央有黄色菊花心；根头部具髓；气香，味淡、微甜。本品收载于《甘肃省中药材标准》2009 年版。

（5）**岩防风**：伞形科前胡属植物石防风 *Peucedanum terebinthaceum* (Fisch.) Fisch. ex Turcz. 的干燥根及根茎。鉴别特征：根呈圆柱形，稍弯曲，有的在基部分支，长 12~20 cm，直径 0.5~1.4 cm；根茎有环节纹，为叶片脱落后残基；表面灰棕色至褐色，常见小疙瘩及纵皱纹；质硬，较坚实，不易折断，断面具较强的纤维性，纤维呈片状，黄白色；根茎折断面中央显空心；气香，味淡。

（6）**陕西水防风**：伞形科前胡属植物华山前胡 *Peucedanum ledebourielloides* K. F. Fu 的干燥根，又名"硬防风"。鉴别特征：呈细长圆柱形，下部渐细，略弯曲，多分支，长 5~15 cm，直径 0.2~0.7 cm；表面黄棕色，粗糙，具纵皱纹和多数皮孔样突起及点状突起的细根痕；根头部具少数细环纹，顶端具少数毛状的基生叶柄残基；体轻，质坚硬而脆，易折断；断面不平坦，皮部深棕色，有裂隙，木部黄色；气微，味微甘。本品以"陕防风"收载于《陕西省药材标准》2015 年版。

（7）**杏叶防风**：伞形科茴芹属植物杏叶茴芹（杏叶防风）*Pimpinella candolleana* Wight et Arn. 的干燥根。鉴别特征：细长圆锥形，长 5~15 cm，直径 1~2 cm，稍弯曲或偶有分叉；外皮黄棕色或红棕色，具有许多横长皮孔和纵皱纹，根头部无棕色纤维状物；质坚不易折断，断面稍平坦，中心木质部黄白色，皮部稍宽，粉白色，具棕红色油点；气香，味微甘而涩。本品以"杏叶防风根"收载于《云南省中药材标准·第六册·彝族药（Ⅲ）》2005 年版。

（8）**水防风**：伞形科岩风属植物宽萼岩风 *Libanotis laticalycina* Shan et Sheh. 的干燥根及根茎，又名"氿水防风"。鉴别特征：呈长圆柱形或圆锥形，细长弯曲，下部有时分支，长 5~15 cm，直径 0.3~0.8 cm；表面黄棕色，粗糙，具纵向皱纹、皮孔样或瘤状突起；根头部稍膨大，有残留草质茎或茎基痕，不具纤维状叶柄残基，无细密环纹；质致密而脆，断面平坦，不呈粉性；韧皮部疏松，白色，有棕色油点，内侧呈棕色，木质部黄色；气微，味淡。本品收载于《河南省中药饮片炮制规范》2005 年版。

（9）**绣球防风**：唇形科绣球防风属植物绣球防风 *Leucas ciliata* Benth. 的干燥全草。鉴别特征：长

20~100 cm；主根呈圆锥形，表面黄棕色至棕褐色，须根众多；茎呈方柱形，上端多分枝，具纵皱纹，直径 2~8 mm，质脆，断面黄绿色，中央具白色髓或中空；叶对生，皱缩，多破碎，完整者呈带状披针形或椭圆状披针形，全缘；花序扁球形；茎、叶及花序均密被柔毛；气微，味淡。本品收载于《云南省中药材标准·第六册·彝族药（Ⅲ）》2005 年版。

（10）**新疆防风**：伞形科岩风属植物伊犁岩风 *Libanotis iliensis* (Lipsky) Korov. 的干燥根茎。鉴别特征：呈圆锥形或圆柱形，长短不一，直径 0.4~1 cm；表面灰白色，根头部有环纹和棕黄色纤维状叶柄残基，并有细皱纹和稀疏突起的皮孔；质坚硬，易折断；断面不平坦，粗纤维性，黄白色；气微香，味略甜。本品收载于《新疆维吾尔自治区药品标准》1987 年版。

（11）**沙茴香根**：伞形科阿魏属植物硬阿魏 *Ferula bungeana* Kitagawa 的干燥根，又名"白蟒肉"。鉴别特征：呈长圆柱形，下部较小，长 20~30 cm，直径 0.5~2 cm，表面灰黄色；根头部具少量横环纹，顶端有毛状叶基残存；体轻、质松，易折断，断面类白色；气似茴香，味微辛。

（12）**迷果芹**：伞形科迷果芹属植物迷果芹 *Sphallerocarpus gracilis* (Bess.) K.-Pol. 的干燥根，又名"甜当归"。鉴别特征：呈长圆锥形或圆柱形；长 5~12 cm，直径 0.4~0.8 cm；头部有时可见残留茎基和黑色环状叶基，表面淡黄色或黄褐色，具细密的纵皱纹，顶端具横向环纹；木部白色，髓部黄色，有多数放射状裂隙；体轻、质脆，断面乳白色；气微，味甘。本品收载于《青海省藏药炮制规范》2010 年版。

（13）**西归芹**：伞形科西归芹属植物西归芹 *Seselopsis tianschanica* Schischkin 的干燥根，又名"天山竹叶防风"。鉴别特征：呈细长圆柱形，单条，少有分支，长 20 cm 以上，直径约 0.6 cm；顶端有棕色纤维状物，外表灰黄色，多横裂纹；木部大，金黄色，皮部薄，类白色；稍有芹菜香气，味微甜。

（14）**毛前胡**：伞形科藁本属植物短片藁本 *Ligusticum brachylobum* Franch. 的干燥根，曾经误为"川防风"。鉴别特征：呈长圆锥形，稍扭曲，不分支或少有分支，长 12~25 cm，直径 1~2 cm；表面灰黄色或棕褐色，栓皮易脱落，脱落处显黄棕色斑；根头部具残存的茎痕及粗硬的纤维状叶鞘残基；上端环纹不明显，下部具不规则的纵沟及横向皮孔；质硬，易折断；折断面不整齐，皮部类白色或黄白色，散有棕色油点，中间有一棕色环（形成层），木部淡黄色；气香，味微苦、辛。本品收载于《四川省中药材标准》2010 年版。

（15）**野胡萝卜根**：伞形科胡萝卜属植物野胡萝卜 *Daucus carota* L. 的干燥根。鉴别特征：呈圆锥形，稍扭曲，长短不等；根头上端有木质性的地上茎枝残留，头部横纹稀疏，无明显的"蚯蚓头"；外表面淡黄色至淡黄棕色，有细纵皱纹及须根痕；质硬；断面纤维性，放射状裂隙不明显，皮部黄白色至淡褐色，木部黄色至淡棕色；气微香，味淡。

（16）**前胡**：伞形科前胡属植物前胡 *Peucedanum praeruptorum* Dunn 的干燥根，又名"白花前胡"。鉴别特征：呈圆锥形或纺锤形，稍弯曲，根端中央留有残茎的斑痕，外围有残留纤维状叶鞘残基；表面棕色至暗棕色，根头部有微细环状横纹，根头部以下有纵直沟纹，有横裂皮孔状痕；质坚脆，易折断；断面疏松，木栓层窄，皮部自外向内呈黄白色、浅棕色至棕色，油室呈金黄色；木部黄色或棕色，射线明显；气芳香，味苦、辛。本品收载于《中华人民共和国药典》2020 年版一部。

（17）**鸦葱根**：菊科鸦葱属植物鸦葱 *Scorzonera austriaca* Willd. 的干燥根。鉴别特征：呈长圆柱形，长 10~20 cm；顶端有灰绿色叶柄或棕色绒毛状叶基，有的颈部略细；表面土棕色，粗糙，有环纹及疙瘩样突起，有时栓皮呈片状翘起或脱落；体轻，质松泡，断面有明显车轮纹状裂隙；气微，味微甘。

（18）**华北鸦葱根**：菊科鸦葱属植物华北鸦葱 *Scorzonera albicaulis* Bunge 的干燥根，又名"笔杆草"或"笔管草"。鉴别特征：呈长圆柱形，稍弯曲，上端或有分支，长短不一，直径 0.6~1 cm；表面有纵皱纹及皮孔样斑痕；芦头有棕色叶柄残基；易折断；断面皮部黄白色，木部黄色；气微，味淡。

（19）**田贡蒿**：伞形科葛缕子属植物田葛缕子 *Carum buriaticum* Turcz. 的干燥根。鉴别特征：呈圆柱形，略弯曲，略呈扭曲状，长 10~30 cm，直径 0.2~1.5 cm；根头部宽大，具明显凹陷的茎痕，外表粗糙，表面呈黄白色，有纵皱纹及根痕，质坚、脆，易折断；断面粗糙，皮层呈土黄色，木质部呈鲜明的黄白色；气微，味甘、微苦。

（20）**绒果芹根**：伞形科绒果芹属植物绒果芹 *Eriocycla albescens* (Franch.) Wolff 的干燥根及根茎，又名"怀安小防风"。鉴别特征：呈圆锥形或圆柱形，常分支，长 10~15 cm，直径 0.5~1.5 cm；表面棕色，粗糙，有纵皱纹及皮孔样突起；根头部具细环纹，顶端四周有毛状的基生叶鞘残基；质坚硬，易折断；断面平坦，皮部棕黄色，裂隙明显，木质部黄白色；气微弱，胡萝卜样，味甜。

（21）**广防风**：唇形科广防风属植物广防风 *Anisomeles indica* (Linnaeus) Kuntze 的干燥地上部分，又名"防风草"。鉴别特征：茎略呈方柱形，表面暗绿色或黄褐色，被柔毛；分枝多，枝条稍曲折，横径长 0.5~1 cm，节间长 4~12 cm；质脆，易折断，断面中部有髓；叶对生，灰绿色或棕褐色，皱缩卷曲，展平后呈卵圆形或椭圆形，先端短圆或钝尖，基部楔形或钝圆，长 4~8 cm，宽 3~7 cm，两面均被白色毛，上表面毛疏而长，下表面毛短而密；叶柄长 2~5 cm，被毛；茎上部侧枝茎对生，枝端着生花序，疏离，花萼钟状，先端5齿裂，花冠多数存在，黄棕色；气香特异，味淡。本品收载于《广东省中药材标准·第三册》。

58. 防己

【来源】
防己科千金藤属植物粉防己 *Stephania tetrandra* S. Moore 的干燥根。

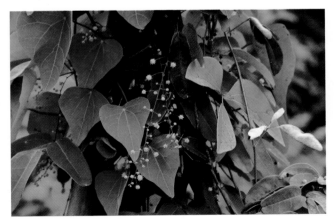

图58-1 粉防己（植物花期）

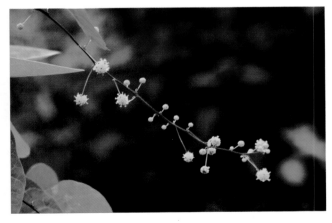

图58-2 粉防己（植物花序）

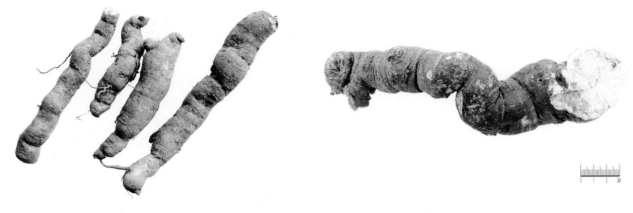

图58-3　防己（鲜品）　　　　　　　　　　　图58-4　防己（药材）

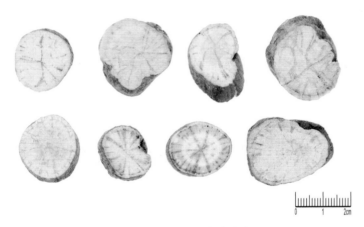

图58-5　防己（饮片）

【术语】

"粉防己"：防己药材粉性较大，习称"粉防己"或"汉防己"。

"猪大肠"：防己药材呈圆柱形，两端渐细，弯曲不直，形似"猪大肠"。

"车轮纹"：防己药材断面有排列较稀疏的放射状纹理，习称"车轮纹"。

"蜘蛛网"：防己药材横断面的特殊网纹，木质部维管束呈稀疏的放射状排列，导管旁有纤维及薄壁细胞，均木化，形如蜘蛛网。

【炮制加工】

防己（切制）：取防己药材，除去杂质，稍浸，洗净，润透，切厚片，干燥。本品收载于《中华人民共和国药典》2020 年版一部。

酒防己：取净防己片，照酒炙法，用文火炒至黄色。本品收载于《贵州省中药饮片炮制规范》2005 版。

炒防己：取防己片，照清炒法，炒至表面微黄色。本品收载于《河南省中药饮片炮制规范》2005 年版。

【混伪品及习用品】

（1）**宜宾防己**：马兜铃科马兜铃属植物川南马兜铃 *Aristolochia austroszechuanica* Chien et Cheng ex C. Y. Cheng et J. L.Wu 的干燥根。鉴别特征：呈圆柱状，常有缢缩；表面棕褐色，有鳞片状裂纹；质坚实，不易折断；断面灰白色，有类圆形或三角形的异形维管束充满中柱；富粉性；气微，味苦。本品以"川防己"收载于《重庆市中药饮片炮制规范及标准》2006 年版。

（2）**冕宁防己**：马兜铃科马兜铃属植物宝兴马兜铃 *Aristolochia moupinensis* Franch. 的干燥根，又名"穆坪马兜铃"或"木香马兜铃"。鉴别特征：呈圆柱形，有的微弯曲；长 7~22 cm，直径 2~3.5 cm；表面黄褐色，木栓质，具纵皱纹，除去外皮者呈黄白色，有支根的斑痕；质坚实，不易折断；断面粉性，黄白色，可见明显浅棕色放射状的维管束；气微，味微苦。本品以"川防己"收载于《重庆市中药饮片炮制规范及标准》2006 年版。

（3）**汉中防己**：马兜铃科马兜铃属植物异叶马兜铃 *Aristolochia heterophylla* Hemsl. 的干燥根。鉴别特征：呈圆柱形而弯曲，长 8~15 cm，直径 2~3 cm；除去外皮者呈浅棕黄色，残留栓皮呈灰褐色，较平坦；质坚实，不易折断；断面黄白色，粉性，皮部较厚，木部可见放射状的导管群，导管群在中央方向多连合成一束，向外方二歧或三歧分叉；气微，味苦。本品以"川防己"收载于《重庆市中药饮片炮制规范及标准》2006 年版。

（4）**非洲防己根**：防己科防己属植物非洲防己 *Jateorhiza columba* Miers 的干燥块根。鉴别特征：为类圆形、卵圆形的横切厚片，或为短段；边缘的栓皮层灰棕色至灰褐色，有粗糙皱纹；切面呈淡黄棕色或灰黄棕色；形成层明显；中心常较凹陷；质脆，易折断，断面带粉性；气微，味微芳香而极苦。本品收载于《新疆中药维吾尔药饮片炮制规范》2010 年版。

（5）**广防己**：马兜铃科马兜铃属植物广防己 *Aristolochia fangchi* Y. C. Wu ex L. D. Chow et S. M. Hwang 的干燥根。鉴别特征：呈圆柱形或半圆柱形，略弯曲，长 6~18 cm，直径 1.5~4.5 cm；表面灰棕色，粗糙，有纵沟纹；除去粗皮的呈淡黄色，有刀刮的痕迹；体重，质坚实，不易折断；断面粉性，有灰棕色与类白色相间连续排列的放射状纹理；无臭，味苦。本品收载于《中华人民共和国药典》2000 年版一部。

（6）**黑面防己**：马兜铃科马兜铃属植物耳叶马兜铃 *Aristolochia tagala* Champ. 的干燥根。鉴别特征：形似广防己，圆柱形或半圆柱形，略弯曲，长 8~20 cm，直径 2~3 cm；外表灰棕色或暗灰黄色，多具纵皱纹，略粗糙；栓皮触之有坚硬感，有时横断裂；皮孔横长，纵切面灰白色。

（7）**木防己**：防己科木防己属植物木防己 *Cocculus orbiculatus* (L.) DC. 的干燥根。鉴别特征：呈类圆柱形，不规则扁缩，略扭曲，直径 0.3~3 cm，长短不等；表面灰褐色至黑褐色，稍粗糙，有扭曲的纵沟纹、横向皮孔和支根痕，弯处有细横裂纹；体坚实，质硬而脆，易折断，断面呈不平坦的片状交错；切面类白色至黄白色，木质部具有灰棕色的放射状纹理；气微，味苦。本品收载于《陕西省药材标准》2015 年版。

（8）**大叶马兜铃**：马兜铃科马兜铃属植物大叶马兜铃 *Aristolochia kaempferi* Willd. 的干燥块根。鉴别特征：呈纺锤状，长达 14 cm，直径约 8 cm；表面有多数疣状凸起，呈浅棕色，有不规则的皱纹，可见少数残留的须根；质坚硬，不易折断；断面鲜时呈浅紫褐色至橘黄色，干后则呈淡暗赭色；粉性强；气特异。

（9）**青藤根**：防己科风龙属植物风龙（青风藤）*Sinomenium acutum* (Thunb.) Rehd. et Wils. 的干燥根。鉴别特征：呈圆柱形，多弯曲，常呈结节状，长短不等；表面灰褐色，具多数不规则的纵沟纹，有时可见皮孔状的斑痕及支根痕；质坚硬，不易折断；断面黄白色，木质部呈明显均匀的放射状车轮纹；气微而味苦。

（10）**华防己**：防己科秤钩风属植物秤钩风 *Diploclisia affinis* (Oliv.) Diels 的干燥根，又名"秤钩风"。鉴别特征：多纵切成两半，直径 3~5 cm；外表有灰褐色栓皮，栓皮甚紧，难以脱落，多纵皱或纵裂，除去栓皮者可见污黄色的木部；纵剖面粗糙，纤维性甚强，呈污黄色；木质纤维难以折断，横切面可见 2~7 圈清晰的偏心性环纹，导管的孔眼非常显著且排列整齐；无粉性，不呈蛛网纹或车轮纹。

（11）**三叶木通根**：木通科木通属植物三叶木通 *Akebia trifoliata* (Thunb.) Koidz. 的干燥根。鉴别特征：呈圆柱形，根头部明显粗大，多弯曲，长短粗细不等；常有多条分支，表面黄褐色或浅黄棕色，可见多数明显的细纵沟纹，在弯折处有横向裂纹，并有横向皮孔状斑痕及支根痕；质坚硬，不易折断；断面皮部呈黄白色，常脱落，木部近白色。

（12）**白药子**：防己科千金藤属植物金线吊乌龟（头花千金藤）*Stephania cephalantha* Hayata 的干燥块根。鉴别特征：呈不规则团块状或短圆柱形，直径 3~9 cm，其下常分出若干个短圆柱状根，有时数个相连呈长念珠状，顶端有根茎残基；横切片边缘外皮浅灰褐色，有皱纹，切面灰白色，粉性；有时可见环轮，或偏心性车轮状木心；质脆，断面白色，整齐；气微，味淡而微苦。本品收载于《中华人民共和国卫生部药品标准·第一册》。

（13）**北豆根**：防己科蝙蝠葛属植物蝙蝠葛 *Menispermum dauricum* DC. 的干燥根茎。鉴别特征：呈细长圆柱形，弯曲，有分支，长可达 50 cm，直径 0.3~0.8 cm；表面黄棕色至暗棕色，多有弯曲的细根，并可见突起的根痕和纵皱纹，外皮易剥落；质韧，不易折断，断面不整齐，纤维细，木部淡黄色，呈放射状排列，中心有髓；气微，味苦。本品收载于《中华人民共和国药典》2020 年版一部。

（14）**小果微花藤**：茶茱萸科微花藤属植物小果微花藤 *Iodes vitiginea* (Hance) Hemsl. 的干燥根及茎，本品曾经切片冒充防己。鉴别特征：呈类圆形或长圆形片，直径 1.5~8 cm，厚 0.2~0.5 cm；根切面粉性或木化，黄白色或淡黄色，皮部薄，可见黄棕色小点，木部宽广，射线放射状；茎切面中央具髓；外表面棕色至棕褐色，稍粗糙；质硬，易纵向折断，断面粉性或纤维性；气微，味淡。

（15）**瘤枝微花藤根**：茶茱萸科微花藤属植物瘤枝微花藤 *Iodes seguinii* (Lévl.) Rehd 的干燥根，本品曾经切片冒充防己。鉴别特征：呈纵剖的半圆柱形或块片状；直径 2.2~5 cm，长 4.5~5.5 cm；表面棕褐色，具纵皱纹，除去外皮者可见黄棕色斑点；质坚硬，不易折断；断面粉性差，黄棕色，皮部狭，密布黄棕色斑点，木部可见明显的放射状纹理；味淡，不苦。

59. 粉 葛

【来源】

豆科葛属植物甘葛藤 *Pueraria thomsonii* Benth. 的干燥根。

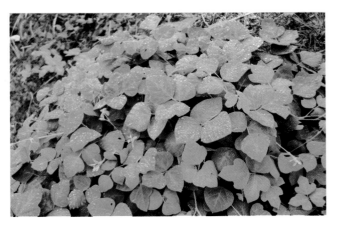

图59-1 甘葛藤（植物）

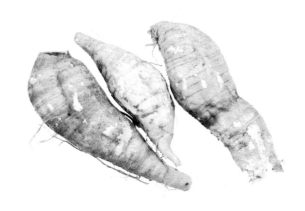

图59-2 粉葛（鲜品）

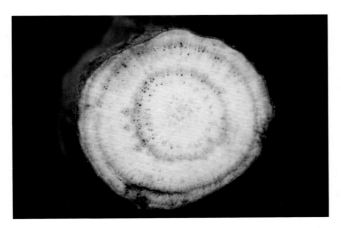

图59-3 粉葛鲜品（横切面）

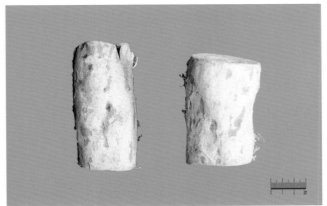

图59-4 粉葛（药材）

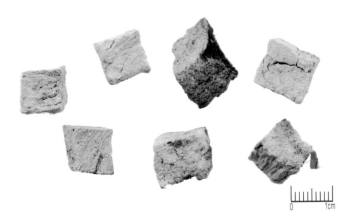

图59-5 粉葛（饮片）

【术语】

"粉性"：粉葛药材含大量淀粉，折之有粉尘飞出，刮之有白色粉末等，习称"粉性"。

【炮制加工】

粉葛（切制）：取粉葛药材，除去杂质，洗净，润透，切厚片或切块，干燥。本品收载于《中华人民共和国药典》2020 年版。

煨粉葛：取粉葛药材，除去杂质，洗净，润透，切厚片或切块，干燥，照纸裹煨法，煨至纸呈焦黑色；或照麸煨法，煨至黄色。本品收载于《四川省中药饮片炮制规范》2015 年版。

【混伪品及习用品】

（1）**葛根**：豆科葛属植物野葛 *Pueraria lobata* (Willd.) Ohwi 的干燥根，又名"野葛"。鉴别特征：呈纵切的长方形厚片或小方块，长 5~35 cm，厚 0.5~1 cm；外皮淡棕色至棕色，有纵皱纹，粗糙；切面黄白色至淡黄棕色，有的纹理明显；质韧，纤维性强；气微，味微甜。本品收载于《中华人民共和国药典》2020 年版一部。

（2）**食用葛**：豆科葛属植物食用葛 *Pueraria edulis* Pampan. 的干燥根。鉴别特征：呈白色或黄白色，长圆柱状，多切成长板块状，长 25~40 cm，宽 5~8 cm，厚 0.5~1 cm；粉性特强，有粗壮的长纤维；味微甘而稍苦涩，入口有淀粉的黏稠感。

（3）**云南葛藤**：有毒，豆科葛属植物苦葛 *Pueraria peduncularis* (Grah. ex Benth.) Benth. 的干燥根，又名"苦葛根"。鉴别特征：多纵切成长条状或短条状，有的稍扭曲，大小不等；表面淡黄色，粗糙，纤维性强，似毛状；外皮灰褐色，具纵皱沟，外皮脱落后显纤维状；横切面有数条紫色的环带；质硬，粉性差；具特异气味，味微苦。

（4）**天花粉**：葫芦科栝楼属植物栝楼 *Trichosanthes kirilowii* Maxim. 或中华栝楼（双边栝楼）*Trichosanthes rosthornii* Harms 的干燥根，本品曾经切片冒充粉葛。鉴别特征：呈不规则圆柱形、纺锤形或瓣块状，长 8~16 cm，直径 1.5~5.5 cm；表面黄白色或淡棕黄色，有纵皱纹、细根痕及略凹陷的横长皮孔，有的具黄棕色外皮残留；质坚实，断面白色或淡黄色，富粉性（粉性比葛根强，断面纤维性差），横切面可见黄色木质部，略呈放射状排列，纵切面可见黄色条纹状木质部；气微，味微苦。本品收载于《中华人民共和国药典》2020 年版一部。

（5）**木薯**：大戟科木薯属植物木薯 *Manihot esculenta* Crantz 的干燥根。鉴别特征：呈不规则的厚片或块；质脆易折断，断面白色，粉性足；残留外皮呈棕褐色或黑褐色；横切面类白色，相对较光滑，中央有一小木心，淡黄色，纤维性，可见淡黄色筋脉点呈放射状稀疏散在，或有一明显黄白色或淡黄棕色的形成层纹；纵切面可见数条棕色纵纹；气微，味淡，嚼之粉性，不发黏。

（6）**茯苓**：多孔菌科真菌茯苓 *Poria cocos* (Schw.) Wolf 的干燥菌核，本品曾经切块冒充粉葛。鉴别特征：切面不平，边缘不整齐；质硬，无明显粉性；无浅棕色外皮和纤维。本品收载于《中华人民共和国药典》2020 年版一部。

（7）**雪胆**：葫芦科雪胆属植物曲莲（雪胆）*Hemsleya amabilis* Diels 的干燥根，本品曾经切块冒充粉葛，鉴别特征：呈不规则的小块状或椭圆形的厚板块状；表面棕褐色或灰褐色，质坚实；切面淡黄色或灰白色，粉性。

（8）**苜蓿根**：豆科苜蓿属植物紫苜蓿 *Medicago sativa* L. 的干燥根，本品曾经切块冒充粉葛。鉴别特征：常去外皮，呈类圆形横切片、不规则的块状或扇形厚片，切面白色至类白色；体重，质硬脆，易折断；断面显粉性，具淡棕色的维管束散在，中心常有放射状裂隙；气微，味淡。

（9）**山药**：薯蓣科薯蓣属植物薯蓣 *Dioscorea oppositifolia* L. 的干燥根，本品曾经以"头刀"或"边片"冒充粉葛。鉴别特征：表面白色或淡黄白色，光滑，未去尽外皮者可见细微的维管束线纹；质脆，断面白色，粉质；味淡微酸，嚼之发黏。本品收载于《中华人民共和国药典》2020年版一部。

60. 佛　手

【来源】

芸香科柑橘属植物佛手 *Citrus medica* L. var. *sarcodactylis* Swingle 的干燥果实。

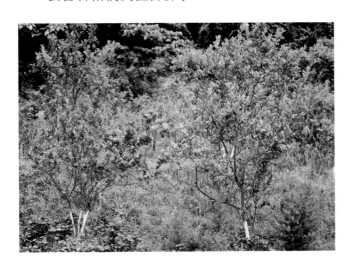

图60-1　佛手（生境）

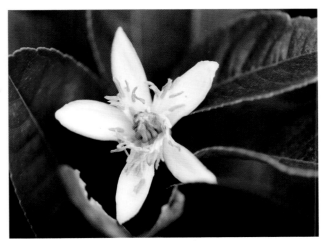

图60-2　佛手（植物花）

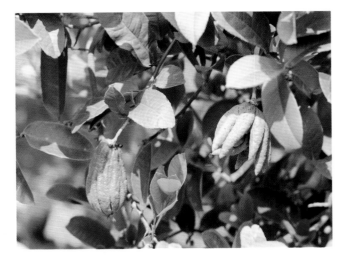

图60-3　佛手（植物果期）

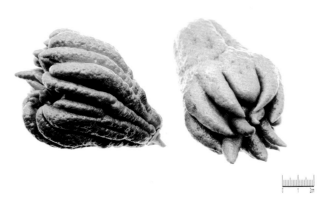

图60-4　佛手（鲜品）

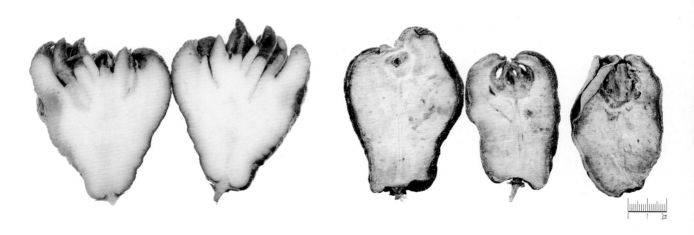

图60-5　佛手鲜品（纵剖面）　　　　　　　　图60-6　佛手（药材）

【术语】

"川佛手"：主产于四川及云南产区的佛手，商品习称"川佛手"。

"广佛手"：主产于广东、广西的佛手，商品习称"广佛手"。

"金边白肉"：广佛手切片的边缘呈黄色，内瓤呈白色。

"青边白肉"：川佛手切片的边缘呈绿褐色或淡黄褐色，内瓤呈白色。

【炮制加工】

佛手（切制）：取佛手片，除去杂质，喷淋，稍润，切丝，晒干或低温干燥，除去碎屑。本品收载于《四川省中药饮片炮制规范》2015 年版。

蒸佛手：取佛手片，除去杂质，喷水后蒸 2~3 h，取出，晒干或低温干燥。本品收载于《四川省中药饮片炮制规范》2015 年版。

【混伪品及习用品】

（1）鲜佛手：芸香科柑橘属植物佛手 Citrus medica L. var. sarcodactylis Swingle 的新鲜近成熟果实。鉴别特征：呈卵形、长圆形或矩形，长 10~15 cm，宽 5~8 cm；有 8~20 个似指状分歧的裂瓣；基部略狭，可见果柄痕，外皮黄绿色或橙黄色，有皱纹及油点；果肉浅黄色，有凹凸不平的纹线或点状维管束，无瓤及种子；质柔韧，气香，味微甜而苦。本品收载于《浙江省中药材标准·第一册》2017 年版。

（2）佛手参：兰科手参属植物手参 Gymnadenia conopsea (L.) R. Br. 的干燥块茎。鉴别特征：略呈手掌状，长 1~4.5 cm，直径 1~3 cm；表面淡黄色至褐色，有细纵纹，顶端有茎的残基或残痕，其周围有点状须根痕；下部有 2~12 指状分支，长 0.3~2.5 cm，直径 0.2~0.8 cm；质坚硬，不易折断，断面黄白色，角质样；气微，味淡，嚼之有黏性。本品收载于《北京市中药饮片炮制规范》2008 年版。

（3）枸橼：芸香科柑橘属植物枸橼 Citrus medica L. 的干燥成熟果实。鉴别特征：呈长椭圆形或卵圆形，顶端有乳头状突起，表面黄色或绿黄色；商品多已横切成片；切面灰黄色，表面粗糙，有皱缩、不规则的网状突起，果实部分较宽，宽 2~3.5 cm，约占果片横断面的 1/2；中央瓤囊 12~16 室，宽 3~5 cm，室内有时残存种子 1~2 枚；果实中心柱质坚实，直径 0.8~2 cm；外侧边缘的果皮黄色或黄绿色，表面不规则皱缩，散有多数凹入的油点；质柔软，气芳香，味甜而后酸苦。本品以"香橼"收载于《中华人民共和国药典》2020 年版一部。

（4）香圆：芸香科柑橘属植物香圆 *Citrus wilsonii* Tanaka 的干燥果实。鉴别特征：呈球形或矩圆形；表面黄棕色或黄绿色，常具不规则大小的黄白色斑块，密布多数油点及网状隆起的粗皱纹；顶端凹入，基部呈环状，有果柄痕；横断面果皮为淡黄白色，厚 3~8 mm，中央有瓤囊 9~11 室，每瓤囊内有种子数枚；商品有时纵切成大小不一的瓤状，或横切除去瓤肉，或偶有瓤肉残留；气香，味酸而苦。本品以"香橼"收载于《中华人民共和国药典》2020 年版一部。

（5）柚皮：芸香科柑橘属植物柚 *Citrus maxima* (Burm.) Merr. 的干燥成熟果皮。鉴别特征：体型较大，展开直径 7~22 cm；多纵切成片，呈不规则长片状，厚 5~10 mm；外表皮黄棕色或淡金黄色，光滑而无茸毛，密布突出及凹下的油室；内表面棕黄色，呈棉絮状；体轻、质柔，易折断；气香微弱，味苦。

（6）佛手瓜：葫芦科佛手瓜属植物佛手瓜 *Sechium edule* (Jacq.) Swartz 的干燥果实。鉴别特征：多为纵切片，顶端浅裂为两瓣，不呈指状分支；外果皮光滑，具有稀疏、细小颗粒状突起；无凹陷油点；质较轻，绵软；气微，味微甘。

61. 茯 苓

【来源】

多孔菌科真菌茯苓 *Poria cocos* (Schw.) Wolf 的干燥菌核。

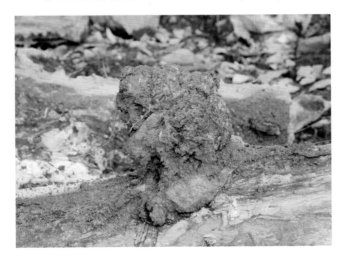

图61-1 茯苓（鲜品）

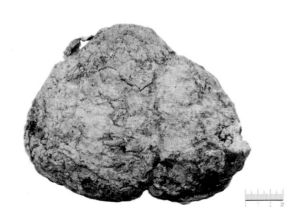

图61-2 茯苓（药材）

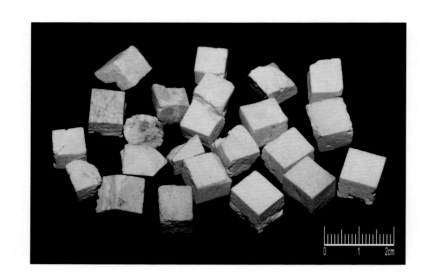

图61-3 茯苓（饮片）

【术语】

"茯苓个"：茯苓采挖后除去泥沙，堆置"发汗"后，摊开晾至表面干燥，再"发汗"，反复数次至出现皱纹、内部水分大部散失后，阴干，商品习称"茯苓个"。

"茯苓块"：鲜茯苓去皮后切制成立方块状或方块状厚片，阴干，商品习称"茯苓块"。

"茯苓片"：鲜茯苓去皮后切制成不规则厚片，阴干，商品习称"茯苓片"。

"赤茯苓"：茯苓近外皮部或有显淡红色者，习称"赤茯苓"。

"白茯苓"：茯苓个切去"赤茯苓"后，所剩余的白色部分。

"蟾蜍皮"：野生茯苓表皮黑褐色且厚，皱缩不平，擦之有光泽，商品习称"蟾蜍皮"。

"砂纸皮"：茯苓中个头较大而均匀者，表面棕褐色、皮薄、微皱缩者，商品习称"砂纸皮"。

"卜鱼"：茯苓中内部松泡或虚空者，以手指弹之，显空洞声响，像佛堂敲"木鱼"之声，习称"卜鱼"。

【炮制加工】

茯苓（切制）：取茯苓个，浸泡，洗净，润后稍蒸，及时削去外皮，切制成块或切厚片，晒干。本品收载于《中华人民共和国药典》2020年版一部。

朱砂拌白茯苓：将白茯苓用朱砂拌匀（每白茯苓100 g，用朱砂2 g）。本品收载于《上海市中药炮制规范》1994年版。

【混伪品及习用品】

（1）白茯苓：多孔菌科真菌茯苓 Poria cocos (Schw.) Wolf 干燥菌核的白色部分。鉴别特征：为不规则的片块，长1~2 cm，表面略粗糙或平坦，白色至类白色；质坚；气微，味淡。本品收载于《上海市中药炮制规范》1994年版。

（2）茯苓皮：多孔菌科真菌茯苓 Poria cocos (Schw.) Wolf 菌核的干燥外皮。鉴别特征：呈长条形或不规则块片，大小不一；外表面棕褐色至黑褐色，有疣状突起，内表面淡棕色并常带有白色或淡红色的皮下部分；质较松软，略具弹性；气微，味淡，嚼之粘牙。本品收载于《中华人民共和国药典》2020 年版一部。

（3）**赤茯苓**：多孔菌科真菌茯苓 *Poria cocos* (Schw.) Wolf 干燥菌核近外皮部的淡红色部分。鉴别特征：呈立方块状或方块状厚片，大小不一；浅棕色或棕色；质坚实；气微，味淡，嚼之粘牙。本品收载于《河北省中药材标准》2018 年版。

（4）**茯神**：多孔菌科真菌茯苓 *Poria cocos* (Schw.) Wolf 干燥菌核中间包有松根的白色部分。鉴别特征：呈类方形、长方形及不规则厚片，长 4~8 cm，宽 3~6 cm，厚 0.5~1 cm；表面类白色或淡棕色；体重，质坚实，断面颗粒性；切面中央或靠近一侧有棕黄色的松根，松根直径 0.5~2.5 cm，微具松节油气；味淡，嚼之粘牙。本品收载于《河北省中药材标准》2018 年版。

（5）**茯神木**：多孔菌科真菌茯苓 *Poria cocos* (Schw.) Wolf 菌核中间的松根或松干。鉴别特征：呈弯曲的松根，朽木状；外部残留有茯神，呈白色或灰白色，内部呈木质状；质松，体轻；气微，味淡。本品收载于《四川省中药材标准》2010 年版。

（6）**土茯苓**：百合科菝葜属植物土茯苓（光叶菝葜）*Smilax glabra* Roxb. 的干燥根茎。鉴别特征：略呈圆柱形，稍扁或呈不规则条块，有结节状隆起，具短分支；表面黄棕色或灰褐色，凹凸不平，有坚硬的须根残基，分支顶端有圆形芽痕，有的外皮具不规则裂纹，并有残留的鳞叶；质坚硬；切片呈长圆形或不规则状，厚 1~5 mm，边缘不整齐；切面类白色至淡红棕色，粉性，可见点状维管束及多数小亮点；质略韧，折断时有粉尘飞扬，以水湿润后有黏滑感；气微，味微甘、涩。本品收载于《中华人民共和国药典》2020 年版一部。

（7）**猪苓**：多孔菌科真菌猪苓 *Polyporus umbellatus* (Pers.) Fires 的干燥菌核。鉴别特征：呈条形、类圆形或扁块状，或有分支，长 5~25 cm，直径 2~6 cm；表面黑色、灰黑色或棕黑色，皱缩或有瘤状突起；体轻，质硬，断面类白色或黄白色，略呈颗粒状；气微，味淡。本品收载于《中华人民共和国药典》2020 年版一部。

（8）**淀粉伪制品**：淀粉经人工模压而成，冒充"茯苓丁"。鉴别特征：无外皮，质松泡易散，嚼之不粘牙。

62. 附 子

【来源】

毛茛科乌头属植物乌头 *Aconitum carmichaelii* Debx. 子根的加工品。

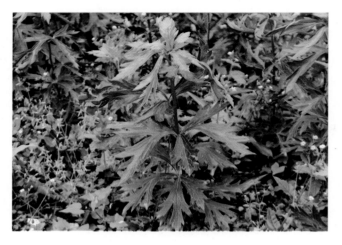

图62-1 乌头（植物）

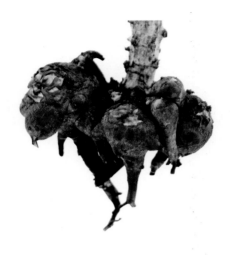

图62-2 乌头根（鲜品）

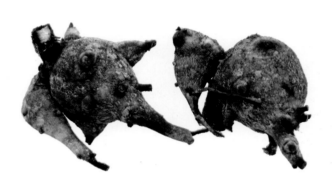

图62-3 附子（鲜品）

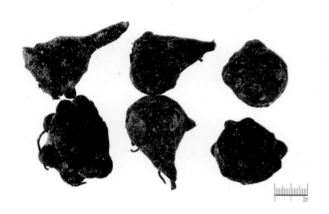

图62-4 盐附子

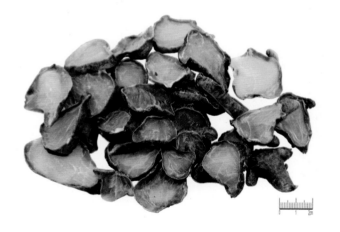

图62-5 黑顺片

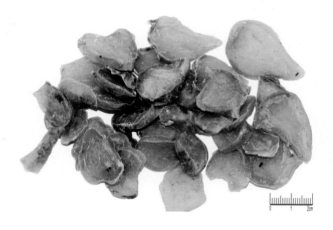

图62-6 白附片

【术语】

"泥附子"：采挖后，除去母根、须根及泥沙者，习称"泥附子"。

"川附子"：主产于四川江油等地的附子。

"天雄"：附子之形长而细者，也指附子种在土中，经年不生子根而独根长大，经炮制后，去皮入药者。

"乌药"：附子为子根无性繁殖，产地习称其种源为"乌药"。

"桥"：附子有一连接母体的特殊地下茎，俗称"桥"。

"钉角"：附子周围具瘤状突起的支根，习称"钉角"。

"筋脉"：附子中木质部所形成的维管束纹理，在白附片及黑顺片中较明显。

【炮制加工】

生附片：取泥附子，洗净，切片，干燥。本品收载于《四川省中药饮片炮制规范》2015 年版。

盐附子：选择个大、均匀的泥附子，洗净，浸入胆巴的水溶液中过夜，再加食盐，继续浸泡，每日取出晒晾，并逐渐延长晒晾时间，直至附子表面出现大量结晶盐粒（盐霜）、体质变硬为止。本品收载于《中华人民共和国药典》2020 年版一部。

黑顺片：取泥附子，按大小分别洗净，浸入胆巴的水溶液中数日，连同浸液煮至透心，捞出，水漂，纵切成厚约 0.5 cm 的片，再用水浸漂，用调色液使附片染成浓茶色，取出，蒸至出现油面、光泽后，烘至半干，再晒干或继续烘干。本品收载于《中华人民共和国药典》2020 年版一部。

白附片：选择大小均匀的泥附子，洗净，浸入胆巴的水溶液中数日，连同浸液煮至透心，捞出，剥去外皮，纵切成厚约 0.3 cm 的片，用水浸漂，取出，蒸透，晒干。本品收载于《中华人民共和国药典》2020 年版一部。

淡附片：取盐附子，用清水浸漂，每日换水 2~3 次，至盐分漂尽，与甘草、黑豆加水共煮透心，至切开后口尝无麻舌感时，取出，除去甘草、黑豆，切薄片，晒干（每 100 kg 盐附子，用甘草 5 kg、黑豆 10 kg）。本品收载于《中华人民共和国药典》2020 年版一部。

淡附片（浙）：取盐附子，用清水浸漂至咸味基本消失，与豆腐加水共煮至内无白心，口尝微具麻舌感时，取出附子，刮去外皮，晾至半干，切厚片，干燥（每盐附子 100 kg，用豆腐 25 kg）。本品收载于《浙江省中药炮制规范》2015 年版。

炮附片：取附片，照烫法，用砂烫至鼓起并微变色。本品收载于《中华人民共和国药典》2020 年版一部。

制黑顺片：取净甘草置锅内加清水煮，合并两次煮液；取黑顺片置甘草煎煮液中，加热至沸，取出，堆润至透，切成宽丝，干燥（每净黑顺片 100 kg，用甘草 6.25 kg）。《天津市中药饮片炮制规范》2018 年版。

蒸附片：取生附片，用清水浸润，加热蒸至出现油面光泽，干燥。本品收载于《四川省中药饮片炮制规范》2015 年版。

炒附片：将中等细度的砂投入炒药机内，炒至滑利，投入生附片，砂炒至外表皮黄棕色，断面黄色，取出，迅速筛去砂子，晾凉。本品收载于《四川省中药饮片炮制规范》2015 年版。

熟附片：选择个大均匀的泥附子，洗净，浸入附子炮制用胆巴的水溶液中数日，连同浸液煮至透心，捞出，剥去外皮，切成厚约 7 mm 的片，用水浸漂，取出，蒸至透心，出现油面光泽，晒干或烘干。本品收载于《四川省中药饮片炮制规范》2015 年版。

黄附片：取泥附子，按大小分别洗净，浸入附子炮制用胆巴的水溶液中数日，连同浸液煮至透心，捞出，剥去外皮，切成厚约 7 mm 的片，用水浸漂，取出，用调色液染成黄色，晒干或烘干。本品收载于《四川省中药饮片炮制规范》2015 年版。

卦附片：选择个大均匀的泥附子，洗净，浸入附子炮制用胆巴的水溶液中数日，连同浸液煮至透心，捞出，剥去外皮，对剖，成为两瓣如卦形的附片，再用水浸漂，用调色液染成浅茶色，取出，蒸制至出现油面光泽，晒干或烘干。本品收载于《四川省中药饮片炮制规范》2015 年版。

刨附片：选择个大均匀的泥附子，洗净，浸入附子炮制用胆巴的水溶液中数日，连同浸液煮至透心，捞出，水漂，阴干，刨成厚约 2 mm 的片，再用水浸漂，取出，晒干或烘干。本品收载于《四川省中药饮片炮制规范》2015 年版。

炮天雄：选择个大的泥附子，洗净，浸入附子炮制用胆巴的水溶液中数日，连同浸液煮至透心，捞出，水漂，剥皮修形，再用水漂制，姜汁浸泡自然发酵至透心，取出，蒸至透心，烤制至酥脆。本品收载于《四川省中药饮片炮制规范》2015 年版。

【混伪品及习用品】

（1）**生附子：**有毒，毛茛科乌头属植物乌头 *Aconitum carmichaelii* Debeaux 干燥子根。鉴别特征：呈圆锥形，上部较粗，下部微尖；表面棕褐色或灰褐色，有细密纵皱纹；顶端有凹陷的芽痕，一侧有一连接母体的特殊地下茎，周围具瘤状突起的支根，有时具少数须根；质硬而重；横切面灰白色或类白色，粉性重，可见浅棕色多角形或波状的形成层环；气微，味微辛而麻舌。本品收载于《湖南省中药材标准》2009 年版。

（2）**白附子：**有毒，天南星科犁头尖属植物独角莲 *Sauromatum giganteum* (Engler) Cusimano et Hetterscheid 的干燥块茎。鉴别特征：呈椭圆形或卵圆形，长 2~5 cm，直径 1~3 cm；表面白色至黄白色，略粗糙，有环纹及须根痕，顶端有茎痕或芽痕；质坚硬，断面白色，粉性；气微，味淡、麻辣刺舌。本品收载于《中华人民共和国药典》2020 年版一部。

（3）**川乌：**有毒，毛茛科乌头属植物乌头 *Aconitum carmichaelii* Debeaux 的干燥母根。鉴别特征：呈不规则的圆锥形，稍弯曲，顶端常有残茎，中部多向一侧膨大，长 2~7.5 cm，直径 1.2~2.5 cm；表面棕褐色或灰棕色，皱缩，有小瘤状侧根及子根脱离后的痕迹；质坚实；断面类白色或浅灰黄色，形成层环纹呈多角形；气微，味辛辣、麻舌。本品收载于《中华人民共和国药典》2020 年版一部。

（4）**掺伪品（甘薯）：**薯蓣科薯蓣属植物甘薯 *Dioscorea esculenta* (Lour.) Burkill 的干燥块茎，本品曾经切片加工掺伪黑顺片。鉴别特征：多呈类圆形、类三角形或不规形片状，厚薄不一；表面黑褐色，切面灰褐棕色至深褐棕色；平滑；质坚硬，断面角质，半透明；气微，嚼之味甜。

（5）**掺伪品（马铃薯）：**茄科茄属植物阳芋（土豆）*Solanum tuberosum* L. 的干燥根，本品曾经切片加工掺伪白附片。鉴别特征：呈类圆形或椭圆形的厚片，弯曲，不平整；无外皮，切面黄白色至黄棕色，平滑，半透明；质坚硬，难折断，断面角质；气微，嚼之味淡，具马铃薯味。

63. 覆盆子

【来源】

蔷薇科悬钩子属植物华东覆盆子 *Rubus chingii* Hu 的干燥果实。

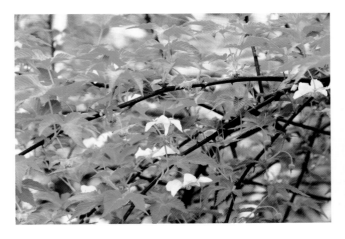

图63-1 华东覆盆子（植物花期）

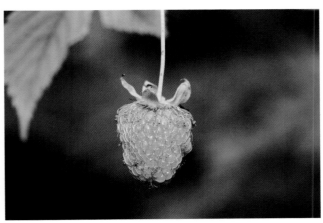

图63-2 华东覆盆子（植物果实）

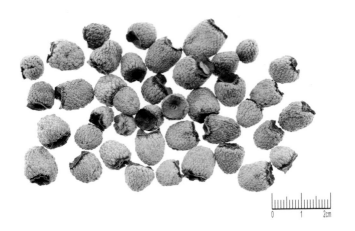

图63-3 覆盆子（药材）

【术语】

"牛奶头"：覆盆子呈圆锥形、球形或扁圆锥形，形似"牛奶头"。

【炮制加工】

覆盆子（净制）：取覆盆子药材，除去果柄等杂质，筛去灰屑。本品收载于《上海市中药饮片炮制规范》2018年版。

盐覆盆子：取净覆盆子，用食盐水拌匀，稍闷，置锅内，文火炒干，取出，放凉（每100 kg覆盆子，用食盐2 kg）。本品收载于《山东省中药饮片炮制规范·下册》2012年版。

【混伪品及习用品】

（1）**桉叶悬钩子**：蔷薇科悬钩子属植物桉叶悬钩子 *Rubus eucalyptus* Focke 的干燥果实。鉴别特征：呈半圆锥形或扁圆锥形；高0.7~1.2 cm，直径0.7~1.5 cm；表面颗粒状，密被灰黄色或灰棕色绒毛，并有多数棕色花丝残基，顶端钝圆，基部中心深凹陷。本品以"软覆盆子"收载于《四川省中药材标准》2010年版。

（2）**山莓**：蔷薇科悬钩子属植物山莓 *Rubus corchorifolius* L. f. 的干燥果实。鉴别特征：与覆盆子极相似，但个较小，直径3~5 mm，高4~9 mm；呈圆球形，不呈"牛奶头"状；表面黄绿色至淡棕色，顶端钝圆，基部扁平或中心微凹入，密被淡灰绿色绒毛；宿萼黄绿色或淡棕色，5裂，裂片先端反折，基部着生极多棕色花丝；小果易剥落；味微甘而酸涩。本品收载于《湖南省中药材标准》2009年版。

（3）**山柱莓**：蔷薇科悬钩子属植物绵果悬钩子 *Rubus lasiostylus* Focke 的干燥果实，又名"毡毛泡"。鉴别特征：呈圆锥形或圆球形；长2.9~1.4 cm，直径0.8~1.3 cm；表面灰白色至灰棕色，密被较长的绒毛并残留有棕色花丝；顶端钝圆，基部中央凹陷较深，有的具棕色宿萼及果梗；气微，味微甘、涩。

（4）**五叶绵果悬钩子**：蔷薇科悬钩子属植物五叶绵果悬钩子 *Rubus lasiostylus* Focke var. *dizygos* Focke 的干燥果实。鉴别特征：呈半圆球形或圆锥形；长0.5~1.4 cm，直径0.5~1.4 cm；核果颗粒明显，表面密被灰黄色或浅棕色绒毛，并残留有多数紫棕色花丝；顶端圆钝，基部花萼宿存，裂片5枚，多反卷，可见内面密被浅棕色绒毛，外面无毛，裂片或已折断；有的具果梗，果柄光滑无毛。

（5）**悬钩子**：蔷薇科悬钩子属植物覆盆子 *Rubus idaeus* L. 的干燥果实。鉴别特征：呈不规则半圆球形；长0.5~1.2 cm，直径0.6~1 cm；表面灰棕色，幼果绒毛较密，显绢丝样光泽，成熟后绒毛渐脱落，可见颗粒状核果；核果颗粒较大，淡棕色，表面具有浅格状纹理；宿萼裂片状。

（6）**槭叶莓**：蔷薇科悬钩子属植物槭叶莓 *Rubus palmatus* Thunb. 的干燥果实，又名"大粒覆盆子"。鉴别特征：聚合果近球形，黄色，直径1~1.5 cm。

（7）**蓬藟**：蔷薇科悬钩子属植物蓬藟 *Rubus hirsutus* Thunb. 的干燥果实。鉴别特征：呈类球形或长椭圆状球形，高5~7 mm，直径4~6 mm；顶端钝圆，基部平，表面黄绿色或浅黄棕色，无毛茸；宿萼灰绿色，裂片三角状披针形，先端尾尖，向下反折，两面均被灰白色毛茸；果柄细，长2.5~6 cm，密生柔毛；小核果半圆形，长1~1.5 mm，直径0.7~1.2 mm，背部有脊，腹部有棱线，顶端无毛茸，表面可见网状凹纹；质硬，内含棕色种子1粒；气清香，味酸。

（8）**插田泡**：蔷薇科悬钩子属植物插田泡 *Rubus coreanus* Miq. 的干燥果实。鉴别特征：呈扁球形或球形，直径3~6 mm，高3~5 mm；顶端平或钝圆，基部平，表面绿色或黄绿色，有稀疏的极短毛茸；宿萼黄绿色，裂片卵状披针形，先端尾尖，两面均被毛茸，边缘较多，宿萼上有褐色花丝残存；果柄长 0.7~1.3 cm，被毛茸；小核果类半圆形，长 1.5~2 mm，直径 0.8~1.2 mm，基部有灰白色绵毛，顶端被稀疏的极短毛茸，背、腹棱线不明显，表面有网状凹纹；质硬，内含浅棕色种子1粒；气清香，味微涩。

（9）**硬枝黑锁梅**：蔷薇科悬钩子属植物红泡刺藤 *Rubus niveus* Thunb. 的干燥果实。鉴别特征：呈扁球形或球形，高 4~6 mm，直径 4~7 mm；顶端平或钝圆，基部凹入；表面浅灰绿色，略带紫红色，密被灰白色毛；宿萼灰绿色，卵形，较小，两面均被毛茸，上有少量棕褐色花丝残存；果柄长 0.9~1.1 cm，被毛茸；小核果月牙形，长 1.5~2 mm，直径 0.6~1.2 mm，除接合面外均密被毛，相互缠绕，不易分开，背腹有棱，腹部两侧可见网状凹纹；质硬，内含浅黄色种子1粒；气清香，味涩。

（10）**粉枝莓**：蔷薇科悬钩子属植物粉枝莓 *Rubus biflorus* Buch.-Ham. ex Smith 的干燥果实。鉴别特征：聚合核果球形，包于宿萼内，直径约 5 mm，橘黄色；表面无毛茸，小核果与花托着生处有白色绵毛；宿萼浅棕色，裂片宽卵形，先端具针状短尖头，外面被少量白粉霜，里面及边缘有稀疏毛茸，宿萼上有棕色花丝残存；果柄长 1~2 cm，疏生小皮刺；小核果肾形，长 2~3 mm，直径 1.5~2 mm，橘红色，基部及腹部有灰白色绵毛，表面网状凹纹不明显；质硬，内含浅棕色种子1粒；气清香，味微酸。

64. 甘 草

【来源】

豆科甘草属植物甘草 *Glycyrrhiza uralensis* Fisch.、胀果甘草 *Glycyrrhiza inflata* Bat. 或光果甘草 *Glycyrrhiza glabra* L. 的干燥根及根茎。

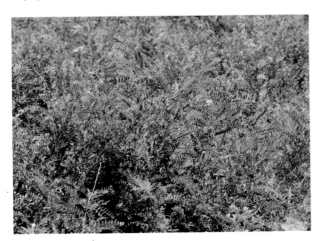

图64-1　甘草（植物）

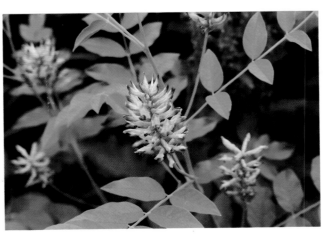

图64-2　甘草（植物花序）

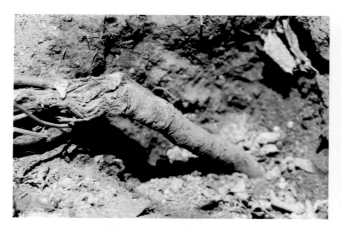

图64-3 甘草（鲜品）

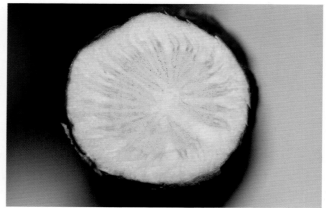

图64-4 甘草鲜品（横切面）

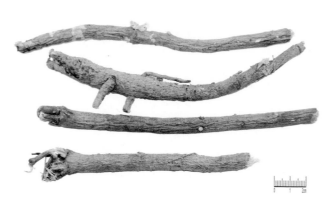

图64-5 甘草（药材）

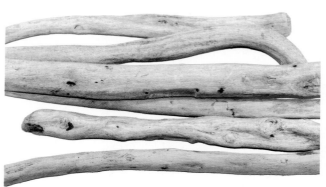

图64-6 粉甘草

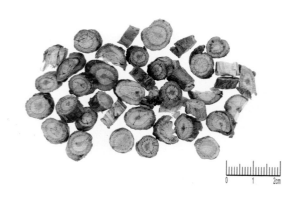

图64-7 甘草（饮片）

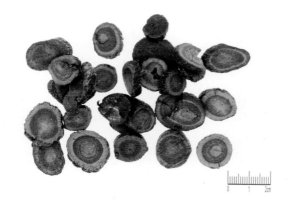

图64-8 炙甘草（饮片）

【术语】

"抽沟瓦垄"：甘草药材表面形成顺直刀痕，如沟状，类似老式瓦房一道一道的瓦垄，习称"抽沟瓦垄"。

"胡椒眼"：甘草药材切口顶端，中间凹陷成小坑，如胡椒眼大小，习称"胡椒眼"或"缩顶"。

"菊花心"：甘草药材断面，因木射线或木薄壁细胞干枯皱缩形成裂隙，在木质部中的放射状花纹，习称"菊花心"。

"丝瓜楞"：甘草药材表面的沟纹，形如"丝瓜楞"。

【炮制加工】

甘草片：取甘草药材，除去杂质，洗净，润透，切厚片，干燥。本品收载于《中华人民共和国药典》2020年版一部。

炙甘草：取甘草片，照蜜炙法，炒至黄色至深黄色，不粘手时取出，晾凉。本品收载于《中华人民共和国药典》2020年版一部。

粉甘草：取粗壮的甘草，刮去或撞去外皮，润透，切厚片，干燥。本品收载于《甘肃省中药炮制规范》2009年版。

炒甘草（清炒）：取甘草片，照清炒法，炒至深黄色。本品收载于《河南省中药饮片炮制规范》2005年版。

炒甘草（谷糠炒）：取净甘草片，用谷糠炒至米黄色，取出，筛去谷糠，趁热置于密闭的容器内，闷至黄色为度（每100 kg甘草，用谷糠20 kg）。本品收载于《江西省中药饮片炮制规范》2008年版。

甘草节：甘草的干燥结节状根或根茎（选取根或根茎的部分）。本品收载于《上海市中药饮片炮制规范》2018年版。

甘草梢：甘草的干燥根梢。本品收载于《上海市中药饮片炮制规范》2018年版。

【混伪品及习用品】

（1）铁心甘草：豆科甘草属植物甘草 *Glycyrrhiza uralensis* Fisch. 根部中心质地坚硬呈紫黑色的部分。鉴别特征：呈圆形，长短不等；表面有刀削痕迹，残存未除净的黄白色正常组织与紫黑色铁心呈不规则的相间排列，一般黑色部分多于黄白色部分；质重，坚硬，不易折断；两端断面紫黑色，略显菊花纹；气微，味苦、微甘。本品收载于《宁夏中药材标准》2018年版。

（2）大树甘草：茜草科裂果金花属植物裂果金花 *Schizomussaenda henryi* (Hutch.) X. F. Deng et D. X. Zhang 的干燥茎。鉴别特征：呈不规则块片；外表面灰绿色至灰黄棕色，粗糙，具纵皱纹；质轻而坚硬；切面淡黄白色，皮部薄，灰棕色至棕褐色，易脱落，木部宽广、黄白色；部分块片可见较小的髓；气微，味微苦。本品收载于《云南省中药材标准·第五册·傣族药（Ⅱ）》2005年版。

（3）苦甘草：豆科槐属植物苦豆子 *Sophora alopecuroides* L. 的干燥根。鉴别特征：外表皮红棕色至棕褐色，具纵沟纹及纵皱纹，有的可见横向皮孔或须根痕，外皮较易脱落；切面淡黄色至黄色，可见一棕色环，木部具放射状裂隙，并可见微细小孔；质坚，易碎；气微，味极苦。本品收载于《上海市中药饮片炮制规范》2018年版。

（4）山甘草：茜草科玉叶金花属植物玉叶金花 *Mussaenda pubescens* Ait. F. Hort. Kew. Ed. 干燥带叶的茎枝。鉴别特征：茎呈长圆柱形，稍弯曲，有的有分枝；表面灰棕色或灰褐色，有的有浅纵纹，直径0.4~1.5 cm；质硬，断面黄色或白色，髓部明显；叶多卷曲破碎，卵状矩圆形或卵状披针形，全缘；气微，味微苦。本品收载于《福建省中药饮片炮制规范》2012版。

（5）**土甘草**：豆科鱼藤属植物毛果鱼藤 *Derris eriocarpa* How 的干燥藤茎。鉴别特征：表面棕褐色至灰褐色，有圆点状皮孔；质坚硬，切面皮部褐色，木质部黄白色，密布导管孔，有时可见黄棕色至棕褐色树脂样渗出物；具 2~3 个同心环；髓部浅棕色，略凹陷；气微，味甘、微苦。本品收载于《云南省中药材标准·第五册·傣族药（Ⅱ）》2005 年版。

（6）**野甘草**：玄参科野甘草属植物野甘草 *Scoparia dulcis* L. 的干燥全草。鉴别特征：主根呈圆柱形，平直或略弯曲；表面淡黄色，有细纵皱纹，往往分生侧根，再生细根；茎多分枝，有数条明显纵棱；叶对生或轮生，叶片披针形至椭圆形，或近于菱形，基部渐狭成短柄，中部以下全缘，上部边缘具单或重齿，花小，单生或成对生于叶腋；蒴果球形，多开裂，易散出极小粉状的种子；气微清香，味淡、微甘。本品收载于《福建省中药饮片炮制规范》2012 版。

（7）**云南甘草**：豆科甘草属植物云南甘草 *Glycyrrhiza yunnanensis* Cheng f. et L. K. Dai ex P. C. Li 的干燥根及根茎。鉴别特征：呈长圆柱形；外表灰棕色至棕褐色，具明显纵皱纹及横纹，皮孔不规则；断面不平坦，浅黄色或内面淡红棕色，富纤维性；味极苦，几乎无甜味。

（8）**刺果甘草**：豆科甘草属植物刺果甘草 *Glycyrrhiza pallidiflora* Maxim. 的干燥根及根茎。鉴别特征：根茎呈圆柱形，长 16~25 cm，直径 0.3~1.5 cm；表面灰棕色，有纵皱纹及横向皮孔，横断面皮部灰白色，木部浅黄色，占半径 3/5~5/7，中心有小型的髓；质坚硬，气微弱，味苦涩；根较细，无髓，其余特征与根茎同。

65. 高良姜

【来源】

姜科山姜属植物高良姜 *Alpinia officinarum* Hance 的干燥根茎。

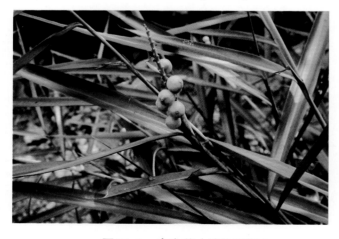

图65-1　高良姜（植物果期）

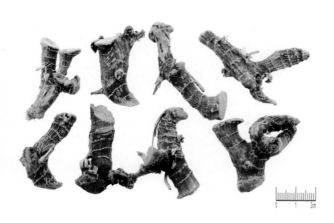

图65-2　高良姜（药材）

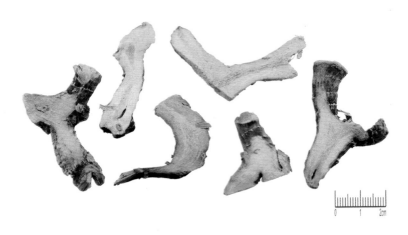

图65-3　高良姜（饮片）

【术语】

"反口"：高良姜药材形状饱满者，皮皱肉凸，习称"反口"。

"马蹄良姜"：高良姜药材中分支少、粉性足、外皮棕红色、气香、味辛辣者，习称"马蹄良姜"。

"死姜"：高良姜药材中气味俱淡、色姜黑、体质轻泡之死根者，习称"死姜"。

【炮制加工】

高良姜（切片）：取高良姜药材，除去杂质，洗净，润透，切薄片，晒干。本品收载于《中华人民共和国药典》2020年版一部。

高良姜（切段）：取高良姜药材，除去须根及残留的鳞片，洗净，切段，晒干。本品收载于《四川省中药饮片炮制规范》2015年版。

【混伪品及习用品】

（1）大高良姜：姜科山姜属植物红豆蔻（大高良姜）*Alpinia galanga* (L.) Willd. 的干燥根茎。鉴别特征：呈扭曲圆柱状，长8~15 cm，直径2~3 cm；表面红棕色至暗紫色，具纵纹；环节明显，节间长3~6 mm，节上有波浪形的淡黄色或暗褐色鳞片，下侧有类白色或淡黄色的凸起须根痕；质坚韧，不易折断；断面纤维性，淡黄色，皮部约占2/3；内皮层明显，维管束星点可见；木部常与皮部分离，颜色较深；气芳香，味辛辣。本品收载于《海南省中药材标准》2011年版。

（2）距花山姜：姜科山姜属植物距花山姜 *Alpinia calcarata* Roscoe 的干燥根茎。鉴别特征：呈类圆柱形，直径0.3~1 cm；表面黄棕色或棕红色，环节颜色与节间相近；表面黄棕色，断面中柱约占直径1/3；气微香，味微辛。

（3）山姜：姜科山姜属植物山姜 *Alpinia japonica* (Thunb.) Miq. 的干燥根茎，又名"小良姜"。鉴别特征：呈圆柱形，有分支，长5~20 cm，直径0.3~1.2 cm；表面棕色或红棕色，有细密的纵皱纹及灰棕色的细密环节，被有鳞皮状叶鞘，节上有细长须根及圆形的根痕；分支顶端有茎痕或芽痕；质柔韧，不易折断；断面黄白色或灰白色，纤维性较强，有明显的粉性，圆形的内皮层环纹明显，可见细小的孔隙及筋脉点；气香，味辛辣。本品收载于《湖北省中药材质量标准》2018年版。

（4）山菅根：百合科山菅属植物山菅 *Dianella ensifolia* (L.) Redouté 的干燥根茎。鉴别特征：呈瘦长的结节状，有分支；表面暗黄色或棕褐色，环节处呈棕褐色；断面灰白色，类木质，中柱几乎占整个断面；气微腥，味苦、辛。

66. 藁本

【来源】

伞形科藁本属植物藁本 *Ligusticum sinense* Oliv. 或辽藁本 *Ligusticum jeholense* Nakai et Kitag. 的干燥根及根茎。

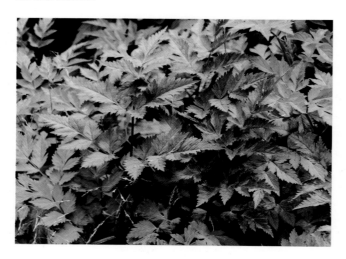

图66-1 藁本（植物）

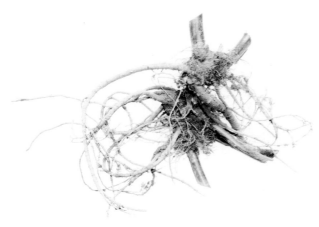

图66-2 藁本（鲜品）

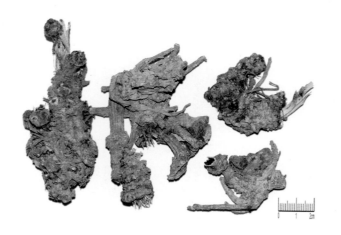

图66-3 藁本药材（野生品）

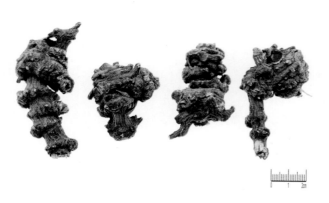

图66-4 藁本药材（栽培品）

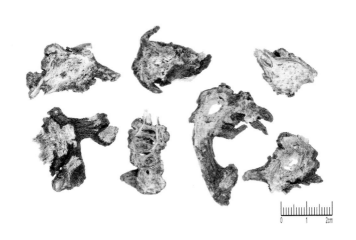

图66-5　藁本（饮片）

【术语】

"光藁本"：除去细小根须的藁本，商品习称"光藁本"。

"毛藁本"：没有除去须根的藁本，商品习称"毛藁本"。

"连珠"：藁本药材的节与节间密集，节膨大，节间凹陷，似一串算盘珠。

【炮制加工】

藁本片：取藁本药材，除去杂质，洗净，润透，切厚片，晒干。标准收载：《中华人民共和国药典》2020 年版一部。

【混伪品及习用品】

（1）**新疆藁本**：伞形科山芎属植物鞘山芎 *Conioselinum vaginatum* (Spreng.) Thell. 的干燥根及根茎。鉴别特征：呈不规则块状或结节状圆柱形，有分支，常稍弯曲或稍扁，长 6~8 cm，直径 2~4 cm；外表棕褐色，粗糙；上面有大、密接而深陷的圆形孔洞状的茎痕；下面密布较粗而呈纤维状的支根及点状凸起的须根痕；体较轻，质硬而微韧；断面纤维状，多裂隙，中心色白；气香燥烈，味甘、微辛、麻舌。本品收载于《新疆维吾尔自治区药品标准》1987 年版。

（2）**水藁本**：伞形科藁本属植物水藁本 *Ligusticum sinense* var. *hupehense* H.D. Zhang 的干燥根茎。鉴别特征：呈不规则的节结块状，无分支，或具较长的茎秆状节间，长 3~8 cm，直径 0.3~3 cm；表面灰棕色至棕褐色，粗糙，栓皮不易剥落；有纵皱纹和环纹；上侧有数个突起的根痕，有时留有细根；体较沉，质硬，难折断；断面略平坦，淡灰棕色，散有棕红色油点；香气重浊，味甘、辛、麻舌。

（3）**山藁本**：伞形科当归属植物长鞘当归（骨缘当归）*Angelica cartilaginomarginata* (Makino) Nakai 的干燥地上部分。鉴别特征：茎圆柱形，长 30~45 cm，直径达 4 mm，光滑，具纵纹；外表青绿色至淡棕色，疏被短毛，叶鞘明显，密被毛茸；叶大多皱缩卷曲，黄绿色或暗绿色，叶缘有白色骨质边缘，易碎而脱落；花大多脱落，仅花梗残留；气微香，味淡。本品以"草藁本"收载于《浙江省中药炮制规范》2005 年版。

（4）**泽芹**：伞形科泽芹属植物泽芹 *Sium suave* Walt. 的干燥地上部分，又名"山藁本"或"草藁本"。鉴别特征：茎呈圆柱形，直径 0.3~1.5 cm，节明显，近基部下方有一团根痕；表面棕黑色、棕色或绿色，有多数条纹；质坚硬，折断面边缘黄白色，纤维性，中间有大型空洞，叶片大多脱落，残留的叶柄呈管状，基部呈鞘状抱茎，手搓叶片具清香气，味淡。本品以"草藁本"收载于《江苏省中药饮片炮制规范》1992 年版。

（5）黑藁本：伞形科藁本属植物蕨叶藁本 *Ligusticum pteridophyllum* Franch. 的干燥根及根茎。鉴别特征：呈黑褐色；根茎短，长 1~4 cm，直径 2~15 mm；根状茎结节处呈川芎"苓子"状；表面粗糙，具多数瘤状突起，上部具 1 至数个茎残基，常有横向的念珠状根茎，下部有 1 至数条根，表面有纵皱纹，具稀疏的瘤状突起；易折断；断面木部白色，皮部灰白色，不平坦；气香，味微苦、辛，有麻舌感。

（6）细叶藁本：伞形科藁本属植物细叶藁本 *Ligusticum tenuissimum* (Nakai) Kitag. 的干燥根及根茎，又名"火藁本"。鉴别特征：根较粗大、肥厚、分歧，具横皱纹，表面深褐色；其余特征与辽藁本相似。

（7）黄藁本：伞形科滇芹属植物滇芹 *Meeboldia yunnanensis* (H. Wolff) Constance et F. T. Pu 的干燥根及根茎，又名"滇藁本"。鉴别特征：呈污黄色、灰黄色或棕黄色，根茎圆柱状，直或扭曲状，长 2~3 cm，直径 6~10 mm；茎基痕密集，圆形或扁圆形，中心下凹，上端常具茎及膨大的茎节，下端具纺锤形或圆锥形支根数条；表面具横环纹及横向皮孔；质重，易折断；断面粗糙，灰白色，具多数散在的棕色油点；气香，味特异，微辛、苦、微有麻舌感。本品收载于《云南省中药材标准·第二册·彝族药》2005 年版。

（8）鸭儿芹：伞形科鸭儿芹属植物鸭儿芹 *Cryptotaenia japonica* Hassk. 的干燥根及根茎。鉴别特征：根状茎很短，不甚明显，略呈圆锥状，长 1~3 cm，直径 0.5~1 cm；表面浅棕色，具纵皱纹；上端有一凸起的圆形茎基，长 1~2 cm，直径 0.3~1 cm；根茎周围密生细长而略弯曲的根，有的呈分支状，具纵皱纹；体轻，质硬，不易折断；断面淡黄色，强纤维状；气香，味辛、微甘、酸。

（9）土藁本：伞形科芹属植物旱芹 *Apium graveolens* L. 的干燥老根茎。鉴别特征：呈圆柱形，直径 0.3~1 cm；表面淡棕色，具多数突起的纵直粗棱，粗棱之间有细纵纹，有的残留互生叶柄；切面略呈多角形，黄白色，具髓或中空；质坚硬；气微，味淡。本品收载于《上海市中药饮片炮制规范》2018 年版。

67. 狗 脊

【来源】

蚌壳蕨科金毛狗属植物金毛狗脊 *Cibotium barometz* (L.) J. Sm. 的干燥根茎。

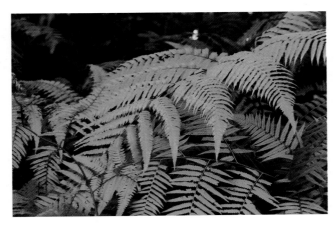

图67-1　金毛狗脊（植物）

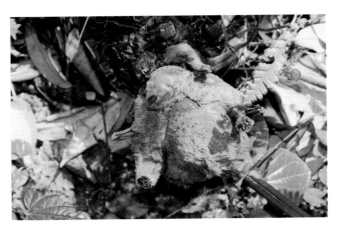

图67-2　金毛狗脊（植物根茎）

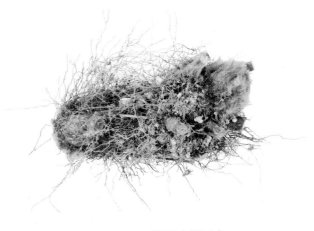

图67-3　狗脊（鲜品）

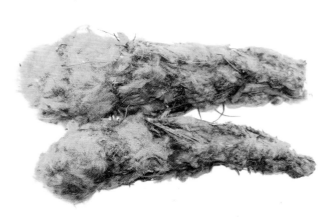

图67-4　狗脊（药材）

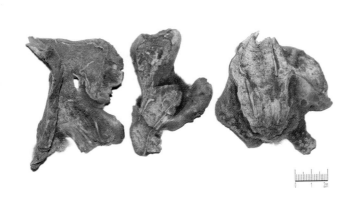

图67-5　狗脊（饮片）

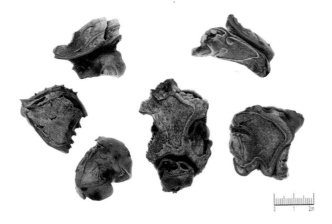

图67-6　烫狗脊（饮片）

【术语】

"金毛狗脊"：狗脊根茎粗大，表面密被金黄色绒毛，具光泽，全体形似"金毛狗"。

"生狗脊片"：狗脊采挖后，除去泥沙、硬根、叶柄及金黄色绒毛，切厚片，干燥，习称"生狗脊片"。

"**熟狗脊片**"：狗脊蒸后晒至六七成干，切厚片，干燥，为"熟狗脊片"。

【炮制加工】

狗脊（切制）：取狗脊药材，除去杂质；未切片者，洗净，润透，切厚片，干燥。本品收载于《中华人民共和国药典》2020年版一部。

烫狗脊：取生狗脊片，照烫法，用砂烫至鼓起，放凉后除去残存绒毛。本品收载于《中华人民共和国药典》2020年版一部。

制狗脊：取净生狗脊片，置笼内以武火蒸4~6 h，停火，闷6~8 h，取出，干燥。本品收载于《湖北省中药饮片炮制规范》2018年版。

酒制狗脊：取净生狗脊片，加酒拌匀，吸尽后置笼内以武火蒸4~6 h，停火，闷6~8 h，取出，干燥（每100 kg狗脊，用黄酒6 kg）。本品收载于《湖北省中药饮片炮制规范》2018年版。

熟狗脊：将狗脊刮净毛，放入锅内，加盐水拌匀，煮熟至无白心；取出晒至五六成干，闷软，切薄片，晒干（每100 kg狗脊，用食盐3 kg）。本品收载于《广西壮族自治区中药饮片炮制规范》2007年版。

盐狗脊：取狗脊片，除去杂质及绒毛，加盐水拌匀，照盐制法，炒干（每100 kg狗脊，用食盐2 kg）。本品收载于《四川省中药饮片炮制规范》2015年版。

【混伪品及习用品】

（1）**狗脊蕨**：乌毛蕨科狗脊属植物狗脊蕨 *Woodwardia japonica* (L. f.) Smith 干燥带叶柄残基的根茎。鉴别特征：呈长圆柱形，挺直或稍弯曲；表面红棕色或黑褐色；根茎粗壮，密被短粗的叶柄残基，近顶端鳞片较多，棕红色；叶柄残基近半圆柱形，镰刀状弯曲，背面呈肋骨状，下端膨大；横切面可见维管束2~4个，腹面的1对较大，呈"八"字形或略弯曲成双曲形排列；质坚硬；气微，味微苦、涩。本品以"狗脊贯众"收载于《湖北省中药材质量标准》2018年版。

（2）**单芽狗脊蕨**：乌毛蕨科狗脊属植物单芽狗脊蕨 *Woodwardia unigemmata* (Makino) Nakai 干燥带叶柄残基的根茎。鉴别特征：呈长圆柱形或削成柱状、方柱状，挺直或稍弯曲，上端较粗钝，下端较尖；表面红棕色或黑褐色；根茎粗壮，密被短粗的叶柄残基、鳞叶，可见棕黑色须根；叶柄残基坚硬，横断面半圆形，深棕色或棕红色，有黄棕色分体中柱5~8个，其中腹面1对较大，呈"八"字形排列；鳞叶棕红色，全缘；气微，味微苦、涩。本品以"狗脊贯众"收载于《湖北省中药材质量标准》2018年版。

（3）**狗脊毛**：蚌壳蕨科金毛狗属植物金毛狗脊 *Cibotium barometz* (L.) J. Sm. 根茎上的干燥细柔毛。鉴别特征：为金黄色长柔毛，有光泽，长0.3~2 cm；质柔软，手捻易碎；气微，味淡。本品收载于《云南省中药材标准·第一册》2005年版。

（4）**黑狗脊**：凤尾蕨科凤尾蕨属植物蜈蚣凤尾蕨 *Pteris vittata* L. 干燥带叶柄残基的根茎。鉴别特征：外表面棕色或棕褐色，密被棕色条形鳞片；根茎具多数叶柄残基和残留的细根；叶柄残基扁圆形或扁三角形，腹面具浅沟槽；质硬，折断面棕褐色，可见灰白色线状"U"字形叶柄维管束；根茎质坚硬，切面棕黄色，可见灰白色线状"U"形分体中柱2~3个；气微，味微涩。本品收载于《河南省中药饮片炮制规范》2005年版。

（5）**山西狗脊**：鳞毛蕨科鳞毛蕨属植物华北鳞毛蕨 *Dryopteris goeringiana* (Kunze) Koidz. 干燥带

叶柄残基的根茎。鉴别特征：呈横生的长圆柱形，略扁；表面棕褐色或棕黑色，略有黑色粗毛；根茎中上部有叶柄残基，扁圆柱形，背面略有纵棱，腹面平坦，横断面黄白色，维管束呈圆点状，数个排成一环；根茎下部丛生多数细根，质坚硬；无臭，味微苦、涩。

68. 枸杞子

【来源】

茄科枸杞属植物宁夏枸杞 *Lycium barbarum* L. 的干燥成熟果实。

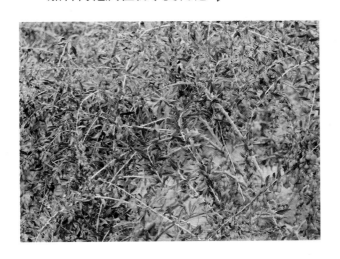

图68-1　宁夏枸杞（植物果期）

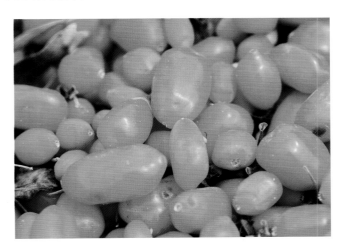

图68-2　枸杞子（鲜品）

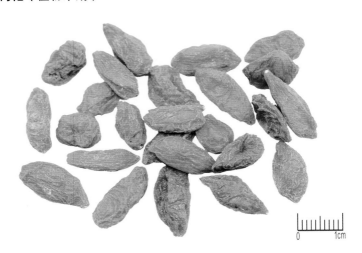

图68-3　枸杞子（药材）

【术语】

"油果"：枸杞子因过分成熟、炕晒不当或保管不善等原因引起氧化，出现油黑色者。

【炮制加工】

枸杞子（净制）：取枸杞子药材，除去杂质，拣去果梗。本品收载于《四川省中药饮片炮制规范》2002 年版。

【混伪品及习用品】

（1）川枸杞：茄科枸杞属植物枸杞 *Lycium chinense* Mill. 的干燥成熟果实，又名"土枸杞"。鉴别特征：呈类纺锤形，长 6~12 mm，直径 4~6 mm；基部常见黑褐色果柄痕，偶见残存果柄及宿存花萼；果皮皱缩，呈暗红色或红色，果肉薄，质较柔软；种子多数，肾形，呈棕黄色或黄褐色；气微香，味微甜而酸；嚼之唾液染成橙红色。本品收载于《四川省中草药标准·试行稿（第二批）》1979 年版。

（2）黑枸杞：茄科枸杞属植物黑果枸杞 *Lycium ruthenicum* Murray 的干燥成熟果实。鉴别特征：呈类圆形、纺锤形或椭圆形，长 0.5~1.2 cm，直径 0.4~0.9 cm；表面黑褐色，基部有灰白色花萼，常带果柄，果皮柔韧，皱缩，果肉干瘪；种子肾形，扁而翘，表面黄棕色，长 1~1.5 mm；气微，味甜。本品以"黑果枸杞"收载于《湖北省中药材质量标准》2018 年版。

（3）新疆枸杞：茄科枸杞属植物新疆枸杞 *Lycium dasystemum* Pojarkova 的干燥成熟果实，又名"古城子"。鉴别特征：呈椭圆形或类球形，长度多在 10 mm 以下；果皮柔韧，皱缩，肉少；隔皮不能看见种子，种子在 20 粒以下或更少；味微甘。

（4）大枸杞：茄科枸杞属植物北方枸杞 *Lycium chinense* var. *potaninii* (Pojarkova) A. M. Lu 的干燥成熟果实，又名"大果枸杞""椒形枸杞子"或"束鹿大果枸杞子"。本品为河北省于 20 世纪 70 年代后期种植的新异品种，曾在 80 年代初大量销往全国各地。鉴别特征：呈长梭形或长条状椭圆形，长、大而扁，长度多在 2~2.5 cm，扁宽约 0.6 cm；表面红色，果皮甚薄，果肉极少或无，可隔外皮看到黄色种子；种子较大，长 2 mm 以上；种子常不足 20 粒，类肾形，扁而翘，常一面凹，一面凸起，似耳状；种子表面具密集的圆点状结构；味微甜，后苦涩。

（5）首阳小檗果：小檗科小檗属植物首阳小檗 *Berberis dielsiana* Fedde 的干燥成熟果实。鉴别特征：呈矩圆形，长 8~10 mm，直径 3~6 mm；表面暗红色，具皱纹；先端有圆形花柱痕，基部具点状果柄痕；果皮薄而干缩，几乎无果肉，种子 2 粒，长扁圆形；气微，味微涩而酸苦。

（6）珊瑚樱：茄科茄属植物珊瑚樱 *Solanum pseudocapsicum* L. 的干燥成熟果实。鉴别特征：呈椭圆形或圆球形，两端钝圆，长 8~15 mm，直径 6~10 mm；表面暗棕色或黄棕色，具光泽，基部有深色凸起的果柄痕；果皮薄而稍硬，极皱缩，半透明，能看见里面的种子；气微香，味微酸。

（7）九里香果：芸香科九里香属植物九里香 *Murraya exotica* L. Mant. 的干燥成熟果实。鉴别特征：果实分为 2 室，每室有种子 1 枚，偶见 3 枚；种子较大，略呈半球形，类白色；气香，味苦、辛，有麻舌感。

（8）黄芦木果：小檗科小檗属植物黄芦木 *Berberis amurensis* Rupr. 的干燥成熟果实，又名"大叶小檗"。鉴别特征：长 0.5~0.8 cm；表面红色或暗红色，具皱纹；顶端有一明显的圆盘状柱头，基部有时可见残留的果柄或果柄痕；多含 2 枚种子，扁纺锤形，外种皮光滑；味酸。

69. 谷精草

【来源】

谷精草科谷精草属植物谷精草 *Eriocaulon buergerianum* Koern. 干燥带花茎的头状花序。

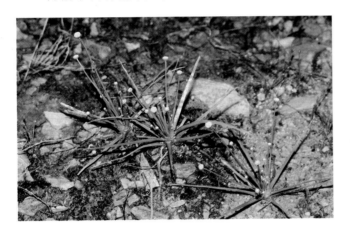

图69-1　谷精草（植物）

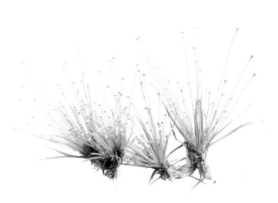

图69-2　谷精草植物（鲜品）

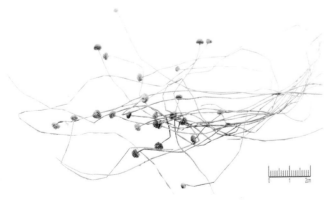

图69-3　谷精草（药材）

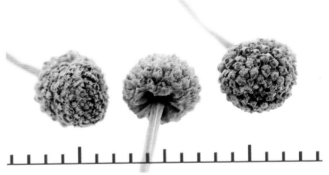

图69-4　谷精草花序（药材）

【术语】

"脐眼"：毛谷精草顶端及底部的中央均向下凹陷，习称"脐眼"。

【炮制加工】

谷精草（切制）：取谷精草药材，除去杂质，切段。本品收载于《中华人民共和国药典》2020年版一部。

【混伪品及习用品】

（1）**白药谷精草**：谷精草科谷精草属植物白药谷精草 *Eriocaulon cinereum* R. Br. 干燥带花茎的头状花序，又名"流星草"。鉴别特征：形似谷精草，但花茎纤细（直径 1 mm 以下）；头状花序呈卵球形，松软，较小，直径 2~4 mm；总苞片长圆形或圆状披针形，小苞片圆形；揉碎花序，可见多数极细小棕黄色种子，矩圆形。本品全草以"赛谷精草"收载于《四川省中药材标准》2010年版。

（2）**华南谷精草**：谷精草科谷精草属植物华南谷精草 *Eriocaulon sexangulare* L. 的干燥头状花序，又名"谷精"。鉴别特征：近圆球形或半球形，直径 4~6 mm，具细长花茎；总苞片层层紧密排列，苞片浅棕黄色，有光泽，上部密生白色粉状毛；花序托近无毛或被微毛，外轮花被两侧的裂片背面具宽翼；内轮花被片雌花为条状，雄花合生呈高脚杯状，柱头 3 枚；搓碎花序，可见多数黑色花药及细小红棕色未成熟的果实；气微，味淡。本品以"谷精珠"收载于《四川省中药材标准》2010年版。

（3）**毛谷精草**：谷精草科谷精草属植物毛谷精草 *Eriocaulon australe* R. Br. 的干燥头状花序，又名"大谷精"。鉴别特征：呈扁半球形，直径 6~8 mm，高 3~6 mm；顶部灰白色，中央凹陷；底部有淡黄色、长扇形的苞片层层紧密排列，呈盘状；雄花外轮花被片的两侧片具翅，内轮 3 裂片的中央有黑色腺体；雌花外轮花被片 3 枚，两侧片呈舟状，中间 1 片披针状匙形，内轮花被片 3 枚，离生，线形，上部中央有 1 黑色腺体；花序托有明显的柔毛；花茎纤细，直径约 1 mm，淡黄绿色，有数条扭曲的棱线；质韧，不易折断；气微，味淡。本品以"谷精珠"收载于《四川省中药材标准》2010年版。

（4）**谷精全草**：谷精草科谷精草属植物谷精草 *Eriocaulon buergerianum* Koern. 的干燥全草。鉴别特征：全体呈淡黄绿色或淡黄褐色；须根丛生；叶众多，基生，无柄，长披针状条形，长 6~20 cm，基部宽 3~6 mm；花茎多长短不一，纤细，有数条扭曲的棱线，基部有筒状叶鞘；头状花序顶生，近半球形，直径 4~6 mm，底部有苞片层层紧密排列，上部边缘密生白色短毛，花序顶部灰白色；揉碎花序，可见多数黑色花药及细小黄绿色未成熟果实；质柔软，气微，味淡。本品以"赛谷精草"收载于《四川省中药材标准》2010年版。

（5）**蚤缀**：石竹科无心菜属植物无心菜 *Arenaria serpyllifolia* L. 的干燥全草，又名"无心菜"。鉴别特征：长 10~30 cm，全体密生白色柔毛，尤以茎上较多；茎纤细，簇生；叶对生，皱缩，完整叶卵圆形，无柄，两面疏生柔毛，具细乳头状腺点，长 0.3~1.2 cm，宽 0.2~0.3 cm；聚伞花序顶生，花梗细，长 6~8 mm，花萼 5 枚，披针形；蒴果长卵形，和萼片近等长，成熟时 6 瓣裂；种子肾形，淡棕褐色至黑色，表面有小突起；质脆，手摸有刺手感；气微，味淡。

（6）**硬枝黑锁梅**：蔷薇科悬钩子属植物红泡刺藤 *Rubus niveus* Thunb. 的干燥果实。鉴别特征：呈扁球形或球形，高 4~6 mm，直径 4~7 mm；顶端平或钝圆，基部凹入；表面浅灰绿色，略带紫红色，密被灰白色毛；宿萼灰绿色，卵形，较小，两面均被毛茸，上有少量棕褐色花丝残存；果柄长 0.9~1.1 cm，被毛茸；小核果月牙形，长 1.5~2 mm，直径 0.6~1.2 mm，除接合面外均密被毛，相互缠绕，不易分开，背腹有棱，腹部两侧可见网状凹纹；质硬，内含浅黄色种子 1 粒；气清香，味涩。

（7）**小谷精草**：谷精草科谷精草属植物小谷精草 *Eriocaulon luzulifolium* Mart. 干燥带花茎的头状花序或全草。鉴别特征：体型较小；叶长 3~5 cm，具横脉纹；花序近球形，灰黑色。

70. 骨碎补

【来源】

水龙骨科槲蕨属植物槲蕨 *Drynaria fortunei* (Kunze) J.Sm. 的干燥根茎。

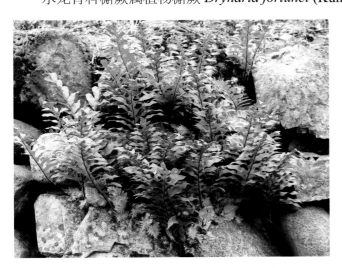

图70-1　槲蕨（植物）

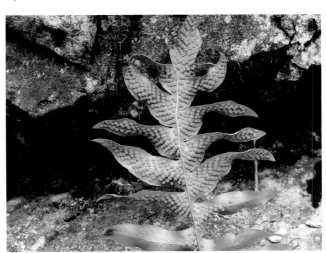

图70-2　槲蕨（植物孢子）

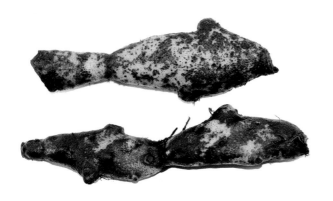

图70-3　骨碎补（鲜品）

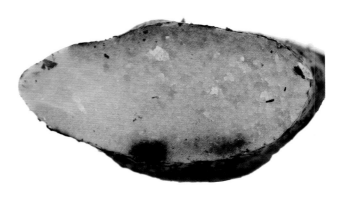

图70-4　骨碎补鲜品（横切面）

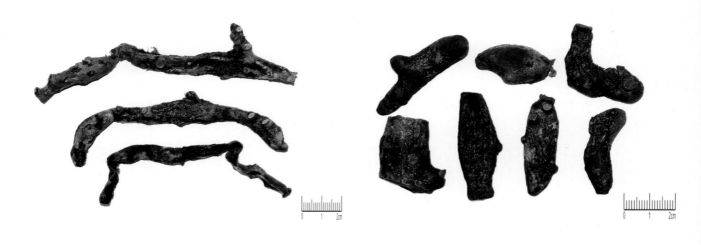

图70-5　骨碎补（药材）　　　　　　　　　图70-6　烫骨碎补（饮片）

【术语】

"凤凰鸡"：骨碎补在广东民间草药称为"凤凰鸡"。

【炮制加工】

骨碎补（切制）：取骨碎补药材，除去杂质，洗净，润透，切厚片，干燥。本品收载于《中华人民共和国药典》2020年版一部。

烫骨碎补：取净骨碎补或片，照烫法，用砂烫至鼓起，撞去毛。本品收载于《中华人民共和国药典》2020年版一部。

酒骨碎补：取骨碎补药材，除去杂质，洗净，润透，切厚片或段，干燥，照烫法，用砂烫至鼓起，撞去毛，再照酒炙法，炒干（每100 kg骨碎补，用白酒10 kg）。本品收载于《四川省中药饮片炮制规范》2015年版。

盐骨碎补：取骨碎补药材，除去杂质，洗净，润透，切厚片或段，干燥，照烫法，用砂烫至鼓起，撞去毛，再照盐炙法，炒干（每100 kg骨碎补，用食盐2 kg）。本品收载于《四川省中药饮片炮制规范》2015年版。

【混伪品及习用品】

（1）**陕骨碎补**：槲蕨科槲蕨属植物秦岭槲蕨（中华槲蕨）*Drynaria baronii* Diels 的干燥根茎。鉴别特征：呈扁平、细长条状，略弯曲，有的具分支，完整者末端略钝圆，长7~33 cm，宽0.5~1.3 cm，厚0.2~0.5 cm；表面密被黄棕色至棕色的小鳞片，柔软如毛，易脱落；鳞片脱落者或经火燎者表面呈棕褐色、黄棕色或黄色，有纵皱纹，上表面具凸起或凹下的圆形叶痕，有的带叶柄残基，两侧及下表面有须根残留及须根痕；脱落后的鳞片呈狭长披针形，黄色至淡棕色，先端细长而尖；体轻、质脆，易折断；断面黄色、灰棕色或棕褐色，维管束呈黄白色点状，排列成环；气微，味甘、微涩。本品收载于《陕西省药材标准》2015年版。

（2）**大骨碎补**：槲蕨科崖姜蕨属植物崖姜 *Aglaomorpha coronans* (Wallich ex Mettenius) Copeland 的干燥根茎。鉴别特征：呈圆柱形或扁平扭曲的长条状，粗大，不分支；长7~15 cm，直径 1~2 cm；表面灰褐色至黑棕色，凹凸不平，有纵皱纹，在纵沟及叶基处周围常有残存的黄棕色细密鳞片；一侧具有突起圆形叶痕，直径约 1 cm；质坚硬，不易折断；横切面红棕色、类圆形，边缘波状弯曲；靠近边缘有黄白色维管束小点，排列成凹形环，环内还有两小圈黄白色维管束小点；气微，味微涩。

（3）大叶骨碎补：骨碎补科骨碎补属植物大叶骨碎补 *Davallia divaricata* Dutch et Tutch. 的干燥根茎，又名"硬骨碎补"或"广骨碎补"。鉴别特征：呈扭曲的圆柱形，长 4~19 cm，直径 5~11 mm；表面红棕色至棕褐色，有明显纵沟纹，具突起的圆柱状叶基痕，常残留有黄棕色鳞片；质坚硬，不易折断；断面红棕色，有多数黄色点状维管束排列成环状，中央有 2 个大型维管束，新月形；气微，味涩。本品收载于《广西壮族自治区壮药质量标准·第一卷》2008 年版。

（4）华南骨碎补：骨碎补科骨碎补属植物华南骨碎补 *Davallia austrosinica* Ching 干燥根茎。鉴别特征：呈长条形、方柱状，弯曲不直，长 15~25 cm，直径 1~2 cm；表面深红棕色至棕褐色，有多个疏距的圆形、宽大而凹陷的叶柄残痕，叶柄痕间距 6~8 cm，呈结节状膨大；全体有细纵向纹理，凹陷处偶有未除净的红棕色毛茸；质甚坚硬，不易折断；断面棕红色，隐约可见黄色点状筋脉成环状排列；气微，味淡、微涩。

（5）光亮瘤蕨：水龙骨科瘤蕨属植物光亮瘤蕨 *Phynatosorus cuspidatus* (D. Don) Pichi Sermolli 的干燥根茎。鉴别特征：呈圆柱形；长约 13 cm，常有指状分支；表面灰棕色，可见多数须根痕迹及浅棕色鳞片；质坚硬；断面略平坦，灰白色，有环状维管束排列，清晰可见，并有众多的棕色小点；气微，味微涩。

（6）近邻槲蕨：槲蕨科槲蕨属植物石莲姜槲蕨 *Drynaria propinqua* (Wall. ex Mett.) J. Sm. ex Bedd. 的干燥根茎，又名"老鹰翅膀"或"光叶槲蕨"。鉴别特征：呈扁圆柱形，纤细，弯曲，常纵剖成两半，直径 0.4~0.8 cm；鳞片红棕色，革质，三角形，覆瓦状排列，近基部盾状着生，紧贴根茎表面；上表面有叶柄残基，纤细；质脆；断面维管束排成 1 环；气香，味咸、涩。

（7）团叶槲蕨：槲蕨科槲蕨属植物团叶槲蕨 *Drynaria bonii* Christ 的干燥根茎。鉴别特征：直径为 1~1.8 cm；上表面鳞叶基痕较多；鳞叶一型，鳞片三角形，先端延伸如线，边缘"睫毛"状；质脆，易折断；横断面椭圆形、棕黄色，黄白色点状维管束排列成排列成 1~3 环；气微，味微甜、涩。

（8）栎叶槲蕨：槲蕨科槲蕨属植物栎叶槲蕨 *Drynaria quercifolia* (L.) J. Sm. 的干燥根茎。鉴别特征：呈背腹扁平的块状或片状；较大，宽 2~5 cm，厚 0.5~1 cm；叶痕较多，鳞叶条状披针型；孢子叶柄残基直径 0.5~0.8 cm；气微，味涩。

（9）草石蚕：骨碎补科阴石蕨属植物圆盖阴石蕨 *Davallia teyermannii* Baker 的干燥根茎。鉴别特征：直径 4~8 mm；表面具众多毛孔样小点，或残留有灰棕色至棕色鳞片；切面维管束点排列成环状，中央有 2 个较大的维管束点。

（10）披针新月蕨：金星蕨科新月蕨属植物披针新月蕨 *Pronephrium penangianum* (Hook.) Holtt. 的干燥根茎，又名"过山龙"或"地苏木"。鉴别特征：根茎长而横走，常扭曲，粗壮，有纵槽沟，具多数须根残痕；质坚硬，断面背侧有较大且略呈"八"字形的黄白色维管束。

71. 瓜蒌皮

【来源】

葫芦科栝楼属植物栝楼 *Trichosanthes kirilowii* Maxim. 或双边栝楼 *Trichosanthes rosthornii* Harms 的干燥成熟果皮。

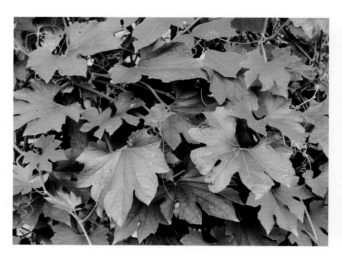

图71-1　栝楼（植物）

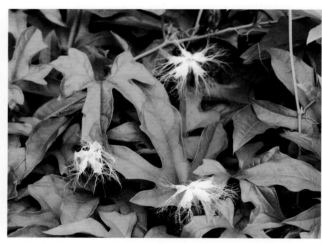

图71-2　双边栝楼（植物花期）

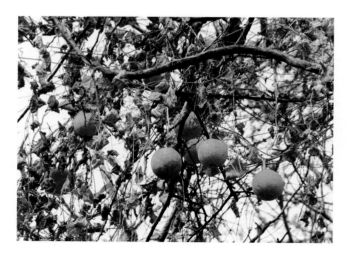

图71-3　栝楼（植物成熟果实）

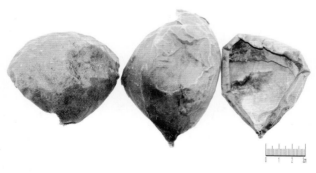

图71-4　瓜蒌皮（药材）

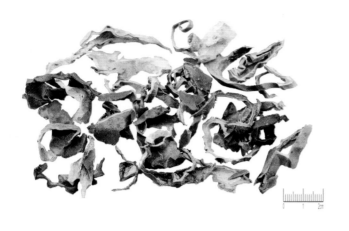

图71-5　瓜蒌皮（饮片）

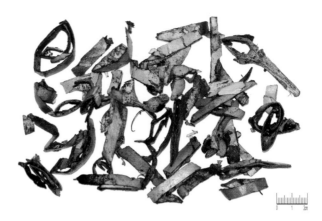

图71-6　蜜瓜蒌皮（饮片）

【术语】

"蟹壳黄"：瓜蒌皮外表橙黄色，有红黄色斑块及纵皱纹，形似蟹壳，习称"蟹壳黄"。

"雪面"：瓜蒌皮内表面类白色或淡黄色，习称"雪面"。

【炮制加工】

瓜蒌皮（切制）：取瓜蒌皮药材，洗净，稍晾，切丝，晒干。本品收载于《中华人民共和国药典》2020年版一部。

蜜瓜蒌皮：取瓜蒌皮药材，洗净，稍晾，切丝或块，晒干，照蜜炙法，炒至不粘手（每100 kg瓜蒌皮，用炼蜜25 kg）。本品收载于《中华人民共和国药典》2020年版一部。

炒瓜蒌皮：取净瓜蒌皮丝，照清炒法，炒至棕黄色，略带焦斑。本品收载于《湖北省中药饮片炮制规范》2018年版。

【混伪品及习用品】

（1）**杜蒌皮**：葫芦科栝楼属植物王瓜 *Trichosanthes cucumeroides* (Ser.) Maxim. 的干燥成熟果皮。鉴别特征：完整果皮呈椭圆形，长6~7 cm，直径3~5 cm；剖开的果皮多不完整，纵切者边缘向内卷曲成长纺锤形或不规则形，横切者形似"瓜皮小帽"；表面黄色，皮薄易碎，果柄细短。

（2）**大瓜蒌皮**：葫芦科栝楼属植物截叶栝楼（广西大栝楼）*Trichosanthes truncata* C.B. Clarke 的成熟果皮。鉴别特征：果皮较大，外表面黄棕色至灰棕色，果皮较厚。

（3）**长萼瓜蒌皮**：葫芦科栝楼属植物长萼栝楼 *Trichosanthes laceribractea* Hayata 的干燥成熟果皮。鉴别特征：多纵切成瓣，长约6 cm；表面暗橙黄色，内表面残留少许墨绿色果瓤；外表面比瓜蒌皮光滑，顶端的果柄较细，果柄与果皮容易分离，留下深凹窝；味苦。

（4）**糙点瓜楼皮**：葫芦科栝楼属植物糙点栝楼 *Trichosanthes dunniana* Lévl. 的干燥成熟果皮。鉴别特征：表面暗棕褐色或红棕色；果梗深陷入果皮中，交接处有一圈愈合痕，易脱落而留下深凹窝；味淡。

（5）**红花瓜楼皮**：葫芦科栝楼属植物红花栝楼 *Trichosanthes rubriflos* Thorel ex Cayla 的干

燥成熟果皮。鉴别特征：外表面橙红色，内表面残留少许墨绿色果瓤；多纵切成瓣，长约 8 cm，不皱缩；果梗较粗短，深陷入果皮中，易脱落而留下深凹窝；残留种子窄长方形，常附有墨绿色果瓤；味苦。

（6）**木鳖皮**：葫芦科苦瓜属植物木鳖子 *Momordica cochinchinensis* (Lour.) Spreng. 的干燥成熟果皮。鉴别特征：多纵切成瓣，半球形；表面橙黄色，有肉刺而无皱纹，有时可见顶端短喙；花柱基稍粗壮，果梗痕直径约 1 cm。

（7）**西瓜皮**：葫芦科西瓜属植物西瓜 *Citrullus lanatus* (Thunb.) Matsum. et Nakai 的干燥成熟果皮。鉴别特征：多除去果瓤并切成瓣，长约 15 cm，宽约 8 cm，厚约 1.5 mm；表面棕黄色，稍皱缩，皱纹长 3~12 mm。

（8）**心叶蒴莲皮**：西番莲科蒴莲属植物三开瓢 *Adenia cardiophylla* (Mast.) Engl. 的干燥成熟果皮，又名"假瓜蒌"或"三开瓢"。鉴别特征：果实成熟后 3 瓣裂；表面黄红色至紫红色，梭状椭圆形，长约 7 cm；残留种子呈不规则肾形，长约 8.5 mm；种子黑褐色，表面有网纹及凹窝。

72. 瓜蒌子

【来源】

葫芦科栝楼属植物栝楼 *Trichosanthes kirilowii* Maxim. 或双边栝楼 *Trichosanthes rosthornii* Harms 的干燥成熟种子。

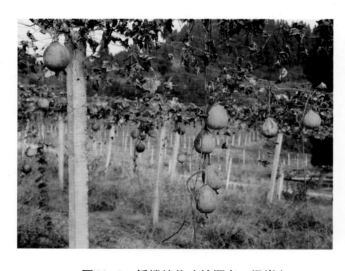

图72-1　栝楼植物（拍摄者：梁巍）

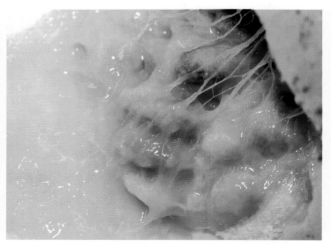

图72-2　瓜蒌（成熟果实内部）

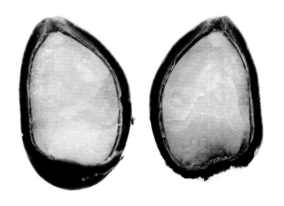

图72-3　瓜蒌子鲜品（纵剖）

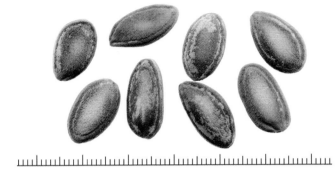

图72-4　瓜蒌子（药材）

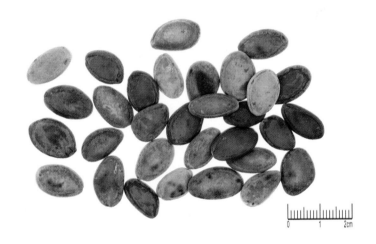

图72-5　炒瓜蒌子（饮片）

【术语】

"串边"：瓜蒌子外壳边缘的沟纹明显者，习称"串边"。

【炮制加工】

瓜蒌子（净制）：取瓜蒌子药材，除去杂质及干瘪的种子，洗净，晒干；用时捣碎。本品收载于《中华人民共和国药典》2020年版一部。

炒瓜蒌子：取瓜蒌子药材，照炒法，用文火炒至微鼓起，取出，放凉。本品收载于《中华人民共和国药典》2020年版一部。

蜜瓜蒌子：将净瓜蒌子，置热锅内，文火炒至微鼓起时，均匀地淋入用少量开水稀释后的炼蜜，再拌炒至蜜液被吸尽，松散，不粘手，取出，凉透（每100 kg瓜蒌子，用炼蜜5 kg）。本品收载于《山东省中药饮片炮制规范·上册》2012年版。

瓜蒌子霜：取净瓜蒌子，去壳取仁，碾成泥状，用吸油纸包严，加热微炕，压去油脂，不断换纸，至纸上不再出现油痕，碾细，过筛；或用布包严，置笼内蒸至上汽，压去油脂，碾细，过筛。本品收载于《山东省中药饮片炮制规范·上册》2012年版。

【混伪品及习用品】

（1）**大蒌子**：葫芦科栝楼属植物截叶栝楼（广西大栝楼）*Trichosanthes truncata* C.B. Clarke 的干燥成熟种子，又名"广西大蒌仁"。鉴别特征：呈黄棕色、椭圆形，稍不对称；体积比瓜蒌子大一倍以上，长2~3 cm，宽1.5~2 cm，厚4~6 mm；表面光滑，一侧略突出，边缘有一圈不大明显的棱线；味苦（服后会引起呕吐）。

（2）**长萼瓜蒌子**：葫芦科栝楼属植物长萼栝楼 *Trichosanthes laceribractea* Hayata 的干燥成熟种子，又名"湖北瓜蒌子"。鉴别特征：呈长方形、绿棕色或灰绿色；两端钝圆或平截；具细皱纹，距边缘稍远处有一圈不太明显的棱线；两面中央各有一条稍隆起的窄带，其两侧各有一行瘤状细皱点；大小约为瓜蒌子的1/2；味苦（服后会引起呕吐）。

（3）**波叶瓜蒌子**：葫芦科栝楼属植物波叶栝楼 *Trichosanthes cucumeroides* var. *dicael osperma* (C. B. Cl arke) S. K. Chen 的干燥成熟种子。鉴别特征：略呈"十"字形，较扁；长0.7~0.8 cm，宽0.8~0.9 cm，厚约0.3 cm；表面棕黄色至深棕色；中部环带稍隆起，上端窄，下端宽，呈三角形；耳状室外侧略凹入，室内中空。

（4）**糙点瓜蒌子**：葫芦科栝楼属植物糙点栝楼 *Trichosanthes dunniana* Lévl. 的干燥成熟种子。鉴别特征：外形似松子，膨胀，光滑；种子表面附有墨绿色果瓤，无边棱；味淡。

（5）**马干铃瓜蒌子**：葫芦科栝楼属植物马干铃栝楼 *Trichosanthes lepiniana* (Naud.) Cogn. 的干燥成熟种子。鉴别特征：种子呈阔卵状楔形，似斧头；表面附墨绿色果瓤，无边棱线；味苦。

（6）**红花瓜蒌子**：葫芦科栝楼属植物红花栝楼 *Trichosanthes rubriflos* Thorelex Cayla 的干燥成熟种子。鉴别特征：种子略似松子而大，呈扁三棱椭圆形；表面浅棕色至棕灰色；种脐端扁而平截，带黑色，另端钝圆；长1.4~1.7 cm，宽约0.8 cm，厚约0.5 cm；常附墨绿色果瓤，无边棱线；味苦。

（7）**西瓜子**：葫芦科西瓜属植物西瓜 *Citrullus lanatus* (Thunb.) Matsum. et Nakai 的干燥成熟种子。鉴别特征：多呈黑褐色，较小；破壳后气微香；味甘，久嚼香甜；略有油质。

（8）**川贵瓜蒌子**：葫芦科栝楼属植物皱萼栝楼 *Trichosanthes crispisepala* C. Y. Wu ex S. K. Chen 的干燥成熟种子。鉴别特征：呈长方椭圆形，长1.4~2cm，宽0.8~1.1cm；表面黄棕色、平滑，边缘完整或1~4波状齿。

（9）**南方瓜蒌子**：葫芦科栝楼属植物多卷须栝楼 *Trichosanthes rosthornii* var. *multicirrata* (C. Y.Cheng et Yueh) S.K.Chen 的干燥成熟种子。鉴别特征：呈宽椭圆形，长1.4~1.8 cm，宽0.8~1.1 cm；表面深棕色，稍有细皱纹，两端钝圆。

（10）**杜蒌子**：葫芦科栝楼属植物王瓜 *Trichosanthes cucumeroides* (Ser.) Maxim. 的干燥成熟种子。鉴别特征：呈螳螂头状，略似"中"字形或长方"十"字形，无边棱线，表面附黄色果瓤；两端各有一个圆形的凹陷或呈小孔状，中部隆起一宽带，俗称"玉带缠腰"；长0.9~1.2 cm，宽1~1.4 cm，厚6~8 mm；表面粗糙，淡黄色或灰棕色，有时两端略呈亮灰色；有小颗粒状突起；种皮破开后可见3室，两端室内中空，多有1孔，中间一室较大，内有2片长方形子叶；体轻；气微，味苦。本品以"王瓜子"收载于《贵州省中药材民族药材质量标准·第一册》2019年版。

（11）**日本瓜蒌子**：葫芦科栝楼属植物日本栝楼 *Trichosanthes japonica* Regel 的干燥成熟种子。鉴别特征：形似瓜蒌子，稍小而扁平，长1~1.5 cm，宽0.7~1 cm，厚约0.3 cm；表面棕褐色或茶褐色。

（12）**密毛瓜蒌子**：葫芦科栝楼属植物密毛栝楼 *Trichosanthes villosa* Bl. 的干燥成熟种子。鉴别特征：呈椭圆形或三角卵形，长1.7~2.8 cm，宽1~1.7 cm，厚1~7 mm；灰棕色，粗糙；种脐端平截或稍凹，另端稍窄。

（13）长方子瓜蒌子：葫芦科栝楼属植物裂苞栝楼 *Trichosanthes fissibracteata* C. Y. Cheng et Yueh 的干燥成熟种子。鉴别特征：呈长方形，长 1.1~1.7 cm，宽 4~8 mm，厚 2~3 mm；浅棕色，中央有一条稍隆起棱线，棱线周围稍有细皱纹，两端平截或微凹。

（14）喜马山瓜蒌子：葫芦科栝楼属植物全缘栝楼 *Trichosanthes pilosa* Loureiro 的干燥成熟种子。鉴别特征：呈近三角形，环带两侧有三角状的附属物，长 7~10 mm，宽 8~11 mm；灰棕色或较深，有突起细皱纹；环带隆起厚约 4 mm，耳状附属物直径约 2.5 mm；两端平截或稍钝。

73. 广藿香

【来源】

唇形科刺蕊草属植物广藿香 *Pogostemon cablin* (Blanco) Benth. 的干燥地上部分。

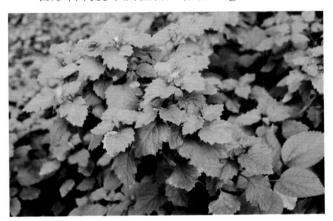

图73-1　广藿香（植物）

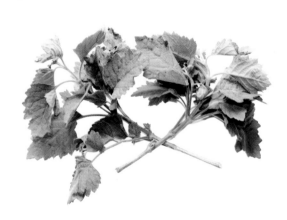

图73-2　广藿香（鲜品）

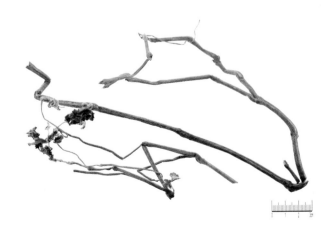

图73-3　广藿香（药材）

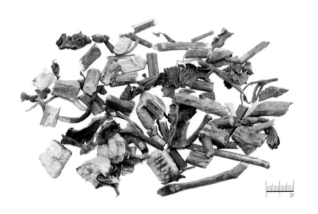

图73-4　广藿香（饮片）

【炮制加工】

广藿香（切制）：取广藿香药材，除去残根和杂质，先抖下叶，筛净另放；茎洗净，润透，切段，晒干，再与叶混匀。本品收载于《中华人民共和国药典》2020年版一部。

【混伪品及习用品】

（1）**广藿香梗**：唇形科刺蕊草属植物广藿香 *Pogostemon cablin* (Blanco) Benth. 的干燥茎。鉴别特征：呈方柱形或类圆形；表面灰褐色至黄褐色，具细纵棱线，有的表面被柔毛，或可见对生的分枝；切面皮部极薄，木部淡黄色，中央有白色至黄白色的髓部；质坚；气微香特异，味微苦。本品收载于《上海市中药饮片炮制规范》2018年版。

（2）**广藿香叶**：唇形科刺蕊草属植物广藿香 *Pogostemon cablin* (Blanco) Benth. 干燥叶或带少量枝的叶。鉴别特征：常皱缩成团，叶对生，展平后叶片呈卵形或椭圆形，完整者长4~9 cm，宽3~7 cm；两面均被灰白色绒毛，先端短尖或钝圆，基部楔形或钝圆，边缘具大小不规则的钝齿；叶柄细，完整者长2~5 cm，被柔毛；偶见茎枝，略呈方柱形或类圆形，直径0.2~1 cm，表面多被柔毛；质脆，易折断，断面中部有髓；气香特异，味微苦。本品收载于《广东省中药材标准·第三册》。

（3）**藿香**：唇形科藿香属植物藿香 *Agastache rugosa* (Fisch. et Mey.) O. Ktze. 的干燥地上部分。鉴别特征：茎呈方柱形，多分枝，四角有棱脊，四面平坦或凹入呈宽沟状；表面暗绿色至黄棕色，有纵皱纹，稀有毛茸；节明显，常有叶柄脱落的斑痕，节间长3~12 cm；老茎坚硬，质脆，易折断，断面白色，髓部中空；叶对生，叶片深绿色，多皱缩或破碎，完整者展平后呈卵形，先端尖或短渐尖，基部圆形或心形，边缘有钝锯齿，两面微具毛茸；茎顶端或有穗状轮伞花序，呈淡紫色或浅棕色；气芳香，味淡而微凉。本品收载于《河北省中药材标准》2018年版，以"土藿香"收载于《辽宁省中药材标准·第一册》2009年版。

（4）**广防风**：唇形科广防风属植物广防风 *Anisomeles indica* (Linnaeus) Kuntze 的干燥地上部分，又名"防风草"。鉴别特征：茎略呈方柱形，表面暗绿色或黄褐色，被柔毛；分枝多，枝条稍曲折，横径长0.5~1 cm，节间长4~12 cm；质脆，易折断，断面中部有髓；叶对生，灰绿色或棕褐色，皱缩卷曲，展平后呈卵圆形或椭圆形，先端短圆或钝尖，基部楔形或钝圆，长4~8 cm，宽3~7 cm，两面均被白色毛，上表面毛疏而长，下表面毛短而密；叶柄长2~5 cm，被毛；茎上部侧枝茎对生，枝端着生花序，疏离，花萼钟状，先端5齿裂，花冠多数存在，黄棕色；气香特异，味淡。本品收载于《广东省中药材标准·第三册》。

74. 龟 甲

【来源】

龟科动物乌龟 *Chinemys reevesii* (Gray) 的背甲及腹甲。

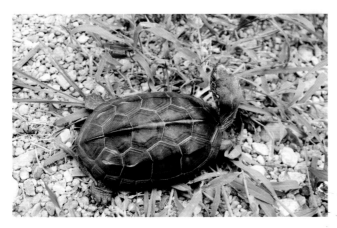

图74-1 乌龟（动物）

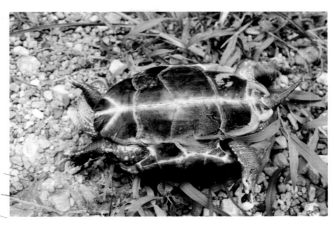

图74-2 乌龟动物（腹面）

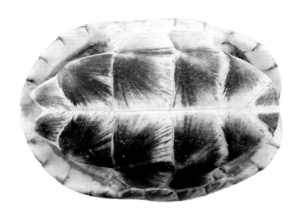

图74-3 龟甲（药材）

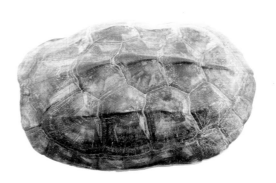

图74-4 龟甲药材（背甲）

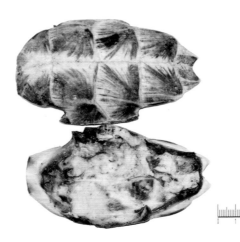

图74-5 龟甲药材（龟板）

【术语】

"龟板"：龟腹甲加工的龟甲商品，习称"龟板"。

"血甲(板)"：直接宰杀，刮净甲壳上的筋肉，用清水洗净，晒干加工的商品，称为"血甲

（板）"。

"烫甲（板）"：用沸水烫死，剥取背甲和腹甲，刮净甲壳上的筋肉，晒干加工的商品，称为"烫甲（板）"。

"边墙"：乌龟的腹甲与背甲两侧由 5 块小板围绕相连，呈翼状，习称"边墙"。

【炮制加工】

龟甲（净制）：取龟甲药材，置蒸锅内，沸水蒸 45 min，取出，放入热水中，立即用硬刷除净皮肉，洗净，晒干。本品收载于《中华人民共和国药典》2020 年版一部。

醋龟甲：取净龟甲，照烫法，用砂子炒至表面淡黄色，取出，醋淬，干燥；用时捣碎（每 100 kg 龟甲，用醋 20 kg）。本品收载于《中华人民共和国药典》2020 年版一部。

龟甲胶：取龟甲药材，漂泡洗净，分次水煎，滤过，合并滤液（或加入白矾细粉少许），静置，滤取胶液，浓缩（可加适量的黄酒、冰糖及豆油）至稠膏状，冷凝，切块，晾干，即得。本品收载于《中华人民共和国药典》2020 年版一部。

【混伪品及习用品】

（1）黄喉水龟甲：龟科动物黄喉水龟 *Clemmys mutica* (Cantor) 的背甲及腹甲。鉴别特征：背甲与腹甲几乎等长；背甲呈长椭圆形拱状，前部略窄于后部，外表面淡棕色至棕褐色，背棱 3 条，正中 1 条隆起明显，前端略凹入，后端圆，椎角板和肋角板上无明显偏心形、多角形角质层纹，内表面黄色；腹甲呈板片状、长方椭圆形，前端平截，后端具三角形深缺刻，两侧有翼状向斜上方弯曲的甲桥，外表面黄色至棕黄色，偏心形、类方形环纹明显，具大小不等的黑褐色斑块，喉盾间的中缝线最短，或与肱盾间的中缝线近等长，内表面黄白色，有的略带残肉，除尽后可见骨板 9 块呈锯齿状嵌接；质坚硬。本品以"浙龟甲"收载于《浙江省中药材标准·第一册》2017 年版。

（2）黄喉拟水龟甲：龟科动物黄喉拟水龟 *Mauremys mutica* (Cantor) 的背甲及腹甲。鉴别特征：背甲呈椭圆形拱状，略扁，长 11~15 cm，宽 8~12 cm，高 5~6 cm；脊背有棱脊 1 条；后缘微呈锯齿状；颈盾狭小，第 1 椎盾前宽后窄；内面角质边缘黄色，有黑色花纹；腹甲呈近长方椭圆形的板片状，板面凹槽状或较平，长 9~13 cm，宽 5~7 cm；前端向上翘，前缘平切，后端呈缺刻状；表面黄棕色，角质层纹清晰，每块盾片均具黑褐色斑块；腹盾中缝最长，等于喉盾与肱盾缝长之和，肛盾中缝最短。

（3）四眼斑水龟甲：龟科动物四眼斑水龟 *Sacalia quadriocellata* (Siebenrock) 的背甲及腹甲。鉴别特征：背甲呈椭圆形拱状，边缘整齐，前后端均近圆形，前端两侧明显较后端两侧为窄，脊棱仅正中的一条在甲的前端隆起较明显；表面黑褐色，盾片密布棕色虫纹状或放射状黑纹理；椎盾、肋盾上的偏心多角环形角质层纹及缘盾上的角质层纹不甚明显；腹甲板片状，近长方椭圆形，前端平截，后端具三角形深缺刻，两侧有呈翼状向背甲方弯曲的甲桥；外表面淡黄色，角质盾片 14 片；喉盾三角状四边形，明显向前突出，腹盾较大，两腹盾间的中沟缝最长，喉盾间的中沟缝最短，腋盾板小，胯盾无；肱盾、胸盾、腹盾及肛盾均有自角质盾片边缘向内延伸或放射状的黑色斑纹；内表面黄白色，可见骨板 9 块，骨板间呈锯齿状嵌接，外表面肱盾缝与胸盾缝的交叉处在内板中。

（4）眼斑水龟甲：龟科动物眼斑水龟 *Clemmys bealei* (Gray) 的背甲及腹甲。鉴别特征：背甲呈椭圆形拱状，隆起较低，无背棱；长 13~16 cm，宽 10~12 cm，高 3~4 cm；表面黄棕色；盾片的角质层纹不明显；颈盾类梯形，前窄后宽；第 3 椎盾不规则六边形；缘盾类长方形；臀盾类方形；腹甲呈长椭圆形的板片状，较平坦，长约 12 cm；前端平截，后端浅缺刻状；表面淡黄白色，散在褐黑色或棕色斑点，角质层纹不明显；内面灰白色；腹盾中缝线最长，肱盾中缝线最短。

（5）眼斑沼龟甲：龟科动物眼斑沼龟 *Morenia ocellata* Boulenger 的背甲及腹甲。鉴别特征：背甲呈椭圆形拱状，背棱 1 条；长 12~20 cm，宽 9~14 cm，高 7~10 cm；表面棕色，肋盾及椎盾具外圈黄棕色与中心深褐色组成的眼状斑纹；盾片的角质层纹不明显；颈盾长方形；第 3 椎盾六边形；缘盾类方形；臀盾类方形；腹甲呈板片状，近长方椭圆形，长 11~19 cm，宽 6~10 cm，前端平截，后端具三角形深缺刻，两侧有呈翼状向后弯曲的甲桥；外表面浅黄棕色；腹盾间的中缝线最长，股盾间的中缝线最短；内表面灰黄色，肱盾与胸盾缝的交叉处在内板之下。

（6）黄缘闭壳龟甲：龟科动物黄缘闭壳龟 *Cuora flavomarginata* (Gray) 的背甲及腹甲。鉴别特征：背甲呈椭圆形拱状，长 10~16 cm，宽 7~11 cm，高 4~7 cm；背棱 3 条，中央有 1 条明显隆起；表面棕褐色；盾片角质层纹十分明显，环纹中心色泽稍浅，多具密集的点状突起；颈盾前宽后窄；第 3 椎盾八边形；缘盾近方形，渐变横列的长方形；臀盾长方形，横列；腹甲呈板片状，长圆形，前部稍窄，后部较宽，两侧无甲桥；两喉盾后部并合处夹角为 60°~80°（龟板夹角最小者）；外表面黑色，内面周边黄色，在舌下板间有一横褶（韧带组织）与两侧甲桥处的韧带组织相连，此处易折断，在肛盾处无 "V" 形的缺刻；腹盾间的中缝线最长，肱盾及股盾间的中缝线最短。

（7）马来闭壳龟甲：龟科动物马来闭壳龟 *Cuora amboinensis* (Günther) 的背甲及腹甲，又名 "安布闭壳龟"。鉴别特征：背甲呈椭圆形拱状，隆起较高，中央有 1 条不甚明显隆起的脊棱；长 15~19 cm，宽 12~15 cm，高 7~9 cm；表面灰褐色；盾片角质层纹不明显；颈盾较小，前宽后窄；第 3 椎盾六边形，缘盾近方形；臀盾类方形，纵列；腹甲呈板片状，近长方椭圆形，长 8~19 cm，宽 4~10 cm，前后两端圆钝，两侧无甲桥；外表面黄白色；盾片具黑色斑点；腹盾间的中缝线最长，胸盾间的中缝线最短，胸、腹盾间为韧带组织相连；内表面类白色，肱盾与胸盾缝的交叉处在内板中，舌板和下板间具一横褶纹；腹甲呈近长方椭圆形的板片状，前后浑圆，每个盾缘有近圆形黑色斑纹；内表面黄白色；胸腹间缝较宽而直，其间以韧带相连，与舌下板间缝重叠；腹盾中缝最长，肱盾或股盾中缝最短。

（8）海南闭壳龟甲：龟科动物海南闭壳龟 *Cuora hainanensiss* (Li) 的背甲及腹甲。鉴别特征：背甲呈椭圆形拱状，隆起较高，边缘不甚整齐，前后两端略向外翻，前端略凹入，后端圆，中央有 1 条隆起的脊棱；表面浅黄色，具棕黑色条纹或斑点；背中部有棕褐色辐射纹，脊部有 1 条窄的浅黄色纵线纹；颈盾较小，类长方形；第 3 椎盾六边形，前宽后窄；前后两端缘盾近方形，体中部两侧的缘盾为横列长方形，盾片外侧缘前后排列略呈锯齿状；臀盾类方形；腹甲呈椭圆形的板片状，前后均无缺刻，无明显甲桥、腋盾及胯盾；肛盾单片，其上无盾沟；表面黄棕色，有不定的深色斑；胸腹间缝宽而直，其间以韧带相连，与舌下板间缝重叠；腹盾中缝最长，肱盾或股盾中缝最短。

（9）三线闭壳龟甲：龟科动物三线闭壳龟 *Cuora trifasciata* (Bell) 的背甲及腹甲。鉴别特征：背甲呈椭圆形拱状，隆起较高，边缘整齐，长 11~17 cm，宽 9~13 cm；背甲有三道黑色的条纹，两侧的两条较短；前缘正中微凹；后缘圆钝；颈盾窄小，第 1 椎盾倒三角形，第 2~4 椎盾六角形，长宽近相等，第 5 椎盾呈扇形，有不明显的甲桥；腹甲呈椭圆形的板片状，前端圆钝，后端稍有缺刻，无明显甲桥、腋盾及胯盾；表面黑色，边缘黄色，缘盾腹面为淡黄色，有棕黑色斑块；腹盾中缝最长，肱盾或股盾中缝最短。

（10）**平胸龟甲：** 龟科动物平胸龟 *Platysternon megacephalum* Gray 的背甲及腹甲。鉴别特征：背甲呈长椭圆形的拱状，隆起较低，有一纵棱，隆起稍明显；长 7~20 cm，宽 5~14 cm，高 3~5 cm；前端中部略凹，呈圆弧形；后端呈椭圆形；表面黄棕色，盾片角质层纹不明显，并具黑色的斑纹；颈盾横条形；第 1 椎盾最小；第 5 椎盾最长；第 2~5 椎盾前缘正中略尖突；肋盾 4 对，宽均大于长；第 3 椎盾六边形，缘盾前端不规则五边形，两侧窄长方形，纵列，从第 8 对开始，向后逐渐增宽，后端类方形；臀盾 2 枚，长方形，横列；腹甲呈板片状，狭长，长 7~15 cm，宽 5~11 cm，前端平截，后端具三角形浅缺刻，两侧有明显向外伸出的翼状甲桥；外表面黄白色或灰绿色，有黑斑；喉盾宽大，两喉盾部并合处夹角 170° 左右（为龟类腹甲中最大者）；肛盾间的中缝线最长，腹盾或喉盾间的中缝线最短；内表面类白色，肱盾与胸盾缝的交叉处在内板中。

（11）**锯齿摄龟甲：** 龟科动物锯齿摄龟 *Cyclemys dentata* (Gray) 的背甲及腹甲。鉴别特征：背甲呈椭圆形拱状，隆起较低，背棱 1 条；长 11~26 cm，宽 10~16 cm，高 4~7 cm；表面黑褐色或棕褐色；盾片角质层纹十分明显，从角隅处呈断续放射状纹理；颈盾类方形；第 3 椎盾不规则八边形；缘盾横列，近长方形，外侧缘略呈锯齿状；臀盾类方形；腹甲呈板片状，近长方椭圆形，长 10~20 cm，宽 8~17 cm，前端平截，后端具三角形浅缺刻，两侧有呈翼状向后弯曲的甲桥；外表面黄棕色，有放射状褐色斑纹；胸盾间的中缝线最长，肛盾间的中缝线最短；内表面黄白色，肱盾与胸盾缝的交叉处在内板之下。

（12）**锯缘摄龟甲：** 龟科动物锯缘摄龟 *Cyclemys mouhotii* Gray 的背甲及腹甲。鉴别特征：呈椭圆形拱状，背棱 3 条；长 12~16 cm，宽 10~14 cm，高 5~7 cm；表面棕色或棕褐色；盾片角质层纹不明显，从角隅处呈不明显的断续放射状纹理；颈盾长条形；第 3 椎盾类六边形；缘盾近长方形，后端外侧缘略呈锯齿状；臀盾类五边形；腹甲呈长方椭圆形的板片状，长 10~14 cm，宽 9~13 cm；前端平截，后端浅缺刻状；外表面淡黄色至黑褐色，可见放射状条纹；腹盾常为 4 枚，外侧 2 枚小，彼此分离；胸盾或腹盾中缝最长，喉盾或肱盾中缝最短。

（13）**地龟甲：** 龟科动物地龟 *Geoemyda spengleri* (Gmelin) 的背甲及腹甲。鉴别特征：背甲呈方椭圆形拱状，隆起较低，背棱 3 条，正中 1 条隆起明显；长 10~12 cm，宽 7~8 cm，高 3~5 cm；表面黄棕色，背棱处有黑色条纹；盾片角质层纹明显，略呈覆瓦状排列；颈盾盾牌状，前宽后窄，两端中部凹入；第 3 盾多角形；缘盾斜方形或五边形，前后端外侧缘深齿状略外翻；臀盾斜四边形；腹甲呈板片状，近长方椭圆形，长 8~10 cm，宽 4~5 cm，前端稍凹入，后端具三角形深缺刻，两侧有呈翼状向后弯曲的甲桥；外表面中部棕黑色，边缘呈浅黄色；腹盾间的中缝线最长，喉盾间的中缝线最短，无腋盾和胯盾；内表面黄白色，肱盾与胸盾缝的交叉处在内板中。

（14）**刺地龟甲：** 龟科动物刺地龟 *Geoemyda spinosa* (Gray) 的腹甲。鉴别特征：呈板片状，长椭圆形，雌体板面较平坦，雄体板面呈凹槽状，长 17~22 cm，宽 11.5~13 cm；前部稍比后部窄，前端平截，后端三角状缺刻；外表面黄色，角质盾片 12 块，每块盾片均具褐色放射状条纹，射线端呈黄棕色，无斑点；除喉盾与肱盾缝呈 "V" 字形外，其他各盾片之间缝线都近于平直，腹盾中缝线，胸盾中缝线和股盾中缝线均较长且略相等，其余盾片中缝线较短；内表面淡黄白色，除净残肉可见骨板 9 块。

（15）**大地龟甲：** 龟科动物大地龟 *Geoemyda grandis* (Gray) 的背甲及腹甲。鉴别特征：背甲呈长卵圆形拱状,隆起较低,长30~39 cm,宽15~25 cm;背中间有1钝棱脊;前端稍凹,后端呈缺刻状;边缘锯齿状,略反卷;第1椎盾长大于宽,第2~4椎盾长宽近相等,窄于肋盾;缘盾内面淡黄绿色,有黑色放射状纹理;腹甲呈板片状,近长方椭圆形,长30~33 cm,宽15~19 cm;前端平截,后端具三角形深缺刻,两侧有呈翼状向后弯曲的甲桥;外表面淡棕色,盾片具黑棕色斑点或放射状纹理;腹盾间的中缝线最长,肛盾间的中缝线最短,有腋盾和胯盾;内表面黄白色,肛盾与胸盾缝的交叉处在内板中。

(16)马来龟甲:龟科动物马来龟 *Damonia subtrijuga* (Schleg. et Mull) 的背甲及腹甲,又名"爪哇弓穴龟"。鉴别特征:背甲呈椭圆形拱状,背棱3条;长9~12 cm,宽7~15 cm,高5~10 cm;表面棕黑色;盾片的角质层纹不明显;颈盾较大,梯形,前宽后窄;第3椎盾六边形,其脊棱明显突起;缘盾及臀盾呈类方形;腹甲呈板片状,近长方椭圆形,甲桥前部较后部宽,长7~16 cm,宽4~12 cm,前端平截,后端具三角形深缺刻,两侧有呈翼状向后弯曲的甲桥;外表面浅黄色,角质盾片12块,均有黑色大斑块;喉盾三角形,腹盾间的中缝线最长,喉盾间或肛盾间的中缝线最短;内表面浅黄棕色,肛盾与胸盾缝的交叉处在内板下方,后叶与甲桥的宽近等长。

(17)印度棱背龟甲:龟科动物印度棱背龟 *Kachuga tectum* (Gray) 的背甲及腹甲。鉴别特征:背甲呈椭圆形拱状,背棱1条,前后缀连;长14~18 cm,宽11~13 cm,高5~6 cm;表面灰褐色;肋盾及椎盾的盾缘具黑色不规则斑纹;盾片的角质层纹不明显;颈盾类方形,后端略凹入;第3椎盾倒心形,其脊棱突起明显且前低后高;缘盾类方形,后侧缘盾外缘略齿状突出,臀盾类方形;腹甲呈板片状,近长方椭圆形,长13~17 cm,宽6~11 cm,前端平截,后端具三角形浅缺刻,两侧有翼状向后弯曲的甲桥;外表面黄白色;盾片具黑色对称斑块;腹盾间的中缝线最长,颈盾间的中缝线最短;内表面类白色,肛盾与胸盾缝的交叉处在内板之下。

(18)安嫩代尔圣龟甲:龟科动物安嫩代尔圣龟 *Hieremys annandalei* (Smith) 的背甲及腹甲,又名"庙龟"。鉴别特征:背甲呈长椭圆形,凸圆;长38~45 cm,宽22~28 cm,高约15 cm;背甲中心有一棱脊,不明显,前缘钝圆,后缘呈钝锯齿状;表面褐棕色至褐绿色,1~4椎盾前缘略向前突起;颈盾前窄后宽;椎盾长宽近相等,窄于肋盾;前后缘盾较宽,中间较窄;腹甲呈板片状,近长方椭圆形,长30~40 cm,宽18~22 cm,前端平截,后端深凹入,两侧有呈翼状向后弯曲的甲桥;外表面黑褐色;盾片具黑色暗斑;腹盾间的中缝线最长,肛盾间的中缝线最短,有腋盾及胯盾;内表面灰白色,肛盾与胸盾缝的交叉处在内板中。

(19)星龟甲:龟科动物星龟 *Geochelone elegans* Gray 的腹甲。鉴别特征:呈板片状,近长方椭圆形,长10~13 cm,宽7~9 cm;前端略平截,后端具三角形浅缺刻,两侧有呈翼状向后弯曲的甲桥;外表面黄白色;盾片具黑色对称斑块;腹盾间的中缝线最长,胸盾间的中缝线最短;内表面灰白色,颈板上部明显增厚,肛盾与胸盾缝的交叉处在内板之下。

(20)花龟甲:龟科动物花龟 *Ocadia sinensis* (Gray) 的背甲及腹甲。鉴别特征:背甲呈椭圆形拱状,边缘略整齐,前端略凹入,后端圆,前部两侧的宽度较后部两侧为窄,脊棱3条,其正中的一条隆起较明显,两侧棱脊不明显;表面棕色,椎盾、肋盾的偏心多角环形角质层纹及缘盾上的角质层纹明显,其椎盾、肋盾的角质环中心密布点状突起;缘盾左右各11枚,近方形,盾片的内侧缘前后排列基本整齐,盾片的外侧缘具透明角质边缘,尤其后侧缘盾明显,略呈锯齿状,臀盾2枚,近方形,连接处略凹入;腹甲板片状,近长方椭圆形,长8~16 cm,宽4~10 cm,前端平截,后端具三角形深缺刻，两侧有呈翼状向背甲方向弯曲的甲桥；外表面淡黄色，角质盾片 16 枚，喉盾三角形，腹盾较大，腹盾的中缝线最长，肱盾的中缝线最短，腋盾和胯盾大而明显，喉盾、肱盾、胸盾、腹盾及肛盾均具类三角形大斑块，内表面黄白色，可见骨板 9 块，骨板间呈锯齿状嵌接，外表面肱盾缝与胸盾缝的交叉处在内板中。

（21）**巴西龟甲：** 龟科动物巴西龟 *Trachemys scripta* 的背甲及腹甲，又名"红耳龟"。鉴别特征：背甲呈椭圆形拱状，隆起较低，中央有一条不明显隆起的脊棱，仅在椎盾中央后端突起明显；长 10~23 cm，宽 9~17 cm，高 4~7 cm；表面暗褐色至褐黑色，壳上的图案由黑线、条纹及烟渍状的斑块组成，盾片角质层纹明显；颈盾较小，条状，前端稍窄，第 1、5 椎盾五边形，2~4 椎盾六边形，缘盾、股盾近方形，内表面有圆环样花纹，后缘排列呈齿状；腹甲呈近长方椭圆形的板片状，长 9~16 cm，宽 5~8 cm；前端平截，后端稍具浅缺刻状或呈平截状；两侧有呈翼状向后弯曲的甲桥；外表面蜡黄色，有褐色斑块及圆环样花纹似铜钱状，角质层较厚，内表面浅黄棕色；肱盾、股盾中缝较短，胸盾、腹盾中缝较长；肱盾与胸盾缝的交叉处在内板中。

（22）**草龟甲：** 龟科动物草龟 *Hardella thurjii* (Gray) 的背甲及腹甲。鉴别特征：背甲长 16~50 cm，宽 11~35 cm；前缘平截，后端呈弧形的浅缺刻状；各椎盾后部棱成断续的结节，第 1 椎盾前窄后宽，第 2~4 椎盾的长宽约相等，显著窄于肋盾；腹甲呈长椭圆形的厚板片状，两侧具纵棱，有的长达 50 cm；前端略平截，后端略呈弧形浅缺刻状；两侧有伸出的翼状甲桥；外表面浅黄白色或灰绿色，有的板面光滑；前部略宽于后部，肱胸间缝和胸腹间缝向前呈弧形；腹盾中缝最长，喉盾中缝最短；盾片角质较薄。

（23）**缅甸草龟甲：** 龟科动物缅甸草龟 *Morenia ocellate* (Boulenger) 的腹甲。鉴别特征：呈板片状，近长方椭圆形，甲桥前部稍宽于后部，长 10~12 cm，宽 7~8 cm；前端平截，后端具缺刻，两侧有呈翼状向后方弯曲的甲桥；外表面浅黄色，角质盾片 12 块，均具棕褐色斑块；喉盾三角形，腹盾或胸盾中缝线最长，肱盾或股盾的中缝线最短，腋盾及胯盾较大；内表面黄色，略带残肉，除净后可见骨板 9 块，呈锯齿状嵌接，肱盾与胸盾缝的交叉处在内板的下方；后叶的长度稍短于甲桥的宽度。

（24）**缅甸陆龟甲：** 龟科动物缅甸陆龟 *Testudo elongata* (Blyth) 的背甲及腹甲。鉴别特征：背甲呈椭圆形拱状，隆起较高，无背棱；长 15~25 cm，宽 11~17 cm，高 6~10 cm；表面棕绿色，盾片的角质层纹明显，具明显的不规则黑色斑块；颈盾长方形，窄长，第 3 椎盾六边形，缘盾长方形，横列，臀盾单枚，较大，舌状下伸；腹甲呈板片状，近长方椭圆形，长 9~21 cm，宽 8~12 cm，前端微凹入，后端具三角形深缺刻，两侧有呈翼状向后弯曲的甲桥；底板为黄色、黄棕色至灰棕色，具未被磨损的黑斑；腹盾大，约占全长的 1/3；腹盾间的中缝线最长，肛盾间的中缝线最短，有腑盾和胯盾；两喉盾后部并合处夹角为 80°～90°，在板片内侧的喉盾处隆起尤高，几乎达底板中部厚度的 2 倍；内表面灰白色，颈板上部明显增厚，肱盾与胸盾缝的交叉处在内板中；肛盾小，有"V"形缺刻，后部开口大。

（25）**背平陆龟甲：** 龟科动物背平陆龟 *Testudo platynotan* Blyth 的腹甲。鉴别特征：呈板片状，长椭圆形，雌体板面较平坦，雄体板面微凹陷，长 13~26 cm，宽 8.5~16 cm，前端略平截或微凹，后端呈三角形或圆弧形深凹缺；外表面浅黄色，角质盾片 12 块，两侧有对称的黑褐色略呈三角形的斑块；股盾与肛盾缝形成夹角或弧形；腹盾中缝线最长，占盾片中缝线总长的 35%~39%，肱盾中缝线大于股盾中缝线，股盾中缝线大于喉盾中缝线，肛盾与胸盾中缝线最短，胸盾极狭窄，呈横条带状，两端似喇叭口；内表面淡黄白色，除净残肉，可见骨板 9 块，前端角质覆盖面甚宽，前缘薄刃形，后缘增厚，具悬空的腔穴；肱盾与胸盾交叉在内板中。

（26）凹甲陆龟甲：龟科动物凹甲陆龟 *Testudo impressa* (Günther) 的背甲及腹甲。鉴别特征：背甲呈椭圆形不规则拱状，背棱 3 条，正中 1 条不明显；长 11~30 cm，宽 15~20 cm，高 7~10 cm；表面棕绿色，盾片的角质层纹明显，散布黑色斑点；颈盾三角形，较大，第 3 椎盾六边形，前窄后宽，缘盾不规则五边形，臀盾单枚，较大，舌状下伸；腹甲呈板片状，近长方椭圆形，长 19~23 cm，宽 13~17 cm，前端深凹入，后端具三角形深缺刻，两侧有呈翼状向后弯曲的甲桥；外表面黄棕色，盾片具黑色斑块，腹盾间的中缝线最长，胸盾间的中缝线最短，有腋盾和胯盾；内表面灰白色，颈板上部略增厚，肱盾与胸盾缝的交叉处在内板中。

（27）四爪陆龟甲：龟科动物四爪陆龟 *Testudo horsfieldii* Gray 的背甲及腹甲。鉴别特征：背甲呈椭圆形拱状，隆起较高，无背棱；长 8~15 cm，宽 7~13 cm，高 4~7 cm；表面呈黄棕色，盾片的角质层纹明显，盾片具明显的不规则黑色斑块或斑点，层纹中心密布点状突起；颈盾较小，窄长方形；第 3 椎盾六边形；缘盾长方形，横列，前后两端外侧略呈锯齿状；臀盾单枚，类六边形；腹甲呈板片状，近长方椭圆形，长 7~13 cm，宽 5~11 cm，前端平截，后端具三角形深缺刻，两侧有呈翼状向后弯曲的甲桥；外表面黄白色；盾片具黑色斑块；腹盾间的中缝线最长，肛盾间的中缝线最短；内表面灰白色，颈板上部略增厚，肱盾与胸盾缝的交叉处在内板中。

（28）豹纹陆龟甲：龟科动物豹纹陆龟 *Geochelone pardalis* 的背甲及腹甲。鉴别特征：背甲呈凸圆形的高拱状，长 13~37 cm，宽 8~24 cm；前端齿状缺刻，侧面近于垂直，后缘微呈锯齿状；各椎盾及肋盾的四周深褐色，具多数密集的同心性环纹，纹理清晰；缘盾淡黄棕色，无颈盾，第 1 椎盾长大于宽，第 2~4 椎盾宽大于长，较相邻的肋盾宽或等宽，臀盾单一，向腹前面弯；腹甲呈近长方椭圆形的板片状；前端平截或微凹，后端呈深缺刻状；外表面黄色，每块盾片均有多数同心环状纹理，有的具规则的黑褐色斑块，内表面灰白色；胸盾横条状，中缝极短，两侧上缘明显上翘，腹盾中缝最长，肛盾中缝短。

（29）龟板伪制品：模压制成品。鉴别特征：形状、大小、色泽均与龟板极为相似；外表面粗糙、光亮，或有人工绘制的放射状纹理；内表面黄棕色，无血迹和残肉；置地面翻动或敲打无清脆音，易虫蛀、受潮发软和霉变；易折断，断面平坦，类白色，显颗粒状；气微，味淡，久尝粘牙；取小块润湿后，表面具黏滑感，投入水中浸泡时间稍久，逐渐崩解，水面可见油滴，溶液变混浊并有沉淀物。

75. 鬼箭羽

【来源】

卫矛科卫矛属植物卫矛 *Euonymus alatus* (Thunb.) Sieb. 干燥翅状物或具翅状物的枝条。

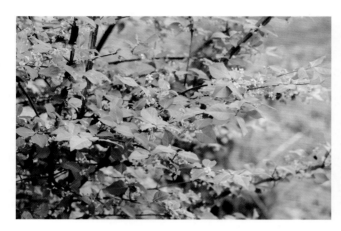

图75-1 卫矛（植物花期）

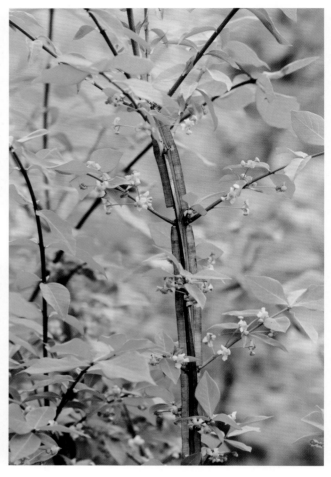

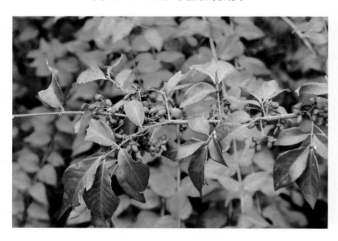

图75-2 卫矛（植物果期）

图75-3 鬼箭羽（鲜品）

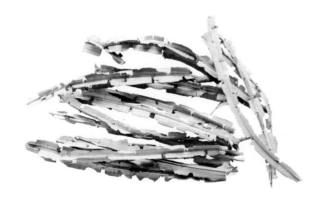

图75-4 鬼箭羽（药材）

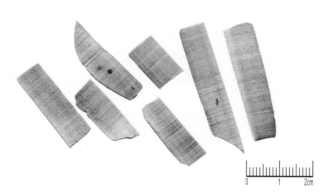

图75-5 鬼箭羽（饮片）

【炮制加工】

鬼箭羽（切制）：取鬼箭羽药材，除去杂质，洗净，润透，切段或厚片，晒干。本品收载于《宁

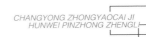

夏中药饮片炮制规范》2017 年版。

【混伪品及习用品】

（1）**栓翅卫矛**：卫矛科卫矛属植物栓翅卫矛 *Euonymus phellomanus* Loesener 干燥具翅状物的枝条。鉴别特征：四面生有灰褐色片状木栓质厚翅，形成四纵棱；翅较窄，宽 2~4 mm。

（2）**大果榆**：榆科榆属植物大果榆 *Ulmus macrocarpa* Hance 的干燥茎。鉴别特征：呈圆柱形，表面灰棕色至灰褐色；有不规则木栓质翅 2~4 列，翅窄，黄褐色或灰褐色，易脱落，脱落痕明显，黄棕色；质脆，易折断；断面灰黄白色，年轮明显；气微，味淡。

（3）**鬼羽箭**：玄参科黑草属植物黑草 *Buchnera cruciata* Buch. Mutis ex. L. f. Hamilt. 的干燥全草。鉴别特征：茎单一或有时上部分枝，长 15~45 cm，全体黑色，稍被白色的柔毛；茎呈圆柱形，上方略呈方柱形，质脆，易折断，断面中空；叶皱缩，多破碎，完整者展平后，基生叶倒卵形或椭圆形，茎生叶卵圆形至线性，对生或上部互生；穗状花序顶生，四棱形如箭羽；气微，味微苦。本品收载于《广东省中药材标准·第二册》。

76. 桂 枝

【来源】

樟科樟属植物肉桂 *Cinnamomum cassia* Presl 的干燥嫩枝。

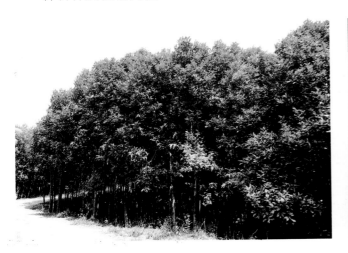

图76-1　肉桂（生境）

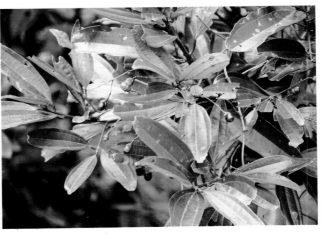

图76-2　肉桂（植物枝叶）

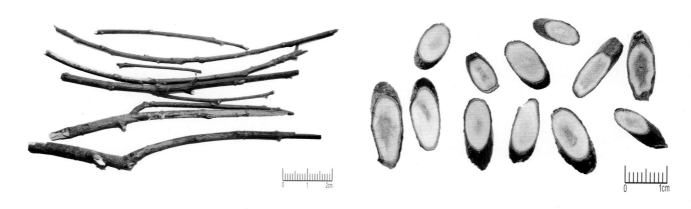

图76-3　桂枝（药材）　　　　　　　图76-4　桂枝（饮片）

【炮制加工】

桂枝（切制）：取桂枝药材，除去杂质，洗净，润透，切厚片，干燥。本品收载于《中华人民共和国药典》2020年版一部。

【混伪品及习用品】

（1）**肉桂子**：樟科樟属植物肉桂 *Cinnamomum cassia* Presl 干燥带宿萼的未成熟果实，又名"桂丁"。鉴别特征：呈倒圆锥形，长 4~18 mm，直径 4~7 mm；宿萼杯状，长 5~11 mm，直径 4~7 mm，边缘有不明显的6浅齿裂；表面褐色至黑褐色，有皱纹，下部延长成萼筒，有的连有果柄；宿萼内有未成熟的果实，椭圆形或类圆形，直径 2~5 mm；黄棕色至棕褐色，略有光泽，有皱纹；顶端稍平截，上部有1微凸起的花柱残基，下部圆钝，可见凸起的子房柄；质松软，易压碎；气香，味甜而辛辣。本品收载于《中华人民共和国卫生部药品标准·第一册》。

（2）**肉桂**：樟科樟属植物肉桂 *Cinnamomum cassia* Presl 的干燥树皮，又名"桂皮"。鉴别特征：呈槽状或卷筒状，长 30~40 cm，宽或直径 3~10 cm，厚 0.2~0.8 cm；外表面灰棕色，稍粗糙，有不规则的细皱纹和横向突起的皮孔，有的可见灰白色的斑纹；内表面红棕色，略平坦，有细纵纹，划之显油痕；质硬而脆，易折断，断面不平坦，外层棕色而较粗糙，内层红棕色而油润，两层间有1条黄棕色的线纹；气香浓烈，味甜、辣。本品收载于《中华人民共和国药典》2020年版一部。

（3）**阴香**：樟科樟属植物阴香 *Cinnamomum burmannii* (C. G. et Th. Nees) Bl. 的干燥嫩枝。鉴别特征：为圆形切片，直径 0.5~3 cm，厚 2~4 mm；切面皮部红棕色至红褐色，木部黄白色至灰黄色，髓部圆形；周边红棕色至红褐色，有时可见椭圆形皮孔；质较疏松，强纤维性；气微香，味淡而辛。

（4）**柴桂**：樟科樟属植物柴桂 *Cinnamomum tamala* (Buch.-Ham.) Th. 的干燥嫩枝。鉴别特征：外表面灰棕色，粗糙，有时可见灰白色斑纹；皮层内表面红棕色，划之油痕明显；皮层断面不平坦，内外层分层明显，外层较厚，切面有众多略具光泽的黄白色斑点；内层较薄，深棕色，油性强；具肉桂气并夹杂有樟气，味辣，微甜，水浸出液中黏液质甚多，呈团块状。

（5）**桂枝尖**：樟科樟属植物肉桂 *Cinnamomum cassia* Presl 干燥嫩枝的枝梢。本品收载于《上海市

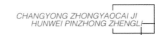

中药饮片炮制规范》2018 年版。

（6）桂木：樟科樟属植物肉桂 *Cinnamomum cassia* Presl 的干燥枝条。本品收载于《上海市中药饮片炮制规范》2018 年版。

77. 海金沙

【来源】

海金沙科海金沙属植物海金沙 *Lygodium japonicum* (Thunb.) Sw. 的干燥成熟孢子。

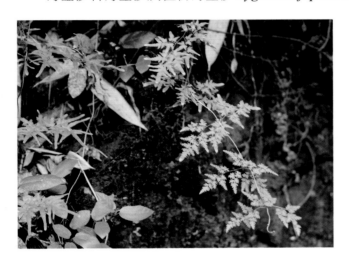

图77-1　海金沙（植物）

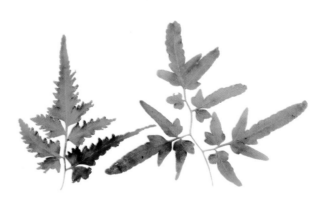

图77-2　海金沙（植物孢子叶与营养叶）

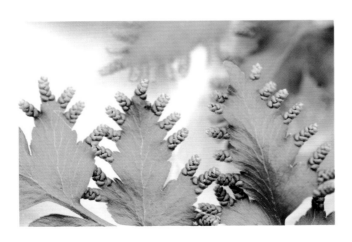

图77-3　海金沙（植物孢子囊穗）

图77-4　海金沙（药材）

【混伪品及习用品】

（1）**海金沙藤：** 海金沙科海金沙属植物海金沙 *Lygodium japonicum* (Thunb.) Sw. 的干燥地上部分，又名"海金沙草"或"洗肝草"。鉴别特征：茎呈细长圆柱形，略扭曲，直径 1~2 mm；表面棕黄色，有 2 条不明显纵棱；质脆，易折断，断面中央黄色；叶对生于茎上的短枝两侧，短枝长 2~5 mm，顶端有被毛茸的休眠小芽；叶二型，叶轴和羽轴有的可见疏短毛；营养叶尖三角形，二回羽状，小羽片掌状或三裂，边缘有不整齐的浅钝齿；孢子叶卵状三角形，羽片边缘有流苏状孢子囊穗，内含黄棕色孢子；气微，味淡。本品收载于《四川省中药材标准》2010 年版，以"海金沙草"收载于《安徽省中药饮片炮制规范》2019 年版。

（2）**海金沙根：** 海金沙科海金沙属植物海金沙 *Lygodium japonicum* (Thunb.) Sw. 的干燥根及根茎。鉴别特征：根茎呈圆柱形，具不规则分支状，茶褐色，常残留黄绿色细茎干；节不明显，被细柔毛，直径 0.1~0.4 cm，表面棕黑色，断面棕黄色；根圆柱形，须状弯曲，被柔毛，有须根残留；长 3~30 cm，直径 0.1~0.3 cm，黑褐色；质坚韧，断面棕黄色；气微，味淡。本品收载于《贵州省中药材、民族药材质量标准》2003 年版。

（3）**石松孢子：** 石松科石松属植物石松 *Lycopodium japonicum* Thunb. ex Murray 的干燥成熟孢子。鉴别特征：孢子微细而疏松，呈粉末状；显淡黄色，质轻，无吸湿性；入水时浮悬于水面，煮沸则下沉，能浮在三氯甲烷表面，但在松节油及纯乙醇中则下沉；吹入火焰中燃烧，有闪光，并闻爆鸣声；无臭无味；显微镜下观察，孢子为三棱形的锥体，形似海金沙，直径 25~40 μm(约为海金沙的 1/2)，表面有细小六角形的蜂窝状网膜。

（4）**蒲黄：** 香蒲科香蒲属植物香蒲（东方香蒲）*Typha orientalis* Presl、水烛（水烛香蒲）*Typha angustifolia* L. 或同属植物的干燥花粉。鉴别特征：为鲜黄色细粉；手捻之有润滑感，且易附着手指；显微镜下观察，呈类圆形颗粒，表面有瘤状突起；撒在水中不下沉，火烧无爆鸣声及闪光。本品收载于《中华人民共和国药典》2020 年版一部。

（5）**松花粉：** 松科松属植物马尾松 *Pinus massoniana* Lamb. 或同属植物的干燥花粉。鉴别特征：为鲜黄色细粉；放大镜下观察，呈扁球形，两边各具一翼状气囊，具三角状纹理，花粉外壁有颗粒状纹理；撒在水中不下沉，火烧无爆鸣声及闪光。本品收载于《中华人民共和国药典》2020 年版一部。

78. 海 龙

【来源】

海龙科动物刁海龙 *Solenognathus hardwickii* (Gray)、拟海龙 *Syngnathoides biaculeatus* (Bloch) 或尖

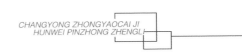
海龙 *Syngnathus acus* Linnaeus 的干燥体。

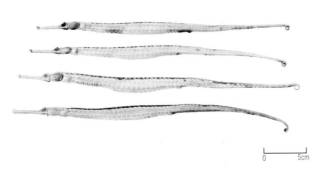

图78-1　海龙药材（刁海龙）

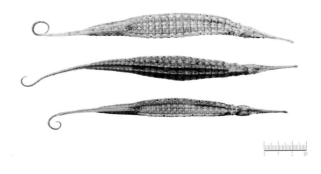

图78-2　海龙药材（拟海龙）

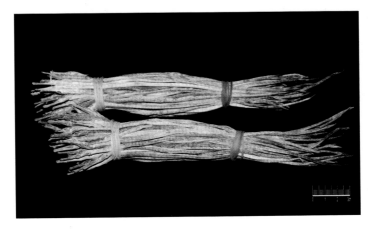

图78-3　海龙药材（尖海龙）

【术语】

"菠萝纹"：刁海龙躯干全体具有圆形突起的图案状花纹，习称"菠萝纹"。

【炮制加工】

海龙（切制）：取海龙药材，用时捣碎或切段。本品收载于《中华人民共和国药典》2020年版一部。

制海龙：取滑石粉，用文火炒热，加入海龙饮片，拌炒至微鼓起，呈微黄色，取出，筛去滑石粉，摊凉，即得。本品收载于《黑龙江省中药饮片炮制规范及标准》2012年版。

【混伪品及习用品】

（1）**粗吻海龙**：海龙科动物粗吻海龙 *Trachyrhamphus serratus* (Temminck et Schlegel) 的干燥体，又名"海蛇"。鉴别特征：呈细长方柱形，全长22~28 cm，直径0.5~0.8 cm；头小，吻短管状，形如鸟喙，吻背中央线上有一行细锯齿；眼大而圆，吻长与眼后头长相等；表面灰棕色，背部颜色较深，全体有10多个颜色较深的灰褐色横环斑纹；躯干部有7条纵棱，尾部有4条纵棱；全体骨环明显，约23个，尾长约为躯干的2倍；肛门位于背鳍中部的下方，尾鳍小；气微腥，味微咸。

（2）**宝珈海龙**：海龙科动物宝珈海龙 *Raupia bojia* (Bleeker) 的干燥体。鉴别特征：全长20~30 cm，躯体六棱形，尾部前端六棱形，向后渐细呈四棱形；吻部长度大于头部长度的1/2，鳃盖脊有一条明显隆起线；躯体之上棱线与尾部棱线不连续，躯体之下棱线与尾部棱线连续，躯体之中棱线和尾部上棱线前端下折棱线不连续；骨环数 22+34，各骨环棱脊上有向后方的尖棘；每个骨环上有细横条纹和不规则灰白色"U"状斑组成的图案状花纹；背鳍较长，大部分位于尾部，尾端不卷曲，有短小的尾鳍。

（3）**多棘刁海龙**：海龙科动物多棘刁海龙 *Syngnathus guntheri* Dunker 的干燥体，又名"贡氏柄颌海龙"。鉴别特征：体较长，呈长条形而侧扁，高远大于宽，大小与刁海龙近似，全长 36~47 cm；全体有类圆形突起的"雪花样"纹理与横纹组成的图案状花纹；头鳃部密被棘状突起，吻管特别长；颈部以下明显向下弯曲，腹部特大而下坠突出呈弧形，腰背略隆高，形成中段明显宽阔（中部直径 3~5 cm）；全体密被棘刺，棘刺长 2~3 mm，尤以棱上及体两侧骨环中部的尖棘较突出。

（4）**舒氏海龙**：海龙科动物舒氏海龙 *Syngnathus schlegeli* Kaup 的干燥体。鉴别特征：体较小，细长方柱形，全长 9~13 cm；黄白色，有数条不明显的浅棕色横斑；头较小，吻管长 0.6~0.8 cm；躯干部有骨环 18~22 个。

（5）**低海龙**：海龙科动物低海龙 *Syngnathus djarong* (Bleeker) 的干燥体，本品常混杂于尖海龙中。鉴别特征：体细长略侧扁，长 8~13 cm；表面棕黄色，吻长约为头长的 1/2，头与体轴在同一直线上；躯干七棱形，具尾鳍。

（6）**冠海龙**：海龙科动物冠海龙 *Corythoichthys fasciatus* (Gray) 的干燥体。鉴别特征：体细长呈鞭状，长 10~14 cm；表面灰白色或灰黄色；吻长约为头长的 1/2，头与体轴成同一直线；躯干六棱形，有淡褐色网纹形成的横带 20 余条；具尾鳞。

（7）**刺冠海龙**：海龙科动物刺冠海龙 *Corythoichthys crenulatus*（Weber）的干燥体。鉴别特征：呈细长方柱状，体较小，全长 9~11 cm，前后粗细变化小；头较小，吻管状，长 0.4~0.6 cm；眼眶下方有棘刺；表面灰白色，有数十个不明显浅棕色横斑，全体每个骨环上有细密的"扇形"图案状花纹；胸鳍比鳃盖小，侧位而低；背鳍较长，背鳍下骨环为 1+9 个；体侧中棱线与尾上侧棱线相连或接近；躯干部具 7 纵棱，腹下棱不甚明显，有骨环 18~19 个；尾部聚狭细，具 4 纵棱。

（8）**蓝海龙**：海龙科动物蓝海龙 *Syngnathus cyanospilus* (Bleeker) 的干燥体。鉴别特征：呈长方柱状，稍侧扁，全长 11~14 cm；中部略粗，头较小，吻管状，长 0.4~0.6 cm；体侧中棱线与尾下侧棱相连，背鳍基部不隆起；体黑褐色，有数个浅棕色窄横斑纹，并杂有淡色斑纹，腹面中央棱脊上具 1 较宽的黑色纵带；全体每个骨环上有细密的"扇形"图案状花纹；躯干部具 7 纵棱，两侧棱不甚明显，有骨环 12~13 个；尾部具 6 纵棱，两侧棱不明显；背鳍、尾鳍均短小。

（9）**海蝎鱼**：海龙科动物海蝎鱼 *Halicampus koilomatodon* (Bleeker) 的干燥体，又名"棘海龙"。鉴别特征：体细长如鞭，长 12~15 cm；表面灰黑色，头与体轴在同一直线上；吻长小于头长的 1/2，头后部中央具两个隆起的脊；眼眶突出，眼眶四周及吻背部散有细小棘刺；躯干六棱形，骨环上具细小棘刺；有尾鳍，尾端不卷曲。

（10）**海蛇**：海蛇科动物平颏海蛇 *Lapemis hardwickii* (Cray) 的干燥体。鉴别特征：呈长条状，全长 76~90 cm；背部黄色、黄绿色或绿色，有暗灰色横带斑纹，各横带斑纹由背中线分向两侧呈三角形，达于腹部；有 1 条显著突起的脊棱；腹面呈黄白色，剖开边缘向内卷曲，脊肌肉厚，黄白色或淡棕色，可见排列整齐的肋骨；体鳞呈六角形，腹鳞片稍大；尾侧扁，呈弯曲状；气腥，味微咸。本品收载于《广东省中药材标准·第二册》。

（11）海龙胶：海龙科动物刁海龙 *Solenognathus hardwickii* (Gray)、拟海龙 *Syngnathoides biaculeatus* (Bloch) 或尖海龙 *Syngnathus acus* Linnaeus 的干燥体，加入九味中药材，经煎煮、浓缩、冷却、切块、阴干制成的固体胶。鉴别特征：呈立方形或不规则的碎块状，黑褐色，微有光泽，质硬而脆；断面光亮，对光照视，呈棕色半透明；气微，味甘、咸。本品收载于《山东省中药炮制规范》2002 年版。

79. 合欢花

【来源】

豆科合欢属植物合欢 *Albizia julibrissin* Durazz. 的干燥花序或花蕾。

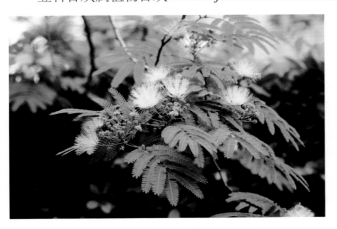

图79-1　合欢（植物花期）

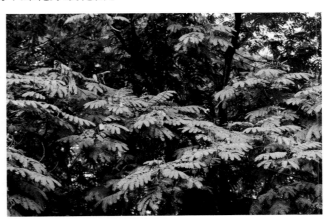

图79-2　合欢（植物果期）

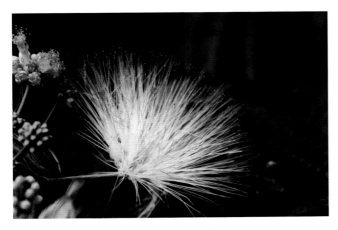

图79-3　合欢花（鲜品）

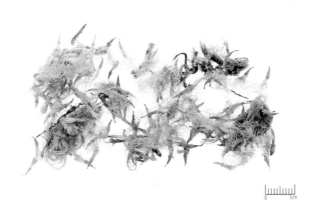

图79-4　合欢花（药材）

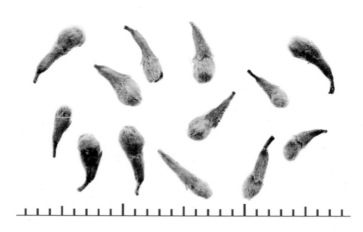

图79-5　合欢花药材（合欢米）

【术语】

"合欢花"：合欢的干燥花序，商品习称"合欢花"。

"合欢米"：合欢的干燥花蕾，商品习称"合欢米"。

【炮制加工】

合欢花（净制）：取合欢花药材，除去杂质。本品收载于《四川省中药饮片炮制规范》2002年版。

【混伪品及习用品】

（1）合欢皮：豆科合欢属植物合欢 *Albizia julibrissin* Durazz. 的干燥树皮。鉴别特征：呈卷曲筒状或半筒状，外表面灰棕色至灰褐色，稍有纵皱纹，有的呈浅裂纹，密生明显的椭圆形横向皮孔，棕色或棕红色，偶有突起的横棱或较大的圆形枝痕，常附有地衣斑；内表面淡黄棕色或黄白色，平滑，有细密纵纹；质硬而脆，易折断；断面呈纤维性片状，淡黄棕色或黄白色；气微香，味淡、微涩、稍刺舌，而后喉头有不适感。本品收载于《中华人民共和国药典》2020年版一部。

（2）广东合欢花：木兰科木兰属植物夜香木兰 *Lirianthe coco* (Loureiro) N. H. Xia et C. Y. Wu 的干燥花，多为庭院栽培观赏植物。鉴别特征：略呈伞形、倒挂钟形或不规则的球形，长2~3 cm，直径1~2 cm；表面棕色至黑褐色；花被易脱落，完整者为9片，分3轮，单瓣呈倒卵形，长2~3 cm，花瓣较厚，卷缩；质坚脆；雄蕊多数，黄色，螺旋状排列，呈半圆形莲座状；雌蕊心皮约10枚，离生，心皮狭长棱状，黄棕色至黑褐色，有小瘤状体；存留的花柄短，黑褐色；气极芳香，味淡。本品收载于《广东省中药材标准·第三册》。

（3）藤合欢：卫矛科南蛇藤属植物南蛇藤 *Celastrus orbiculatus* Thunb. 的干燥果实，又名"北合欢"。鉴别特征：呈圆球形或三瓣裂散落成片状；完整的果实直径约1 cm，基部有时可见带有细小果柄的宿存花萼；表面橙黄色或黄绿色，果皮革质，多开裂为3瓣，每瓣内有种子1~2枚，外被枣红色肉质的假种皮，集成球状；种子卵形或椭圆形，表面光滑，棕褐色；无臭，味甘酸而微带腥。本品收载于《辽宁省中药材标准·第一册》2009年版。

（4）丝棉木果实：卫矛科卫矛属植物白杜 *Euonymus maackii* Rupr 的干燥果实，又名"明开夜合"。鉴别特征：由四心皮构成，蒴果深裂成四棱形，直径约1 cm；表面淡黄色，每室含种子1枚，成熟者常自顶部开裂，露出种子；种子椭圆形或卵圆形，红棕色，表面常包被橙色的假种皮；无臭，味苦淡。

（5）**山合欢**：豆科合欢属植物山槐 *Albizia kalkora* (Roxb.) Prain 的干燥花及花蕾。鉴别特征：花白色或黄色（非淡红色），雄蕊长约 3.5 cm，不及合欢花正品长；具明显的小花梗；花萼管状，长 2~3 mm，5 齿裂；花冠长 6~8 mm，中部以下连合呈管状；裂片披针形，花萼、花冠均密被长柔毛；花丝黄色，花萼及花冠的短柔毛较正品密。

（6）**毛叶合欢**：豆科合欢属植物毛叶合欢 *Albizia mollis* (Wall.) Boiv. 的干燥花及花蕾。鉴别特征：小枝及叶柄均密被黄色绒毛；头状花序排成腋生的圆锥花序；花白色，小花梗极短；花萼钟状，长 2 mm，与花冠同被茸毛；花冠长约 7 mm，裂片三角形，长 2 mm；花丝长 2.5 mm。

80. 何首乌

【来源】
蓼科何首乌属植物何首乌 *Polygonum multiflorum* Thunb. 的干燥块根。

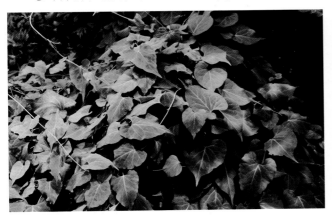

图80-1　何首乌（植物）

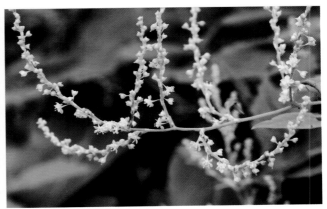

图80-2　何首乌（植物花序）

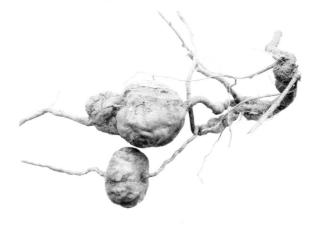

图80-3　何首乌（鲜品）

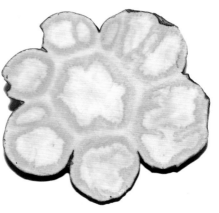

图80-4　何首乌鲜品（横切面）

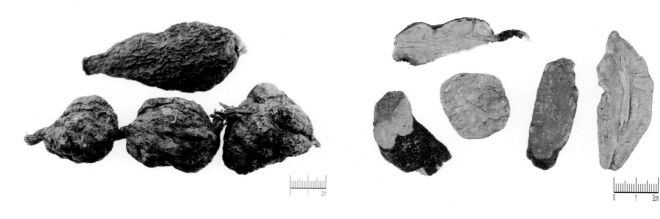

图80-5 何首乌（药材）　　　　　　　　图80-6 何首乌（饮片）

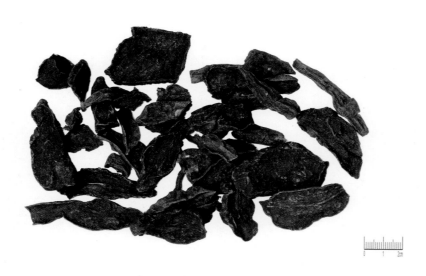

图80-7 制何首乌（饮片）

【术语】

"马肝石"：何首乌药材，表面红棕色或红褐色，商品习称"马肝石"。

"云锦花纹"：何首乌的块根，横切面皮部有由多个异型维管束组成的云朵状花纹，又称"云纹"。

【炮制加工】

何首乌（切制）：取何首乌药材，除去杂质，洗净，稍浸，润透，切厚片或块，干燥。本品收载于《中华人民共和国药典》2020年版一部。

制何首乌：取何首乌片或块，照炖法，用黑豆汁拌匀，置非铁质的适宜容器内，炖至汁液吸尽；或照蒸法，清蒸或用黑豆汁拌匀后蒸，蒸至内外均呈棕褐色，或晒至半干，切片，干燥（每100 kg何首乌片或块，用黑豆10 kg）。本品收载于《中华人民共和国药典》2020年版一部。

滇制何首乌：取何首乌药材，挑选，洗净，浸润，切成片，厚度不超过1.5 cm，干燥；取黑豆汁，置非铁质的容器内，加何首乌块或片，拌匀，浸吸，蒸至断面棕褐色至黑褐色，取出，晾凉；将白酒和炼蜜混匀，再与蒸后的何首乌块或片拌匀，吸透，干燥，筛去碎屑，即得（每 1000 g 净药材，用黑豆汁 375 g、炼蜜 50 g、白酒 50 g）。本品收载于《云南省中药饮片标准·第一册》2005 年版。

【混伪品及习用品】

（1）**首乌藤**：蓼科何首乌属植物何首乌 *Polygonum multiflorum* Thunb. 的干燥藤茎，又名"夜交藤"。鉴别特征：呈长圆柱形，稍扭曲，具分枝，长短不一，直径 4~7 mm；表面紫红色或紫褐色，粗糙，具扭曲的纵皱纹，节部略膨大，有侧枝痕，外皮菲薄，可剥离；质脆，易折断；断面皮部紫红色，木部黄白色或淡棕色，导管孔明显，髓部疏松，类白色。本品收载于《中华人民共和国药典》2020 年版一部。

（2）**白首乌**：萝藦科鹅绒藤属植物白首乌 *Cynanchum bungei* Decne. 的干燥块根，又名"戟叶牛皮消"。鉴别特征：呈圆柱形、类圆柱形或类球形，长 5~10 cm，直径 1.5~3.5 cm；表面黄褐色，多皱缩，凹凸不平，具纵皱纹及横长皮孔；栓皮易层层剥落；质坚硬；断面白色，粉性，有稀疏黄色放射状纹理及裂隙；无臭，味苦、甘、涩。本品收载于《山东省中药材标准》2012 年版。

（3）**荞麦七**：蓼科翼蓼属植物翼蓼 *Pteroxygonum giraldii* Damm. et Diels 的干燥块根。鉴别特征：呈扁球形、卵圆形或不规则团块状，直径 2.5~13.5 cm；外皮棕褐色或黑褐色，有疣状突起；根头部有突起的茎基或支根残基，周围着生稠密的须根；质轻而脆，易折断，断面不平坦；可见维管束及纤维，粉红色或粉白色，粉性；剖面可见纵横走向的维管束及纤维；气微，味苦、极涩。本品收载于《陕西省药材标准》2015 年版。

（4）**毛脉蓼**：蓼科何首乌属植物毛脉首乌 *Fallopia multiflora* var. *ciliinervis* (Nakai) Yonekura et H. Ohashi 的干燥块根，又名"朱砂七"。鉴别特征：表面粗糙，呈不规则团块状，外皮棕褐色至棕黑色，紧贴不易剥离；具多数长短不等的支根或茎的残痕；质坚硬，不易折断；断面凹凸不平，黄棕色至深棕色，具不规则的淡黄色至棕黄色纹理，具多数纵横交错的纤维束；断面皮部无"云锦花纹"；髓部有异常维管束；气微，味涩、苦，嚼之唾液染成橙黄色。本品以"朱砂七"收载于《陕西省药材标准》2015 年版，以"雄黄连"收载于《湖北省中药材质量标准》2018 年版。

（5）**飞来鹤**：萝藦科鹅绒藤属植物牛皮消 *Cynanchum auriculatum* Royle ex Wight 的干燥块根，又名"白首乌"。鉴别特征：呈长圆柱形或长纺锤形等，长 10~20 cm，直径 1~4 cm；表面土黄色或淡黄棕色，具干缩、不规则的纵沟纹及纵横交错的细纹，有横长皮孔；栓皮质薄，易脱落；断面类白色，粉性，周围有散在的黄色筋脉小点；气微香，味先苦而后甜。本品收载于《江苏省中药材标准》2016 年版，以"隔山撬"收载于《四川省中药材标准》2010 年版。

（6）**隔山消**：萝藦科鹅绒藤属植物隔山消 *Cynanchum wilfordii* (Maxim.) Hook. F 的干燥块根。鉴别特征：根粗壮，呈不规则的团块状或纺锤形，多处溢缩，略呈结节状，长 5~10 cm，直径 1~4 cm；表面灰黄色或黄棕色，有明显的纵皱纹及横长皮孔，栓皮破裂处显黄白色木质部；可见栓皮脱落后的斑痕；质结实，难折断；断面黄白色，有鲜黄色放射状纹理，粉性；气微，味淡、微苦、涩，有刺喉感。

（7）**薯莨**：薯蓣科薯蓣属植物薯莨 *Dioscorea cirrhosa* Lour. 的干燥块茎，又名"红孩儿"。鉴别特征：呈长圆形或卵圆形，表面赤褐色；有明显的纵皱和环形凹陷，形成结节状和起伏不平的突起；在凹陷缩小部分有一圈须根痕；质坚硬，断面红棕色，有明显粉性，呈规则的网状花纹；放大镜下可见到折光率较强的白色结晶物。本品收载于《四川省中药材标准》2010 年版。

（8）黄药子：薯蓣科薯蓣属植物黄独 *Dioscorea bulbifera* L. 的干燥块茎，又名"土首乌"。鉴别特征：多为横切片，呈圆形或类圆形，长 4~7 cm，厚 0.3~1 cm；外皮棕黑色，有皱纹，密布短小的细根及黄白色微凸起的根痕；切面淡黄色至棕黄色，平坦或略凸凹不平；质坚脆，折断面颗粒状；气微，味苦。本品收载于《中华人民共和国卫生部药品标准·第一册》。

（9）芭蕉根：芭蕉科芭蕉属植物芭蕉 *Musa basjoo* Sieb. et Zucc. 的干燥根，本品多利用模具栽培，成型后插入何首乌藤茎生长，冒充"人形何首乌"。鉴别特征：表面有多数毛须状的不定根，断面内皮层呈明显环状，可见点状维管束散乱排列，显微镜观察，可见大量草酸钙针晶束（何首乌具大量草酸钙簇晶）。本品收载于《贵州省中药材民族药材质量标准·第一册》2019 年版。

（10）番薯：薯蓣科薯蓣属植物番薯 *Ipomoea batatas* (L.) Lamarck 的干燥块茎，又名"红薯""红苕"或"地瓜"，本品多切片加工冒充制何首乌。鉴别特征：呈不规则的团块状、圆柱状等形状；皮部紫色或棕黄色；质硬，断面平坦，粉性，白色或黄色，无"云锦花纹"及筋脉点；气微，味甘。

（11）青羊参：萝摩科鹅绒藤属植物青羊参 *Cynanchum otophyllum* Schneid. 的干燥块根，又名"青阳参"。鉴别特征：根单一或数条，圆锥形，肥大；外皮黄褐色，具有规则和深浅不一的纵纹和横纹；质坚硬；断面白色粉质，周围散生黄色筋脉小点；气微香，味甘而微苦。本品收载于《江西省中药材标准》2014 年版。

（12）白蔹：葡萄科蛇葡萄属植物白蔹 *Ampelopsis japonica* (Thunb.) Makino 的干燥块根。鉴别特征：呈长圆形或近纺锤形，长 4~10 cm，直径 1~2 cm；外皮红棕色或红褐色，有纵皱纹、细横纹及横长皮孔，易层层脱落，脱落处呈淡红棕色；切面类白色或浅红棕色，可见放射状纹理，周边较厚，微翘起或略弯曲；纵瓣切面周边常向内卷曲，中部有一突起的棱线；体轻，质硬脆；折断时，有粉尘飞出；气微，味甘。本品收载于《中华人民共和国药典》2020 年版一部。

（13）索骨丹：虎耳草科鬼灯檠属植物七叶鬼灯檠 *Rodgersia aesculifolia* Batalin 的干燥根茎，本品多切片冒充何首乌。鉴别特征：呈圆片状，多卷缩不平；外皮棕褐色，皱缩，或具点状根痕，偶有黄色鳞毛；切面红棕色或暗黄色，有多数筋脉点，呈同心环状排列，并有多数白色闪亮小点；质脆，易折断，断面粉性；气微，味微涩、苦。本品收载于《湖北省中药材质量标准》2018 年版。

81. 红 花

【来源】

菊科红花属植物红花 *Carthamus tinctorius* L. 的干燥花。

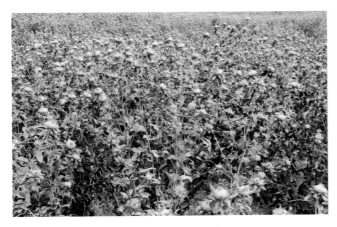

图81-1 红花（栽培地）

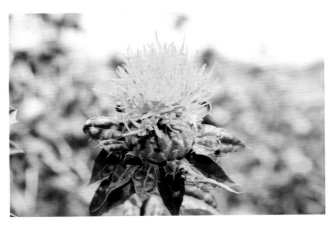

图81-2 红花（植物花序）

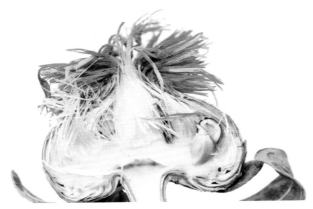

图81-3 红花（花球纵剖）

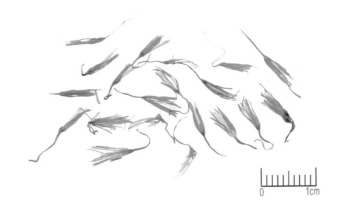

图81-4 红花（药材）

【术语】

"红花毛"：红花弯曲散乱成团，表面纤细如毛，产地习称"红花毛"。

【炮制加工】

红花（净制）：取红花药材，除去杂质。本品收载于《四川省中药饮片炮制规范》2002年版。

【混伪品及习用品】

（1）西红花：鸢尾科番红花属植物番红花 *Crocus sativus* L. 的干燥柱头。鉴别特征：呈线形，三分支，长约 3 cm；暗红色，上部较宽而略扁平，顶端边缘显不整齐的齿状，内侧有一短裂隙，下端有时残留一小段黄色花柱；体轻，质松软，无油润光泽，干燥后质脆易断；气特异，微有刺激性，味微苦。本品收载于《中华人民共和国药典》2020年版一部。

（2）红花子：菊科红花属植物红花 *Carthamus tinctorius* L. 的干燥果实，又名"白平子"。鉴别特征：呈倒卵形，略扁，长 7~9 mm，宽 3.5~5.4 mm；外表面白色，上端淡棕色，稍有光泽，具 4 条纵棱，前端截形，四角凸起，中央微凸，基部钝圆，果脐小圆点状；果皮坚硬，内含种子 1 枚；种子倒卵形，略扁，表面淡棕色，顶端钝圆，下端尖，种皮薄，子叶 2 枚，肥厚，富油性；气微，微辛。本品收载于《中华人民共和国卫生部药品标准·维吾尔药分册》。

（3）红花（花球）：菊科红花属植物红花 *Carthamus tinctorius* L. 整个花序的干燥品，近年来市场出现此类商品。鉴别特征：头状花序呈圆锥形；顶部中央集聚红色的管状花；苞片椭圆形或卵状披针形，无毛无腺点，具顶端针刺，边缘有针刺或无针刺；外层竖琴状，中内层硬膜质。

82. 红景天

【来源】

景天科红景天属植物大花红景天 *Rhodiola crenulata* (Hook. f. et Thoms.) H.Ohba 的干燥根及根茎。

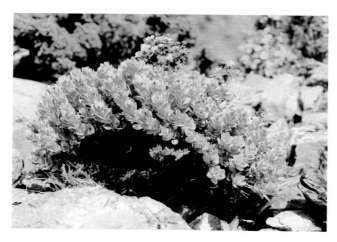

图82-1　大花红景天（植物）

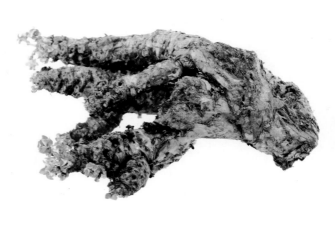

图82-2　红景天（鲜品）

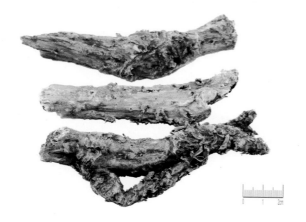

图82-3　红景天（药材）

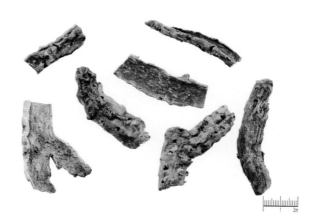

图82-4　红景天（饮片）

【炮制加工】

　　红景天（切制）：取红景天药材，除去须根、杂质，切片，干燥。本品收载于《中华人民共和国药典》2020年版一部。

【混伪品及习用品】

（1）**高山红景天**：景天科红景天属植物库页红景天 *Rhodiola sachalinensis* A. Bor. 的根及根茎。鉴别特征：略呈圆锥形或扁块状，多有分支，长 3~20 cm，直径 1~6 cm；表面外皮灰黄色或灰褐色，易片状剥落，剥落处内皮呈红棕色或棕褐色；根茎部膨大，多分支；分支表面有较多的凹窝状茎痕；根呈圆锥形，稍扭曲，表面具纵皱纹；体轻，质坚脆；根茎部断面不整齐，外侧有数个黄白色多孔隙的分体中柱，内侧红棕色或棕褐色，疏松；根断面整齐，红棕色，海绵质，近外皮处有一姜黄色的线状环纹；气微香，味微苦、涩。本品收载于《浙江省中药材标准·第一册》2017 年版。

（2）**蔷薇红景天**：景天科红景天属植物蔷薇红景天 *Rhodiola rosea* L. 的根及根茎。鉴别特征：根茎略呈圆柱形、圆锥形或不规则形，有分支，长 3~12 cm，直径 1~4 cm；表面浅灰色至棕褐色，节间不规则，具多层松软膜质鳞片，有数个圆形的茎痕、根痕和须根；质轻略脆，断面略平坦，浅棕色或红棕色，中部可见异形维管束；主根圆柱形，直径 0.5~2 cm，栓皮松软，易脱落，断面红棕色，有时具空隙；具玫瑰特殊香气，味苦、涩。本品收载于《新疆维吾尔自治区维吾尔药材标准》2010 年版。

（3）**唐古特红景天**：景天科红景天属植物唐古红景天 *Rhodiola tangutica* (Maximowicz) S. H. Fu 的干燥根。鉴别特征：呈圆锥形，长而粗壮，有分支，基部膨大，具茎基残留；表皮灰褐色，栓皮脱落处呈褐色至淡黄褐色，上部具环状皱纹，可见点状突起的须根痕；质脆，易折断，断面淡黄色，髓部黄色，多裂隙；气异，味微苦。本品收载于《青海省藏药标准》1992 年版。

（4）**狭叶红景天**：景天科红景天属植物狭叶红景天 *Rhodiola kirilowii* (Regel) Maxim. 的干燥根及根茎。鉴别特征：根茎粗壮，呈不规则的圆块状或圆柱形；表面黑褐色，凹凸不平，具残留茎基痕和棕红色膜质鳞叶，木栓层易剥落；质硬，不易折断，断面棕红色；根细长，长 10~30 cm，直径 0.3~1 cm，表面黑褐色；质脆，易折断，断面棕红色，根皮易成鳞片状剥落；气微，味苦、涩。本品收载于《四川省藏药材标准》2014 年版。

（5）**长鞭红景天**：景天科红景天属植物长鞭红景天 *Rhodiola fastigiata* (Hook. f. et Thoms.) S. H. Fu 的干燥根及根茎，又名"天刷子"。鉴别特征：根茎呈圆柱状，表面灰棕色，凹凸不平，有甚多的芽眼突起，须根痕呈圆形凹陷的脐点状；栓皮薄而皱缩，易脱落；质硬，芽眼处较疏松；断面紫红色，有多数孔隙，呈海绵状；须根细长，质硬，不易折断，断面红棕色；气微，微酸涩而后苦。

（6）**短柄红景天**：景天科红景天属植物德钦红景天（短柄红景天） *Rhodiola atuntsuensis* (Praeg.) S. H. Fu 的干燥根及根茎。鉴别特征：表面棕褐色，根皮易成鳞片状剥落，靠近根茎表面可见残留的茎痕；切面浅棕色或棕褐色，皮部窄，形成层环较明显，木部有放射状纹理；无香气，味涩。

83. 厚 朴

【来源】

木兰科木兰属植物厚朴 *Magnolia officinalis* Rehd. et Wils. 或凹叶厚朴 *Magnolia. officinalis* Rehd. et

Wils. var. *biloba* Rehd. et Wils. 的干燥干皮、根皮及枝皮。

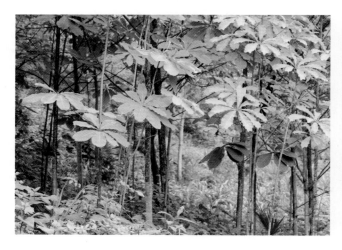

图83-1 凹叶厚朴（植物）

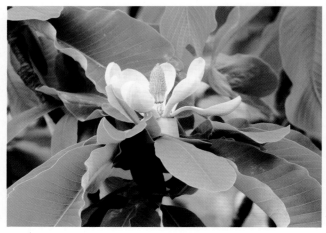

图83-2 凹叶厚朴（植物花）

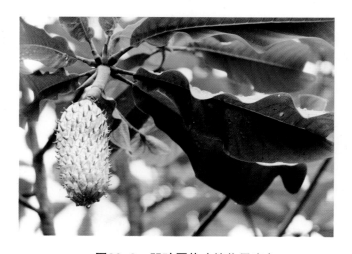

图83-3 凹叶厚朴（植物果实）

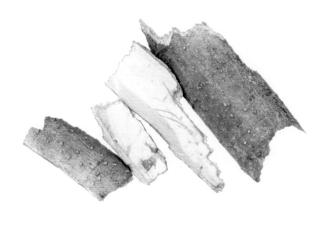

图83-4 厚朴（鲜品）

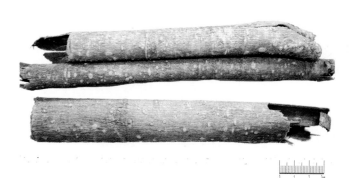

图83-5 厚朴（药材）

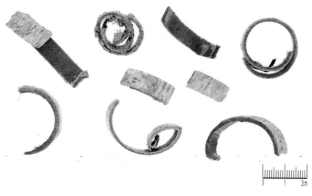

图83-6 厚朴（饮片）

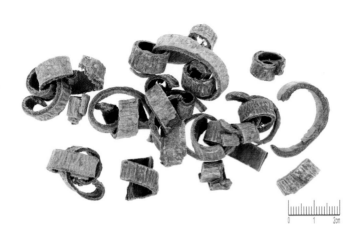

图83-7　姜厚朴（饮片）

【术语】

"筒朴"：厚朴干皮，呈卷筒状或双卷筒状，习称"筒朴"。

"靴筒朴"：厚朴近根部的干皮，一端展开如喇叭口，形似靴口状，习称"靴筒朴"。

"鸡肠朴"：厚朴根皮，弯曲似鸡肠，习称"鸡肠朴"。

"枝朴"：厚朴的枝皮，习称"枝朴"。

"彩皮"：厚朴树皮上常有灰绿色花斑，系苔藓或地衣的痕迹。

"亮银星"：厚朴药材内表面或断面，常有白色闪光的结晶体，习称"亮银星"。

"槽状"：厚朴药材因内皮、外皮含水量不同，干燥后向内方卷曲，习称"槽状"。

【炮制加工】

厚朴（切制）：取厚朴药材，刮去粗皮，洗净，润透，切丝，干燥。本品收载于《中华人民共和国药典》2020 年版一部。

姜厚朴：取厚朴丝，照姜汁炙法，炒干。本品收载于《中华人民共和国药典》2020 年版一部。

制厚朴：取厚朴药材，除去杂质，略浸，润软，摊开卷筒，铲去粗皮，洗净，开直条，置锅内，加生姜片、紫苏与水同煮，至药汁几尽，取出，沥干，切丝，晒至七八成干，将剩余药汁拌入，使之吸尽，晒或低温干燥，筛去灰屑（每 100 kg 生厚朴，用生姜 10 kg、紫苏 5 kg）。本品收载于《上海市中药饮片炮制规范》2018 年版。

【混伪品及习用品】

（1）**厚朴花**：木兰科木兰属植物厚朴 *Magnolia officinalis* Rehd. et Wils. 或凹叶厚朴 *Magnolia. officinalis* Rehd. et Wils. var. *biloba* Rehd. et Wils. 的干燥花。鉴别特征：呈长圆锥形，长 4~7 cm，基部直径 1.5~2.5 cm；红棕色至棕褐色；花被多为 12 片，肉质，外层的呈长方倒卵形，内层的呈匙形；雄蕊多数，花药条形，淡黄棕色，花丝宽而短；心皮多数，分离，螺旋状排列于圆锥形的花托上；花梗长 0.5~2 cm，密被灰黄色绒毛，偶无毛；质脆，易破碎；气香，味淡。本品收载于《中华人民共和国药典》2020 年版一部。

（2）**大叶木兰**：木兰科木兰属植物长喙厚朴 *Houpoea rostrata* (W. W. Smith) N. H. Xia et C. Y. Wu 的干燥干皮、根皮及枝皮，又名"腾冲厚朴"。鉴别特征：干皮呈卷筒状，厚 0.4~1.5 cm，表面灰黄色，近光滑；具横形及类圆形皮孔；内皮暗褐色，近平滑，具细纵纹，指甲划之略显油性；质坚硬，不易折断；断面纤维性，具大量白色晶状颗粒，对光闪亮星状；气香，味辛辣，微苦涩；根皮多呈不规则块状，弯曲；质硬，断面富纤维性；枝皮多呈单筒状，较薄，质脆。本品收载于《中华人民共和国卫生部药品标准·第一册》。

（3）**木莲皮**：木兰科木莲属植物桂南木莲 *Manglietia conifera* Dandy 的干燥树皮，又名"柴厚朴"。鉴别特征：呈卷筒状、双卷筒状或长方形板状；外表面灰棕色或灰色，有的具灰白色斑块，粗糙，皮孔椭圆形横生；内表面黄褐色或棕色；质硬，较难折断，断面强纤维性；气微香，味微苦、辛。本品收载于《贵州省中药材、民族药材质量标准》2003 年版。

（4）**四川木莲皮**：木兰科木莲属植物四川木莲 *Manglietia szechuanica* Hu 的干燥树皮。鉴别特征：卷筒状或板状，厚 3~5 mm；外表面灰褐色或灰黄色，具细短纵裂纹，散有横向突起的圆形或椭圆形皮孔；内表面黄色至紫褐色，平坦，有细纵纹；质硬脆；折断有粉尘飞扬，外侧颗粒状，内侧纤维状；气弱，味微苦。

（5）**红色木莲皮**：木兰科木莲属植物红色木莲 *Manglietia insignis* (Wall.) Bl. Fl. Jav. Magnol. 的干燥树皮。鉴别特征：干皮呈单、双卷筒状或槽状，长短不等，皮薄，厚 0.1~0.3 cm；外表面灰棕色，有细纵短条纹；栓皮脱落处为棕褐色，横向皮孔棕黄色，类圆或椭圆形，有时数个连成长条形；内表面光滑，棕褐色，具纵向纹理；易折断，断面棕褐色，纤维性；气香，味淡、微涩。

（6）**长叶木莲皮**：木兰科木莲属植物中缅木莲 *Manglietia hookeri* Cubitt. et Smith 的干燥树皮。鉴别特征：外表面浅棕褐色，具明显的横向皮孔；刮去栓皮部分显棕色，内表面褐色；断面强纤维性，厚 2~4 mm；气微弱，味淡。

（7）**乳源木莲**：木兰科木莲属植物木莲 *Manglietia fordiana* Oliv. 的干燥树皮。鉴别特征：枝皮呈卷筒状或槽状，长短不一，厚 0.1~0.2 cm；外表面灰黑色，具微波状纵纹，椭圆形皮孔横长凸起，棕褐色；栓皮层可成片脱落；内表面棕黄色，具纵条纹；质脆，易折断；断面棕黄色，纤维性；气微，味苦、微辛。

（8）**姜朴**：木兰科木兰属植物武当玉兰 *Yulania sprengeri* (Pampanini) D. L. Fu 的干燥树皮。鉴别特征：皮较厚，厚 1.5~5 mm；外表面灰褐色或暗棕色粗糙，栓皮厚，成片块状脱落，具浅棕色至黄棕色斑痕；质硬，折断面外侧呈颗粒状，内侧呈纤维状；气芳香，味辛辣、微苦。

（9）**凹叶玉兰**：木兰科木兰属植物凹叶玉兰 *Yulania sargentiana* (Rehder et E. H. Wilson) D. L. Fu 的干燥树皮。鉴别特征：形似姜朴，区别在于栓皮片块状脱落处颜色较深，多显紫褐色；气弱，味淡。

（10）**西康玉兰**：木兰科木兰属植物西康玉兰 *Oyama wilsonii* (Finet et Gagnepain) N. H. Xia et C. Y. Wu 的干燥树皮。鉴别特征：皮薄，厚 1~3 mm；外表面灰黄色，光滑；栓皮薄，脱落处呈紫褐色；质硬脆，折断面整齐；气香，味苦、微辛。

（11）**望春玉兰**：木兰科木兰属植物望春玉兰 *Yulania biondii* (Pampanini) D. L. Fu 的干燥树皮。鉴别特征：呈卷筒状，厚 1.5~4 mm；外表面浅灰褐色，具绿白色斑纹，皮孔横长；内表面淡棕黄色，具纵向细纹；断面淡黄棕色，外侧颗粒状，内侧纤维状；气香，味苦、微辛。

（12）**紫玉兰**：木兰科木兰属植物紫玉兰 *Yulania liliiflora* (Desrousseaux) D. L. Fu 的干燥树皮。鉴别特征：干皮呈卷筒形或不卷，厚 1~6 mm；表面灰棕色至灰褐色，较平滑；内表面浅棕色或浅黄白色；质较坚，不易折断；断面不整齐，呈较长的黄白色纤维状；气微，味辛辣如生姜。

（13）**滇藏玉兰**：木兰科木兰属植物滇藏玉兰 *Yulania campbellii* (J. D. Hooker et Thomson) D. L. Fu 的干燥树皮。鉴别特征：卷筒状或槽状，厚 4~10 mm；外表面黄褐色或灰棕色，近平滑，具不规则类圆形皮孔；内表面棕褐色，具细纵纹，几乎不显油性；质硬，断面纤维性；气微，味苦微涩。

（14）**玉兰**：木兰科木兰属植物玉兰 *Yulania denudata* (Desrousseaux) D. L. Fu 的干燥树皮。鉴别特征：外表面灰褐色或棕黄色，皮孔不明显；内表面黄棕色；断面纤维性强；气微，味淡，略苦而不辛。

（15）**山玉兰**：木兰科木兰属植物山玉兰 *Lirianthe delavayi* (Franchet) N. H. Xia et C. Y. Wu 的干燥树皮。鉴别特征：呈单卷筒或双卷筒状；厚 0.2~0.4 cm；外表面灰棕色或棕褐色，多皱缩，可见细小的横长皮孔，内表面棕褐色，有细纵纹理；质硬，不易折断；断面不整齐，纤维性；气微香，味微苦。

（16）**皱柄新姜**：樟科新木姜子属植物大叶新木姜子 *Neolitsea levinei* Merr. 的干燥树皮。鉴别特征：卷筒状，长短不等，厚 3~5 mm；表面棕褐色，有棕黑色圆形的点状皮孔突起，刮去外皮后呈黄棕色；质坚硬，不易折断；断面整齐，颗粒性（全无纤维性）；无厚朴的香气，味微辛。

（17）**新木姜皮**：樟科新木姜子属植物香果新木姜子 *Neolitsea ellipsoidea* Allen 的干燥树皮。鉴别特征：单卷筒状或状，厚 3~7 mm；表面较光滑，灰色至深灰色，有白色或白绿色斑块相间；内表面棕色至黑棕色，较粗糙，具不明显的纵纹理；质硬而脆，断面颗粒性，中间夹有宽阔的浅棕色至棕黄色的条带；粉末黏滞，捻之能成团；有樟木气，味微辛、涩。

（18）**黄杞皮**：胡桃科烟包树属植物黄杞 *Engelhardia roxburghiana* Wall. 的干燥树皮。鉴别特征：卷筒状、双卷筒状或不规则块片状，厚 2~5 mm；外表面灰棕色或灰褐色，粗糙，有长椭圆形皮孔及纵沟槽，栓皮脱落处显棕褐色；内表面黄棕色或黑褐色，较平坦，有细纵纹；质坚韧，难折断，断面纤维性极强；气微，全无厚朴的香气及辛辣味，味微苦涩。

（19）**白背鹅掌柴**：五加科鹅掌柴属植物白背鹅掌柴 *Schefflera hypoleuca* (Kurz) Harms 的干燥树皮。鉴别特征：呈卷筒状，厚约 4 mm；表面灰棕色，有纵皱纹、灰白色栓皮及棕色点状皮孔；内表面棕黑色，平滑，有细纵纹理，划之不显油痕；质硬，不易折断；折断面呈纤维状，中间有一列白色点状纤维束；味微苦。

（20）**毛泡桐皮**：玄参科泡桐属植物毛泡桐 *Paulownia tomentosa* (Thunb.) Steud. 的干燥树皮。鉴别特征：干皮厚 2~3 mm，略粗糙，有横向突起的褐色椭圆形皮孔和皱纹；内表皮深紫褐色，平滑，微有极细密的纵纹，划之有油痕；质硬脆，折断面显颗粒性，略平坦，灰棕色至棕褐色；气微，味略苦、微辛。

84. 槲寄生

【来源】

桑寄生科槲寄生属植物槲寄生 *Viscum coloratum* (Komar.) Nakai 的干燥带叶茎枝。

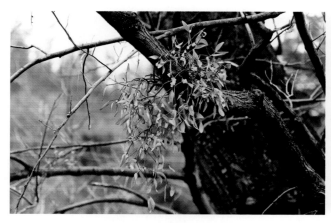

图84-1 槲寄生（植物）

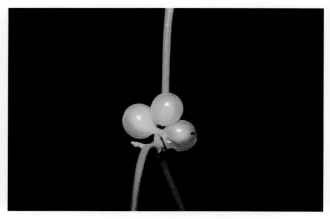

图84-2 槲寄生（植物果实）

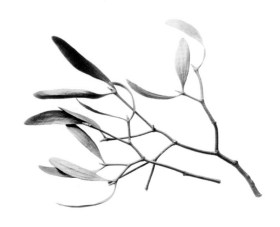

图84-3 槲寄生（鲜品）

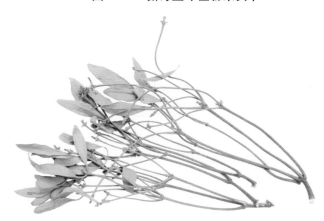

图84-4 槲寄生（药材）

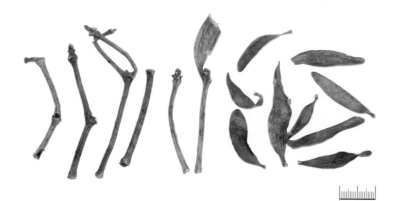

图84-5 槲寄生段（饮片）

【炮制加工】

槲寄生（切制）：取槲寄生药材，除去杂质，略洗，润透，切厚片，干燥。本品收载于《中华人民共和国药典》2020年版一部。

【混伪品及习用品】

（1）枫香槲寄生：桑寄生科槲寄生属植物枫香槲寄生 *Viscum liquidambaricola* Hayata 的干燥带

叶茎枝。鉴别特征：茎基部圆柱形，两侧各具一棱，常二歧或三歧叉状分枝；节膨大，小枝节间呈扁平圆柱形，边缘薄，上端稍宽，基部渐窄，节间长 2~4 cm；表面黄绿色或黄棕色，具纵肋 5~7 条；体轻，质韧，不易折断，断面不平坦，黄白色，髓部常呈狭缝状；叶成鳞片状，易脱落，无柄；气微，味微苦。本品以"扁枝槲寄生"收载于《四川省中药材标准》2010 年版。

（2）绿茎槲寄生：桑寄生科槲寄生属植物绿茎槲寄生 *Viscum nudum* Danser 的干燥带叶茎枝。鉴别特征：表面黄色或黑褐色；茎枝呈圆柱形，茎枝上无正常叶，仅具鳞片状退化叶；节间明显，小枝节间长 4~8 cm，有皱纹，具鳞片状；其余同枫香槲寄生。本品以"黔槲寄生"收载于《贵州省中药材、民族药材质量标准》2003 年版。

（3）卵叶槲寄生：桑寄生科槲寄生属植物卵叶槲寄生 *Viscum album* subsp. *meridianum* (Danser) D. G. Long 的干燥带叶茎枝。鉴别特征：茎、枝均呈圆柱形，常二歧或多歧叉状分枝，表面具不规则皱纹；枝的节间长 3~7 cm；叶对生，厚革质，长 3~5 cm，宽 1.5~2.5 cm；叶呈倒卵形至阔卵形，顶端近圆形，基部楔形，叶缘稍背卷；基出脉 3~7 条；叶柄长约 5 mm；气微，味微苦。

（4）扁枝槲寄生：桑寄生科槲寄生属植物扁枝槲寄生 *Viscum articulatum* Burm. f. 的干燥带叶茎枝，又名"螃蟹夹"。鉴别特征：茎基部略呈圆柱形，两侧各具一棱，枝扁平，2~3 叉状分枝，长 15~30 cm；小枝节间长 1.5~2.5 cm，具纵肋 3 条，中肋明显；表面黄绿色或黄棕色，有明显的纵条纹或皱纹；节膨大而略扁，每节上部宽，下部渐窄，叶于枝梢节上呈鳞片状突起；质软，不易折断，断面皮部黄绿色，木部淡黄色，髓部狭缝状；气微，味微苦。本品收载于《四川省中药材标准》2010 年版。

（5）桑寄生：桑寄生科钝果寄生属植物广寄生（桑寄生）*Taxillus chinensis* (DC.) Danser 的干燥带叶茎枝。鉴别特征：茎枝呈圆柱形，长 3~4 cm，直径 0.2~1 cm；表面红褐色或灰褐色，具细纵纹，并有多数细小突起的棕色皮孔，部分嫩枝可见棕褐色茸毛；质坚硬，断面不整齐，皮部红棕色，木部色较浅；叶多卷曲，具短柄；叶片展平后呈卵形或椭圆形，长 3~8 cm，宽 2~5 cm；表面黄褐色，幼叶被细茸毛，先端钝圆，基部圆形或宽楔形，全缘；革质；气微，味涩。本品收载于《中华人民共和国药典》2020 年版一部。

（6）北桑寄生：桑寄生科桑寄生属植物北桑寄生 *Loranthus tanakae* Franch. et Sav. 的干燥带叶茎枝。鉴别特征：茎常 2 歧分枝，一年生枝条呈棕紫色，两年生枝条呈黑色，被白色蜡被，具稀疏皮孔；叶对生，纸质，椭圆形或倒卵形，长 2.5~5 cm，宽 1~2.5 cm，先端圆钝，基部楔形，下延至叶柄，光滑无毛，叶柄长 5~8 mm；穗状花序顶生，长约 4 cm，果球形，直径约 8 mm，橙黄色。

（7）四川寄生：桑寄生科钝果寄生属植物桑寄生（四川寄生）*Taxillus sutchuenensis* (Lecomte) Danser var. *sutchuenensis* 的干燥带叶茎枝。鉴别特征：茎枝呈圆柱形，长 3~4 cm，直径 0.2~1 cm，表面黑褐色或棕褐色，具细纵纹，有点状凸起的棕色皮孔及脱落的侧枝痕，嫩枝可见棕红色或黄褐色茸毛；质坚硬，折断面不平坦，皮部棕褐色，易与木部分离；木部淡红棕色；叶对生或近对生，易脱落；完整叶片长椭圆形或长卵形，长 5~8 cm，宽 3~4.5 cm；表面褐色，无毛，嫩叶下表面红褐色并密被茸毛；先端钝圆或略尖，基部圆形或宽楔形，全缘，革质，叶柄长 0.6~1.2 cm；部分具未脱落的花果，果长圆形；气微，味涩。本品以"贵州桑寄生"收载于《贵州省中药材、民族药材质量标准》2003 年版，以"寄生"收载于《四川省中药材标准》2010 年版。

（8）灰毛寄生：桑寄生科钝果寄生属植物灰毛桑寄生 *Taxillus sutchuenensis* var. *duclouxii* (Lecomte) H.S.Kiu 的干燥带叶茎枝。鉴别特征：茎枝呈圆柱形，有分枝，直径 2~10 mm，表面黑褐色或灰黑色，具多数淡棕色点状皮孔，幼枝可见灰色或褐色的茸毛；叶多脱落，完整叶片呈长卵形或椭圆形，下表面密被灰色、灰黄色或黄褐色的星状茸毛，革质而脆；枝秆上有干枯的花果，质脆易折断；断面黄棕色或黄白色；气微，味微涩。本品以"寄生"收载于《四川省中药材标准》2010 年版。

（9）红花寄生：桑寄生科梨果寄生属植物红花寄生 *Scurrula parasitica* L. 的干燥带叶茎枝。鉴别特征：老枝红褐色或深褐色，表面有众多点状、黄褐色或灰褐色的横向皮孔，具不规则、粗而密的皱纹；小枝及枝梢赭红色，幼枝有的具棕褐色星状毛；质坚脆，易折断；断面不平坦，皮部菲薄，赭褐色，木部宽阔，淡黄色或土黄色；嫩叶有棕褐色星状毛；叶柄长约 0.5 cm；果梨形。本品以"贵州桑寄生"收载于《贵州省中药材、民族药材质量标准》2003 年版。

（10）西南寄生：桑寄生科钝果寄生属植物柳叶钝果寄生（西南寄生）*Taxillus delavayi* (Van Tiegh.) Danser 的干燥带叶茎枝。鉴别特征：茎枝略呈棱柱状，无毛或具少许毛，叶表面光滑，略有光泽；老枝黑褐色，小枝紫红色。本品以"贵州桑寄生"收载于《贵州省中药材、民族药材质量标准》2003 年版。

（11）毛叶寄生：桑寄生科钝果寄生属植物毛叶钝果寄生 *Taxillus nigrans* (Hance) Danser 的干燥带叶茎枝。鉴别特征：茎呈圆柱形，直径 0.2~1.5 cm；表面粗糙，灰褐色，具细小浅褐色皮孔及叶痕，皮孔横裂或纵裂；嫩枝、幼叶及花被灰黄色毛茸，细枝有不规则皱纵纹；叶多脱落，革质而脆，完整的叶片呈椭圆形或卵形，侧脉仅在叶面稍突起，叶背密被褐色或黄褐色毛茸，叶柄被毛；质坚硬，折断时有粉尘飞扬，切面皮部棕褐色，木质部黄白色；果椭圆形，表面粗糙，疏被毛茸；气微，味涩。本品以"杂寄生"收载于《重庆市中药饮片炮制规范及标准》2006 年版，以"寄生"收载于《四川省中药材标准》2010 年版。

（12）栗毛寄生：桑寄生科钝果寄生属植物栗毛钝果寄生 *Taxillus balansae* (Lecomte) Danser 的干燥带叶茎枝。鉴别特征：茎枝皮孔横裂或纵裂，嫩枝、幼叶及花均被栗褐色毛茸；叶革质，椭圆形或卵圆形，长 25~60 mm，宽 15~35 mm，中脉仅下表面突起，侧脉不显著，成长叶无毛或中脉及叶柄处被栗褐色毛茸；果椭圆形，表面颗粒状，疏被毛。

（13）锈毛寄生：桑寄生科钝果寄生属植物锈毛钝果寄生 *Taxillus levinei* (Merr.) H. S. Kiu 的干燥带叶茎枝。鉴别特征：茎枝皮孔多纵裂；嫩枝、幼叶及花均被锈色毛茸；叶革质，长椭圆形，长 30~80 mm，宽 12~32 mm，中脉仅下表面突起，侧脉不显著，叶背密被锈色毛茸；果长圆形，密被毛茸。

85. 虎杖

【来源】

蓼科虎杖属植物虎杖 *Polygonum cuspidatum* Sieb. et Zucc. 的干燥根及根茎。

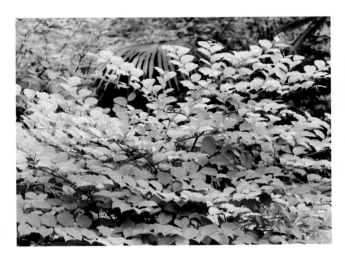

图85-1 虎杖（植物）

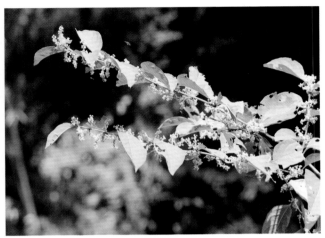

图85-2 虎杖（植物花期）

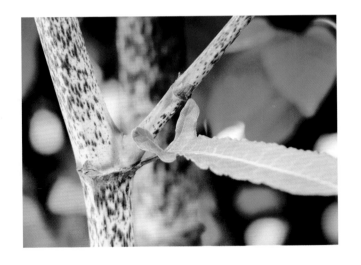

图85-3 虎杖（植物茎）

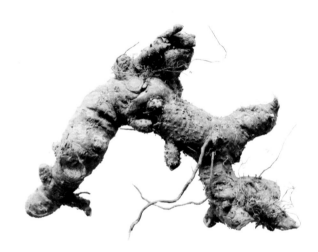

图85-4 虎杖（鲜品）

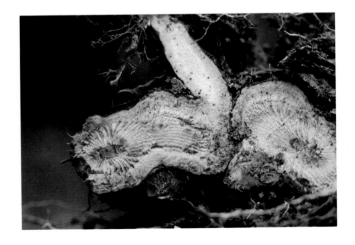

图85-5 虎杖（鲜品切面）

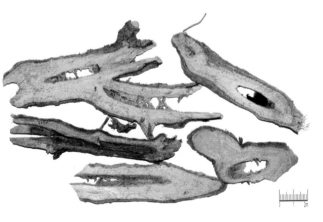

图85-6 虎杖饮片（斜切）

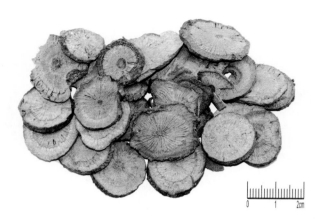

图85-7　虎杖饮片（横切）

【术语】

"纤维性"：虎杖药材质地韧性较强，折断后，断面呈不整齐的纤维状。

【炮制加工】

虎杖（切制）：取虎杖药材，除去杂质，洗净，润透，切厚片，干燥。本品收载于《中华人民共和国药典》2020年版一部。

【混伪品及习用品】

（1）虎杖叶：蓼科虎杖属植物虎杖 *Polygonum cuspidatum* Sieb. et Zucc. 的干燥叶及带叶嫩枝。鉴别特征：小枝中空，表皮散生棕红色的斑点；单叶互生，叶片宽卵形或卵状椭圆形；先端短尖，全缘或微波状，基部圆形或阔楔形，叶柄长1~2.5 cm，略被短毛；托叶鞘筒状抱茎，膜质，棕褐色，常脱落；偶见腋生圆锥花序；瘦果椭圆形，具3棱，黑褐色；气微，味淡。本品收载于《云南省中药材标准·第一册》2005年版。

（2）博落回根：有毒，罂粟科博落回属植物博落回 *Macleaya cordata* (Willd.) R. Br. 的干燥根及根茎。鉴别特征：粗壮，棕褐色，有纵沟纹；横切面浅黄色或红色，有放射状裂隙和年轮样圆环，体较松、轻；气微，味较苦。

（3）地榆：蔷薇科地榆属植物地榆 *Sanguisorba officinalis* L. 的干燥根及根茎，本品切片与虎杖饮片易混淆。鉴别特征：呈圆柱形、不规则纺锤形或块片状；根中心木部有不甚明显的放射状纹理；表面棕紫色，有扭曲的纵沟纹及横向线状皮孔；质坚硬，不易折断；断面显淡黄色或红棕色，皮部露出软绵的纤维束；气微，味微苦涩。本品收载于《中华人民共和国药典》2020年版一部。

86. 花 椒

【来源】

芸香科花椒属植物青椒 *Zanthoxylum schinifolium* Sieb. et Zucc. 或花椒 *Zanthoxylum bungeanum*

Maxim. 的干燥成熟果皮。

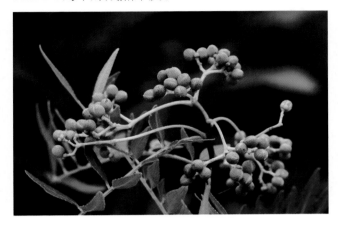
图86-1 青椒（植物果期）

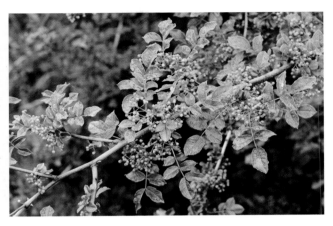
图86-2 花椒（植物果期）

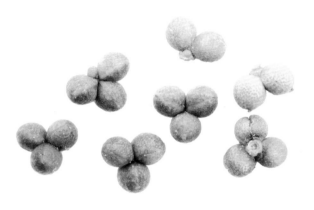
图86-3 青椒（鲜品）

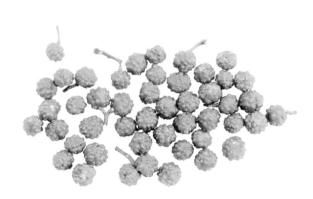
图86-4 花椒（鲜品）

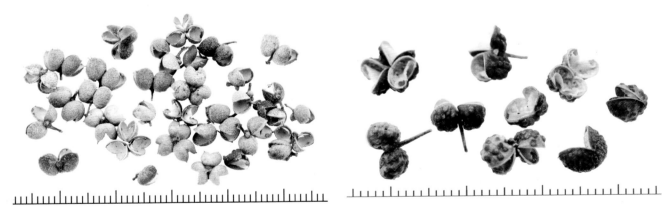
图86-5 花椒药材（青椒）

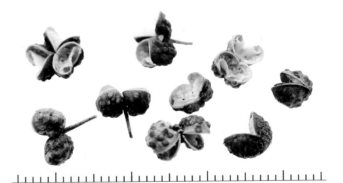
图86-6 花椒药材（花椒）

【炮制加工】

花椒（净制）：取花椒药材，除去椒目、果柄等杂质。本品收载于《中华人民共和国药典》2020年版一部。

炒花椒：取净花椒，照清炒法，炒至有香气。本品收载于《中华人民共和国药典》2020年版一部。

【混伪品及习用品】

（1）**椒目**：芸香科花椒属植物花椒 *Zanthoxylum bungeanum* Maxim. 的干燥成熟种子。鉴别特征：呈类圆球形、半球形或卵形，种脐斜平，直径3~4 mm；表面黑色具光泽，置放大镜下观察，可见细密的鱼鳞状纹理，有的部分表皮脱落，露出黑色网状纹理；质坚硬，剖开可见淡黄白色的胚乳及2枚子叶，显油性；气香，味微麻、辣。本品收载于《四川省中药材标准》2010年版。

（2）**花椒叶**：芸香科花椒属植物花椒 *Zanthoxylum bungeanum* Maxim. 的干燥小叶。鉴别特征：多呈破碎的片状；叶片卵状长圆形，浅黄棕色至暗绿色，散生透明腺点；边缘有稀疏细锯齿；上表面有硬毛，主脉凹陷，下表面主脉隆起，侧脉斜向上展；气香，味辛、微苦。本品收载于《浙江省中药炮制规范》2015年版。

（3）**竹叶花椒**：芸香科花椒属植物竹叶花椒 *Zanthoxylum armatum* DC. 的干燥果皮，又名"北江花椒""山巴椒"或"竹叶椒"。鉴别特征：呈球形，多单生，自果顶端沿腹背缝线开裂，直径3~4 mm；基部具果柄或已脱落，顶端具短小喙尖，外表面红棕色至棕褐色，散有多数疣状突起的小油点，对光透视呈半透明状；内表面光滑，淡棕色，有的内果皮与外果皮分离而卷起；残留种子略呈卵形，长约3 mm，直径2~2.5 mm，表面黑色，有光泽；香气较浓，味辛辣。本品收载于《湖南省中药材标准》2009年版。

（4）**毛竹叶花椒**：芸香科花椒属植物毛竹叶花椒 *Zanthoxylum armatum* var. *ferrugineum* (Rehd.et Wils.)Huang 的干燥果实，又名"毛竹叶椒"或"土花椒"。鉴别特征：果实与竹叶花椒外观形状类似，但油腺点更稀疏，果柄具毛绒，密而长。

（5）**野花椒**：芸香科花椒属植物野花椒 *Zanthoxylum simulans* Hance 的干燥果实，又名"崖椒"。鉴别特征：呈圆球形或扁球形，直径3~5 mm；外表面红褐色至暗紫色，有凸起的油点；顶端沿腹缝线开裂至基部成2瓣，基部残存2~5 mm的小果梗；内表面类白色至黄白色，光滑；种子卵圆形，黑色，有光泽；一端微凹，可见白色的点状种脐，直径约3 mm；气香，味辛、麻。本品收载于《贵州省中药材民族药材质量标准·第一册》2019年版。

（6）**簕欓花椒**：芸香科花椒属植物簕欓花椒 *Zanthoxylum avicennae* (Lam.) DC. 的干燥果实，又名"西江花椒"。鉴别特征：果皮灰青色，近似染上泥浆样的颜色；果梗长3~6 mm，分果瓣淡紫红色，单个分果瓣直径4~5 mm，顶端无芒尖；油点大且多，微凸起；种子直径3.5~4.5 mm；味辛辣、稍淡。

（7）**川陕花椒**：芸香科花椒属植物川陕花椒 *Zanthoxylum piasezkii* Maxim. 的干燥果实。鉴别特征：果实紫红色，有少数凸起的油腺点；单个分果瓣直径4~5 mm，种子直径3~4 mm；果皮有浓郁的花椒油香气。

（8）**两面针果实**：有小毒，芸香科花椒属植物两面针 *Zanthoxylum nitidum* (Roxb.) DC. 的干燥果实。鉴别特征：外观极似簕欓花椒，但无其香气（误食会发生头晕、眼花、呕吐等）。

（9）**巴氏吴茱萸**：芸香科吴茱萸属植物巴氏吴茱萸 *Euodia baberi* Rehd et Wils. 的干燥果实。鉴别特征：果实由5个小蓇葖果组成，呈放射状排列，形似梅花状；每个小蓇葖果由顶端向腹缝裂开，顶端可见点状柱头残基；基部具短小的果柄或果柄残痕；外果皮绿褐色至棕褐色，略粗糙，有少数皱纹及圆点状突起的小油点；内果皮由基部向上反卷，光滑，浅黄棕色；每1蓇葖果含种子1粒，圆形或卵圆形，黑色或蓝黑色，有光泽，一边稍扁；香气较淡，味辣、微麻。

（10）开花吴茱萸：芸香科吴茱萸属植物吴茱萸 *Euodia rutaecarpa* (Juss.) Benth.、石虎 *Euodia rutaecarpa* (Juss.) Benth. var. *officinalis* (Dode) Huang 或疏毛吴茱萸 *Euodia rutaecarpa* (Juss.) Benth. var. *bodinieri* (Dode) Huang 的干燥成熟果实。鉴别特征：呈五角星状；表面呈暗黄绿色或紫红色，腺点明显突起，无网纹；分果腹缝线开裂，部分背缝线亦开裂；分果瓣开裂至近中部，其下部连合；果皮反卷，种子脱落。

（11）少果吴茱萸：芸香科吴茱萸属植物少果吴茱萸 *Euodia rutaecarpa* (Juss.) Benth.f. *meionocapa* (Hand.-Mazz) Huang 成熟或将近成熟的干燥果实。鉴别特征：呈扁球形，直径 0.8~1 cm，多数开裂，分果瓣常为 5 瓣，辐射状排列，果序中果实排列紧密，外果皮绿黄色至棕褐色，粗糙，具突起的腺点；内果皮淡黄色，光滑，由基部向上反卷与外部果皮分离；果实下部有小型宿萼，先端 5 齿裂，具果梗，果梗上密被黄色毛绒；每分果瓣中具 1 粒种子，长 0.25~0.4 cm，宽 0.05~0.25 cm，卵球形；表面皱缩，一端较尖，另端钝圆，黑色有光泽；具香气，味辛、麻辣。

（12）沙棶：山茱萸科棶木属植物沙棶 *Cornus bretschneideri* L. Henry 的干燥果实。鉴别特征：核果近球形，多已开裂，稍扭曲；分内外两层，外表面蓝褐色，无油点，内表面淡棕黄色；种子似橘瓣状，三棱形，淡棕黄色；味淡后微苦。

（13）侧柏皮：柏科侧柏属植物侧柏 *Platycladus orientalis* (L.) Franco 的干燥种皮，本品曾经用于掺伪花椒。鉴别特征：呈类长卵圆形，一端较尖，一端较钝；长 0.5~0.8 cm，宽 0.3~0.5 cm；表面黑褐色，具明显的纵向细纹，外表面常裹附有棕色颗粒状物。

87. 化橘红

【来源】

芸香科柑橘属植物化州柚 *Citrus grandis* 'Tomentosa' 或柚 *Citrus grandis* (L.) Osbeck 未成熟或近成熟的干燥外层果皮。

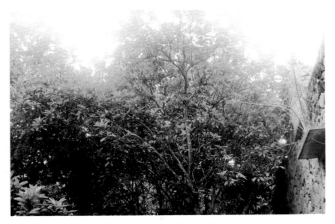

图87-1　化州柚（植物生境）

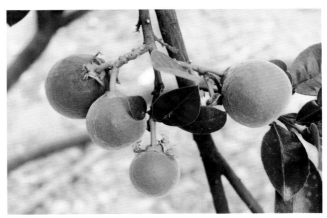

图87-2　化州柚（植物幼果）

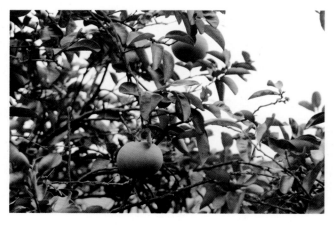

图87-3 柚（植物果期）

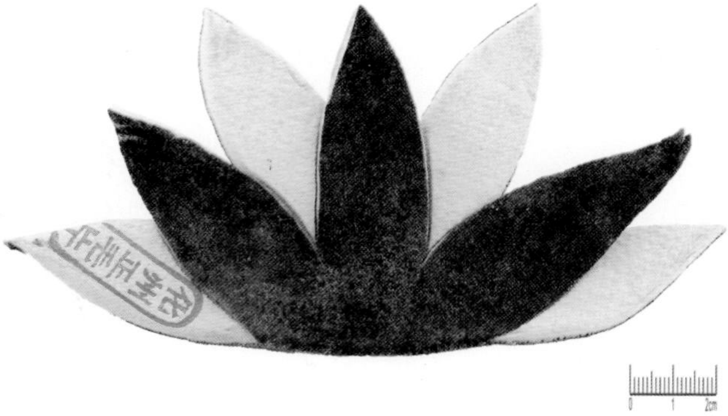

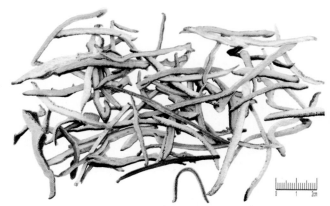

图87-4 化橘红药材（正毛七爪）

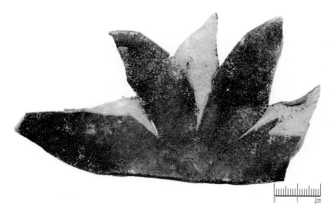

图87-5 化橘红药材（副毛七爪）

图87-6 化橘红（饮片）

【术语】

"毛橘红"：化州柚加工而成的化橘红商品。

"正毛七爪"：外表面色青绿而绒毛密的毛橘红，果皮割成7瓣者。

"副毛七爪"：外表面绒毛较少的毛橘红，果皮割成7瓣者。

"橘红边"：化橘红加工所裁剪下的边料。

"光七爪"：柚加工而成的化橘红，果皮割成7瓣者。

"光五爪"：柚加工而成的化橘红，果皮割成5瓣者。

【炮制加工】

化橘红（切制）：取化橘红药材，除去杂质，洗净，闷润，切丝或块，晒干。本品收载于《中华人民共和国药典》2020年版一部。

【混伪品及习用品】

（1）**橘红**：芸香科柑橘属植物柑橘 *Citrus reticulata* Blanco 及其栽培变种果实的干燥外层果皮。鉴别特征：呈长条形或不规则薄片状，边缘皱缩向内卷曲；外表面黄棕色或橙红色，存放后呈棕褐色，密布黄白色凸起或凹下的油室；内表面黄白色，密布凹下透光小圆点；质脆易碎；气芳香，味微苦、麻。本品收载于《中华人民共和国药典》2020年版一部。

（2）**柚皮：**芸香科柑橘属植物柚 *Citrus maxima* (Burm.) Merr.［*Citrus grandis* (L.) Osbeck］的干燥成熟外层果皮。鉴别特征：体型较大，展开直径 7~22 cm；外表皮黄棕色或淡金黄色，光而无茸毛，密布凸起及凹下的油室；内表面棕黄色，呈棉絮状；质柔体轻，易折断；气香微弱，味苦。

88. 黄 柏

【来源】

芸香科黄檗属植物黄皮树 *Phellodendron chinense* Schneid. 的干燥树皮，习称"川黄柏"。

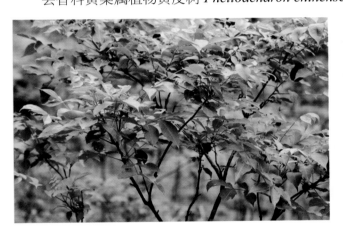

图88-1 黄皮树（植物）

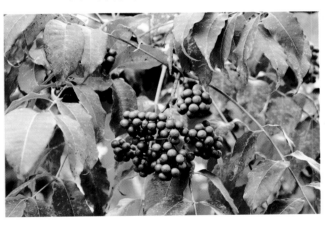

图88-2 黄皮树（植物果实）

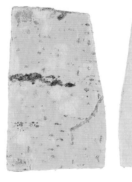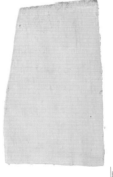

图88-3 黄柏鲜品（去粗皮）

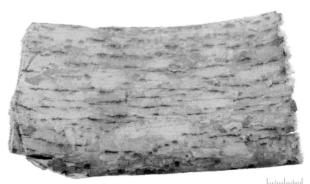

图88-4 黄柏（药材）

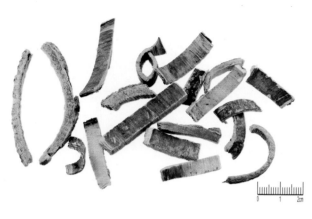

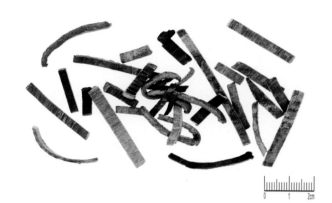

图88-5 黄柏（饮片）   图88-6 盐黄柏（饮片）

【术语】

"粗皮"：黄柏药材外表面粗糙的老树皮（通常指植物学上木栓形成层以外的落皮层），如未去净老皮者，商品习称"带粗皮"。

【炮制加工】

黄柏（切制）：取黄柏药材，除去杂质，喷淋清水，润透，切丝，干燥。本品收载于《中华人民共和国药典》2020年版一部。

盐黄柏：取黄柏丝，照盐水炙法，炒干。本品收载于《中华人民共和国药典》2020年版一部。

酒黄柏：取黄柏药材，除去杂质，喷淋，润透，切丝，干燥；照酒炙法，炒干（每100 kg黄柏，用白酒10 kg）。本品收载于《四川省中药饮片炮制规范》2015年版。

黄柏炭：取黄柏丝，照炒炭法，炒至表面焦黑色。本品收载于《中华人民共和国药典》2020年版一部。

【混伪品及习用品】

（1）关黄柏：芸香科黄檗属植物黄檗 *Phellodendron amurense* Rupr. 的干燥树皮。鉴别特征：呈板片状或浅槽状，长宽不一，厚2~4 mm；外表面黄绿色或淡棕黄色，较平坦，有不规则的纵裂纹，皮孔痕小而少见，偶有灰白色的粗皮残留；内表面黄色或黄棕色；体轻，质较硬，断面纤维性，有的呈裂片状分层，鲜黄色或黄绿色；气微，味极苦，嚼之有黏性。本品收载于《中华人民共和国药典》2020年版一部。

（2）土黄柏：小檗科十大功劳属植物阔叶十大功劳 *Mahonia bealei* (Fort.) Carr. 或十大功劳（细叶十大功劳） *Mahonia fortunei* (Lindl.) Fedde 的干燥根及根茎。鉴别特征：呈不规则的块片状；外表面灰黄色至棕褐色，有明显的纵沟纹及横向细裂纹；切面皮部薄，棕褐色，木部黄色；质硬而脆，易折断，易呈片状剥离；味苦；热水浸泡后，手摸无滑腻感。本品收载于《福建省中药炮制规范》1988年版。

（3）安徽刺黄柏：小檗科小檗属植物安徽小檗 *Berberis anhweiensis* Ahrendt 的干燥茎枝。鉴别特征：周边黑褐色或棕黑色，具纵皱纹，针刺多单一；切面皮部淡黄色，木部金黄色，有较密的放射状纹理，髓部较小，黄白色；质硬，气微，味苦。本品收载于《安徽省中药饮片炮制规范》2019年版。

（4）**木蝴蝶树皮**：紫葳科木蝴蝶属植物木蝴蝶 *Oroxylum indicum* (L.) Bentham ex Kurz 的干燥树皮。鉴别特征：卷筒状或不规则片状，厚 3~11 mm；外表面灰黄色或灰棕黄色，栓皮甚厚，粗糙，有的呈鳞片状；内表面淡黄色或红棕色；质稍轻；断面淡黄或暗棕黄色；气微，味微苦而涩，嚼之渣多。

（5）**秃叶黄柏**：芸香科黄檗属植物秃叶黄檗 *Phellodendron chinense* var. *glabriusculum* Schneid. 的干燥树皮。鉴别特征：呈板片状或浅槽状，边缘不整齐，长宽不一，厚 2~5 mm；外表面黄褐色，较平坦，具纵沟纹，有的可见皮孔痕及残存的灰褐色粗皮；内表面暗黄色或黄棕色，具细密的纵棱纹；体轻，质硬；断面纤维性，呈裂片状分层，深黄色；气微，味甚苦，嚼之有黏性。本品收载于《广西壮族自治区壮药质量标准·第二卷》2011 年版。

（6）**山杨**：杨柳科杨属植物山杨 *Populus davidiana* Dode 的干燥树皮，本品曾经染色加工冒充黄柏。鉴别特征：外形呈微卷曲的丝状，鲜黄色，内外表面色泽无明显差异；切面纤维性，呈裂片状分层；嚼之无黏性；味淡不苦。

（7）**合欢皮**：豆科合欢属植物合欢 *Albizia julibrissin* Durazz. 的干燥树皮，本品曾经染色加工冒充黄柏。鉴别特征：呈卷曲或弯曲的块片状或切制的细条片状；内、外表面及切面颜色相同，均为黄色；外表面具横向椭圆形皮孔；质硬而脆，易折断，断面呈纤维性、裂片状；中心淡棕色，与周边色泽不一致；气微，味微涩、稍刺舌或喉部有不适感。

89. 黄 精

【来源】

百合科黄精属植物滇黄精 *Polygonatum kingianum* Coll. et Hemsl.、黄精 *Polygonatum sibiricum* Red. 或多花黄精 *Polygonatum cyrtonema* Hua 的干燥根茎。

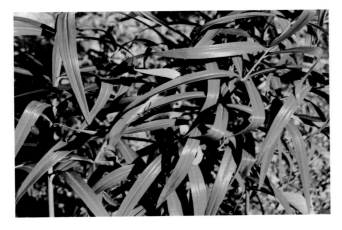

图89-1 黄精（植物）

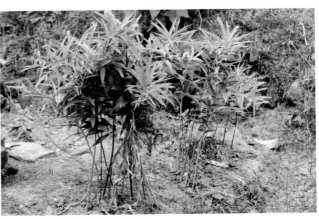

图89-2 多花黄精（植物）

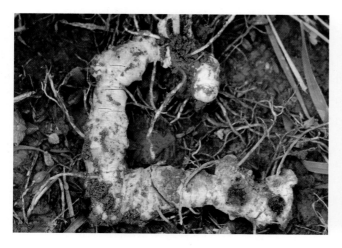

图89-3　黄精鲜品（姜形黄精）

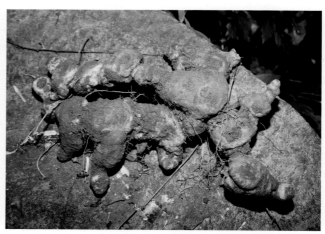

图89-4　黄精鲜品（鸡头黄精）

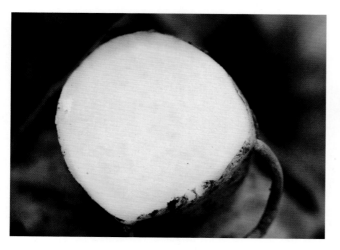

图89-5　黄精鲜品（横切面）

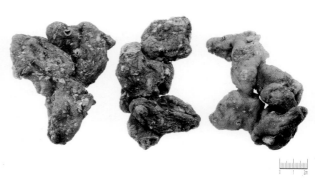

图89-6　黄精药材（大黄精）

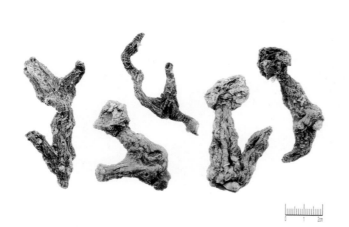

图89-7　黄精药材（鸡头黄精）

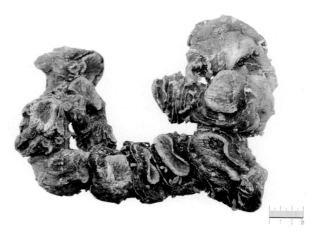

图89-8　黄精药材（姜形黄精）

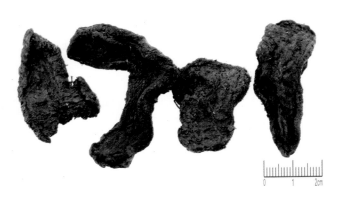

图89-9　酒黄精（饮片）

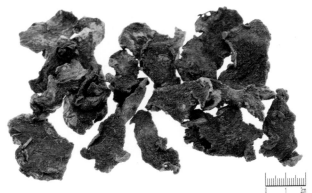

图89-10　制黄精（饮片）

【术语】

"大黄精"：主要来源于滇黄精，呈肥厚肉质的结节块状，结节长可达 10 cm 以上，宽 3~6 cm，厚 2~3 cm。

"鸡头黄精"：主要来源于黄精，根茎呈圆锥形，一端膨大，常有 1 至数个短突或分支，似鸡头，其上有圆盘状茎痕，似鸡眼。

"姜形黄精"：主要来源于多花黄精，根茎表面比较粗糙，有明显疣状突起的须根痕，地上茎痕大而突出，结节分支粗短，形似生姜。

"玉竹黄精"：黄精的根茎呈不规则的圆锥状，但结节相连，节间较短，并有分支状，地上茎痕较小，形如玉竹。

"年节间"：黄精在生长期间每年形成一个节间，一头粗，一头细，习称"年节间"。

"冰糖碴"：块大、色黄、质润泽的黄精，断面透明、糖性足，习称"冰糖碴"。

【炮制加工】

黄精（切制）：取黄精药材，除去杂质，洗净，略润，切厚片，干燥。本品收载于《中华人民共和国药典》2020 年版一部。

蒸黄精：取净黄精，照蒸法，蒸透，稍晾，切厚片，干燥。本品收载于《湖北省中药饮片炮制规范》2018 年版。

酒黄精：取净黄精，照酒炖法或酒蒸法，炖透或蒸透，稍晾，切厚片，干燥（每 100 kg 黄精，用黄酒 20 kg）。本品收载于《中华人民共和国药典》2020 年版一部。

制黄精：取黑豆，熬取浓汁与黄精共煮（黑豆汁平过药面），沸后文火煮至水尽，取出，微晾，再置容器内蒸 5~8 h；或黑豆汁拌浸黄精，润透心，蒸至内外呈滋润黑色，取出，切厚片，干燥（每 100 kg 黄精，用黑豆 10 kg）。本品收载于《四川省中药饮片炮制规范》2015 年版。

【混伪品及习用品】

（1）浙黄精：百合科黄精属植物长梗黄精 *Polygonatum filipes* Merr. ex C. Jeffrey et McEwan 的干燥根茎。鉴别特征：多为不规则的厚片或短段，直径 0.5~2 cm；外表面为滋润的黑褐色，微具光泽，具皱纹及隆起的环纹，有时可见具多数点状维管束的圆形茎痕；切面黑褐色，断面中心处为深褐色或棕褐色；质柔韧；气似焦糖，味甜，嚼之有黏性。本品收载于《浙江省中药炮制规范》2015年版。

（2）**玉竹**：百合科黄精属植物玉竹 *Polygonatum odoratum* (Mill.) Druce 的干燥根茎。鉴别特征：呈长圆柱形，略扁，少有分支，长4~18 cm，直径0.3~1.6 cm；表面黄白色或淡黄棕色，半透明，具纵皱纹和微隆起的环节，有白色圆点状的须根痕和圆盘状茎痕；质硬而脆或稍软，易折断，断面角质样或显颗粒性；气微，味甘，嚼之发黏。本品收载于《中华人民共和国药典》2020年版一部。

（3）**卷叶黄精**：百合科黄精属植物卷叶黄精 *Polygonatum cirrhifolium* (Wall.) Royle 的干燥根茎，又名"钩叶黄精"。鉴别特征：为2至数个肥厚块状结节连生，长5~12 cm，直径1~1.5 cm，结节处可达3 cm；常作短叉状分支，表面黄棕色；每个结节上有圆形茎痕；味甜或苦（苦者为"苦黄精"来源之一，不可用）。

（4）**热河黄精**：百合科黄精属植物热河黄精 *Polygonatum macropodum* Turczaninow 的干燥根茎，又名"黄精玉竹"或"海玉竹"。鉴别特征：呈圆柱形、圆锥形或纺锤形，一端膨大，另一端细小，有的粗短呈菱角状，长3~10 cm，直径2~4 cm；表面淡黄色至棕黄色，有较疏而不甚明显的环状节纹及圆形脐状斑痕；断面黄白色，呈半透明状；干品质坚实，受潮质柔软；富糖性，味甜；嚼之有黏性。

（5）**湖北黄精**：百合科黄精属植物湖北黄精 *Polygonatum zanlanscianense* Pamp. 的干燥根茎，又名"苦黄精"（鲜品呈念珠状或姜块状，甚肥大，数个连生）。鉴别特征：呈类球形或灰褐色团块状，而稍扁；茎痕直径9~12 mm，芽痕明显；节呈环状隆起，节间有明显的不规则皱纹，环纹少而短；须根痕散生，呈点状突起；质坚硬，断面角质，颗粒状；纵切或横切片，可见筋脉小点；味苦，嚼之微具黏性（"苦黄精"的主要来源）。

（6）**苦瘤黄精**：百合科黄精属植物苦瘤黄精 *Polygonatum strumulosum* DM Liu et WI Zeng 的干燥根茎。鉴别特征：表面棕黄色，呈小结节团块状；有瘤状突起；质硬，断面淡黄色；味苦。

（7）**轮叶黄精**：百合科黄精属植物轮叶黄精 *Polygonatum verticillatum* (L.) All. 的干燥根茎。鉴别特征：根茎横走，直径7~15 mm；"年节间"一头较粗，一头较细，或分叉成不等粗的"人"字形；分叉处显著膨大，直径8~11 mm；表面淡黄棕色，半透明；茎痕小，环节疏密不等；断面角质样，散生筋脉点；形态常随产地不同而有差异，味有甜有苦；四川部分地区以其根茎味甜者为黄精，味苦者为"苦黄精"。

（8）**互卷黄精**：百合科黄精属植物互卷黄精 *Polygonatum alternicirrhosum* Hand.-Mzt. 的干燥根茎。鉴别特征：呈不规则块状，有短叉状分支，直径1.2~2.5 cm；表面黄褐色，味甜。

（9）**长梗黄精**：百合科黄精属植物长梗黄精 *Polygonatum filipes* Merr. ex C. Jeffrey et McEwan 的干燥根茎。鉴别特征：呈念珠状，长3~5 cm，直径0.5~2 cm；表面具皱纹及隆起的环纹，有时可见具多数圆点状维管束的茎痕。

（10）**棒丝黄精**：百合科黄精属植物棒丝黄精 *Polygonatum cathcartii* Baker 的干燥根茎。鉴别特征：呈念珠状，结节呈不规则球形，直径约1.5 cm。

（11）**竹根七**：百合科竹根七属植物竹根七 *Disporopsis fuscopicta* Hance 的干燥根茎。鉴别特征：呈圆柱形，弯曲，长5~20 cm，直径0.2~0.7 cm；表面黄棕色至棕褐色，每隔2~4 cm有一圆盘状茎痕，黄棕色，在两个茎痕之间，有隆起的浅棕色环节，节间疏密不等，并有小圆点状的细根痕散在；质较坚硬，易折断；断面角质状；有明显的内皮层环；气微，味微甘、稍苦，具黏性。本品以"大玉竹"收载于《贵州省中药材、民族药材质量标准》2003 年版。

（12）**长叶竹根七：**百合科竹根七属植物长叶竹根七 *Disporopsis longifolia* Craib 的干燥根茎。鉴别特征：性状同竹根七，根茎亦呈念珠状，直径 1~2 cm；节间密集，外表深黄色，有时带绿色。

（13）**窄瓣鹿药：**百合科鹿药属植物窄瓣鹿药 *Maianthemum tatsienense* (Franchet) La Frankie 的干燥根茎。鉴别特征：根茎近块状，直径 7~16 cm。

（14）**洋姜：**菊科向日葵属植物菊芋 *Helianthus tuberosus* L. 的干燥块茎。鉴别特征：呈纺锤形或不规则瘤状形，大小不一；表面红色、黄色和白色，较光滑，具 2~3 轮横环纹；质硬脆，可折断，断面较平坦，淡黄白色；气微，味淡、微甜。

（15）**路边姜：**姜科姜花属植物姜花 *Hedychium coronarium* Koen. 的干燥根状茎。鉴别特征：呈圆柱形、不规则结节状，长 7~15 cm，直径 2~3 cm，具短分支；表面黄褐色或灰黄色，粗糙，具明显纵皱纹及环节，环节细，略微隆起；须根痕突起呈瘤状或钉角状；分支顶端有茎痕或芽，茎痕类圆形，深凹，碗状，直径 1~3 cm；质坚硬，不易折断；断面类白色，粉性，有一浅棕色内皮层圆环，具明显散在的维管束点；气芳香，微苦、微辛。

90. 黄 连

【来源】

毛茛科黄连属植物黄连 *Coptis chinensis* Franch.、三角叶黄连 *Coptis deltoidea* C. Y. Cheng et Hsiao 或云连 *Coptis teeta* Wall. 的干燥根茎。

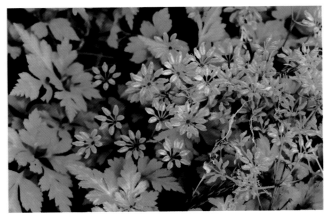

图90-1 黄连（植物）

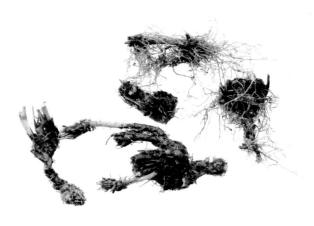

图90-2 黄连（鲜品）

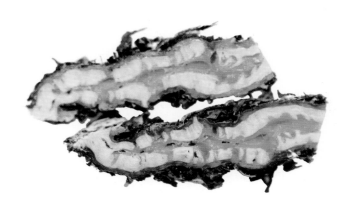

图90-3　黄连鲜品（纵切面）

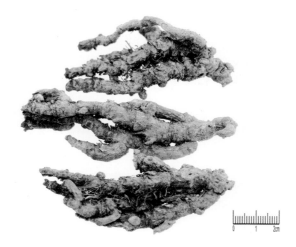

图90-4　黄连药材（味连）

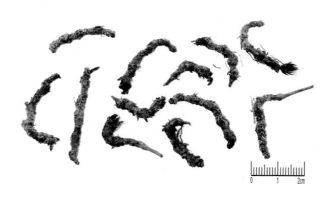

图90-5　黄连药材（云连）

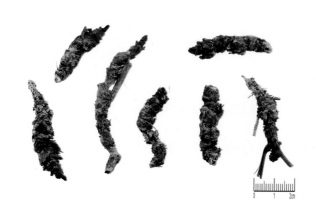

图90-6　黄连药材（雅连栽培品）

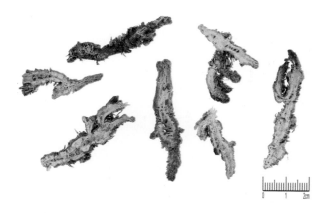

图90-7　黄连（饮片）

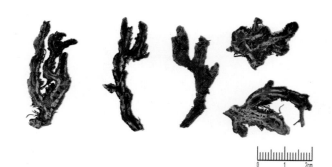

图90-8　酒黄连（饮片）

【术语】

"味连"：来源于植物黄连的干燥根茎，习称"味连"。

"雅连"：来源于植物三角叶黄连的干燥根茎，习称"雅连"。

"云连"：来源于植物云连的干燥根茎，习称"云连"。

"过桥"：部分黄连商品的根茎中有一段长短不一的节间，平滑如茎秆，将疣状分支的根茎分成两段，习称"过桥"或"过江枝"。

"鸡爪黄连"：味连多分支，集聚成簇，根茎弯曲形如鸡爪，习称"鸡爪黄连"。

【炮制加工】

黄连片：取黄连药材，除去杂质，润透后切薄片，晾干，或用时捣碎。本品收载于《中华人民共和国药典》2020 年版一部。

酒黄连：取净黄连，照酒炙法，炒干。本品收载于《中华人民共和国药典》2020 年版一部。

姜黄连：取净黄连，照姜汁炙法，炒干（每 100 kg 黄连，用生姜 12.5 kg）。本品收载于《中华人民共和国药典》2020 年版一部。

萸黄连：取吴茱萸加适量水煎煮，煎液与净黄连拌匀，待液吸尽，炒干。本品收载于《中华人民共和国药典》2020 年版一部。

黄连炭：除去杂质，润透后切厚片，晾干，置锅内用武火炒至外表焦黑色，喷淋清水少许，灭净火星，取出，晾凉。本品收载于《宁夏中药饮片炮制规范》2017 年版。

【混伪品及习用品】

（1）胡黄连：玄参科胡黄连属植物胡黄连 *Neopicrorhiza scrophulariiflora* (Pennell) D. Y. Hong 的干燥根茎。鉴别特征：呈圆柱形，略弯曲，偶有分支，长 3~12 cm，直径 0.3~1 cm；表面灰棕色至暗棕色，粗糙，有较密的环状节，具稍隆起的芽痕或根痕，上端密被暗棕色鳞片状的叶柄残基；体轻，质硬而脆，易折断；断面略平坦，淡棕色至暗棕色，木部有 4~10 个类白色点状维管束排列成环；气微，味极苦。本品收载于《中华人民共和国药典》2020 年版一部。

（2）黄连须：毛茛科黄连属植物黄连 *Coptis chinensis* Franch.、三角叶黄连 *Coptis deltoidea* C. Y. Cheng et Hsiao 或云连 *Coptis teeta* Wall. 的干燥须根。鉴别特征：呈多分支、卷曲团状，直径 0.1~0.2 cm；表面灰黄色或黄褐色，有细纵纹，粗端的皮部易与木部分离；横切面类方形，木部棕黄色；气微，味苦。本品收载于《广东省中药材标准·第二册》。

（3）马尾黄连：毛茛科唐松草属植物多叶唐松草 *Thalictrum foliolosum* DC. 的干燥根及根茎。鉴别特征：根茎横生，长 1~3 cm，可见数个茎基残痕；表面粗糙，鳞叶残基暗棕色；质坚硬，不易折断，断面黄色；根丛生形似马尾，长 10~25 cm，直径 1~2 mm；残留外皮深褐色至棕黑色，木心呈棕黄色至棕褐色；质脆，易折断，断面黄色；味极苦。本品收载于《云南省中药材标准·第二册·彝族药》2005 年版。

（4）水黄连：龙胆科獐牙菜属植物川东獐牙菜 *Swertia davidii* Franch. 的干燥全草。鉴别特征：长 5~60 cm，根头部具环节，下部多分支，黄棕色至黑褐色；茎略呈四棱形，有窄翅，多分枝，表面黄绿色；叶对生，叶片呈狭椭圆形或线状披针形，先端尖，全缘，长 1~4 cm，宽 1~3 mm，主脉于下表面突起；花梗纤细，花 4 数，花瓣内侧基部有 2 个腺窝，边缘有长毛；气微，味极苦。本品收载于《湖北省中药材质量标准》2018 年版。

（5）雄黄连：蓼科何首乌属植物毛脉首乌 *Fallopia multiflora* var. *ciliinervis* (Nakai) Yonekura et H. Ohashi 的干燥块根。鉴别特征：粗糙，呈不规则团块状，外皮棕褐色至棕黑色，紧贴不易剥离；

具多数长短不等的支根或茎的残痕；质坚硬，不易折断；断面凹凸不平，黄棕色至深棕色，具不规则的淡黄色至棕黄色纹理，具多数纵横交错的纤维束；断面皮部无"云锦花纹"；髓部有异常维管束；气微，味涩、苦，嚼之唾液染成橙黄色。本品收载于《湖北省中药材质量标准》2018年版，以"朱砂七"收载于《陕西省药材标准》2015年版。

（6）**岩黄连**：罂粟科紫堇属植物石生黄堇 *Corydalis saxicola* Bunting 的干燥全草。鉴别特征：根呈类圆柱状或圆锥状，稍扭曲，下部有分支，直径0.5~2 cm；表面淡黄色至棕黄色，具纵皱裂纹或纵沟；质松，栓皮发达，易剥落，断面不整齐，似朽木状，皮部与木部的界限不明显；叶具长柄，卷曲柔软，长10~15 cm；叶片多皱缩破碎，淡黄绿色，完整者二回羽状分裂，一回裂片常5枚，奇数对生，末回裂片菱形或卵形；气微，味苦涩。本品收载于《广西壮族自治区壮药质量标准·第一卷》2008年版。

（7）**刺黄连**：小檗科十大功劳属植物阔叶十大功劳 *Mahonia bealei* (Fort.) Carr. 的干燥茎，又名"美黄连"。鉴别特征：为不规则的块片，外表面灰黄色至棕褐色，有明显的纵沟纹和横向细裂纹，有的外皮较光滑，有光泽，或有叶柄残基；质硬；切面皮部薄，棕褐色，木部黄色，可见数个同心性环纹及排列紧密的放射状纹理，髓部颜色较深；气微，味苦。本品以"功劳木"收载于《广西壮族自治区壮药质量标准·第二卷》2011年版。

（8）**土黄连**：毛茛科黄连属植物短萼黄连 *Coptis chinensis* Franch.var.*brevisepala* W.T.Wang et Hsiao 的干燥根茎。鉴别特征：多为单枝或有分支，略呈圆柱形，微弯曲，长1.5~4.5 cm，直径0.3~0.5 cm；表面黄褐色或灰黄色，结节紧密排列呈念珠状，有多数须根及须根残基；上部残留黑色鳞叶，顶端留有残余的茎或叶柄；质硬；断面不整齐，韧皮部橙红色或暗棕色，木质部鲜黄色或橙黄色，呈放射状排列，髓部红黄色，偶见中空；气微，味极苦，嚼之唾液可染成红黄色。本品以"江西黄连"收载于《江西省中药材标准》2014年版，以"宣黄连"收载于《安徽省中药饮片炮制规范》2019年版。

（9）**峨眉黄连**：毛茛科黄连属植物峨眉黄连 *Coptis omeiensis* (Chen) C. Y. Cheng 的干燥根茎，又名"凤尾连"。鉴别特征：多单支，顶端常带数个叶柄，鳞叶较多；略呈圆柱形，微弯曲呈"虾"状，长4~9 cm，直径3~10 mm；表面棕黄色，有"过桥"，质轻脆、易折断；断面棕黄色，味极苦。

（10）**云南黄连**：毛茛科黄连属植物云南黄连 *Coptis teeta* Wall. 的干燥根茎。鉴别特征：略呈念珠状的圆柱形，多弯曲，分支少；长2~5 cm，直径2~4 mm；表面灰黄色，粗糙，具有残留的鳞叶、须根痕及叶柄残基；质轻而脆，易折断；折断面较平坦，黄棕色，木部的颜色较浅，常见中央髓腔成为空洞。

（11）**因州黄连**：毛茛科黄连属植物日本黄连 *Coptis japonica* Makino 的干燥根茎，又名"日本黄连"。鉴别特征：呈弯曲的圆柱形，具念珠状的结节，分支少；长2~4 cm，直径2~4 mm；表面灰黄色，残留有鳞叶片及须状须根，顶端或具叶柄残基；质地、断面及气味同云南黄连。

（12）**鲜黄连**：小檗科鲜黄连属植物鲜黄连 *Plagiorhegma dubium* Maximowicz 的干燥根及根茎（本品不含小檗碱）。鉴别特征：根茎外皮暗褐色，内部鲜黄色，须根发达，细而分歧，形成密集的根系。

（13）**滇豆根**：毛茛科铁破锣属植物铁破锣 *Beesia calthifolia* (Maxim.) Ulbr. 的干燥根及根茎。鉴别特征：呈圆柱形，弯曲，有分支，长2~7 cm，直径3~8 mm；表面棕褐色，具多数节，节纹凸起，节间长0.5~2 cm，可见细根痕；质坚脆，易折断；断面绿色或暗黄色，角质样，有光泽；气微，味苦（在紫外光灯365 nm下显青色荧光）。本品收载于《云南省中药饮片标准·第一册》2005年版。

（14）**淫羊藿根**：小檗科淫羊藿属植物三枝九叶草（箭叶淫羊藿）*Epimedium sagittatum* (Sieb.

et Zucc.) Maxim. 的干燥根茎。鉴别特征：多呈不规则圆柱形，有的呈爪状或不规则条块状，长 4~11 cm，直径 0.4~1 cm；表面棕褐色，有须根痕及多数瘤状凸起；质坚实；断面黄白色，中央具圆形的髓，有的可见 1 淡棕色环；气微，味微苦。本品收载于《贵州省中药材、民族药材质量标准》2003 年版。

（15）黄三七：毛茛科黄三七属植物黄三七 *Souliea vaginata* (Maxim.) Franch. 的干燥根茎。鉴别特征：多分支，呈不规则鸡爪状；外表黄棕色至紫棕色，上有明显的环节及细纵皱纹，有多数棕黑色短小而弯曲的须状根；质硬而脆；须根断落者呈刺毛状；根茎断处呈圆形空洞，棕色至棕黑色；气微，味微苦。

（16）血水草：罂粟科血水草属植物血水草 *Eomecon chionantha* Hance 的干燥根茎。鉴别特征：呈细长圆柱形，略扭曲，长短不等，直径 1~3 mm；表面黄棕色或灰褐色，有细纵皱纹，一端具密集鳞叶残基，偶有细须根；质脆，易折断；断面粉红色，放大镜下观察，外侧有数个棕色小点状维管束；气微，味苦。

（17）野鸡尾：中国蕨科金粉蕨属植物野雉尾金粉蕨 *Onychium japonicum* (Thunb.) Kze. 的干燥根茎。鉴别特征：呈细圆柱形，稍弯曲，长短不一，直径 0.2~0.4 cm；表面黄棕色至棕色，有须根痕；质脆，断面有 2~4 个筋脉点（维管束）；气微，味微苦。

91. 黄 芪

【来源】

豆科黄芪属植物蒙古黄芪 *Astragalus membranaceus* (Fisch.) Bge.var.*mongholicus* (Bge.) Hsiao 或膜荚黄芪 *Astragalus membranaceus* (Fisch.) Bge. 的干燥根。

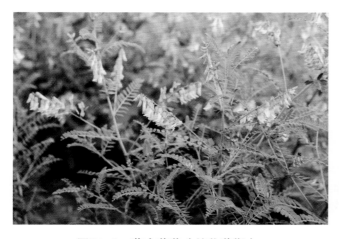

图91-1　蒙古黄芪（植物花期）

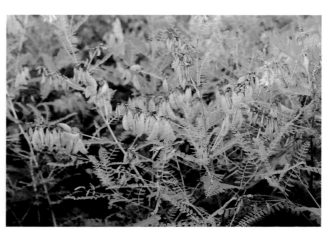

图91-2　蒙古黄芪（植物果期）

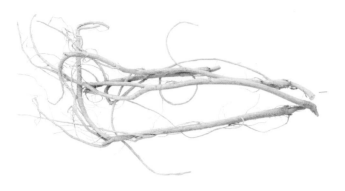

图91-3　黄芪（鲜品）

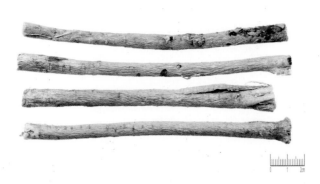

图91-4　黄芪（药材）

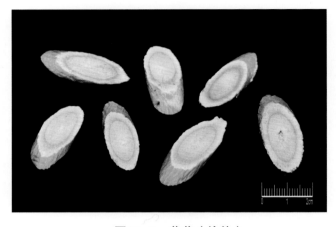

图91-5　黄芪（饮片）

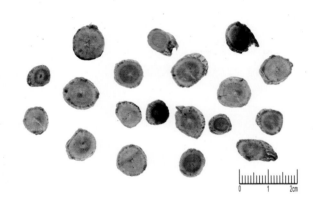

图91-6　炙黄芪（饮片）

【术语】

"金盏银盘"：黄芪药材的横切面，木部呈黄色，皮部呈白色，恰似金玉相映，习称"金盏银盘"，又称"金井玉栏"。

"皮松肉紧"：黄芪药材，横切面的皮部疏松，木部较结实，习称"皮松肉紧"。

"空头"：野生黄芪老根的芦茎切口，中央枯空呈黑褐色洞，习称"空头"或"胡椒眼"。

"正口芪"：内蒙古独石口集散的黑皮芪，商品习称"正口芪"。

"炮台芪"：山西浑源产地加工，选取匀条皮嫩的黄芪，用沸水焯过，搓至顺直，斩去芦头制成"炮台芪"（分正副二种）。

"冲正芪"：山西浑源产地加工，选取条粗大、皮细嫩的黄芪，用沸水焯过、搓直后，以当地所产乌青叶煎汁，加青矾及五倍子染黑外皮，斩去芦头，习称"冲正芪"或"春正芪"。

"绵黄芪"：产于山西绵上（今沁源至沁州一带）的黄芪，质量较好，且柔软如绵，习称"绵黄芪"，又因其根长，形似箭杆，又名"箭黄芪"。

【炮制加工】

黄芪（切制）：取黄芪药材，除去杂质，大小分开，洗净，润透，切厚片，干燥。本品收载于《中华人民共和国药典》2020年版一部。

炙黄芪：取黄芪片，照蜜炙法，炒至不粘手。本品收载于《中华人民共和国药典》2020年版一部。

黄芪皮：取黄芪药材，除去杂质，洗净，润透，剥去中间木部，切丝，干燥，筛去灰屑。本品收载于《上海市中药饮片炮制规范》2018 年版。

【混伪品及习用品】

（1）红芪：豆科岩黄芪属植物多序岩黄芪 *Hedysarum polybotrys* Hand.-Mazz. 的干燥根。鉴别特征：呈圆柱形，少有分支，上端略粗，长 10~50 cm，直径 0.6~2 cm；表面灰红棕色，有纵皱纹、横长皮孔样突起及少数支根痕，外皮易脱落，剥落处显淡黄色；质硬而韧，不易折断；断面纤维性，并显粉性，皮部黄白色，木部淡黄棕色，射线放射状，形成层环浅棕色；气微，味微甜，嚼之有豆腥味。本品收载于《中华人民共和国药典》2020 年版一部。

（2）梭果黄芪：豆科黄芪属植物梭果黄芪 *Astragalus ernestii* Comb. 的干燥根。鉴别特征：呈圆柱形，少分支；表面淡棕色或灰棕色，有横向突起的皮孔；外皮和木心易剥离，不易折断；横切面皮部乳白色，木部淡棕黄色；质韧，味淡；有豆腥气。本品以"川黄芪"收载于《四川省中药材标准》2010 年版。

（3）多花黄芪：豆科黄芪属植物多花黄芪 *Astragalus floridulus* Podlech 的干燥根。鉴别特征：呈长圆柱形；表面灰棕色，表皮下层红棕色；常扭曲分支；质较硬，断面具放射状纹理；皮部味苦；味淡，微涩。本品以"川黄芪"收载于《四川省中药材标准》2010 年版。

（4）金翼黄芪：豆科黄芪属植物金翼黄芪 *Astragalus chrysopterus* Bunge 的干燥根。鉴别特征：呈圆柱形，长 20~30 cm，直径 0.5~1 cm；上部有细密环纹；表面灰黄棕色至浅棕褐色，有纵皱纹；质硬略韧，粉性，断面纤维性强；气微，味甜，嚼之有豆腥味。本品以"川黄芪"收载于《四川省中药材标准》2010 年版。

（5）锡金岩黄芪：豆科岩黄芪属植物锡金岩黄芪 *Hedysarum sikkimense* Benth. ex Baker 的干燥根。鉴别特征：主根粗大，圆柱形，少有分支，上端略粗，长 15~40 cm，直径 0.6~2.5 cm；表面灰红棕色，有纵皱纹、横长皮孔及少数支根痕；外皮易脱落，剥落处淡黄色；质硬而韧，不易折断；断面纤维性，并显粉性，皮部黄白色，木部淡黄棕色，射线放射状，形成层环浅棕色；气微，味微甘、微甜，嚼之有豆腥味。本品收载于《四川省藏药材标准》2014 年版。

（6）塘谷耳黄芪：豆科黄芪属植物塘谷耳黄芪 *Astragalus angolensis* Ulbr. 的干燥根，又名"白大芪"或"马芪"。鉴别特征：呈圆柱形，头大尾小，根头部常生一主侧根及许多较细的侧根；表面灰棕色至灰褐色，有明显的纵皱纹，可见栓皮剥落后留下的棕褐色斑痕；质坚硬，折断面粗纤维性，横切面皮部呈淡棕色，具棕色的形成层环；味微甜。

（7）扁茎黄芪：豆科黄芪属植物背扁膨果豆（扁茎黄芪）*Phyllolobium chinense* Fisch. ex DC. 的干燥根。鉴别特征：呈圆柱形，表面黑褐色；质坚硬，味微甜。

（8）土黄芪：锦葵科锦葵属植物野葵 *Malva verticillata* L. 的干燥根。鉴别特征：主根长圆锥形，有多数支根及须根；表面灰黄色至黄棕色，具纵皱纹；体轻、质韧；断面纤维性强，皮部白色，木部淡黄色；气微，味淡。本品收载于《云南省中药材标准·第四册·彝族药（Ⅱ）》2005 年版。

（9）唐古特黄芪：豆科黄芪属植物蒺藜叶膨果豆（甘青黄芪）*Phyllolobium tribulifolium* (Benth. ex Bunge) M. L. Zhang et Podlech 的干燥根，又名"青海黄芪"。鉴别特征：主根粗壮，圆柱形，长 15~35 cm，直径 0.5~1.5 cm；下部有分支，表皮易脱落；表面灰棕色且有不规则、稍扭曲的皱纹；质脆而硬，易折断；断面纤维性强，皮部黄白色，木质部淡黄色，有放射状纹理；气微，嚼之有豆腥味。

本品收载于《四川省藏药材标准》2014 年版。

（10）马衔山黄芪：豆科黄芪属植物马衔山黄芪 *Astragalus mahoschanicus* Hand.-Mazz. 的干燥根。鉴别特征：长 12~35 cm，直径 0.3~1 cm；表面浅黄色或浅棕色，有细纵皱纹。

（11）锦鸡儿根：豆科锦鸡儿属植物锦鸡儿 *Caragana sinica* (Buc'hoz) Rehd. 的干燥根。鉴别特征：根呈圆柱形，常略弯曲，直径 0.5~1.6 cm；栓皮多除去，表面呈淡黄色或淡黄棕色，较光滑，有棕色横长的皮孔样突起，稀疏而明显；表面残存栓皮者呈黑褐色；质脆，断面呈纤维状，黄白色带粉性；横切面皮部宽广，木部多较小，颜色同皮部或色稍深，射线较细密香；气微弱；味淡或微甜，嚼之有豆腥味。本品收载于《湖北省中药材质量标准》2018 年版。

（12）圆叶锦葵根：锦葵科锦葵属植物圆叶锦葵 *Malva pusilla* Smith 的干燥根。鉴别特征：呈圆柱形，表面土黄色或棕黄色，韧皮部淡黄色；气微，味淡，富含黏液而有黏滑感。

（13）蜀葵根：锦葵科蜀葵属植物蜀葵 *Alcea rosea* Linn. 的干燥根。鉴别特征：呈圆柱形，上端粗大，头部有残留茎基，向下渐细，具细支根；表面土黄色至黄褐色，具细纵皱纹和明显的横长线形皮孔；质坚脆，断面黄白色；味淡，嚼之无豆腥气。

（14）欧锦葵根：锦葵科蜀葵属植物药蜀葵 *Althaea officinalis* L. 的干燥根。鉴别特征：呈圆柱形，具粗大的根头，下部稍细；表面灰黄至灰褐色，折断面木质部略平坦，韧皮部纤维性，灰白色；气微，味甜，具黏滑感。

（15）紫苜蓿根：豆科苜蓿属植物紫苜蓿 *Medicago sativa* L. 的干燥根。鉴别特征：呈长圆柱形，长 20~35 cm，直径 0.5~2 cm；头部较粗大，有时具有地上茎残基，下部渐细，常有分支；表面灰棕色至红棕色，皮孔少且不明显；质坚而脆；折断面刺状，黄白色，皮部狭窄，约占直径的 1/5；气微，味微苦，略具刺激性。

（16）白花草木樨根：豆科草木樨属植物白花草木樨 *Melilotus albus* Desr. 的干燥根。鉴别特征：呈圆柱形，长 15~50 cm；根头部较大，常有多数地上茎残基，下端渐细，分支较多；表面黄棕色或红棕色，具细纵皱纹，明显的淡黄色横向皮孔；质硬而脆；断面刺状，皮部灰白色或灰黄色，约占断面半径的 1/4，木部淡黄棕色或黄色；具特异香气，味微甜。

（17）蓝花棘豆根：豆科草棘豆属植物蓝花棘豆 *Oxytropis caerulea* (Pallas) Candolle 的干燥根。鉴别特征：呈圆柱形，根头粗大，具 5~20 个二次分叉的地上残茎；表面棕黄色，具纵皱纹，栓皮易剥落；质轻而绵韧，难折断；断面皮部白色，纤维性极强，木部黄色；气微，味淡。

（18）大野豌豆根：豆科野豌豆属植物大野豌豆 *Vicia sinogigantea* B. J. Bao et Turland 的干燥根。鉴别特征：呈圆柱形，长 20~30 cm；头部粗大，具多数二叉分支的地上茎残基，下部渐细，有侧根；表面粗糙，红棕褐色，有不规则纵沟纹；根头部常有枯朽组织；质坚硬，难折断；断面不整齐，皮部白色，木部淡黄色，皮部与木部易分离；气微，味淡。

（19）刺果甘草：豆科甘草属植物刺果甘草 *Glycyrrhiza pallidiflora* Maxim. 的干燥根及根茎。鉴别特征：根茎圆柱形，长 16~25 cm，直径 0.3~1.5 cm；表面灰棕色，有纵皱及横向皮孔，横断面皮部灰白色，木部浅黄色，占半径 3/5~5/7，中心有小型的髓；质坚硬，气微弱，味苦涩；根较细，无髓，其余同根茎。

（20）棉花根：锦葵科棉属植物陆地棉 *Gossypium hirsutum* L. 的干燥根。鉴别特征：略呈圆柱形，有分支，稍弯曲；长 3~30 cm，直径 5~15 mm；表面棕黄色或灰棕色，有细纵皱纹，具少数细长的支根，上部残留圆柱形茎基；质坚硬而轻，不易折断；断面不整齐，淡黄色或黄白色；无臭，味淡，微辛。

（21）**红狼毒**：有毒，瑞香科狼毒属植物狼毒（瑞香狼毒）*Stellera chamaejasme* L. 的干燥根，又名"绵大戟"或"川狼毒"。鉴别特征：呈圆锥形至长圆柱形，长 7~35 cm，直径 3~5 cm，稍扭曲，有分支；根头部留有地上残基；外表棕色至紫棕色，有纵皱纹及横生的细长皮孔，有时残留细根；栓皮剥落后，露出柔软的纤维；体轻，质韧，不易折断；断面中心木质部黄白色，外围韧皮部白色，呈纤维状；气微，味微甘、微苦而辣。

92. 黄 芩

【来源】

唇形科黄芩属植物黄芩 *Scutellaria baicalensis* Georgi 的干燥根。

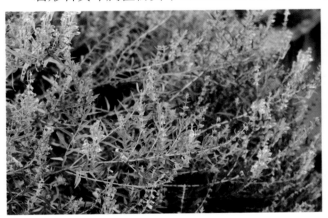

图92-1 黄芩（植物花期）

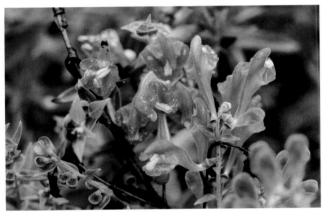

图92-2 黄芩（植物花及小叶）

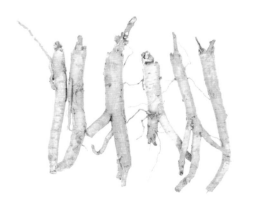

图92-3 黄芩（鲜品）

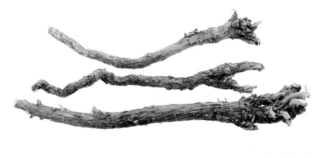

图92-4 黄芩（药材）

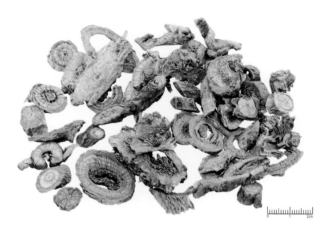

图92-5　黄芩（饮片）

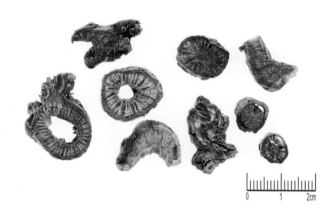

图92-6　酒黄芩（饮片）

【术语】

"枯芩"：黄芩老根，中间枯朽状或已成空洞者，外黄内黑，古代称"腐肠"。

"子芩"：黄芩的新根（子根），内部充实，内外鲜黄，质佳，又名"条芩"或"枝芩"。

【炮制加工】

黄芩片：取黄芩药材，除去杂质，置沸水中煮 10 min，取出，闷透，切薄片，干燥；或蒸 0.5 h，取出，切薄片，干燥（注意避免暴晒）。本品收载于《中华人民共和国药典》2020 年版一部。

酒黄芩：取黄芩片，照酒炙法，炒干。本品收载于《中华人民共和国药典》2020 年版一部。

黄芩炭：取黄芩药材，除去杂质，筛去泥土，置沸水中煮 10 min 或蒸约 0.5 h，取出闷透，切片，干燥；置锅内用武火加热，炒至黑褐色，喷淋清水少许，灭净火星，出锅，摊开晾凉。本品收载于《宁夏中药饮片炮制规范》2017 年版。

【混伪品及习用品】

（1）并头黄芩：唇形科黄芩属植物并头黄芩 *Scutellaria scordifolia* Fisch. ex Schrank 的干燥全草。鉴别特征：根状茎圆柱形，细长，直径 1~2 mm；表面淡黄白色，有节，节间长 0.5~1.5 cm，节上有须根或须根痕；茎四棱形，多分枝；直径约 1 mm，绿色至紫色，被疏短毛；叶对生，易脱落，多皱缩、破碎，完整叶呈三角状披针形、条状披针形或披针形，长 1.7~3 cm，直径 3~10 mm，边缘具疏锯齿；花紫蓝色或紫褐色，唇形；萼唇形，有毛，上萼片紫色，下萼片绿色，果期膨大，上萼盾片呈盔状突起；小坚果近球形，直径约 1 mm，表面褐色，具瘤状突起；气微，味苦。本品收载于《中华人民共和国卫生部药品标准·蒙药分册》。

（2）滇黄芩：唇形科黄芩属植物滇黄芩 *Scutellaria amoena* C. H. Wright 的干燥根，又名"云黄芩"。鉴别特征：呈倒圆锥形，扭曲或微扭曲，分支或不分支，长 7~20 cm，直径 1~2.5 cm；表面棕黄色或暗黄色，有时附着粗糙的栓皮，有扭曲的纵皱纹或不规则的网纹，并可见残留细根痕；质硬而脆，易折断；断面不平坦，黄绿色，黄色或污黄色；老根中间呈棕褐色、枯朽状或成空洞；气微，味苦。本品收载于《云南省中药材标准·第七册》2005 年版，以"川黄芩"收载于《四川省中药材标准》2010 年版，以"西南黄芩"收载于《贵州省中药材、民族药材质量标准》2003 年版。

（3）连翘叶黄芩：唇形科黄芩属植物连翘叶黄芩 *Scutellaria hypericifolia* Lévl. 的干燥根，又名

"草地黄芩""魁芩"或"川黄芩"。鉴别特征：与滇黄芩形似，不同处为根条较平直，质坚实，断面多为黄色。本品以"川黄芩"收载于《四川省中药材标准》2010年版。

（4）**展毛韧黄芩**：唇形科黄芩属植物展毛韧黄芩（韧黄芩展毛变种）*Scutellaria tenax* W. W. Smith var. *patentipilosa* (Hand. -Mazz.) C. Y. Wu 的干燥根，又名"大黄芩"。鉴别特征：根条粗大，长5~30 cm，直径1~7 cm，很少有残存的栓皮，外表浅黄色；木部发达，质坚实，不易折断。本品以"川黄芩"收载于《四川省中药材标准》2010年版。

（5）**刺黄芩**：小檗科十大功劳属植物十大功劳 *Mahonia fortunei* (Lindl.) Fedde 的干燥根。鉴别特征：呈不规则的片块状，外皮棕黄色或棕褐色，有不规则裂纹，有的具须根及须根痕；横切面皮部薄，棕褐色，木部黄色，可见排列紧密的放射状纹理；质硬；气微，味苦。本品收载于《自贡市习用中药材质量规定》1987年版。

（6）**黄花黄芩**：唇形科黄芩属植物粘毛黄芩 *Scutellaria viscidula* Bunge 的干燥根。鉴别特征：主根呈圆柱形，长15~20 cm，直径0.3~1 cm；表面粗糙，具棕褐色栓皮，易剥离，显棕黄色，具扭曲纵沟纹，有稀疏的疣状细根痕；具数条支根，多弯曲；质脆易碎，断面黄色，中间呈棕红色枯朽的圆心；气微，味苦。本品收载于《内蒙古蒙药材标准·增补本》2015年版。

（7）**小黄芩**：唇形科黄芩属植物甘肃黄芩 *Scutellaria rehderiana* Diels 的干燥根及根茎，又名"甘肃黄芩"。鉴别特征：根呈圆柱形，上部略粗，不规则弯曲或稍弯曲，长5~10 cm，直径0.3~1.1 cm；表面黄棕色或棕褐色；粗糙；具纵皱纹、须根痕或剥裂的栓皮附着，栓皮脱落后呈浅棕色；根茎圆柱形，弯曲，细长，直径0.2~0.7 cm；表面色较浅，具多数节和对生突起的芽痕或茎痕；质硬脆，易折断，断面黄色；气微，味苦。本品收载于《甘肃省中药材标准》2009年版，以"甘肃黄芩"收载于《宁夏中药材标准》1993年版。

93. 火麻仁

【来源】

桑科大麻属植物大麻 *Cannabis sativa* L. 的干燥成熟果实。

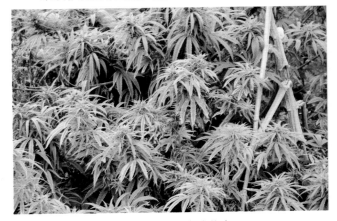

图93-1　大麻（植物）

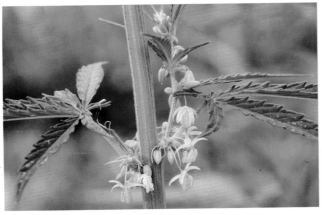

图93-2　大麻（植物花）

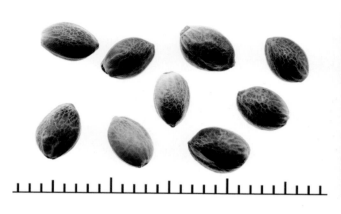

图93-3　火麻仁（药材）

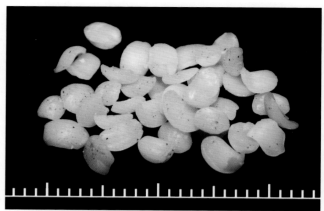

图93-4　火麻仁（饮片）

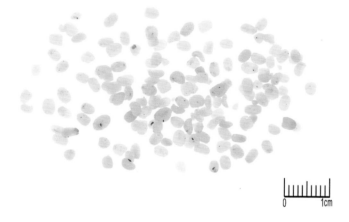

图93-5　炒火麻仁（饮片）

【炮制加工】

　　火麻仁（净制）：取火麻仁药材，除去杂质及果皮。本品收载于《中华人民共和国药典》2020年版一部。

　　炒火麻仁：取净火麻仁，照清炒法，炒至微黄色，有香气。本品收载于《中华人民共和国药典》2020年版一部。

【混伪品及习用品】

　　亚麻子：亚麻科亚麻属植物亚麻 *Linum usitatissimum* L. 的干燥种子，又名"胡麻子"或"胡麻仁"，本品因音与火麻仁近似，常易混淆。鉴别特征：呈扁平卵圆形，一端钝圆，另端尖而略偏斜，长4~6 mm，宽2~3 mm；表面红棕色或灰褐色，平滑有光泽，种脐位于尖端的凹入处；种脊浅棕色，位于一侧边缘；种皮薄，胚乳棕色，薄膜状；子叶2枚，黄白色，富油性；气微，嚼之有豆腥味。本品收载于《中华人民共和国药典》2020年版一部。

94. 鸡内金

【来源】

雉科动物家鸡 *Gallus gallus domesticus* Brisson 的干燥沙囊内壁。

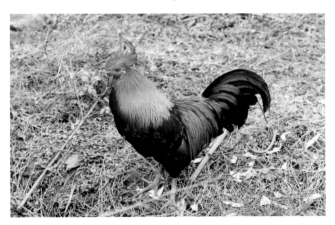

图94-1 家鸡（动物）

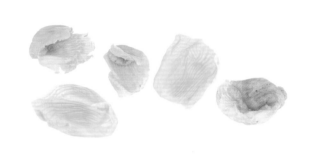

图94-2 鸡内金（鲜品）

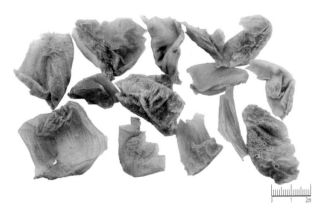

图94-3 鸡内金（药材）

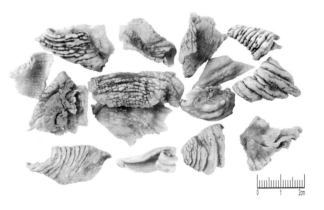

图94-4 炒鸡内金（饮片）

【炮制加工】

鸡内金（净制）：取鸡内金药材，洗净，干燥。本品收载于《中华人民共和国药典》2020年版一部。

炒鸡内金：取净鸡内金，照清炒或烫法，炒至鼓起。本品收载于《中华人民共和国药典》2020年版一部。

焦鸡内金：取鸡内金块，置热锅内，用中火炒至卷边鼓起，呈焦褐色时，喷淋米醋，炒干，取出，晾凉（每 100 kg 鸡内金块，用米醋 15 kg）。本品收载于《北京市中药饮片炮制规范》2008 年版。

醋鸡内金：取净鸡内金，照清炒法，炒至鼓起，喷醋，取出，干燥（每 100 kg 鸡内金，用醋 15 kg）。本品收载于《中华人民共和国药典》2020 年版一部。

盐鸡内金：取净鸡内金，照盐炙法，炒至鼓起（每 100 kg 鸡内金，用食盐 2 kg）。本品收载于《湖北省中药饮片炮制规范》2018 年版。

【混伪品及习用品】

（1）鸭内金：鸭科动物家鸭 *Anas platyrhynchos domestica*（Linnaeus）的干燥沙囊内壁。鉴别特征：多呈碎块状，完整者呈圆形碟片状，较鸡内金大且厚，厚约 1.5 mm；外表面暗绿色或紫黑色，内表面黄白色，略呈半透明，皱纹粗且少，边缘稍卷曲，具沟纹；质硬，断面角质状；气腥，味微苦。本品收载于《四川省中药材标准》2010 年版。

（2）鹅内金：鸭科动物家鹅 *Anser cygnoides domestica*（Brisson）的干燥沙囊内壁。鉴别特征：呈长圆形厚块片状，表面黄白色或黄绿色，中部光滑，有粗皱纹；质硬脆，断面角质状。

（3）鸡皮或鸡爪皮伪制品：雉科动物家鸡 *Gallus gallus domesticus* Brisson 的鸡皮或鸡爪皮烫制后冒充鸡内金。鉴别特征：为不规则卷片，表面黄色或棕褐色，有点状突起或网状皱纹。

95. 僵 蚕

【来源】

蚕蛾科昆虫家蚕 *Bombyx mori* Linnaeus 4~5 龄的幼虫感染（或人工接种）白僵菌 *Beauveria bassiana* (Bals.) Vuillant 而致死的干燥体。

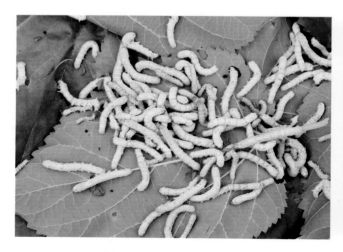

图95-1　家蚕（动物）

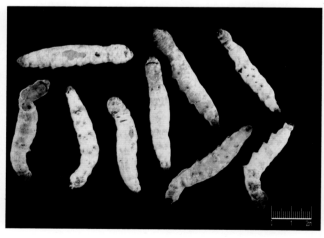

图95-2　家蚕（感染白僵菌致死）

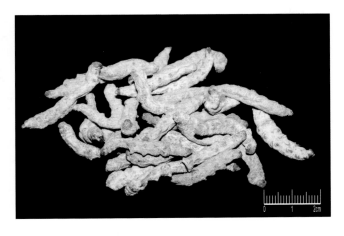

图95-3　僵蚕（药材）

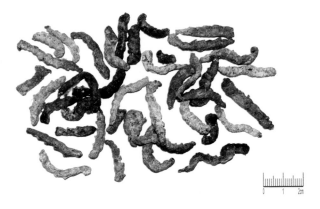

图95-4　麸炒僵蚕（饮片）

【术语】

"胶口镜面"：僵蚕药材，质硬而脆，容易折断，断面平坦，外层为白色，显粉性，中间棕黑色，光亮如镜，习称"胶口镜面"。

"丝腺环"：僵蚕的断面，由原丝腺胶液凝结排成的亮棕色或亮黑色丝腺环，多数为4个。

"姜蚕"：僵蚕在广东等地习惯用姜汁炮制后使用，习称"姜蚕"。

【炮制加工】

僵蚕（净制）：取僵蚕，淘洗后干燥，除去杂质。本品收载于《中华人民共和国药典》2020年版一部。

炒僵蚕：取净僵蚕，照麸炒法，炒至表面黄色。本品收载于《中华人民共和国药典》2020年版一部。

姜僵蚕：取净僵蚕，用姜汁拌匀，润透，置炒制容器内用文火炒干或蒸至身软，取出，摊晾，筛去残屑（每100 kg僵蚕，用生姜10 kg）。本品收载于《广东省中药饮片炮制规范·第一册》。

【混伪品及习用品】

（1）蚕茧：蚕蛾科昆虫家蚕 Bombyx mori Linnaeus 的干燥茧壳。鉴别特征：呈长椭圆形，或中部稍缢缩，长3~4 cm，直径1.5~2.0 cm；表面乳白色，有不规则皱纹，并有附着的蚕丝，呈绒毛状；内壁具薄的丝网层，壁的断面稍剥离可见多数明显的茧层；质轻而韧，不易撕破；气微，味淡。本品收载于《中华人民共和国卫生部药品标准·维吾尔药分册》。

（2）蚕蛾：蚕蛾科昆虫家蚕 Bombyx mori Linnaeus 的干燥雄性成虫。鉴别特征：略呈椭圆形，黄白色至棕色，密被白色鳞片；体长约2 cm，头部较小，复眼1对，黑色，半圆形；口器退化，下唇须细小；触角1对，黑色，多已脱落；胸部有翅2对，前翅较大，近三角形，后翅较小，近圆形，有的已脱落；腹部较狭窄，末端稍尖；质脆，易碎；气微腥。本品收载于《山东省中药材标准》2012年版，以"雄蚕蛾"收载于《山西省中药材中药饮片标准·第一册》2017年版；以"原蚕蛾"收载于《湖南省中药材标准》2009年版。

（3）僵蛹：利用缫丝后的蚕蛹经接种白僵菌的干燥发酵制成品。鉴别特征：呈不规则的团块状，表面白色或黄白色，质轻易碎，有真菌及蚕蛹的腥气。本品收载于《湖南省中药材炮制规范》1999年版。

（4）蚕蛹：蚕蛾科昆虫家蚕 Bombyx mori Linnaeus 缫丝后所得干燥蛹。鉴别特征：略呈纺锤形，长1.4~3.5 cm，宽0.8~1.4 cm；表面棕黄色至棕褐色，有油脂样或蜡样光泽；头部钝圆，尾部钝圆而略尖，腹面皱缩而凹陷；头部可见未完全分化的触角，一对单眼及足；未完全分化的薄翅紧贴上腹部两侧；下腹部为环节；背面头部为未分化的倒三角形盾片，以下约有 10 个环节，其中颈部及尾部 3 节不甚明显；质脆易碎，横断面淡黄色至棕黄色，中空；气微腥，味微咸。本品收载于《河北省中药材标准》2018 年版。

（5）**病死僵蚕：**因其他原因病死（未感染白僵菌）的蚕蛾科昆虫家蚕 *Bombyx mori* Linnaeus，表面多裹有大量石灰石粉末的制成品。鉴别特征：略呈圆柱形，多弯曲皱缩；表面褐色或棕褐色，被白色粉末，手刮易成片剥落，手捻有砂粒感；质坚而脆；腥臭味较大。

（6）**劣质僵蚕：**将蚕蛾科昆虫家蚕 *Bombyx mori* Linnaeus 的活蚕或未完全僵化的蚕人为闷死而成，表面裹有大量石灰石或滑石粉。鉴别特征：多为扭曲的扁圆柱形，较瘦小；表面灰黄色、褐色或棕褐色，裹有较厚的白色或灰白色粉末，弯曲处尤为明显，手捻有滑腻感，手刮易成片脱落；质不坚实，断面有空隙，多有未消化的桑叶残渣，呈绿黑色，不见或少见亮棕色或亮黑色的丝腺环，气微腥，或腥臭。

96. 绞股蓝

【来源】

葫芦科绞股蓝属植物绞股蓝 *Gynostemma pentaphyllum* (Thunb.) Makino 的干燥全草。

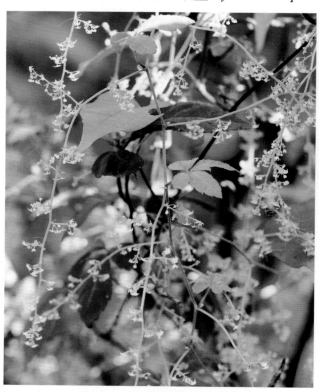

图96-1 绞股蓝（植物花期）

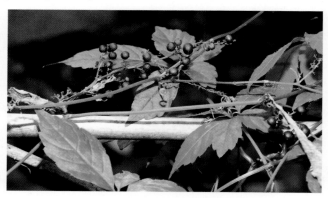

图96-2 绞股蓝（植物果期）

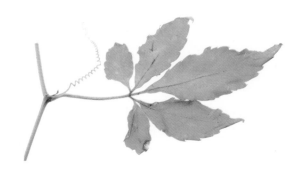

图96-3 绞股蓝（植物叶局部）

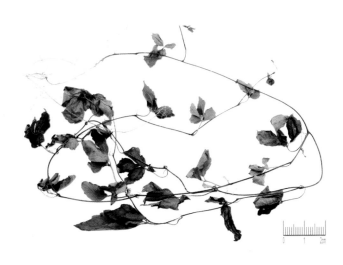

图96-4　绞股蓝（药材）

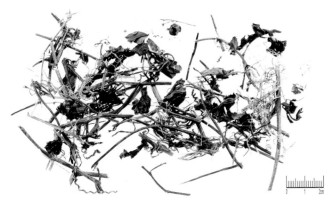

图96-5　绞股蓝（饮片）

【炮制加工】

绞股蓝（切制）：取绞股蓝药材，除去杂质，洗净，稍润，切段，干燥。本品收载于《四川省中药饮片炮制规范》2015 年版。

【混伪品及习用品】

（1）乌蔹莓：葡萄科乌蔹莓属植物乌蔹莓 *Cayratia japonica* (Thunb.) Gagnep. 的干燥地上部分。鉴别特征：呈黄棕色至暗棕色，老茎呈紫褐色，直径 1~5 mm，具细纵棱纹，质脆，易折断；卷须与叶对生；叶互生，暗绿色或黄绿色，多皱缩，易碎落，完整叶展开后为掌状复叶，5 小叶，中间小叶较大，两侧小叶较小，成对生于同一叶柄上，排列成鸟爪状；小叶片顶端急尖或渐尖，基部楔形，边缘具较均匀的圆钝锯齿；聚伞花序腋生，花多萎缩或脱落；浆果近球形，成熟时黑色，表面具皱纹；种子 2~4 粒；气微，味微苦、酸。本品收载于《湖北省中药材质量标准》2018 年版。

（2）长梗绞股蓝：葫芦科绞股蓝属植物长梗绞股蓝 *Gynostemma longipes* C. Y. Wu ex C. Y. Wu et S. K. Chen 的干燥地上部分。鉴别特征：呈皱缩卷曲状，暗绿色或绿褐色；茎细，圆柱形，具纵棱及槽，被短柔毛；叶互生，叶片多皱缩或破碎，完整叶片展平后，呈鸟足状，具 7~9 小叶；叶柄长 3~6.5 cm，具纵条纹，被短柔毛，小叶片菱状椭圆形，或倒卵状披针形，中间小叶大，边缘具大小不等的圆齿状锯齿，先端短渐尖，基部渐狭窄，侧生小叶较小，基部不等边，两面被稀短硬毛，沿叶脉密生短柔毛；卷须 2 歧；花单性，雌雄异株，圆锥花序腋生或顶生；浆果球形，直径 5~6 mm，黄绿色，果长 1~1.5 cm；种子偏心形，基部凹入，顶端钝尖，边缘具齿及纵槽，两面具瘤状条纹。本品收载于《河南省中药材标准·二》1993 年版。

97. 金钱白花蛇

【来源】

眼镜蛇科动物银环蛇 *Bungarus multicinctus* Blyth 的幼蛇干燥体。

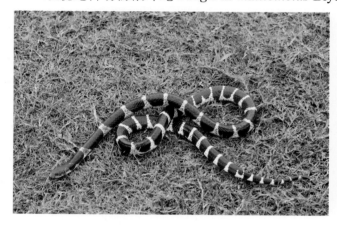

图97-1 银环蛇（动物）

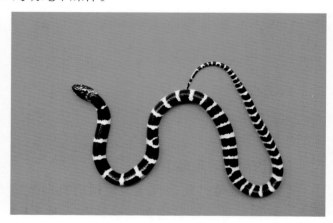

图97-2 银环蛇（幼蛇）

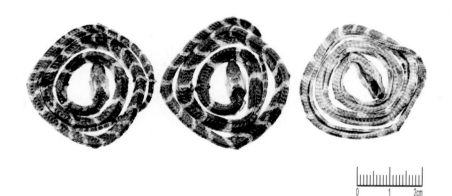

图97-3 金钱白花蛇（药材）

【炮制加工】

金钱白花蛇（切制）：取金钱白花蛇药材，除去灰屑，切段，干燥。本品收载于《四川省中药饮片炮制规范》2002 年版。

鲜金钱白花蛇：夏、秋两季捕捉，笼养，用时加工；或处死，剖开腹部，除去内脏，擦净血迹，切成段，浸泡于白酒中。本品收载于《湖南省中药材标准》2009 年版。

【混伪品及习用品】

（1）**百花锦蛇**：游蛇科动物百花锦蛇 *Elaphe moellendorffi* (Boettger) 的干燥体，又名"白花锦蛇"。鉴别特征：呈圆盘状，直径 12~25 cm；头呈方圆形，头背部赭红色，先端较窄；眼细长，蛇体背面呈青绿色，体鳞片为菱形，具 30 余个排成三行略似六角形的红褐色斑纹；腹面两侧有黑白短条相间，尾端红色；尾部背面的三行黑斑相连为横带，两带间为橙红色，自尾端向前有 10 多个橙红色的横斑；尾端红色。

（2）**金环蛇**：眼镜蛇科动物金环蛇 *Bungarus fasciatus* (Schneider) 的幼蛇干燥体。鉴别特征：卷成圆盘状，盘径 5~10 cm；头盘在中央呈椭圆形，蛇头小，稍大于颈，体鳞通身 15 行，脊鳞扩大呈六角形，背脊显著隆起，尾末端钝圆而略扁；头部黑色，有"∧"形黄纹斜达颈侧；躯干及尾部有黑黄相间的宽环纹环绕周身，两者宽度大约相等，黑环宽 5~7 鳞片，黄环宽 3~5 鳞片；尾下鳞单行，26~39 片；腹部色较淡。本品成蛇收载于《广西中药材标准·第二册》1996 版。

（3）**赤链蛇**：游蛇科动物赤链蛇 *Lycodon rufozonatum* (Cantor) 的幼蛇干燥体。鉴别特征：头部略扁，呈椭圆形，头背黑色，鳞缘红色，头后部有"Y"形状，枕部有倒"V"形斑；颊鳞常入眶；背鳞平滑，体背黑色，有 70 条左右狭长的土红色横斑；尾下鳞双行；腹部白色，肛门前面散生灰黑色小点。本品成蛇收载于《安徽省中药饮片炮制规范》2019 年版。

（4）**赤链华游蛇**：游蛇科动物赤链华游蛇 *Natrix annularis* (Hallowell) 的幼蛇干燥体，又名"水赤链华游蛇"或"水赤链游蛇"。鉴别特征：通身具多数横环纹，腹间环纹呈类橘红色；鼻间鳞前端极窄，鼻孔近于背侧；通常仅一枚上唇鳞入眶；尾下鳞双行。

（5）**渔游蛇**：游蛇科动物渔游蛇 *Xenochrophis piscator* (Schneidider) 的幼蛇干燥体。鉴别特征：呈圆盘状，头盘于中央，口内为多数同型细齿，上唇鳞 9 枚，偶有 8 或 10 枚，颊鳞 1 枚，不入眶；头背及体背黑绿色；背鳞平滑；脊鳞不扩大；尾下鳞双行。

（6）**铅色水蛇**：游蛇科动物铅色水蛇 *Enhydris plumbea* (Boie) 的幼蛇干燥体。鉴别特征：头背及体背黑褐色，或青灰褐色，具铅色样光泽；腹面淡灰黄色；头小，椭圆形，鼻孔位于吻背面，口内为多数同形细齿；上唇鳞 8 枚，颊鳞 1 枚，不入眶；背鳞平滑，脊鳞不扩大；脊不凸起，尾短粗，尾下鳞双行。

（7）**白环蛇**：游蛇科动物白环蛇 *Lycodon aulicus* Linnaeus 的幼蛇干燥体。鉴别特征：脊鳞无扩大而成的六角形，背鳞前段和中段 15 行以上；尾下鳞双列；不具毒牙。

（8）**黑背白环蛇**：游蛇科动物黑背白环蛇 *Lycodon ruhstrati* (Fischer) 的幼蛇干燥体。鉴别特征：脊鳞无扩大而成的六角形；背鳞前段和中段 15 行以上；白横斑在体侧分叉；顶鳞有"口"形白斑；尾下鳞双列，不具毒牙。

（9）**双全白环蛇**：游蛇科动物双全白环蛇 *Lycodon fasciatus* (Anderson) 的幼蛇干燥体。鉴别特征：背面的白横纹在体侧分叉，脊鳞无扩大而成的六角形，背鳞前段和中段 15 行以上，尾下鳞双列，不具毒牙。

（10）**滑鼠蛇**：游蛇科动物滑鼠蛇 *Ptyas mucosus* (Linnaeus) 的幼蛇干燥体。鉴别特征：呈圆盘状，头在蛇盘中央，口内有许多同形细齿；全体具鳞片，鳞片呈卵状三角形，背面黄灰色，体下部有类黑色横纹，排列规则；上下唇鳞后缘黑色，上唇鳞 8 枚，颊鳞多为 3 枚，眼前下鳞 1~2 枚；背鳞大部平滑，仅体后背中央起棱，鳞行为奇数；腹部鳞片白色，除去鳞片后显红色；尾短，尾下鳞双行。

（11）**蕲蛇**：蝰科动物尖吻蝮（五步蛇）*Deinagkistrodon acutus* (Günther) 除去内脏的干燥体（为古代本草所记载的白花蛇，又名"大白花蛇"）。鉴别特征：卷呈圆盘状，盘径 17~34 cm，体长可达 2 m；头在中间稍向上，呈三角形而扁平，吻端向上，习称"翘鼻头"；上颚有管状毒牙，中空尖锐；背部两侧各有黑褐色与浅棕色组成的"V"形斑纹 17~25 个，其"V"形的两上端在背中线上相接，习称"方胜纹"，有的左右不相接，呈交错排列；腹部撑开或不撑开，灰白色，鳞片较大，有黑色类圆形的斑点，习称"念珠斑"；腹内壁黄白色，脊椎骨的棘突较高，呈刀片状上突，前后椎体下突基本同形，多为弯刀状，向后倾斜，尖端明显超过椎体后隆面；尾部骤细，末端有三角形深灰色的角质鳞片 1 枚，习称"佛指甲"；气腥，味微咸。本品收载于《中华人民共和国药典》2020 年版一部。

（12）**伪制品（银环蛇成蛇）**：眼镜蛇科动物银环蛇 *Bungarus multicinctus* Blyth 的成蛇干燥体，切制成若干小条，形成小蛇身，再装上水蛇或其他小蛇的蛇头，盘成圆盘状，冒充金钱白花蛇。鉴别特征：蛇身不完整，蛇头颈部与蛇身有拼接痕迹；圆盘状数少；白色环纹较宽，鳞片大；背部无六角形脊鳞；体鳞较大；背部白色横环纹稀疏，环纹数量较少，无尾部、腹部，全体粗细一致；腹部不为白色，用温水浸泡蛇体即散开成带状，假头脱落。

（13）**伪制品（涂色）**：其他幼蛇的全体用褪色药水、油漆、激光打印等将蛇身涂成白色环纹。鉴别特征：背部脊鳞不呈六角形；黑白环纹的宽窄间距不规则；白色环状纹常宽窄不均，环纹无自然感，所涂白漆大多完全遮盖其应看到的体背鳞片，白漆可用有机溶剂洗脱；腹部无白色横环纹或只有 3~4 个。

98. 金钱草

【来源】

报春花科珍珠菜属植物过路黄 *Lysimachia christinae* Hance 的干燥全草。

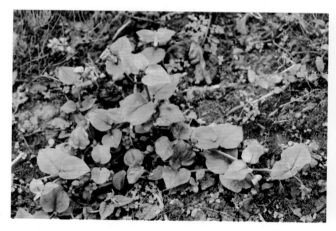

图98-1　过路黄（植物）

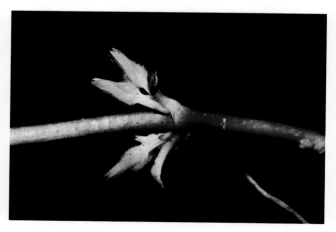

图98-2　过路黄（植物花蕾）

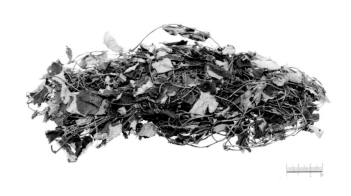

图98-3　金钱草（药材）

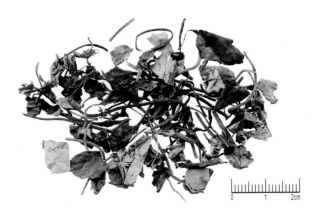

图98-4　金钱草（饮片）

【炮制加工】

金钱草（切制）：取金钱草药材，除去杂质，抢水洗，切段，干燥。本品收载于《中华人民共和国药典》2020年版一部。

【混伪品及习用品】

（1）风寒草：报春花科珍珠菜属植物临时救（聚花过路黄）*Lysimachia congestiflora* Hemsl. 的干燥全草，又名"小金钱草"。鉴别特征：茎呈圆柱形，断面中空，表面被短柔毛；叶对生，全缘，展平后呈卵形至阔卵形，先端钝尖，基部下沿呈楔形；羽状脉，叶背面主脉和侧脉均突起明显；叶两面疏被柔毛，水浸泡后无条纹，可见棕红色腺点，近叶缘处多而明显；叶脉主侧脉均明显；花梗极短，花2~8朵集生于茎端叶腋处（通常2~4朵集生于茎端）；气微，味微涩。本品收载于《四川省中药材标准》2010年版。

（2）广金钱草：豆科山蚂蝗属植物广东金钱草 *Desmodium styracifolium* (Osbeck.) Merr. 的干燥地上部分。鉴别特征：茎呈圆柱形，长可达1 m；密被短柔毛；质稍脆，断面中部有髓；叶互生，小叶1~3片，圆形或矩圆形，先端微凹，基部心形或钝圆，全缘；叶易脱落，上表面无毛，下表面具灰白色紧贴的绒毛；侧脉羽状、横向整齐；托叶1对，披针形；气微香，味微甘。本品收载于《中华人民共和国药典》2020年版一部。

（3）小金钱草：伞形科天胡荽属植物天胡荽 *Hydrocotyle sibthorpioides* Lam. 的干燥全草，又名"江西金钱草"。鉴别特征：多皱缩缠结成团；根生于茎节，甚纤细，黄棕色，常卷缩弯曲，节处残留细根；茎亦细而扭曲，无毛，表面有细纵纹，易折断，断面淡黄色；叶互生，圆形或肾形，下表面无毛或微具柔毛；掌状5~7浅裂或裂至叶片中部，每小裂片顶端有三小裂；掌状网脉；具扭曲状叶柄；花序细小，常不显著；气微香，味微咸。本品收载于《江西省中药材标准》2014年版。

（4）浙金钱草：报春花科珍珠菜属植物点腺过路黄 *Lysimachia hemsleyana* Maxim. 的干燥全草。鉴别特征：全株被短毛；茎呈圆柱形，扭曲，棕色或暗棕红色；叶对生，叶片卵形至狭卵形，基部截形或宽楔形；叶全缘，主脉一条明显突起，叶缘具不明显的棕黑色腺点，叶柄长为叶片的1/2以下；枝端延伸成细长鞭状；气微，味淡。本品收载于《浙江省中药炮制规范》2015年版。

（5）连钱草：唇形科活血丹属植物活血丹 *Glechoma longituba* (Nakai) Kupr. 的干燥全草，又名"江苏金钱草"。鉴别特征：茎呈方柱形，细而扭曲，具纵棱线，疏被短柔毛；节处有须根；质脆，易折断，断面常中空；叶对生，展平后呈肾形或近心形，边缘具圆齿；叶柄纤细，长度为叶片的1~2倍；掌状网脉，分枝较明显；轮伞花序腋生；搓之气芳香，味微苦。本品收载于《中华人民共和国药典》2020年版一部。

（6）积雪草：伞形科积雪草属植物积雪草 *Centella asiatica* (L.) Urban 的干燥全草。鉴别特征：卷缩成团状，根圆柱形，表面浅黄色或灰黄色；茎细长弯曲，黄棕色，具长柔毛，有细纵皱纹，节上常着生须状根；叶互生，完整者展平后呈近圆形或肾形，直径 1~4 cm；叶背面被长柔毛，边缘有粗钝齿，叶柄长 3~6 cm，扭曲；伞形花序腋生，短小；双悬果扁圆形，有明显隆起的纵棱及细网纹，果梗甚短；气微，味淡。本品收载于《中华人民共和国药典》2020 年版一部。

（7）马蹄金：旋花科马蹄金属植物马蹄金 *Dichondra micrantha* Urban 的干燥全草。鉴别特征：根、茎和叶柄均纤细；茎呈圆柱形，具长柔毛；节明显，节处常有纤细的不定根；叶互生，肾形或圆形，全缘，尖端微凹，基部深心形；掌状网脉，叶背面被长柔毛；蒴果球形，膜质，内有种子 1~2 枚；气微，味淡。本品收载于《河北省中药材标准》2018 年版。

（8）鱼腥草：三白草科蕺菜属植物蕺菜 *Houttuynia cordata* Thunb. 的干燥地上部分。鉴别特征：茎呈扁圆柱形，扭曲，表面棕黄色，具纵棱数条；节明显，下部节上有残存须根；叶互生，叶片卷折皱缩，展平后呈心形；先端渐尖，全缘，上表面暗黄绿色至暗棕色，下表面灰绿色或灰棕色；叶柄细长，基部与托叶合生成鞘状；穗状花序顶生，黄棕色；搓碎后有腥气，味微涩。本品收载于《中华人民共和国药典》2020 年版一部。

（9）巴东过路黄：报春花科珍珠菜属植物巴东过路黄 *Lysimachia patungensis* Hand.-Mazz. 的干燥全草。鉴别特征：节上生根，全体密被铁锈色的柔毛；叶对生，宽卵形至近圆形，先端圆钝或微缺，基部宽截形；花 2~4 朵生于茎或枝端。

99. 金荞麦

【来源】

蓼科荞麦属植物金荞麦 *Fagopyrum dibotrys* (D. Don) Hara 的干燥根茎。

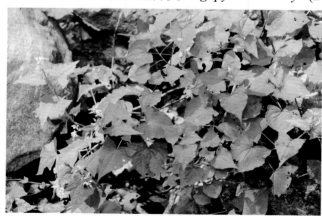

图99-1　金荞麦（植物）

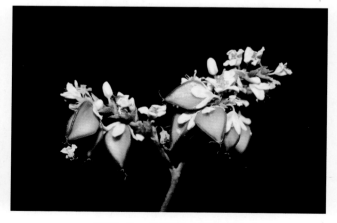

图99-2　金荞麦（植物花序）

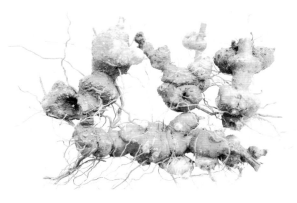

图99-3　金荞麦（鲜品）

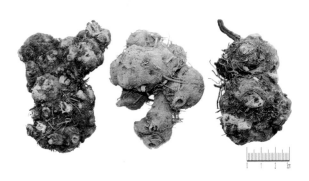

图99-4　金荞麦（药材）

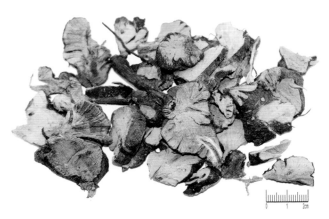

图99-5　金荞麦（饮片）

【炮制加工】

金荞麦（切制）：取金荞麦药材，除去杂质，洗净，润透，切厚片，干燥。本品收载于《中华人民共和国药典》2020年版一部。

【混伪品及习用品】

（1）荞麦：蓼科荞麦属植物荞麦 *Fagopyrum esculentum* Moench 的干燥成熟果实。鉴别特征：呈卵形或三角形，长5~6 mm，表面棕褐色，先端渐尖，具三棱，基部有宿存萼；质硬，内有种子1枚，具中轴胚；子叶发达，并合一起，呈"S"形弯曲，胚乳富含淀粉；气微，味淡。本品收载于《河北省中药材标准》2018年版。

（2）荞麦七：蓼科翼蓼属植物翼蓼 *Pteroxygonum giraldii* Damm. et Diels 的干燥块根。鉴别特征：呈扁球形、卵圆形或不规则团块状，直径2.5~13.5 cm；外皮棕褐色或黑褐色，有疣状突起；根头部有突起的茎基或支根残基，周围着生稠密的须根；质轻而脆，易折断，断面不平坦；可见维管束及纤维，粉红色或粉白色，粉性；剖面可见纵横走向的维管束及纤维；气微，味苦、极涩。本品收载于《陕西省药材标准》2015年版。

（3）菝葜：百合科菝葜属植物菝葜 *Smilax china* L. 的干燥根茎，又名"铁菱角"。鉴别特征：呈不规则块状，表面多瘤状突起；表面黄棕色或灰棕色，凹凸不平，有坚硬的刺状须根残基，部分根茎顶端有残留茎痕，有的外皮可见不规则裂纹，并有残留的鳞叶；质坚硬；切片呈长圆形或不规则形状，厚 0.1~0.5 cm，边缘不整齐，切面淡红棕色，纤维性；无臭，味甘、酸。本品以"红土茯苓"收载于《贵州省中药材、民族药材质量标准》2003 年版。

（4）**白蔹**：葡萄科蛇葡萄属植物白蔹 *Ampelopsis japonica* (Thunb.) Makino 的干燥块根。鉴别特征：呈长圆形或近纺锤形，长 4~10 cm，直径 1~2 cm；外皮红棕色或红褐色，有纵皱纹、细横纹及横长皮孔，易层层脱落，脱落处呈淡红棕色；切面类白色或浅红棕色，可见放射状纹理，周边较厚，微翘起或略弯曲；纵瓣切面周边常向内卷曲，中部有 1 突起的棱线；体轻，质硬脆，折断时，有粉尘飞出；气微，味甘。本品收载于《中华人民共和国药典》2020 年版一部。

100. 金银花

【来源】

忍冬科忍冬属植物忍冬 *Lonicera japonica* Thunb. 的干燥花蕾或带初开的花。

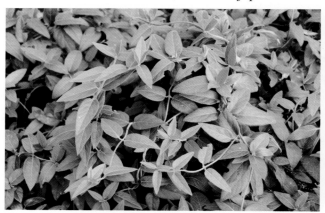

图100-1 忍冬（植物）

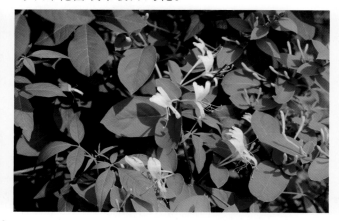

图100-2 忍冬（植物花期）

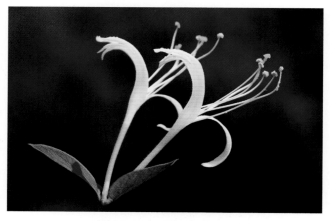

图100-3 忍冬（植物花）

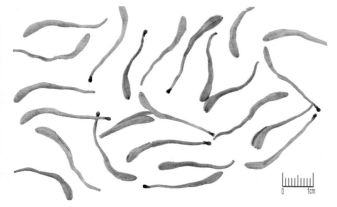

图100-4 金银花（药材）

【术语】

"尖子银花"：花朵小、色黄白、尖端不开口的金银花，习称"尖子银花"。

"东银花"：山东平邑、费县所产金银花为"东银花"或"济银花"。

"密银花"：河南密县、巩义市、荥阳所产金银花称为"密银花"或"南银花"。

"顶手"：金银花的花苞肉质较厚，干燥后变硬，握之有顶手的感觉，习称"顶手"。

"大白针"：主产于山东的金银花在花蕾上部膨大、青白色时采收，习称"大白针"。

【炮制加工】

金银花（净制）：取金银花药材，除去杂质，梗叶。本品收载于《四川省中药饮片炮制规范》2002年版。

蜜金银花：取净金银花，加入用少量冷开水稀释的炼蜜，拌匀，闷润，置炒制容器内，用文火炒至不粘手，并有蜂蜜焦香气时取出，放凉（每100 kg净金银花，用炼蜜25 kg）。本品收载于《广东省中药饮片炮制规范·第一册》。

金银花炭：取净金银花，置炒制容器内，用中火炒至黑褐色或黑色，喷洒清水少许，熄灭火星，取出，摊晾。本品收载于《广东省中药饮片炮制规范·第一册》。

【混伪品及习用品】

（1）**灰毡毛忍冬**：忍冬科忍冬属植物灰毡毛忍冬 *Lonicera macranthoides* Hand.-Mazz. 的干燥花蕾或带初开的花。鉴别特征：呈棒状而稍弯曲，长3~4.5 cm，上部直径约2 mm，下部直径约1 mm；表面绿棕色至黄白色；总花梗集结成簇，开放者花冠裂片不及全长的一半；质稍硬，手捏之稍有弹性；气清香；味微苦甘。本品以"山银花"收载于《中华人民共和国药典》2020年版一部。

（2）**红腺忍冬**：忍冬科忍冬属植物红腺忍冬（菰腺忍冬）*Lonicera hypoglauca* Miq. 的干燥花蕾或带初开的花。鉴别特征：形似灰毡毛忍冬，长2.5~4.5 cm，直径0.8~2 mm；表面黄白至黄棕色，无毛或疏被毛，萼筒无毛，先端5裂，裂片长三角形，被毛，开放者花冠下唇反转，花柱无毛。本品以"山银花"收载于《中华人民共和国药典》2020年版一部。

（3）**华南忍冬**：忍冬科忍冬属植物华南忍冬 *Lonicera confusa* (Sweet) DC. 的干燥花蕾或带初开的花。鉴别特征：形似灰毡毛忍冬，长1.6~3.5 cm，直径0.5~2 mm；萼筒和花冠密被灰白色毛。本品以"山银花"收载于《中华人民共和国药典》2020年版一部。

（4）**黄褐毛忍冬**：忍冬科忍冬属植物黄褐毛忍冬 *Lonicera fulvotomentosa* Hsu et S. C. Cheng 的干燥花蕾或带初开的花。鉴别特征：形似灰毡毛忍冬，长1~3.4 cm，直径1.5~2 mm；花冠表面淡黄棕色或黄棕色，密被黄色茸毛。本品以"山银花"收载于《中华人民共和国药典》2020年版一部。

（5）**细毡毛忍冬**：忍冬科忍冬属植物细毡毛忍冬（细苞忍冬）*Lonicera similis* Hemsl. 的干燥花蕾或带初开的花，又名"吊子银花"。鉴别特征：花蕾呈细长棒状，略弯曲，长3~6 cm，上部稍膨大，直径1.8~2 mm，下部直径1.2~1.5 mm；表面黄绿色、绿棕色或黄棕色，被开展的长、短糙毛或腺毛，有的无毛；萼齿五裂，三角形，无毛或仅边缘具毛，开放者花冠裂片二唇形；质稍硬，手捏之有弹性；气清香，味淡，微苦；杂有少量叶片，纸质，背面被灰白色或灰黄色的细毡毛。本品以"川银花"收载于《四川省中药材标准》2010年版。

（6）**淡红忍冬**：忍冬科忍冬属植物淡红忍冬 *Lonicera acuminata* Wall. 的干燥花蕾或初开的花，又名"肚子银花"或"沐川银花"。鉴别特征：花蕾呈短棒状，长 1~2 cm，上部膨大，直径 1.5~3.5 mm，下部直径 0.6~1.5 mm；表面黄绿色、棕黄色、淡紫色至紫棕色，疏被毛或无毛，萼筒、萼齿均无毛或萼筒上部及萼齿疏被毛；质稍硬；杂有少量幼枝及总花梗，常被卷曲的黄褐色糙毛及糙伏毛。本品以"川银花"收载于《四川省中药材标准》2010 年版。

（7）**盘叶忍冬**：忍冬科忍冬属植物盘叶忍冬 *Lonicera tragophylla* Hemsl. 的干燥花蕾或带初开的花。鉴别特征：呈长棒状，上粗下细，略弯曲，长 3~5 cm，上部膨大部分直径 3~5 mm，下部直径 1~3 mm；表面黄白色或黄绿色，久贮颜色渐深，稀被短柔毛；基部常附有绿色萼筒，先端 5 裂，无毛；初开放者花冠呈筒状，先端二唇形，冠筒长为唇瓣的 2~3 倍；雄蕊 5 枚，黄色；雌蕊 1 枚，子房无毛；气微香，味微苦。本品收载于《甘肃省中药材标准》2009 年版。

（8）**西南忍冬**：忍冬科忍冬属植物西南忍冬 *Lonicera bournei* Hemsl. 的干燥花蕾，又名"短唇忍冬"。鉴别特征：呈短棒状，长 0.8~2.6 cm，上粗下细，稍弯曲；表面黄白色至绿棕色，常被短糙毛；花萼 5 裂，萼筒椭圆形，长 1~2 mm，无毛或有短糙毛；花冠筒略呈漏斗状，外面无毛或有短糙毛；有时可见开放的花，唇瓣极短，长约为花冠筒的 1/8；雄蕊 5 枚，生于冠筒内上端，具"丁"字状背着的花药；雌蕊花柱下部有粗毛；气清香，味苦。本品收载于《云南省中药材标准·第七册》2005 年版。

（9）**水银花**：忍冬科忍冬属植物毛花柱忍冬（水忍冬）*Lonicera dasystyla* Rehd. 的干燥花蕾或带初开的花。鉴别特征：呈细棒状，上粗下细，略弯曲，长 1.5~4 cm，直径 1~2.5 mm；表面绿白色至淡黄棕色（久贮颜色渐深），无毛；花萼绿色，裂片短三角形；开放者花冠上唇常不整齐，花柱下部多密被长柔毛；气清香，味微苦。本品收载于《广西壮族自治区壮药质量标准·第二卷》2011 年版。

（10）**净花菰腺忍冬**：忍冬科忍冬属植物净花菰腺忍冬 *Lonicera hypoglauca* Miq. subsp. *nudiflora* Hsu et H. J. Wang 的干燥花蕾。鉴别特征：长 1.8~3.8 cm，上部直径 1.5~3 mm；淡棕色或棕色，无毛或疏生毛；萼筒椭圆形，齿缘有疏毛。

（11）**短尖忍冬**：忍冬科忍冬属植物短尖忍冬 *Lonicera mucronata* Rehd. 的干燥花蕾。鉴别特征：黄棕色，被毛；萼筒疏生毛，齿细长，刺缘有毛。

（12）**锈毛忍冬**：忍冬科忍冬属植物锈毛忍冬 *Lonicera ferruginea* Rehd. 的干燥花蕾。鉴别特征：长 1.5~2.4 m，上部直径 2.6~4 mm；锈黄色，花冠及萼齿密被锈黄色毛，萼筒棕色。

（13）**金银忍冬**：忍冬科忍冬属植物金银忍冬 *Lonicera maackii* (Rupr.) Maxim. 的干燥花蕾。鉴别特征：长 1.4~2 cm，上部直径 3.3~4.7 mm；棕色，疏生短毛；萼筒绿黄色，齿缘有长毛。

（14）**金花忍冬**：忍冬科忍冬属植物金花忍冬 *Lonicera chrysantha* Turcz. 的干燥花蕾，又名"黄花忍冬"。鉴别特征：长 0.7~1.2 cm，上部直径 2~3 mm；浅黄色，毛极少；萼筒绿色。

（15）**皱叶忍冬**：忍冬科忍冬属植物皱叶忍冬 *Lonicera reticulata* Champion ex Bentham 的干燥花蕾，又名"大山金银花"。鉴别特征：表面灰绿色，密生毡毛；萼筒椭圆形，粉蓝色，无毛，萼齿披针形，密被毛。

（16）**华西忍冬**：忍冬科忍冬属植物华西忍冬 *Lonicera webbiana* Wall. ex DC. 的干燥花蕾。鉴别特征：表面淡棕色，密被茸毛，形似黄褐毛忍冬，但长度仅为 1 cm 左右。

（17）**大花忍冬**：忍冬科忍冬属植物大花忍冬 *Lonicera macrantha* (D. Don) Spreng. 的干燥花蕾。鉴别特征：花大，长至 8 cm，初白色，后变黄色；外被硬毛、柔毛和腺毛；管部长于檐部 2~3 倍，花柱无毛。

（18）**峨眉忍冬**：忍冬科忍冬属植物峨眉忍冬 *Lonicera similis* Hemsl. var. *omeiensis* Hsu et H. J. Wang 的干燥花蕾。鉴别特征：长 1.2~2.7 cm，上部直径 0.9~2.1 mm；棕色，被毛或疏生毛；萼筒黑棕色，齿有毛。

（19）**苦糖果**：忍冬科忍冬属植物苦糖果 *Lonicera fragrantissima* var. *lancifolia* (Rehder) Q. E. Yang 的干燥花蕾。鉴别特征：呈短棒状，单朵或数朵聚在一起；长 0.6~1 cm，上部直径 3~5 mm；黄白色或微带紫红色，茸毛较少，基部有的带小花萼。

（20）**硬毛忍冬**：忍冬科忍冬属植物刚毛忍冬 *Lonicera hispida* Pall. ex Roem. et Schult. 的干燥花蕾，又名"刺毛忍冬"。鉴别特征：宿存苞片大而明显；花冠管基部外侧有短矩状突出。

（21）**清香藤花**：木樨科素馨属植物清香藤 *Jasminum lanceolaria* Roxburgh 的干燥花蕾。鉴别特征：呈长棒状，较均匀，上端稍钝，长 1~2.5 cm；外表面棕色或黄白色，无毛；花萼短，绿色，裂片小；浅齿状花冠黄白色或棕色，长约 2 m，裂片 4 枚，矩圆形或倒卵状矩圆形，长 0.7~1 cm，雄蕊 2 枚；气微，味苦。

（22）**夜香树花**：茄科夜香树属植物夜香树 *Cestrum nocturnum* L. 的干燥花蕾。鉴别特征：呈细短条形，先端略膨大，微弯曲，长 1.9~2.2 cm，上部直径约至 2.5 mm；表面淡黄棕色，被稀疏短柔毛；花萼细小，淡黄绿色，先端 5 齿裂；花冠筒状，花冠裂片 5 枚，雄蕊 5 枚与花冠裂片互生，花丝与花冠管近等长，下方约 5/6 贴生于花冠管上；上方的 1/6 离生，在分离处有 1 小分叉状附属物，花药棕黄色；雌蕊 1 枚，与雄蕊近等长，子房上位，2 室，花柱细长，柱头中央微凹；体轻，气微香，味淡。

（23）**毛瑞香花**：有毒，瑞香科瑞香属植物毛瑞香 *Daphne kiusiana* var. *atrocaulis* (Rehd.) F.Maekawa 的干燥花蕾。鉴别特征：呈棒状或细筒状，常单个散在或数个聚集成束，长 0.9~1.2 cm；外表灰黄色，被灰黄色绢毛；花被裂片 4 枚，卵形，长约 5 mm，近平展；剖开可见雄蕊 8 枚，排列成 2 轮，分别着生在花被筒上、中部，上下轮雄蕊各 4 枚，互生；子房上位，雌蕊 1 枚，花柱短，长椭圆形，光滑无毛；气微，味微辛、苦、涩。

（24）**湖北羊蹄甲花**：豆科羊蹄甲属植物湖北羊蹄甲 *Bauhinia hupehana* Craib 的干燥花蕾。鉴别特征：呈长棒状，上部膨大下部纤细，长 1.5~2.5 cm；外表面棕褐色，密被棕色短柔毛；萼筒长 1.3~1.7 cm，裂片 2 枚；花冠棕褐色，花瓣 5 枚，雄蕊 10 枚，子房无毛，有长柄；气微，味苦。

（25）**银花子**：忍冬科忍冬属植物忍冬 *Lonicera japonica* Thunb. 的干燥成熟果实。鉴别特征：呈类球形，直径 0.5~1 cm；表面棕黑色至黑色，具网状皱纹，顶端有花柱残基，基部有果梗痕；剖开后，内含种子多数；种子略呈扁长卵形或卵状三角形，长约 0.3 cm；表面黑棕色；粗糙，略具光泽，一面微隆起，一面微凹，隆起的一面中央有一脊线，两旁各形成一凹陷；质坚；气微，味微苦涩。本品收载于《上海市中药饮片炮制规范》2018 年版。

（26）萝卜伪制品：十字花科萝卜属植物萝卜 *Raphanus sativus* L. 的干燥根，本品曾经切制成细丝，放入玉米粉中揉搓后，掺入正品中。鉴别特征：呈细圆条状，一端稍粗，略弯曲，长约 3 cm，直径约 2 mm；表面淡棕黄色，可见扭曲的皱纹，但无花萼、花冠、雄蕊和雌蕊等花部的构造；质柔软；气微，味微甘。

101. 金樱子

【来源】
蔷薇科蔷薇属植物金樱子 *Rosa laevigata* Michx. 的干燥成熟果实。

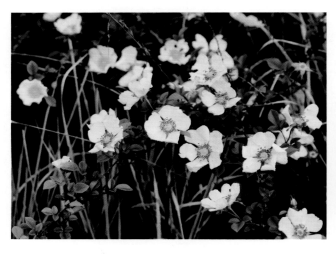

图101-1 金樱子（植物花期）

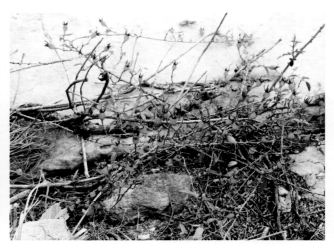

图101-2 金樱子（植物果期）

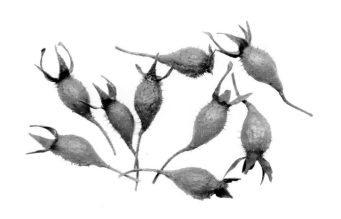

图101-3 金樱子（鲜品）

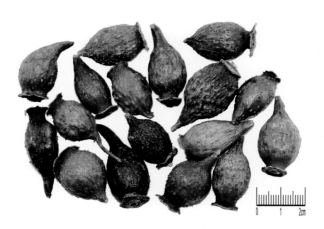

图101-4 金樱子（药材）

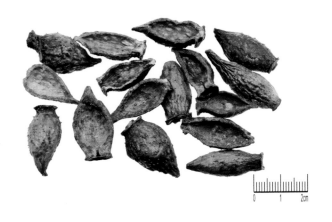

图101-5　金樱肉（饮片）

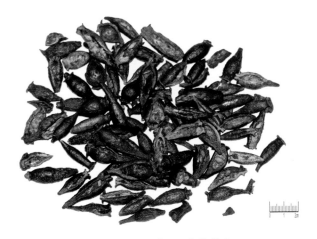

图101-6　炒金樱子（饮片）

【炮制加工】

金樱子（净制）：取金樱子药材，除去杂质，洗净，干燥。本品收载于《安徽省中药饮片炮制规范》2005 年版。

金樱子肉：取净金樱子，略浸，润透，纵切两瓣，除去毛、核，干燥。本品收载于《中华人民共和国药典》2020 年版一部。

炒金樱子：取净金樱子肉或金樱子，置锅内，文火炒至带火色，有香气逸出时，取出，放凉。本品收载于《山东省中药饮片炮制规范·下册》2012 年版。

蜜金樱子：先将炼蜜用适量开水稀释后，加入净金樱子肉或金樱子拌匀，闷润，置热锅内，用文火炒至表面红棕色，不粘手时，取出，放凉（每 100 kg 金樱子，用炼蜜 20 kg）。本品收载于《山东省中药饮片炮制规范·下册》2012 年版。

金樱膏：取金樱子药材，用武火煮 4 h（每 50 kg 加水 4 倍），用纱布滤渣取汁，渣再加等量水煮一次，滤去渣合并药汁，再熬至滴水成珠，约得 5 kg，加等量蜂蜜，混合煮至能拉丝，取出。本品收载于《云南省中药饮片炮制规范》1986 年版。

【混伪品及习用品】

（1）金樱子根：蔷薇科蔷薇属植物金樱子 *Rosa laevigata* Michx. 的干燥根。鉴别特征：呈圆柱形，长短不等，略扭曲，或为不规则形厚片；表面紫红色或紫褐色，粗糙，具纵皱纹，栓皮呈片状，易剥落；体重，质坚硬；断面皮部薄，紫褐色，木部发达，淡黄色或黄棕色，纤维性，具放射状纹理；气微，味微苦、涩。本品收载于《浙江省中药材标准·第一册》2017 年版。

（2）美蔷薇果：蔷薇科蔷薇属植物美蔷薇 *Rosa bella* Rehd. et Wils. 的干燥成熟果实。鉴别特征：表面深红色，长 1.5~2 cm；呈椭圆形，顶端有短颈，渐细而成瓶状（不呈明显的花瓶状），猩红色，有腺毛，果梗可达 1.8 cm。

（3）西北蔷薇果：蔷薇科蔷薇属植物西北蔷薇 *Rosa davidii* Crép. 的干燥成熟果实。鉴别特征：表面深红色或橘红色，呈椭圆形或长倒卵球形；顶端有细长颈，直径 1~2 cm，有腺毛或无腺毛；果梗密被柔毛和腺毛，宿存萼片直立。

（4）大叶蔷薇果：蔷薇科蔷薇属植物大叶蔷薇 *Rosa macrophylla* Lindl. 的干燥成熟果实。鉴别特征：长圆卵球形至长倒卵形（形似花瓶，状若拇指），体较大，长 1.5~3 cm，直径约 1.5 cm；先端有短颈，外表呈红黄色，有光泽，有或无腺毛，具直立宿存萼片；外被腺毛较为稀疏。

（5）小果蔷薇果：蔷薇科蔷薇属植物小果蔷薇 *Rosa cymosa* Tratt. 的干燥成熟果实。鉴别特征：呈长卵形或圆球形，长 1.5~3 cm，直径 0.5~0.8 cm；外表面棕红色至深红色或深棕色，光滑或具皱缩，无刺；基部具细长果柄，顶端有略呈正五边形或类圆形的花萼残基；切面花托壁薄，内壁有光亮的金黄色绒毛，含小瘦果 5~20 粒；小瘦果卵形、有棱，红棕色或淡黄色，表面被金黄色绒毛。

102. 九香虫

【来源】

蝽科昆虫九香虫 *Aspongopus chinensis* Dallas 的干燥体。

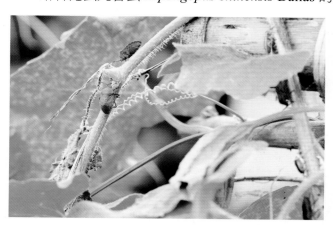

图102-1　九香虫（动物生境）

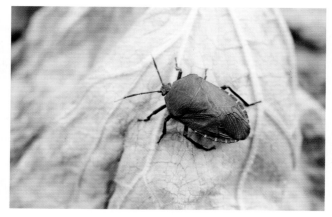

图102-2　九香虫（动物成虫）

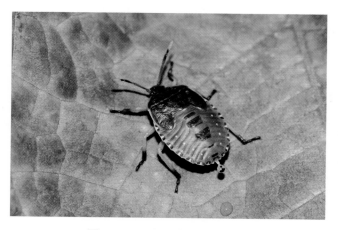

图102-3　九香虫（动物若虫）

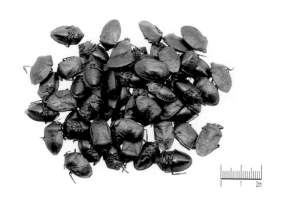

图102-4　九香虫（药材）

【炮制加工】

九香虫（净制）：取九香虫药材，除去杂质。本品收载于《中华人民共和国药典》2020 年版一部。

炒九香虫：取净九香虫，照清炒法，炒至有香气。本品收载于《中华人民共和国药典》2020 年版一部。

酒九香虫：取净九香虫，用黄酒拌匀，置锅内，闷透，用文火加热，炒至香气逸出，出锅，筛去头、足、翅，放凉（每净九香虫 100 kg，用黄酒 20 kg）。本品收载于《甘肃省中药炮制规范》2009年版。

【混伪品及习用品】

（1）**小皱蝽**：蝽科昆虫小皱蝽 *Cyclopelta parva* Distant 的干燥虫体，又名"小九香虫"。鉴别特征：与九香虫相似而短小，干燥虫体呈椭圆形，前端渐尖，后端钝圆，表面棕褐色或棕黑色，长1~1.3 cm，宽 0.5~0.8 cm；头小，略呈半圆形，有单眼 1 对，呈点状突起，触角 1 对，均为 4 节，黑色；背部有薄膜质、半透明的翅 2 对，棕黑色或棕褐色，将翅除去后可见背部呈红黑色或黑棕色，有节，近边缘有 1 mm 宽的边，棕色与黑色相间排列成节纹状；胸部有足 3 对，多已脱落；腹部棕黑色，近边缘有浅棕色斑纹，有 5~6 节，每节近边缘有一突起的黑色小点；质脆，折断后腹内有棕色内含物或中空；有臭气。

（2）**大皱蝽**：蝽科昆虫大皱蝽 *Cyclopelta obscura* (Lepeleter et Serville) 的干燥虫体，又名"槐蝽"。鉴别特征：极似小皱蝽，仅体长、宽较大；长 11.5~15 mm，宽 6.5~7.5 mm；椭圆形，黑褐色至红褐色，无光泽；小盾片基部中央有一黄白色小斑点，末端有时隐约可见黄白色小点，小盾片上有较明显的横皱；腹部背面红棕色，侧接缘黑色，每节中央有黄色小点；腹面颜色淡，具不规则黑斑或黑色纵带纹，侧缘黑斑半圆形。

（3）**锯齿蝽**：蝽科昆虫细角瓜蝽 *Megymenum gracillicorne* Dallas 的干燥虫体。鉴别特征：暗褐色，略带铜色光泽；头的侧缘在复眼前方有一外伸的长刺；触角基部 3 节黑色，第 4 节淡黄或黄褐色，各节均为圆柱状；前胸背板表面凹凸不平，前角尖刺状，距中线较远，前伸而内弯，呈牛角状；侧缘波曲状；小盾片表面亦不平整；翅膜片淡黄色；股节下方有刺；腹部侧接缘每节只有 1 个大形锯齿状突起。

（4）**短角瓜蝽**：蝽科昆虫短角瓜蝽 *Megymenum brevicornis* Dallas 的干燥虫体。鉴别特征：与锯齿蝽极为相似；黑褐色；头的侧缘在复眼前方没有外伸的长刺；触角第 2、3 节扁；前胸背板表面凹凸不平，前角尖锐，距中线较近，前伸而向外侧伸展；前侧缘前半折曲强烈，凹入部分较深；小盾片表面亦不平整；翅膜片淡黄色；腹部侧接缘每节除大形锯齿状突起外，尚有小型锯齿状突起。

（5）**黄斑黑蝽**：蝽科昆虫黄斑黑蝽 *Eibrthesina fullo* (Tbhunberg) 的干燥虫体。鉴别特征：体黑褐色，密布黑色刻点及细碎不规则黄斑；头部狭长，侧叶与中叶末端约等长，侧叶末端狭尖；触角 5 节黑色，第 1 节短而粗大，第 5 节基部 1/3 为浅黄色；喙浅黄 4 节，末节黑色，达第 3 腹节后缘；头部前端至小盾片有一条黄色细中纵线；前胸背板前缘及前侧缘具黄色窄边；胸部腹板黄白色，密布黑色刻点；各腿节基部 2/3 浅黄色，两侧及端部黑褐色，各胫节黑色，中段具淡绿色环斑；腹部侧接缘各节中部具小黄斑，腹面黄白色，节间黑色，两侧散生黑色刻点，气门黑色，腹面中央具一纵沟，长达第 5

腹节。

（6）**茶翅蝽**：蝽科昆虫茶翅蝽 *Halyomorpha halys* (Stal) 的干燥虫体。鉴别特征：体淡黄褐色，具黑刻点，或在身体各部位具金绿色或紫绿色光泽，体色变异极大，甚至整个身体背面均为金绿色；触角黄褐色，第 3 节端部、第 4 节中段、第 5 节大半均为黑褐色；小盾片基缘常有 5 个隐约的小黄斑；翅褐色，基部色深，淡黑褐色，端部脉色亦深；侧接缘黄黑相间；腹面淡黄白色。

103. 桔 梗

【来源】

桔梗科桔梗属植物桔梗 *Platycodon grandiflorum* (Jacq.)A.DC. 的干燥根。

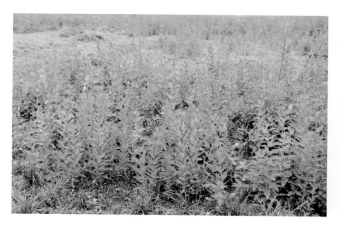

图103-1 桔梗（栽培地）

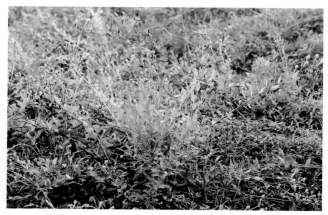

图103-2 桔梗（植物花、果期）

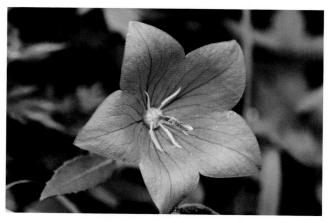

图103-3 桔梗（植物花）

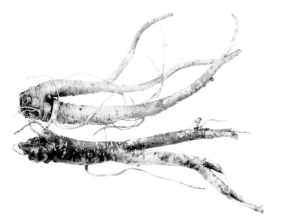

图103-4 桔梗（鲜品）

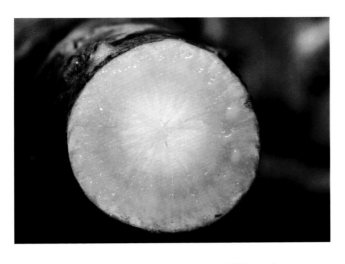

图103-5　桔梗鲜品（横切面）

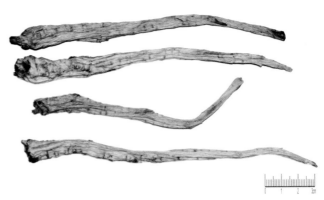

图103-6　桔梗（药材）

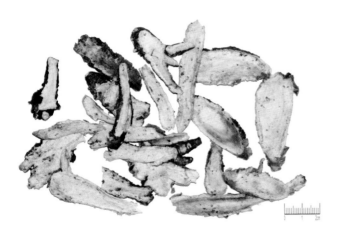

图103-7　桔梗饮片（纵切）

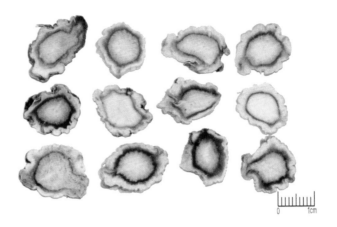

图103-8　桔梗饮片（横切）

【术语】

"金井玉栏"：桔梗横切面，皮部白色，木质部淡黄色，交界处有一浅棕色环，肉白心黄，恰似金玉相映，又名"金心玉栏"。

"菊花心"：桔梗断面不平坦，有裂隙，习称"菊花心"。

"芦头"：桔梗顶端带有的盘节状短根茎。

"芦碗"：桔梗芦头上具数个圆形或半圆形、凹窝状的已枯茎痕，形如小碗。

【炮制加工】

桔梗（切制）：取桔梗药材，除去杂质，洗净，润透，切厚片，干燥。本品收载于《中华人民共和国药典》2020年版一部。

蜜桔梗：取桔梗饮片，照蜜炙法，炒至不粘手。本品收载于《陕西省中药饮片标准·第一册》2007年版。

【混伪品及习用品】

（1）甜桔梗：桔梗科沙参属植物荠苨 *Adenophora trachelioides* Maxim. 及同属植物的干燥根。鉴别特征：呈圆锥形或圆柱形，上粗下细，少数具分支；表面黄白色，有明显横纹及沟纹；体轻，质松泡，易折断；断面类白色，不平，有裂隙，形成层不明显；气微，味甘、淡。本品收载于《上海市中药饮片炮制规范》2018年版。

（2）霞草：石竹科石头花属植物长蕊石头花 *Gypsophila oldhamiana* Miq. 的干燥根，又名"丝石竹"。鉴别特征：呈圆柱形或圆锥形，较桔梗粗；根头部常有分叉，残留有地上茎残基及多数凸起的支根痕；表面黄白色，具扭曲的纵沟纹，或有棕黄色栓皮残留；质坚实而体较重，不易折断；横断面可见多个黄白色相间的放射状花纹（异形维管束），断续排列成2~3轮环状；味苦涩，有刺激性，久嚼麻舌。

（3）南沙参：桔梗科沙参属植物轮叶沙参 *Adenophora tetraphylla* (Thunb.) Fisch. 或沙参 *Adenophora stricta* Miq. 的干燥根。鉴别特征：呈圆锥形或圆柱形，略弯曲，长 7~27 cm，直径 0.8~3 cm；表面黄白色或淡棕黄色，凹陷处常有残留粗皮，上部多有深陷横纹，呈断续的环状，下部有纵纹和纵沟；顶端具 1 或 2 个根茎；体轻，质松泡，易折断；断面不平坦，黄白色，多裂隙；气微，味微甘。本品收载于《中华人民共和国药典》2020年版一部。

（4）瓦草根：石竹科蝇子草属植物粘萼蝇子草 *Silene viscidula* Franch. 的干燥根。鉴别特征：呈长圆锥形或纺锤形，肉质，有时有分支，长达 30 cm，直径 3~12 mm；有明显的芦头；表面呈黄白色或棕黄色，有横向皮孔及纵皱纹；质坚硬而脆，易折断；断面平坦，蜡质样，皮部黄白色，木部淡黄色；气微，味苦、微麻。本品收载于《云南省中药材标准第二册·彝族药》2005年版。

（5）西南蝇子草：石竹科蝇子草属植物西南蝇子草 *Silene delavayi* Franch. 的干燥根。鉴别特征：呈圆柱形或圆锥形，少有分支，长 12~25 cm，直径 0.7~2.5 cm；表面黄白色，可见棕褐色的栓皮残痕；根头部常有数个圆柱形芦头，具明显密集的环纹；全体有扭曲的纵沟纹，并有横向延长的皮孔及点状根痕；体重，质坚实，不易折断；断面粉质，皮层白色，木部黄白色，呈菊花心状；气微，味苦、麻，有刺喉感。

（6）知母：百合科知母属植物知母 *Anemarrhena asphodeloides* Bunge 的干燥根茎，本品曾经切片冒充桔梗。鉴别特征：呈不规则类圆形、条形厚片；外表皮黄棕色或棕色，可见少量残存的黄棕色叶基纤维、凹陷或突起的点状根痕；切面黄白色至黄色；气微，味微甜而后苦，嚼之带黏性。本品收载于《中华人民共和国药典》2020年版一部。

104. 决明子

【来源】

豆科决明属植物决明 *Cassia obtusifolia* L. 或小决明 *Cassia tora* L. 的干燥成熟种子。

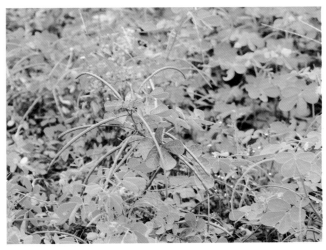

图104-1　决明（植物果期）

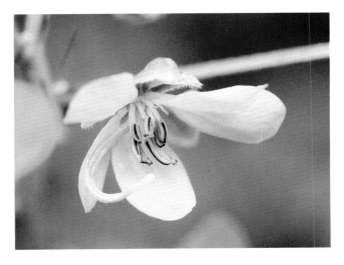

图104-2　决明（植物花）

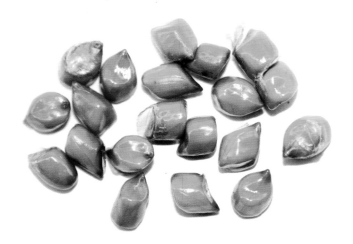

图104-3　决明子（鲜品）

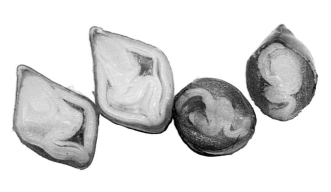

图104-4　决明子鲜品（剖面）

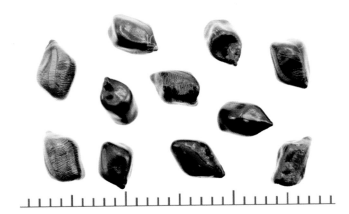

图104-5　决明子药材（决明）

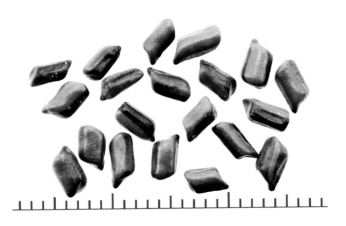

图104-6　决明子药材（小决明）

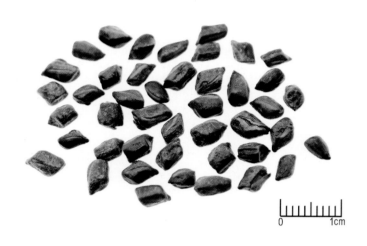

图104-7　炒决明子（饮片）

【术语】

"马蹄决明"：决明子药材，呈短圆柱形，两端平行倾斜，形似马蹄，商品称"马蹄决明"。

"草决明"：决明子药材的别称，多为处方用名。

【炮制加工】

决明子（净制）：取决明子药材，除去杂质，洗净，干燥。用时捣碎。本品收载于《中华人民共和国药典》2020年版一部。

炒决明子：取净决明子，照清炒法，炒至微有香气。用时捣碎。本品收载于《中华人民共和国药典》2020年版一部。

盐决明子：取净决明子，加盐水拌匀，闷润至盐水被吸尽，置炒制容器内，用文火加热，炒至表面棕褐色，微鼓起，有香气逸出时，取出，放凉（每100 kg决明子，用食盐2 kg）。本品收载于《广东省中药饮片炮制规范·第一册》。

【混伪品及习用品】

（1）望江南子：豆科决明属植物望江南 *Senna occidentalis* (Linnaeus) Link 的干燥种子，又名"扁粗决明"或"圆决明"。鉴别特征：呈扁圆形，一端具突尖，长3~5 mm，宽2.3~4 mm，厚1~2 mm；表面灰绿色或灰棕色，四周有薄膜包被，两面平，中央有1椭圆形凹斑；质坚硬，不易破碎；横切面可见灰白色胚乳与2枚平直紧贴的黄色子叶；无臭，味淡。本品收载于《贵州省中药材民族药材质量标准·第一册》2019年版。

（2）茳芒决明：豆科决明属植物槐叶决明 *Senna sophera* (L.) Roxb. 的干燥种子。鉴别特征：与望江南相似而稍大；表面黄绿色或褐色，微有光泽，两表面中央有椭圆形凹斑，偏斜，一端略尖，旁有种脐；质坚硬；气微，味微苦。本品以"望江南子"收载于《浙江省中药炮制规范》2015年版。

（3）刺田菁：豆科田菁属植物刺田菁 *Sesbania bispinosa* (Jacq.) W. F. Wight 的干燥种子。鉴别特征：呈短圆柱形，长2~4 mm，宽1~2 mm；表面光滑，呈黄棕色至棕褐色；两端钝圆，无棱线，中部略缢缩，腹侧中部有淡黄色或淡黄白色的圆形种脐；气微，具显著的豆腥味。

105. 苦杏仁

【来源】

蔷薇科杏属植物山杏 *Prunus armeniaca* L. var. *ansu* Maxim.、西伯利亚杏 *Prunus sibirica* L.、东北杏 *Prunus mandshurica* (Maxim.) Koehne 或杏 *Prunus armeniaca* L. 的干燥成熟种子。

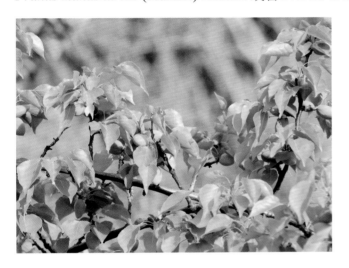

图105-1　山杏（植物果期）

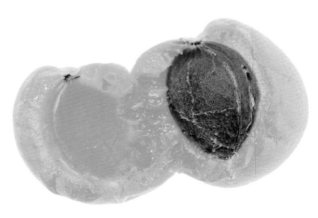

图105-2　杏（鲜品）

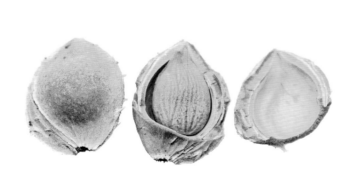

图105-3　杏（种子及核壳）

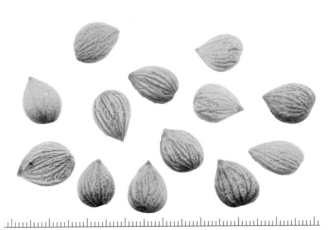

图105-4　苦杏仁（药材）

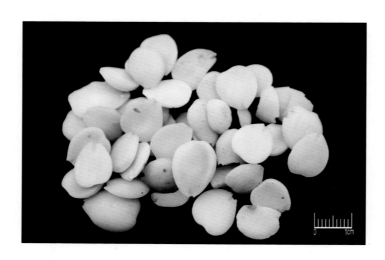

图105-5　燀苦杏仁（饮片）

【术语】

"鼓肚子"：苦杏仁呈扁心形或桃形，顶端略尖，基部左右不对称，中部明显膨大，如肚鼓出。

【炮制加工】

苦杏仁（净制）：取苦杏仁药材，除去杂质。用时捣碎。本品收载于《中华人民共和国药典》2020年版一部。

燀苦杏仁：取净苦杏仁，照燀法，去皮；用时捣碎。本品收载于《中华人民共和国药典》2020年版一部。

炒苦杏仁：取燀苦杏仁，照清炒法，炒至黄色。用时捣碎。本品收载于《中华人民共和国药典》2020年版一部。

蜜苦杏仁：取燀苦杏仁，照蜜炙法，炒至不粘手（每100 kg燀苦杏仁，用炼蜜10 kg）。本品收载于《陕西省中药饮片标准·第一册》2007年版。

蒸苦杏仁：取净苦杏仁，平铺于蒸笼内，厚度3~5 cm，置沸水锅上，大流量蒸汽蒸约30 min，取出，干燥。本品收载于《山东省中药饮片炮制规范·下册》2012年版。

苦杏仁霜：取苦杏仁药材，除去杂质，照制霜法，制霜。本品收载于《四川省中药饮片炮制规范》2015年版。

【混伪品及习用品】

（1）**甜杏仁**：蔷薇科杏属植物杏 *Armeniaca vulgaris* Lam. 或山杏 *Armeniaca sibirica* (L.) Lam. 栽培品种中味甜的干燥成熟种子。鉴别特征：呈扁心形，长1.6~2.1 cm，宽1.2~1.6 cm；表面淡黄棕色或暗棕色；顶端尖，基部圆，左右近对称，种脐明显，圆端合点处向上具多数深棕色脉纹，形成纵向凹纹；种皮较苦杏仁厚，淡棕黄色，除去种皮，可见乳白色子叶2枚，富油性；质较坚实，气微，味淡、微甜。本品收载于《四川中药材标准·增补本》1992年版。

（2）**桃仁**：蔷薇科桃属植物桃 *Amygdalus persica* L. 的干燥种子。鉴别特征：呈扁长卵形，长1.2~1.8 cm，宽0.8~1.2 cm，厚0.2~0.4 cm；表面黄棕色至红棕色，密布颗粒状突起；一端尖，中部膨大，另端钝圆、稍偏斜，边缘较薄；尖端一侧有短线形种脐，圆端有颜色略深、不甚明显的合点，自合点处散出多数纵向维管束；种皮薄，子叶 2 枚，类白色，富油性；气微，味微苦。本品收载于《中华人民共和国药典》2020 年版一部。

（3）山桃仁：蔷薇科桃属植物山桃 *Amygdalus davidiana* (Carr.) C. de Vos 的干燥种子。鉴别特征：性状与桃仁类似，呈类卵圆形，较小而肥厚，长约 0.9 cm，宽约 0.7 cm，厚约 0.5 cm。本品以"桃仁"收载于《中华人民共和国药典》2020 年版一部。

（4）扁桃仁：蔷薇科桃属植物扁桃（巴旦杏）*Amygdalus communis* L. 的干燥种子，又名"巴旦杏"。鉴别特征：同山桃仁，种仁味甜。

（5）光桃仁：蔷薇科桃属植物光核桃 *Amygdalus mira* (Koehne) Yü et Lu 的干燥成熟种子。鉴别特征：呈类长椭圆形或长卵圆形，长 1.1~1.7 cm，宽 0.8~1.1 cm，厚约 0.5 cm；表面黄棕色或黄褐色，被较细的颗粒状突起；顶端尖，基部钝圆，略偏斜，边缘较薄；尖端一侧有 1 线状种脐，自基部合点处分散出多数棕色维管束脉纹，形成布满种皮的纵向凹纹；种皮薄，子叶 2 枚，类白色，富油性；气微，味微苦。本品收载于《四川省中药材标准》2010 年版。

106. 莲 子

【来源】

睡莲科莲属植物莲 *Nelumbo nucifera* Gaertn. 的干燥成熟种子。

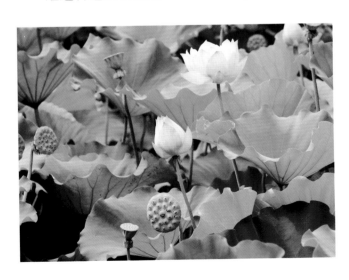

图106-1 莲（植物花、果期）

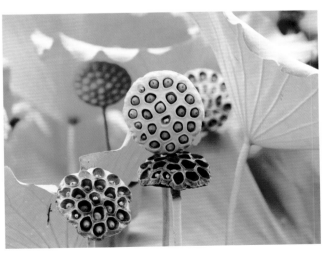

图106-2 莲（植物果实）

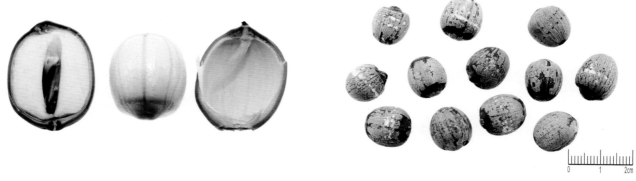

图106-3　莲果实（纵剖及种子）　　　　　　　图106-4　莲子（药材）

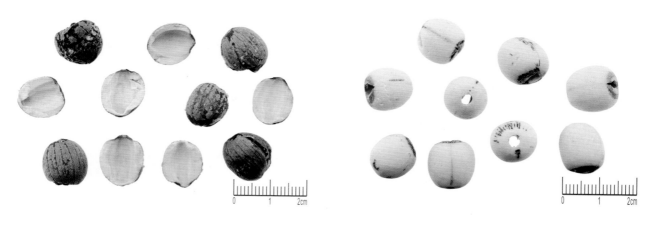

图106-5　莲子（饮片）　　　　　　　　　图106-6　白莲米（饮片）

【术语】

"白莲子"：采收莲子时，除去果壳后，趁鲜除去种皮、捅去种胚，得"白莲子"，多供食用。

"腰横玉带"：过去建莲子加工时，常在种子中间划一刀，留下划痕习称"腰横玉带"。

【炮制规格】

莲子（切制）：取莲子药材，略浸，润透，切开，去心，干燥。本品收载于《中华人民共和国药典》2020 年版一部。

莲子（去皮）：取莲子药材，润至种皮发胀，搓去或磨去种皮、除去莲子心，干燥，习称"白莲米"。本品收载于《四川省中药饮片炮制规范》2015 年版。

炒莲子：取莲子饮片，用文火炒至稍变黄色，微具焦斑，取出，摊凉，即得。本品收载于《黑龙江省中药饮片炮制规范及标准》2012 年版。

【混伪品及习用品】

石莲子：睡莲科莲属植物莲 *Nelumbo nucifera* Gaertn. 的干燥成熟果实，又名"甜石莲"。鉴别特征：呈卵圆形或椭圆形，两端略尖，长 1.5~1.8 cm，直径 0.5~1.3 cm；表面灰棕色至灰黑色，平滑，被白色粉霜，在放大镜下可见多数小凹点；顶端有一个圆孔状柱痕或残留柱基，基部有果柄痕，其旁有一点状小突起；果皮极坚硬，破开后可见 1 粒椭圆形种子；种皮黄棕色或红棕色，不易剥离；除去种皮后，内有两瓣肥厚的子叶，乳黄色，中心为暗绿色胚芽；气微，子叶味微甘，胚芽味苦，果皮味涩。本品收载于《宁夏中药材标准》2018 年版。

107. 灵 芝

【来源】

多孔菌科真菌赤芝 Ganoderma lucidum (Leyss. ex Fr.) Karst. 或紫芝 Ganoderma sinense Zhao, Xu et Zhang 的干燥子实体。

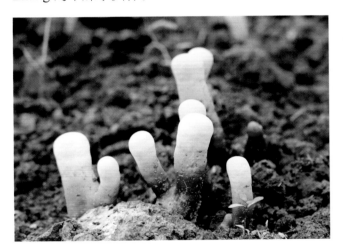

图107-1 栽培灵芝（幼苗期）

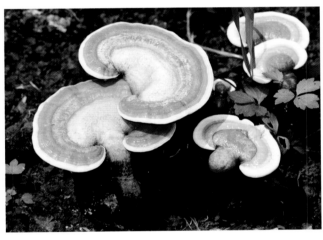

图107-2 灵芝（栽培）

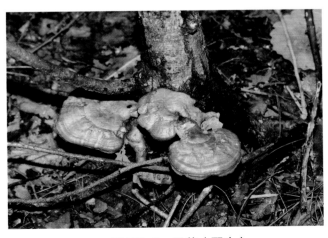

图107-3 灵芝（野生）

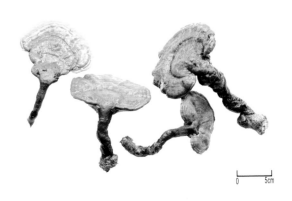

图107-4 灵芝药材（野生赤芝）

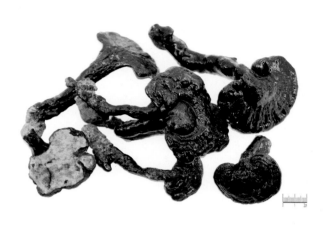

图107-5　灵芝药材（野生紫芝）

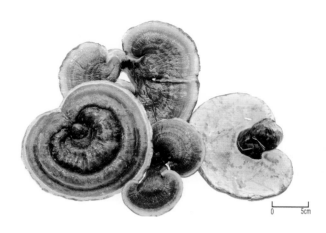

图107-6　灵芝药材（栽培赤芝）

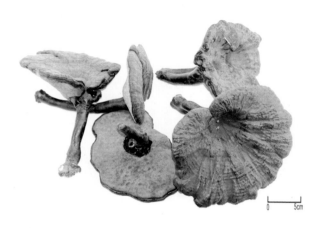

图107-7　灵芝药材（栽培紫芝）

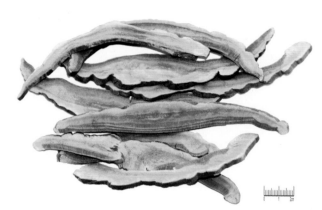

图107-8　灵芝片（饮片）

【炮制加工】

灵芝（切制）： 取灵芝药材，除去杂质，切厚片或小块，或切碎，低温烘干。本品收载于《四川省中药饮片炮制规范》2015年版。

【混伪品及习用品】

（1）灵芝孢子： 多孔菌科真菌赤芝 *Ganoderma lucidum* (Leyss. ex Fr.) Karst. 或紫芝 *Ganoderma sinense* Zhao, Xu et Zhang 的干燥成熟孢子。鉴别特征：呈粉末状，黄褐色至紫褐色；体轻，手捻有细腻感；气微，味淡。本品收载于《四川省中药材标准》2010年版。

（2）发酵赤灵芝菌粉： 多孔菌科真菌赤芝 *Ganoderma lucidum* (Leyss. ex Fr.) Karst. 鲜品中分离所得 *Ganoderma lucidum* G-1，经液体发酵培养后，滤过，得到含有灵芝菌丝体的灵芝滤饼，干燥，粉碎得到菌粉。鉴别特征：呈棕色至棕褐色粉末；气香，味酸、苦、微涩。本品收载于《江西省中药材标准》2014年版。

（3）薄树芝： 多孔菌科真菌薄树芝 *Ganoderma capense* (Lloyd.) Teng 的子实体。鉴别特征：子实体较大，木栓质，有侧生短柄或近无柄；菌盖半圆形、近扇形或肾形，表面无轮环；皮壳黑褐色或深紫红色，边缘黄色，有漆样光泽和辐射状皱纹，有的靠近基部有小颗粒；菌肉有明显的轮纹，厚达

2 cm，近菌管处浅褐色；菌管呈肉桂色；管口初期白色，受伤处变为浅褐色。

（4）**密纹薄芝**：多孔菌科真菌密纹薄芝 *Ganoderma tenue* Zhao,Xu et Zhang 的干燥子实体。鉴别特征：有粗细不等的柄或无柄，木质；菌盖近扇形或半圆形，表面紫褐色至黑褐色，边缘棕黄色至红褐色，有光泽；轮纹明显，靠近边缘更密；近菌柄部纵纹明显，边缘薄而锐，厚 2~5 mm；下面灰色，菌肉中无环纹。

（5）**多分枝灵芝**：多孔菌科真菌多分枝灵芝 *Ganoderma ramosissimum* Zhao 的干燥子实体。鉴别特征：菌盖扇形或不规则状，有的相连，直径 3~4 cm；皮壳浅黄褐色或紫褐色；菌肉淡白色或黄白色；菌柄掌状分枝。

（6）**拟鹿角灵芝**：多孔菌科真菌拟鹿角灵芝 *Ganoderma amboinense*(Lam.Fr.) Pat 的干燥子实体。鉴别特征：菌柄分支呈鹿角状，子实层不孕，偶见成熟孢子。

（7）**云芝**：多孔菌科真菌彩绒革盖菌 *Coriolus versicolor* (L.ex Fr.) Quel. 的干燥子实体。鉴别特征：菌盖半圆伞状，无柄；常数个叠生，呈覆瓦状排列；菌盖深灰褐色，有环状棱纹和辐射状皱纹，外缘有白色或浅褐色边；密生灰、褐、蓝、紫等颜色短毛，构成多色环带；菌盖下颜色浅，有细密管状孔洞，内生孢子，管口淡棕色至黄棕色。本品收载于《中华人民共和国药典》2020 年版一部。

（8）**松杉灵芝**：多孔菌科真菌松杉灵芝 *Ganoderma tsugae* Murr. 的干燥子实体。鉴别特征：菌盖肾形、半圆形或近扇形；表面红褐色或污红褐色，具漆样光泽，无环带或具不明显的环带；菌肉白色或淡白色，接近菌管处常呈淡褐色；菌管淡黄褐色或颜色较深，孔面淡白色，后渐变成与菌管同色，管口略呈圆形；菌柄通常粗而短，紫黑色，有较强的油漆样光泽。

（9）**树舌灵芝**：多孔菌科真菌树舌 *Ganoderma applanatum* (Pers.ex Gray) Pat. 的干燥子实体。鉴别特征：菌盖无柄，半圆形，剖面扁半球形或扁平，厚达 10 cm；灰色，渐变褐色，有同心环状棱纹，或有疣或瘤状物；皮壳脆角质；菌肉浅栗色，有时近皮壳处白色；菌管显著多层，每层厚达 15 mm，管口近白色至浅黄色，受伤处迅速变为暗褐色，圆形；孢子呈卵形，褐色。本品收载于《中华人民共和国卫生部药品标准·第一册》。

（10）**有柄树舌**：多孔菌科真菌有柄树舌 *Ganoderma gibbosum* (Nees) Pat. 的干燥子实体。鉴别特征：木栓质至木质；菌盖半圆形或近扇形；表面锈褐色至土黄色，有圆心环带，后期龟裂，无光泽，边缘钝，完整；菌肉褐色或深褐色，厚达 1 cm 左右；菌管深褐色，孔面乌白色或褐色，管口近圆形；菌柄短粗，侧生。

（11）**层叠树舌**：多孔菌科真菌层叠树舌 *Ganoderma lobatum* (Schw.) Atk. 的干燥子实体。鉴别特征：老菌盖下形成新菌盖，呈层叠状；无柄或有短柄，菌盖扁或微下凹，厚达 3 cm；表面灰色或浅褐色，有同心环带，皮壳薄而脆；断面菌肉浅栗色，木栓质。

（12）**红缘层孔菌**：多孔菌科真菌红缘层孔菌 *Fomes pinicola* 的干燥子实体。鉴别特征：菌盖无柄或平伏而反卷，扁平，扁半球形至马蹄形，木质；初期有红色胶状皮壳，后期变为灰色至黑色，并有宽的棱带；边缘常钝，初期近白色，渐变为浅黄至赤栗色，下侧无子实层；菌肉近白色至木色，木栓质至木质，有环纹；菌管管口圆，白色至乳白色；孢子呈卵形至椭圆形；无色，光滑。

（13）**肉色栓菌**：多孔菌科真菌肉色栓菌 *Trametes dickinsii* Berk. 的干燥子实体。鉴别特征：子实体无柄，半圆形，扁平；有时近蹄形，往往呈覆瓦状；表面有不明显的辐射状皱纹，有小疣或小瘤，有环纹或不明显，具细微绒毛，渐变光滑，棕灰色至深棕灰色；边缘薄而锐，波浪状；下侧无子实层；菌肉粉红色，有环纹；菌管同色，管口大多圆形；孢子近球形，无色，光滑。

（14）**圆孢地花菌**：多孔菌科真菌圆孢地花菌 *Polyporus montanus* (Quel) Freey. 的干燥子实体。鉴别特征：长约 6 cm，菌柄粗短，菌盖扁形或匙形；质硬而脆，青褐色至浅棕色；光滑，边缘具不明显的环节，边缘波浪状、内卷，断面白色。

（15）**射纹树掌菌**：多孔菌科真菌射纹树掌菌 *Polyporus grammocephalus* Berk 的干燥子实体。鉴别特征：菌盖圆形至肾形；表面黄褐色至栗褐色，光滑；有辐射状棱纹；边缘波浪状或瓣裂，菌柄侧生，很短，断面近白色。

（16）**喜热灵芝**：多孔菌科真菌喜热灵芝 *Ganoderma calidophilum* Zhao,Xu et Zhang 的干燥子实体。鉴别特征：子实体小，木栓质；菌盖近圆形、半圆形、肾形或扇形；皮壳红褐色、暗红褐色、紫褐色或黑褐色，有时带橙色，有漆样光泽，具同心环沟、环纹和辐射状皱纹，边缘钝或呈截形；菌肉两层，上层木材色至漆褐色，近菌管处呈淡褐色至暗褐色；菌管褐色，管口白色，近圆形；菌柄圆柱形，背侧生或背生，通常紫褐色或紫黑色，光亮，粗细不等或弯曲。

（17）**背柄紫灵芝**：多孔菌科真菌背柄紫灵芝 *Ganoderma cochlear* (Bl. et Nees)Bre 的干燥子实体。鉴别特征：木栓质至木质；菌盖近圆形；皮壳紫黑色至黑色，有漆样光泽，有环纹、辐射状皱纹或条纹，边缘钝或截形；菌肉深咖啡色；菌丝常无色并分支；菌管与菌肉色相似；管口近白色或黄色，圆形或近圆形，壁厚；菌柄背着生，有光泽，基部有时膨大。

（18）**拟热带灵芝**：多孔菌科真菌拟热带灵芝 *Ganoderma ahmadii* Steyaert 的干燥子实体。鉴别特征：具柄，木栓质到木质；菌盖近圆形或近扇形，中央稍下凹或呈漏斗状；皮壳紫褐色，微皱，无或微具光泽，边缘白色到浅黄褐色；菌肉褐色；菌管面淡白色；菌柄柱形或略扁，具光泽。

（19）**黄边灵芝**：多孔菌科真菌黄边灵芝 *Ganoderma luteomarginatum* Zhao. Xu et Zhang 的干燥子实体。鉴别特征：体小，木栓质至木质；菌盖半圆形、近扇形或略圆形，有时呈匙状；皮壳黑褐色或暗红色，有漆样光泽和纵皱纹，具不明显的同心环纹，边缘薄，浅黄至黄褐色；菌肉褐色或深褐色，菌管淡褐色、灰褐色或褐色；孔面污白色至污褐色或褐色，管口近圆形；菌柄长，侧生或背侧生，不等粗，向下渐粗，同盖色或黑色，有光泽。

（20）**黑紫灵芝**：多孔菌科真菌黑紫灵芝 *Ganoderma neo-japonicum* Imazeki 的干燥子实体。鉴别特征：菌盖半圆形、肾形至近圆形，略扁平；皮壳赤褐色、紫红色、近暗茶褐色至黑褐色；外表面平整，具明显的同心环棱纹及放射状凹凸不平的条纹，边缘薄而钝，内卷；管孔面白色带黄色，管口近圆形；菌柄长至 20 cm，近圆柱形，侧生或有偏生或中生，黑褐色，光亮。

（21）**硬孔灵芝**：多孔菌科真菌硬孔灵芝 *Ganodenna duropora* Lloyd. 的干燥子实体。鉴别特征：体较大，木栓质；菌盖略呈圆形，中央下凹似漏斗状；皮壳紫黑色或深黑色，有强烈似漆样光泽，具显著的环棱纹和放射状纵皱纹及皱褶，常常凹凸不平，边缘稍薄，略向上内卷，波曲状；菌肉、菌管深褐色，孔面紫褐色，管口近圆形；菌柄中生或侧生，圆柱形，漆黑色。

（22）**黄孔灵芝**：多孔菌科真菌黄孔灵芝 *Ganoderma oroflavum* (Lloyd) Teng 的干燥子实体。鉴别特征：体较大，无柄；木栓质至木质；多年生；菌盖半圆形至扁形，扁平或近马蹄形；皮壳薄而坚硬，锈褐色或褐色，表面凹凸不平，有同心环带，光滑但无漆样光泽，外层常呈龟裂状，流出胶样物质，边缘较薄；菌肉锈褐色至深咖啡色，边缘较薄；菌管表面淡黄白色至芥黄色，管口圆形；菌管壁较厚，分层不明显。

（23）树灵芝：多孔菌科真菌树灵芝 *Ganoderma resinaceum* Boud.ex Pat. 的干燥子实体。鉴别特征：木栓质至木质；菌盖半圆形或近扇形，往往呈覆瓦状生长，边缘薄而色浅；皮壳红褐色、黑褐色，基部色深，具土褐色和土黄色相间的环带，有似漆样光泽；菌肉上层木材色，接近菌管处褐色；菌管壁厚，管口近圆形；无柄或具短柄，有光泽。

（24）假芝：多孔菌科真菌假芝 *Amauroderma* sp. 的干燥子实体。鉴别特征：菌盖圆形或近圆形，中央或下凹；具皮壳，表面淡褐灰色，无光泽，有辐射状皱纹，环状沟纹不明显，边缘薄或呈波状；菌肉淡褐色；菌管深褐色，菌管孔面淡黑色，管口圆形；菌柄略扁，偏生，松软至空心。

（25）木蹄层孔菌：多孔菌科真菌木蹄层孔菌 *Fomes fomentarius* (L.:Fr.)Kick. 的干燥子实体。鉴别特征：无柄，大至巨大，软木栓质；菌盖马蹄形；表面多呈灰色、灰褐色、浅褐色至黑色，有一层厚的角质皮壳及明显环带和环棱纹，边缘钝；菌肉及菌管呈锈褐色，多层，管层很明显；管口圆形，灰色至浅褐色。

（26）弱光泽灵芝：多孔菌科真菌弱光泽灵芝 *Ganoderma curtisii* (Berk.) Murr. 的干燥子实体。鉴别特征：呈半圆形、肾形或扇形，菌盖木栓质；表面黄褐色或污紫色，皮壳有漆样光泽；表面有不明显的环纹，纵皱显著，边缘钝或稍呈截形；菌肉上层木材色，接近菌管处淡褐色；菌柄圆柱形，多弯曲，有时略扁平，侧生，紫红色。

（27）四川灵芝：多孔菌科真菌四川灵芝 *Ganoderma sichuanense* Zhao et Zhang 的干燥子实体。鉴别特征：呈半圆形或扇形，菌盖木栓质；表面紫褐色、暗紫褐色或浅红棕色，稍有光泽；具显著的纵皱、疣或瘤，边缘不整齐，钝形，有时呈覆瓦状；菌肉明显分两层，上层淡白色或木材色，接近菌管处呈淡褐色或近褐色；菌柄多被折断，只剩下柄基，具漆样光泽，漆黑色。

（28）海南灵芝：多孔菌科真菌海南灵芝 *Ganoderma hainanense* Zhao 的干燥子实体。鉴别特征：呈半圆形、近圆形、近肾形或近马蹄形；菌盖木栓质，有柄；表面红褐色到黑褐色、紫红色到紫褐色，有似漆样光泽；表面有明显的同心环沟，纵皱不明显，边缘钝或呈截形；菌肉分层不明显，上层黄褐色或淡褐色，接近菌管处呈褐色；菌柄背生或侧生，圆柱形，多粗细不等，与菌盖同色，但色较深。

（29）无柄赤芝：灵芝科真菌大青山灵芝 *Ganoderma daiqingshanense* J.D.Zhao 的干燥子实体。鉴别特征：无柄或有侧生短而粗的柄基；菌盖扇形、半圆形或贝壳形；皮壳硬而薄，表面红褐色至黑褐色，略有漆样光泽，基部色深，有的边缘颜色渐浅至土黄色；有同心环状棱纹和辐射状波纹，环纹上有时具瘤状物；菌肉上层浅黄色至黄棕色，下层浅栗色；菌管浅褐色，多为单层；孔面黄白色至黄棕色，有深色触碰痕，布满圆形小孔；气微香，味苦涩。本品收载于《湖北省中药材质量标准》2018年版。

（30）厚褐扇菌：多孔菌科真菌厚褐扇菌 *Polisticus vernicipes* (Berk)Gke 的干燥子实体。鉴别特征：菌盖扁圆形至肾形，革质、光滑，有辐射状皱褶及不明显环纹，浅黄棕色至深栗褐色，具光泽；菌盖边缘薄，具波浪状；菌柄短，长度仅 1 cm 以内（或近无）；断面棕色。

（31）雪灵芝：石竹科无心菜属植物甘肃雪灵芝 *Arenaria kansuensis* Maxim. 的干燥全草，又名"甘肃蚤缀"。鉴别特征：根圆柱形，灰棕色；质脆，易折断；断面黄白色，木质部浅黄色；叶针状线形，基部膜质，微抱茎；花单生枝顶，白色；气微，味淡。本品收载于《安徽省中药饮片炮制规范》2019 年版。

（32）草灵芝：杜鹃花科岩须属植物岩须 Cassiope lycopodioides (Pall.) D. Don 的干燥全草。鉴别特征：茎呈圆柱形，较细，有的可见分枝；叶交互对生或脱落，多卷曲皱缩，完整叶片展平后呈披针形至披针状矩圆形；叶片较厚，基部 2 浅裂；花单生叶腋；花梗长 1~2 cm，具长柔毛；蒴果类球形；气微，味微苦。本品收载于《安徽省中药饮片炮制规范》2019 年版。

（33）草灵脂：鼠兔科动物西藏鼠兔 Ochotona thibetana Milne-Edwards 的干燥粪便。鉴别特征：呈圆球形或圆形，直径 3~5 mm，表面棕褐色，粗糙；破碎后仍为棕褐色；可见多数植物纤维及其他未消化的物质；体轻，质泡；陈久者气微，新鲜者微臭。本品收载于《四川中药材标准·增补本》1992 年版。

（34）白鹤灵芝：爵床科灵枝草属植物灵枝草 Rhinacanthus nasutus (L.) Kurz 的干燥枝、叶。鉴别特征：嫩枝呈圆柱形，表面浅绿褐色，有细纵纹，节稍膨大，有分枝；质硬脆，断面周边浅绿色至黄绿色，髓部较大，呈白色海绵状；叶皱缩，破碎，上表面绿褐色，下表面灰绿色，被柔毛，脉稍凸；质脆；气微，味淡。本品收载于《云南省中药材标准·第五册·傣族药（Ⅱ）》2005 年版。

108. 凌霄花

【来源】

紫葳科凌霄属植物凌霄 Campsis grandiflora (Thunb.) Schum. 或美洲凌霄 Campsis radicans (L.) Seem. 的干燥花。

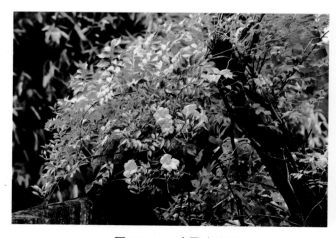

图108-1　凌霄（植物）

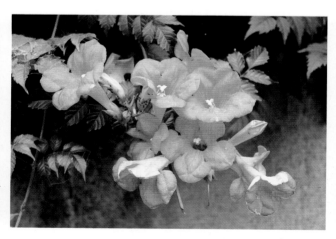

图108-2　凌霄（植物花）

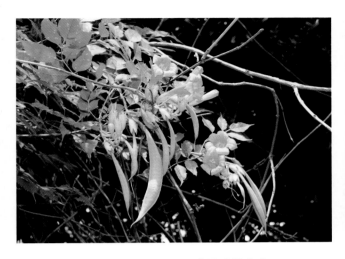

图108-3　美洲凌霄（植物）

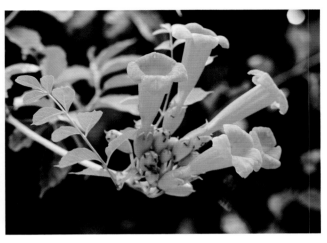

图108-4　美洲凌霄（植物花）

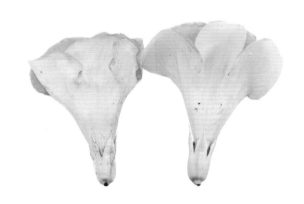

图108-5　凌霄花鲜品（凌霄）

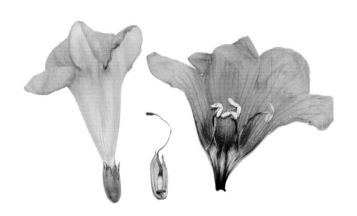

图108-6　凌霄花鲜品（美洲凌霄）

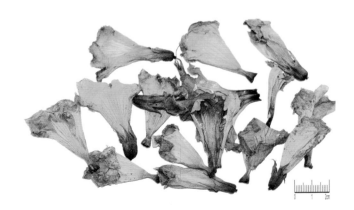

图108-7　凌霄花药材（凌霄）

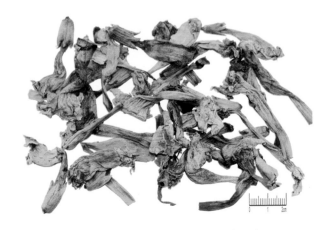

图108-8　凌霄花药材（美洲凌霄）

【炮制加工】

凌霄花（净制）：取凌霄花药材，除去杂质，筛去灰屑。本品收载于《上海市中药饮片炮制规范》2018 年版。

凌霄花（切制）：取凌霄花药材，除去杂质，略润，切丝，干燥。本品收载于《四川省中药饮片炮制规范》2015 年版。

【混伪品及习用品】

（1）**硬骨凌霄花**：紫葳科凌霄属植物硬骨凌霄 *Tecoma capensis* Lindl. 的干燥花。鉴别特征：花较小，长约 4 cm，下部镰状弯曲；花萼呈钟状，绿色，长约 0.5 cm，花萼裂片三角形，萼齿长为萼筒的1/6，筒部外表有微毛；花冠呈漏斗状，略弯曲，外面橙红色，内面橙黄色，有深红色的纵纹 3 条，花冠 4 裂，上唇凹入，花冠筒内基部有白色茸毛；雄蕊 4 枚，雄蕊和花柱伸出花冠外；花丝基部有毛；花盘呈杯状。

（2）**毛泡桐花**：玄参科泡桐属植物毛泡桐 *Paulownia tomentosa* (Thunb.) Steud. 的干燥花。鉴别特征：多皱缩破碎，只有花冠，花萼少见；花冠管状，长约 4 cm，棕色或暗棕色，上部膨大，色较浅，下部弯曲，色深而有皱纹；花萼钟形、革质，先端 5 裂，裂片三角形；完整的花，用水浸软摊开，花冠呈漏斗状，先端 5 裂，基部弯曲，内有紫黑色斑点；雄蕊着生于花冠上，4 枚；子房上位，花柱细长；气微弱，味淡。

（3）**白花泡桐花**：玄参科泡桐属植物白花泡桐 *Paulownia fortunei* (Seem.) Hemsl. 的干燥花。鉴别特征：长 7~12 cm；花萼长 2~2.5 cm，质厚，裂片被柔毛，内表面较密；花冠白色，干者外面灰黄色至灰棕色，密被毛茸，内面色浅，腹部具紫色斑点，筒部毛茸稀少。

（4）**洋金花**：茄科曼陀罗属植物洋金花 *Datura metel* L. 的干燥花。鉴别特征：皱缩成条状，完整者长 9~15 cm；花萼呈筒状，长为花冠的 2/5，灰绿色或灰黄色，先端 5 裂，基部具纵脉纹 5 条，表面微有茸毛；花冠呈喇叭状，先端 5 浅裂，裂片有短尖，短尖下有明显的纵脉纹 3 条；雄蕊 5，花丝贴生于花冠筒内，长为花冠的 3/4；雌蕊 1 枚，柱头棒状；烘干者质柔韧，气特异，晒干者质脆，气微；味微苦。本品收载于《中华人民共和国药典》2020 年版一部。

（5）**闹羊花**：有毒，杜鹃花科杜鹃属植物羊踯躅 *Rhododendron molle* (Blum) G. Don 的干燥花。鉴别特征：多脱落为单朵；灰黄色至黄褐色，皱缩；花萼 5 裂，裂片半圆形至三角形，边缘有较长的细毛；花冠钟状，筒部较长，约至 2.5 cm，顶端卷折，5 裂，花瓣宽卵形，先端钝或微凹；雄蕊 5 枚，花丝卷曲，等长或略长于花冠，中部以下有茸毛，花药红棕色，顶孔裂；雌蕊 1 枚，柱头头状；花梗长 1~2.8 cm，棕褐色，有短茸毛；气微，味微麻。本品收载于《中华人民共和国药典》2020 年版一部。

（6）**木槿花**：锦葵科木槿属植物木槿 *Hibiscus syriacus* L. 的干燥花。鉴别特征：皱缩成团，具短花梗，全体被毛；苞片 6~7 片，线形，长为花萼的 1/2；花萼钟状，淡黄色至棕黄色，草质，先端 5 裂至下 1/3 处，裂片三角形；花冠浅棕黄色至棕黄色，5 瓣或重瓣，膜质，表面具纵向细条纹；雄蕊多数，花药卵圆形，黑紫色，花丝联合成筒状包围花柱，花柱 5，柱头头状；气微，味淡、略甘。本品收载于《中华人民共和国卫生部药品标准·第一册》。

109. 芦 根

【来源】

禾本科芦苇属植物芦苇 *Phragmites communis* Trin. 的新鲜或干燥根茎。

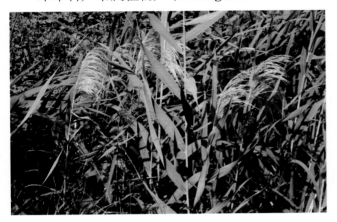

图109-1 芦苇（植物）

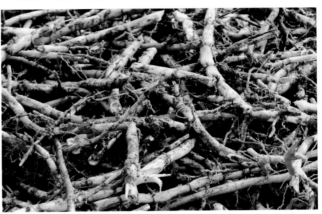

图109-2 芦根（鲜品）

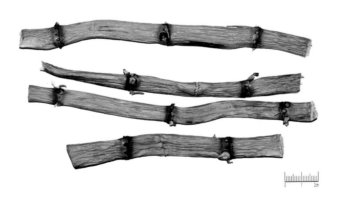

图109-3 芦根（药材）

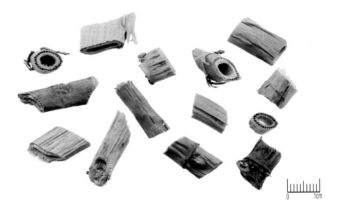

图109-4 芦根（饮片）

【炮制加工】

　　鲜芦根（切制）：取鲜芦根，除去杂质，洗净，切段。本品收载于《中华人民共和国药典》2020年版一部。

　　芦根（切制）：取芦根药材，除去杂质，洗净，切段，干燥。本品收载于《中华人民共和国药典》2020年版一部。

【混伪品及习用品】

（1）**苇茎：**禾本科芦苇属植物芦苇 *Phragmites communis* Trin. 的干燥地上嫩茎。鉴别特征：与芦根相似，但质柔软，黄棕色，多皱扁。

（2）**芦竹根：**禾本科芦竹属植物芦竹 *Arundo donax* L. 的干燥根茎。鉴别特征：为不规则的厚块片，厚 3~10 cm，外皮浅黄色，具光泽，环节上有黄白色叶鞘残痕，有的具残存的须根；横切片黄白色，粗糙，有多数突起的筋脉小点，纵切片可见众多纤维；体轻，质硬，气微，味淡。本品收载于《四川省中药材标准》2010 版。

（3）**大芦：**禾本科芦苇属植物卡开芦 *Phragmites karka* (Retz.) Trin 的干燥根茎。鉴别特征：与芦根相似，唯节间的纵皱纹细密而浅；质坚硬而韧，难于折断；壁厚 2~4 mm，排列成环的小孔较芦根小。

（4）**菰根：**禾本科菰属植物菰（茭白）*Zizania latifolia* (Griseb.) Stapf 的干燥根茎。鉴别特征：呈压扁的圆柱形，多已切成短段，直径 0.5~1.8 cm；外表金黄或棕黄色，无光泽，环节突起；节上有根痕及芽痕，节间有细纵皱纹；体轻，质软韧；横切面中空，周壁厚约 1 mm，无排列成环的小孔或不显著；纵切面有 8~15 个横隔膜残基；气微，味淡。

110. 鹿 角

【来源】

鹿科动物马鹿 *Cervus elaphus* Linnaeus 或梅花鹿 *Cervus nippon* Temminck 已骨化的角或锯茸后翌年春季脱落的角基。

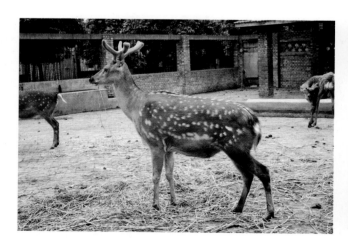

图110-1　梅花鹿（动物）

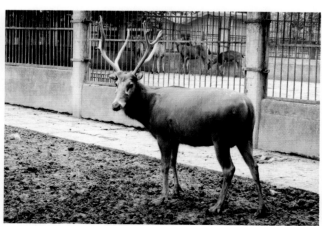

图110-2　马鹿（动物）

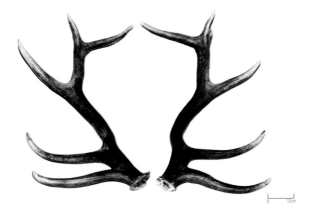

图110-3　鹿角药材（马鹿）

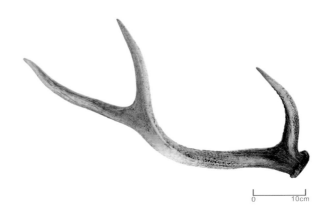

图110-4　鹿角药材（梅花鹿）

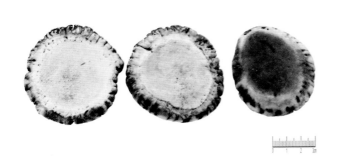

图110-5　鹿角药材（鹿角脱盘）

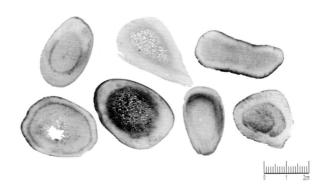

图110-6　鹿角（饮片）

【术语】

"马鹿角"：来源于马鹿的鹿角，商品习称"马鹿角"。

"梅花鹿角"：来源于梅花鹿的鹿角，商品习称"梅花鹿角"。

"鹿角脱盘"：锯茸后的翌年春季脱落的角基，又名"鹿角花盘"。

"珍珠盘"：鹿角基部具盘状突起，习称"珍珠盘"。

"骨钉"：鹿角表面具疣状突起，习称"骨钉"。

"坐地分叉"：马鹿角第二枝靠近第一枝伸出，又称"坐地分枝"。

"苦瓜棱"：鹿角中、下部常具长短不等的断续纵棱，习称"苦瓜棱"。

【炮制加工】

鹿角（切制）：取鹿角药材，洗净，锯段，用温水浸泡，捞出，镑片，晾干；或锉成粗末。本品收载于《中华人民共和国药典》2020年版一部。

　鹿角饮片：取鹿角药材，锯断角叉，用温水浸泡，镑片，干燥；或将鹿角锯成寸段，顺劈成碎块，即得。本品收载于《黑龙江省中药饮片炮制规范及标准》2012年版。

　鹿角胶：鹿角经水煎煮、浓缩制成的固体胶。本品收载于《中华人民共和国药典》2020年版一部。

　鹿角霜：鹿角去胶质的角块，熬制鹿角胶后剩余的角渣。本品收载于《中华人民共和国药典》2020年版一部。

【混伪品及习用品】

（1）**水鹿角**：鹿科动物水鹿 Cervus unicolor Kerr 雄鹿已骨化的角，又名"春鹿角"。鉴别特征：呈分枝状，除眉叉外主枝还有分叉，通常分为 3 叉，长 40~60 cm，直径 3~4 cm；眉叉近角盘处伸出，叉尖向上，与主枝成锐角，基部内侧稍平，外侧呈三角凹，主枝略向后倾斜，略呈扁圆，下部略呈三角状；第二叉与眉叉几乎反向伸展，与主枝约成 45° 角；表面灰棕色或灰褐色，骨钉密集，纵棱较多，角尖较平滑；断面外周骨质，白色或淡黄棕色，中心淡黄棕色，有细蜂窝状孔或裂隙；骨密质与骨松质交界处常有一黄棕色环。本品以"鹿角"收载于《四川省中药材标准》1987 年版。

（2）**驼鹿角**：鹿科动物驼鹿 Alces alces Linnaeus 雄鹿已骨化的角。鉴别特征：呈分指掌状，长 45~60 cm；角柄长 2.5~3 cm；角先向侧方伸出 7~14 cm，然后分眉叉和后枝；角干向上向内成弧形伸展成扁平掌状，其上又分 3~6 枝；表面灰白色或灰褐色，有浅槽纹和少许骨钉；断面淡黄棕色，骨松质与骨密质分界处有一青灰色环圈，骨密质排列较为致密，中心处显蜂窝状细孔。本品收载于《黑龙江省中药材标准》2001 年版。

（3）**驯鹿角**：鹿科动物驯鹿 Rangifer tarandus Linnaeus 已骨化的角（雌、雄皆有角）。鉴别特征：呈扁条状，雌角较小，长 45~60 cm；角柄长 2.5~3 cm；离角盘不远伸出眉叉，离眉叉不远又伸出第二叉，有"坐地分枝"；老的雄性成年鹿角，眉叉又有分枝；角干离第二叉后一段距离，然后转折向上向前分成 2 叉或多数短枝，末端宽阔呈铲状，表面灰白色或灰黄色，较平滑。本品收载于《黑龙江省中药材标准》2001 年版。

（4）**草鹿角**：鹿科动物白鹿 Cervus macneilli Lydekker 雄鹿已骨化的角。鉴别特征：呈圆柱状分枝，通常 3~6 叉，全长 50~100 cm；主枝弯曲，基部具盘状突起，习称"磨盘"；直径 5~8 cm，双附角平伸，与主体略呈直角，离磨盘 1.5~3 cm 处分出侧枝，各侧枝上端向上翘，直径均较主体略细；有疣状突起或纵棱筋，习称"骨钉"或"骨楞"（鹿角愈老，骨钉愈多）；各侧枝表面较平滑，顶端尖锐；表面灰棕色或浅灰白色，有光泽；质坚硬，断面外圈骨质，类白色或微带淡褐色；中部多呈灰棕色或灰色，具蜂窝状孔；无臭，味微咸。本品以"鹿角"收载于《四川省中药材标准》1987 年版。

（5）**白唇鹿角**：鹿科动物白唇鹿 Cervus albirostris Przewalski 已骨化的角，又名"岩鹿角"。鉴别特征：呈扁圆柱形分枝状，主枝弯曲，下端略呈圆柱形，近上端略扁阔，多为 3~5 叉，全长 50~100 cm，"磨盘"直径 4~8 cm；表面灰褐色或浅黄棕色；在距磨盘 3~6 cm 处分出第一叉枝（眉叉），眉叉离角基一小段距离才向前伸出，第二叉枝与眉叉的距离大，第三叉枝最长，角干在第三叉枝之后分成二小叉枝；老角中下部"骨楞"较多，各叉枝表面较平滑或眉叉少有突起；体较沉重；断面外层骨质浅黄白色，有光泽，中心多呈灰褐色，具蜂窝状孔；气微，味微咸。本品收载于《甘肃省中药材标准》2009 年版。

（6）**斑鹿角**：鹿科动物斑鹿 Cervus axis Tsraicocn 雄鹿已骨化的角。鉴别特征：长 50~70 cm，距角盘不远即伸出眉叉，角干近中部向后略向内弯伸出第二枝，与角干几乎成直角，断面外圈牙白色。

（7）**豚鹿角**：鹿科动物豚鹿 Axis porcinus Zimmermann 雄鹿已骨化的角。鉴别特征：与水鹿角类似，唯角较小，表面较平滑，长 18~50cm，直径 2~3 cm；通常分为三叉，第二叉与主枝约成 90° 角；主枝较细圆；表面黄褐色、黑褐色或红棕色，稍具浅纵纹；断面几乎全为骨质，白色或略带青灰色斑，中部仅在偏心处有孔。

（8）**海南坡鹿角**：鹿科动物海南坡鹿 Cervus eldi Thomas 雄鹿已骨化的角。鉴别特征：主干略呈弧形伸展，无"坐地分枝"，长 35~60 cm，直径 2~3.5 cm，角柄短，长 1~2 cm；眉叉近角盘处向前伸出，尖端向上翘起，与主枝几成平行；有的眉叉基部上方有一小突枝；主枝自角基部向后逐渐向内向前呈弧状弯曲状伸展，其背部有少许小分叉；表面红棕色或暗红色，"骨钉"较密，纵棱明显；断面外圈骨质，淡黄棕色，有细蜂窝状孔或裂隙，骨密质与松质交界处有一黄棕色环圈。

（9）小麂角：鹿科动物小麂 *Muntacus reevesi* Ogilby 已骨化的角。鉴别特征：略呈戟状，长 10~12 cm，主枝较直立，主枝内侧有凹陷，角尖微向内弯；除眉叉外主枝不再分叉，角柄短，3~5 cm；角盘周围有瘤状突起，角冠稍明显后弯，长 6~8 cm，有明显的条棱；眉叉极短，小或无；表面黄棕色至红棕色；断面白色，质密。

（10）赤麂角：鹿科动物赤麂 *Muntiacus muntjak* Zimmermann 已骨化的角。鉴别特征：略呈戟状，长 10~20 cm，角柄略长，5~9 cm；角盘周围有瘤状突起，角冠稍侧扁，略弯，长 6~10 cm，有明显的条棱和断续条状突起；眉叉短小，刺突状；表面红棕色至棕褐色；断面白色，质密。

（11）狍角：鹿科动物狍 *Capreolus capreolus* L. 已骨化的角。鉴别特征：呈弧状，长 20~40 cm，直径 2~3.5 cm，角柄短，长 1~1.5 cm；角盘周围有瘤状突起，无眉叉，主枝离基部约 9 cm 处分前后两枝，但前枝短而不分叉，后枝分两叉；主枝下部呈柱形，一侧有众多的丘状突起；表面灰白色或灰褐色；断面外圈骨质白色，中部有蜂窝状细孔，灰白色或灰棕色。

（12）黇鹿角：鹿科动物黇鹿 *Damadama* L. 雄鹿已骨化的角。鉴别特征：角盘上生长一段后，角干扁，伸展成铲状，其顶端有向上向后的指状角枝；现因圈养退化，均为窄扁条分枝状，很难见"扁角"特征。

（13）麋鹿角：鹿科动物麋鹿 *Elaphurus davidianus* Milne-Edwards 雄鹿已骨化的角。鉴别特征：无眉叉，主枝离基部一段距离后，分前后两枝，前枝再分成二叉，后枝长而直，不再分叉。

（14）毛冠鹿角：鹿科动物毛冠鹿 *Elaphodus cephalophus* 雄鹿已骨化的角。鉴别特征：角无分叉，角短，约 10cm 长；角尖微向后弯曲。

（15）黑麂角：鹿科动物黑麂 *Muntiacus crinifrons* 已骨化的角。鉴别特征：角无分叉，角短，长 5~12 cm。

（16）太白鹿角：石蕊科石蕊属植物细石蕊 *Cladonia gracilis*(L.)Willd. 的干燥全体。鉴别特征：呈圆锥形或圆柱形，中空，略弯曲，有的有分枝，长 2~12 cm，直径 1~5 mm；外表面生有鳞片，基部黑色，中上部浅绿色至绿褐色，久贮颜色加深，有龟裂纹；内表面白色；顶端常具杯状体，边缘有半球形或疣状突起，淡黄褐色或深褐色；质脆，易碎；气微，味微甘、涩。本品收载于《陕西省药材标准》2015 年版。

111. 鹿 茸

【来源】

鹿科动物梅花鹿 *Cervus nippon* Temminck 或马鹿 *Cervus elaphus* Linnaeus 雄鹿未骨化密生茸毛

的幼角。

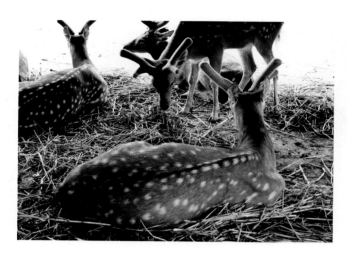

图111-1　梅花鹿（动物）

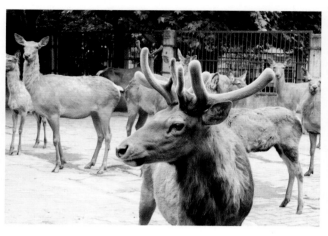

图111-2　马鹿（动物）

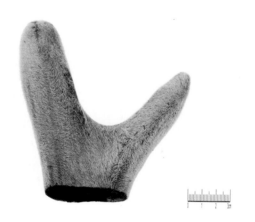

图111-3　鹿茸药材（花鹿茸）

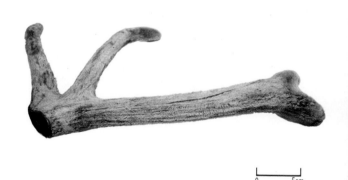

图111-4　鹿茸药材（马鹿茸）

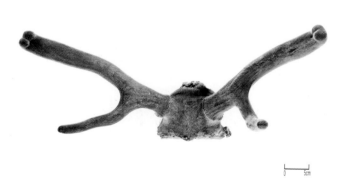

图111-5　砍茸（梅花鹿）

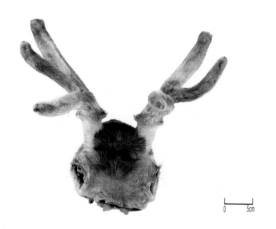

图111-6　砍茸（马鹿）

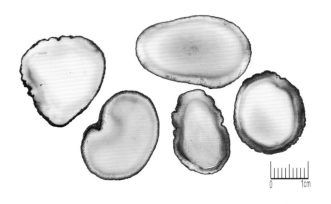

图111-7　花鹿茸（蜡片）

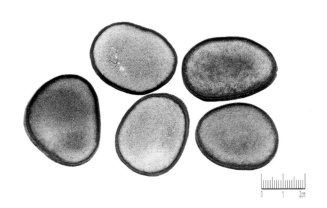

图111-8　花鹿茸（粉片）

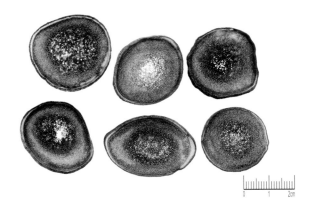

图111-9　花鹿茸（沙片）

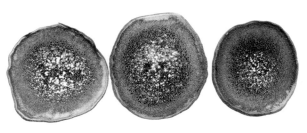

图111-10　马鹿茸（沙片）

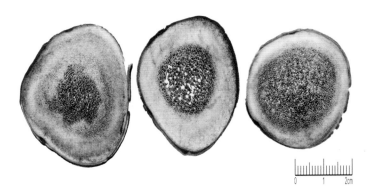

图111-11　马鹿茸（老鹿角）

【术语】

"花鹿茸"：来源于梅花鹿的鹿茸，商品习称"花鹿茸"。

"马鹿茸"：来源于马鹿的鹿茸，商品习称"马鹿茸"。

"初生茸"：雄鹿首次长出的圆柱形鹿茸，锯下称"初生茸"。

"带血茸"：使鹿血保留在茸体内，进行干燥后的鹿茸。

"锯茸"：锯断方式采收的鹿茸，采下鹿茸后，用沸水烫炸，使茸内血液排出，烘干或阴干而成。

"砍茸"：将鹿头砍下，再将鹿茸连脑盖骨锯下，修整，刮净残肉膜，将脑皮绷紧，干燥而成。

"虎牙"：砍茸的脑骨后端有 1 对弧形骨分列两旁，习称"虎牙"。

"正三指"：用三个指甲平放于砍茸枝间的脑骨上，正好适合 3~4 指的距离，习称"正三指"。

"头茬茸"：二杠茸每年可采收两次，首次在清明节后 45~60 天采收，习称"头茬茸"。

"二茬茸"：采收头茬茸后再次生长的鹿茸为"二茬茸"，又名"再生茸"（在立秋前后采收）。

"二杠"：花鹿茸中具 1 个侧枝者。

"三岔"：花鹿茸中具 2 个侧枝者。

"骨钉"：花鹿茸"三岔"靠基部的表面，常有突起的纵棱及微突起的小疙瘩，习称为"起筋""骨钉"或"豆骨"。

"弯头"：花鹿茸"二杠"，大挺 (主干) 呈圆柱形、直立、顶端饱满、有气魄、向内弯曲，习称"弯头"。

"细毛红地"：花鹿茸"二杠"的外皮红棕色或黄棕色，油润，茸毛短而细密，上密下疏，柔软，习称"细毛红地"。

"单门"：马鹿茸中具 1 个侧枝者。

"莲花"：马鹿茸中具 2 个侧枝者。

"三岔"：马鹿茸中具 3 个侧枝者。

"四岔"：马鹿茸中具 4 个侧枝者。

"大挺"：花鹿茸"二杠"中的主枝，习称"大挺"。

"门庄"：花鹿茸"二杠"中离锯口约 1 cm 处分出侧枝，为鹿茸的第一个分枝，习称"门庄"。

"虎口"："大挺"和"门庄"交界分叉处，习称"虎口"。

"西马茸"：产于西北地区的马鹿茸，商品习称"西马茸"。

"东马茸"：产于东北地区的马鹿茸，商品习称"东马茸"。

"新疆马茸"：产于新疆的马鹿茸，商品习称"新疆马茸"。

"血片"：鹿茸角尖部的切片，2~3 片，品质最嫩。

"蜡片"：鹿茸角尖部切下"血片"后的切片，茸皮较厚，具蜡样光泽，半透明状，习称"蜡片""尖片"或"嘴片"。

"粉片"：鹿茸中上部的切片，在"蜡片"之后切制的，呈粉白色或黄白色，具粉性，质嫩，习称"粉片"。

"沙片"：在"粉片"之后切制的鹿茸切片，习称"沙片"。

"老角片"：花鹿茸下部的切片，习称"老角片"或"骨片"。

"独挺"：未分岔的独角鹿茸，多为二年幼鹿的"初生茸"，又名"一棵葱"或"打鼓锤"。

"拧嘴"："大挺"的顶端，初分枝杈时，顶端嘴头扭曲不正者。

【炮制加工】

鹿茸片：取鹿茸，燎去茸毛，刮净，以布带缠绕茸体，自锯口面小孔灌入热白酒，并不断添酒，至润透或灌酒稍蒸，横切薄片，压平，干燥。本品收载于《中华人民共和国药典》2020 年版一部。

鹿茸粉：取鹿茸，燎去茸毛，刮净，劈成碎块，研成细粉。本品收载于《中华人民共和国药典》2020 年版一部。

乳鹿茸片：取鹿茸，燎去茸毛，刮净，置笼内蒸透，切厚片，再用钳子夹着蘸乳汁，在无烟炉火上烤炙至汁尽色黄为度，晒干（每 100 kg 鹿茸片，用牛乳 50 kg）。本品收载于《河南省中药饮片炮制规范》2005 年版。

【混伪品及习用品】

（1）**鹿茸血：**鹿科动物梅花鹿 *Cervus nippon* Temminck 的鹿茸血。夏、秋两季锯茸时收集鹿茸中的血液，加适量 40%~50% 的白酒混匀，即得。鉴别特征：为深红色的液体，久置后有红色沉淀，有乙醇气味。本品收载于《辽宁省中药材标准·第一册》2009 年版。

（2）**鹿茸草：**玄参科鹿茸草属植物沙氏鹿茸草（白毛鹿茸草）*Monochasma savatieri* Franch. ex Maxim. 的干燥全草。鉴别特征：全体密被白色毛；茎多数，丛生；叶交互对生或近对生；叶片狭披针形，无柄，长 0.6~3 cm，宽 1~3 mm，全缘，上表面毛比下表面毛稀疏；花单生，呈顶生总状花序；蒴果长圆形，包藏于有毛的宿萼内，先端尖锐，具 4 条纵沟，成熟时沿一侧开裂；种子多数，细小，黄色，椭圆形，扁平；气微，味微苦涩。本品收载于《湖南省中药材标准》2009 年版。

（3）**岩鹿茸：**鹿科动物白唇鹿 *Cervus albirostris* Przewalski 雄鹿的幼角。鉴别特征：呈扁圆柱状分枝，下部为圆柱形，越往上越扁阔，习称"十岩九扁"；每支茸多为 1~4 叉，多弯曲，主枝长 50~150 cm，"磨盘"直径 4~7 cm；外表皮茸毛一面呈灰色或灰黄色，粗而短，另一面及近基部处呈黑褐色，较长，排列杂乱而密，习称"阴阳毛"；距"磨盘"1.5~4 cm 处分出第一叉枝（眉枝），第二叉枝与眉枝间距大，第三叉枝端部有时具两个小叉；茸嫩时"苦瓜棱"及"苦瓜钉"不明显，老者"苦瓜棱"及"苦瓜钉"变得突出明显；横切面有细蜂窝状小孔，上段紫红色，中段以下逐渐色淡，微骨化；气腥臭，味咸。本品以"白唇鹿茸"收载于《甘肃省中药材标准》2009 年版。

（4）**水鹿茸：**鹿科动物水鹿 *Cervus unicolor* Kerr 雄鹿的幼角，又名"春鹿茸"。鉴别特征：呈分枝状，圆柱形，茸体较细瘦；分生第 1 侧枝距大挺基部较远，第二侧枝距第一侧枝也较远，大挺中、上端及第 2~4 侧枝均呈扁圆形；主枝长 50~70 cm，大挺和分枝均上粗下细、顶尖；眉叉单一，与主体之间成锐角；外表毛稀而粗长，且交错零乱，黑褐色或深灰褐色；断面外皮较厚，骨质厚，蜂窝孔粗大，灰黑色，具蜂窝状小孔。

（5）**驼鹿茸：**鹿科动物驼鹿 *Alces alces* Linnaeus 雄鹿的幼角。鉴别特征：较鹿茸粗壮，有分枝；主枝伸展呈掌状，多分数小枝，质较老，皮色深，眉枝有的再分两小枝；分枝者较粗壮，长约 30 cm，直径约 4 cm；前枝长约 15 cm，直径约 4 cm，后枝扁宽，长约 6 cm；顶端分出有 2 个长约 5 cm 的小枝；皮灰黑色，毛长，较粗硬，手摸有粗糙感；断面外皮较厚，灰黑色，骨质白色，具蜂窝状小孔。

（6）**狍鹿茸：**鹿科动物狍 *Capreolus capredus* L. 雄鹿的幼角。鉴别特征：茸体短小，呈分枝状类圆柱形，常有 3 分枝，无眉枝；茸体向前直伸；表面灰褐色或灰黄色，毛长而密生；多有棱线，中下部具骨钉；干瘪而瘦。

（7）**驯鹿茸：**鹿科动物驯鹿 *Rangifer tarandus* Linnaeus 雄鹿的幼角。鉴别特征：呈圆柱状弓形，较鹿茸粗壮，多具分枝；顶端具4~7个短分枝，单枝长约20cm，直径约2cm，皮灰黑色，毛灰棕色，毛厚、质密、较长而软，手摸柔和；断面外皮棕色或灰黑色，中央淡棕红色，具有蜂窝状小孔，分枝者较粗壮，眉枝顶端一般分两小枝，第二枝顶端分多数小枝；主枝稍向后倾斜，上部稍向前弯曲，略似弓形，后部常有数个分枝（背枝），少数前部有分枝，顶端有数个小分枝。

（8）草鹿茸：鹿科动物白鹿 *Cervus macneilli* Lydekker 雄鹿的幼角，又名"草茸"。鉴别特征：形大，多分叉，长10~36 cm，似马鹿茸，而分枝更多；锯口上具2个分枝平行伸出，表面茸毛短而均匀、整齐，柔和而有光泽，白色、灰白色或淡棕色；大挺和分枝上下浑圆，端顶钝圆如卵形；有的大挺下端有棱，略呈方柱形，锯口面带红色，蜂窝孔（子眼）细密而均匀；全体3~6个分叉；顶端圆形无毛或呈"灯盏窝"状；质轻泡，气腥。

（9）海南坡鹿茸：鹿科动物海南坡鹿 *Cervus eldi* Thomas 雄鹿的幼角。鉴别特征：中等大小；眉枝从主枝基部向前方弧形伸展，与主枝形成一个钝角，整体略呈半圆状，似"C"字形；主枝向后上方成弧形伸展，长达25 cm，圆柱形或略扁，顶部圆浑或略扁似掌状，宽达6.5 cm，略有短的分枝；毛似马鹿茸，短而密集，呈灰棕白色至深褐色或棕色，颜色深浅不一；质轻，气腥。

（10）麂茸：鹿科动物赤麂 *Muntiacus muntjak* Zimmermann 和小麂 *Muntiacus reevesi* Ogilby. 的幼角。鉴别特征：茸体较小，不具大挺、门庄，无分枝；呈角尖向后向下或向内弯曲的短角。

（11）麋茸：鹿科动物麋鹿 *Elaphurus davidianus* Milne-Edwards 的幼角，又名"四不像"。鉴别特征：呈二叉状，第一叉由基部7 cm处向后伸展，与主干近成直角，长32~36cm，圆柱状；主叉较粗，略呈三棱状，顶端左右侧向分叉，锯口略扁；毛长粗而密集，似毛毯状，柔软，茸的内侧向毛为褐棕灰色，外侧向毛为灰褐棕色；质轻，气腥。

（12）黇鹿茸：鹿科动物黇鹿 *Damadama* L. 雄鹿的幼角。鉴别特征：为小型茸，呈略扁的圆柱状，分枝较少；角基甚短，眉叉就在基盘处自下而上弯曲，与主干形成圆弧形；主干下部圆柱状，上部略扁，眉枝（门庄）平伸，与主干成钝角，第二侧枝（三叉）距眉枝较远；外皮灰棕色，全体被棉毯状的短茸毛。

（13）爪哇鹿茸：鹿科动物爪哇鹿 *Cervus timorensis* 雄鹿的幼角。鉴别特征：为中型茸，呈圆柱状，分枝较少，略粗壮；从锯口处分出第一侧枝，形似"二杠"，与主干成锐角，第二侧枝（三叉）距第一侧枝较远；外皮黄棕褐色，油润，茸毛上密下疏，土黄色至淡黄棕色，极似"花鹿茸"，唯茸毛短、硬、粗、扎手而有区别。

（14）豚鹿茸：鹿科动物豚鹿 *Axis porcinus* Zimmermann 雄鹿的幼角。鉴别特征：为小型茸，呈圆柱状，分枝较少，细瘦；从锯口处分出第一侧枝，形似"二杠"，与主干成锐角，分叉间的虎口封口线形成一薄棱而显著突起；外皮灰棕色，全体被粗长、密而厚的土黄色至黄棕色茸毛。

（15）进口鹿茸：从新西兰或俄罗斯等国家流入国内的鹿茸。鉴别特征：大挺的中、上端及各侧枝均呈扁圆形，皮灰褐色；角基棱状突起不明显；锯口的色泽比国产鹿茸要深，呈棕褐色，常不骨化；茸毛灰黄棕色，密而长，不顺滑。

（16）锯茸伪制品：以动物皮毛制成囊套，将动物胶质、锯末、色素等灌注其中加工的伪制品。鉴别特征：全体粗大、质重，呈圆柱状分枝，枝顶钝圆；类似鹿茸商品中的"二杠"和"三岔"茸；侧枝多短粗，呈圆锥状；外皮是人为包裹的毛皮，眉叉分支不自然，外皮表面灰褐色或灰白色，具长而密的灰褐色茸毛；无锯口，粗端可见绳线捆绑痕迹；锯面红褐色或棕褐色胶状，质地紧密，无蜂窝状小孔，剖开可见里面包裹的骨头、锯末或颗粒状的胶状物；火烧熔化，吱吱作响并冒浓烟；气特异，有胶臭，久闻令人恶心。

（17）砍茸伪制品：用锯末、胶、色素、羊头骨和其他动物皮等加工的伪制品。鉴别特征：头部具白色或黑色毛，有的不具毛；脑骨不洁白，"两茸"距宽窄不一；"茸"的分枝不自然，枝叉呈圆柱形，外皮灰褐色或灰棕色，毛脱落处呈灰白色，具有纵向及横向环纹状抽沟；"茸体"锯断面呈棕红色至棕褐色，颗粒性或胶质样，无骨质及细小孔洞。

（18）鹿茸片伪制品：用骨化鹿茸、鹿皮和鸡蛋清等用机械压制而成鹿茸片形。鉴别特征：呈圆形薄片，色黄白相间，片边缘有一光滑半透明角质样外圈，无毛茸及残留毛痕，片内蜂窝状小孔细而密，不甚明显；质重，柔韧性差，易碎裂；气微，味微甜（入热水即软化变形，加热，搅拌即破碎，煮沸即成糊状）。

（19）鹿角残渣：鹿科动物 Cervus sp. 雄鹿已骨化的角经提取加工而成。鉴别特征：外皮多无茸毛；质坚硬；断面外圈骨质，灰白色至淡棕褐色，中部多呈灰褐色或青灰色，具蜂窝状孔；气微，味弱。

（20）增重鹿茸：将质地较疏松的原枝梅花鹿茸烘干后，从排血孔中注入食用油，再将排血孔塞住，让油充分渗透枝体内而成。鉴别特征：敲之无朽木声，锯开可见油迹，用宣纸贴断面，宣纸上可见油迹，嗅之可闻到焦油味。

112. 罗布麻叶

【来源】

夹竹桃科罗布麻属植物罗布麻 *Apocynum venetum* L. 的干燥叶。

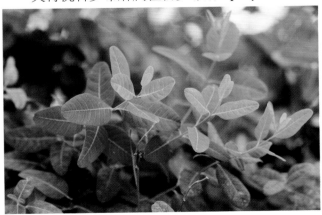

图112-1　罗布麻（植物）

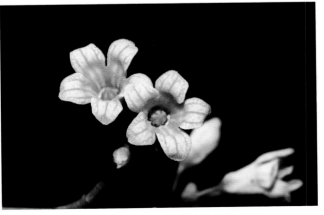

图112-2　罗布麻（植物花）

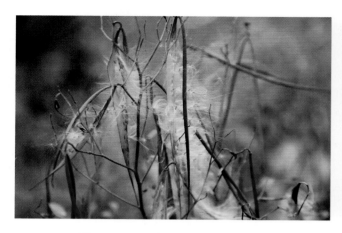

图112-3 罗布麻（植物荚果及种子）

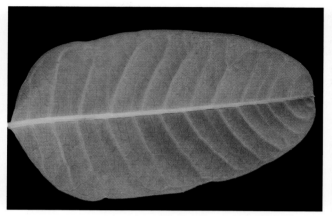

图112-4 罗布麻叶（鲜品）

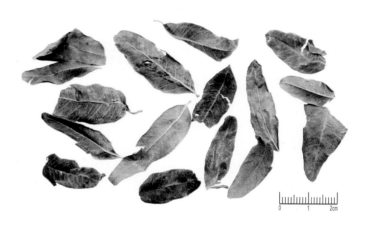

图112-5 罗布麻叶（药材）

【炮制加工】

罗布麻叶（净制）：取罗布麻叶药材，除去杂质。本品收载于《四川省中药饮片炮制规范》2002年版。

【混伪品及习用品】

（1）**大花罗布麻**：夹竹桃科白麻属植物白麻（罗布白麻）*Apocynum pictum* Schrenk 的干燥叶。鉴别特征：多皱缩卷曲，完整叶片展平后呈长卵圆形、椭圆状披针形或卵圆状披针形，长 2~7 cm，宽 0.5~2 cm；淡灰绿色或黄绿色，叶先端具短尖或略钝，基部钝圆或楔形，边缘具软骨质细齿，常反卷，两面均粗糙具不规则纹理，背部中脉明显，隆起，羽状叶脉不明显；质脆，气清香，味微咸、涩。本品收载于《新疆维吾尔自治区维吾尔药材标准》2010年版。

（2）**狭叶番泻叶**：豆科山扁豆属植物狭叶番泻 *Cassia angustifolia* Vahl 的干燥叶。鉴别特征：呈长卵形或卵状披针形，长 1.5~5 cm，宽 0.4~2 cm；全缘，叶端急尖，叶基稍不对称；上表面黄绿色，下表面浅黄绿色，无毛或近无毛，叶脉稍隆起；革质；气微而特异，味微苦，稍有黏性。

（3）**尖叶番泻叶**：豆科山扁豆属植物尖叶番泻 *Cassia acutifolia* Delile 的干燥叶。鉴别特征：呈披针形或长卵形，略卷曲，叶端短尖或微突，叶基不对称，两面均有细短毛茸。

（4）**耳叶番泻叶**：豆科决明属植物耳叶决明 *Cassia auriculata* L. 的干燥小叶。鉴别特征：小叶呈椭圆形或倒卵形，长 1~2.5 cm，宽 0.5~1 cm；全缘，叶端钝圆或微凹而具刺突，叶基部对称或不对称；上表面黄绿色，下表面灰绿色，主脉突出，两面均有较多的灰白色长茸毛，主脉基部及小叶柄处毛茸多而密，侧脉明显；无叠压线纹，质稍薄，不平展，多易破碎；气微，味微苦，稍有黏性。

（5）**地桃花叶**：锦葵科梵天花属植物地桃花 *Urena lobata* L. 的干燥叶。鉴别特征：叶多破碎，完整者多卷曲；上表面深绿色，下表面粉绿色，密被短柔毛和星状毛，掌状网纹脉；残留的果扁球形，被星状短柔毛和锚状刺。

113. 麦 冬

【来源】

百合科沿阶草属植物麦冬 *Ophiopogon japonicus* (L. f.) Ker-Gawl. 的干燥块根。

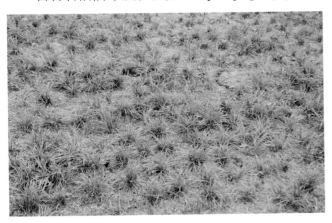

图113-1　麦冬（栽培地）

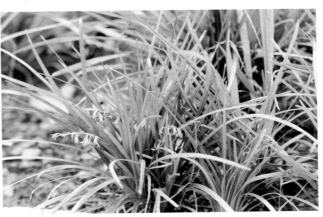

图113-2　麦冬（植物）

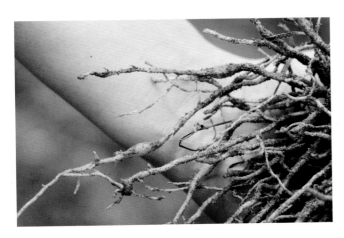

图113-3　麦冬（鲜品）

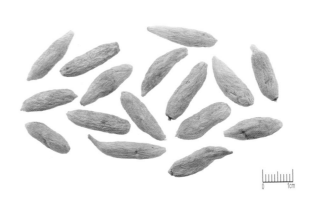

图113-4　麦冬（药材）

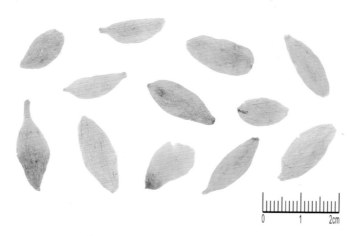

图113-5　麦冬轧扁（饮片）

【术语】

"毛麦冬"：浙江产区产地加工麦冬，在剪去根须时，留 0.5 cm 左右，商品习称"毛麦冬"。

"笃落须"：将"毛麦冬"晒至全干，再次剪去须根，剪下的须根，习称"笃落须"。

【炮制加工】

麦冬（轧扁）：取麦冬药材，除去杂质，洗净，润透，轧扁，干燥。本品收载于《中华人民共和国药典》2020 年版一部。

【混伪品及习用品】

（1）**湖北麦冬**：百合科山麦冬属植物湖北麦冬 *Liriope spicata* (Thunb.) Lour.var. *prolifera* Y.T.Ma 的干燥块根。鉴别特征：呈纺锤形，两端略尖，长 1.2~3 cm，直径 0.4~0.7 cm；表面淡黄色至棕黄色，具不规则纵皱纹；质柔韧，干后质硬脆，易折断；断面淡黄色至棕黄色，角质样，中柱细小；气微，味甜，嚼之发黏。本品以"山麦冬"收载于《中华人民共和国药典》2020 年版一部。

（2）**短葶山麦冬**：百合科山麦冬属植物短葶山麦冬 *Liriope muscari* (Decne.) Baily 的干燥块根。鉴别特征：稍扁，长 2~5 cm，直径 0.3~0.8 cm，具粗纵纹；味甘、微苦。本品以"山麦冬"收载于《中华人民共和国药典》2020 年版一部。

（3）**土麦冬**：百合科山麦冬属植物山麦冬 *Liriope spicata* (Thunb.) Lour. 的干燥块根。鉴别特征：呈纺锤形，有的略弯曲，两端狭尖，中部略粗，长 1.5~2.5 cm，直径 0.3~0.5 cm；表面淡黄色或黄棕色，具粗糙的纵皱纹；质柔韧，木心较粗；味较淡。本品收载于《湖南省中药材标准》2009 年版。

（4）**阔叶山麦冬**：百合科山麦冬属植物阔叶山麦冬 *Liriope muscari* (Decaisne) L. H. Bailey 的干燥块根，又名"大麦冬"。鉴别特征：呈长椭圆形，两头略尖；长 2~5 cm，直径 0.5~1 cm；表面土黄色或暗黄色，不透明，有宽大的纵槽纹及皱纹；未干透时质柔韧，干后外层变硬，质松脆，易折断；断面平坦，黄白色，角质样，中柱细小；气微，味甜，嚼之发黏。本品以"土麦冬"收载于《湖南省中药材标准》2009 年版。

（5）**竹叶麦冬**：禾本科淡竹叶属植物淡竹叶 *Lophatherum gracile* Brongn. 的干燥块根。鉴别特征：细长而瘦弱，略弯曲，表面黄白色至灰黄色，有细纵皱纹或较深的沟槽；长 1~3 cm，两端细长，

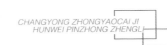

丝状开裂；质硬韧，不易折断；断面平坦，半透明，角质状或白色粉质状，中柱细小而硬；气微，味淡，久嚼有黏滑感，无糖性。

（6）**甘肃山麦冬**：百合科山麦冬属植物甘肃山麦冬 *Liriope kansuensis* (Batal.) C. H. Wright 的干燥块根。鉴别特征：呈纺锤形，长 0.7~1.5 cm，中部直径 2~4 mm；表面类黄色，断面黄色，角质样。

（7）**禾叶山麦冬**：百合科山麦冬属植物禾叶山麦冬 *Liriope graminifolia* (L.) Baker 的干燥块根。鉴别特征：呈纺锤形，长 0.5~1 cm，中部直径 0.4~0.5 cm；表面土黄色，有稀疏纵皱纹；质韧，中柱细小；味淡。

（8）**矮小山麦冬**：百合科山麦冬属植物矮小山麦冬 *Liriope minor* (Maxim.) Makino 的干燥块根。鉴别特征：呈纺锤形，长 0.5~1 cm，中部直径 0.2~0.4 cm；表面有细纵皱纹；质脆，味淡。

（9）**萱草根**：百合科萱草属植物萱草 *Hemerocallis fulva* (L.) L. 的干燥块根。鉴别特征：呈纺锤形，两端钝圆，长 2~5 cm，直径 0.5~1 cm；表面土黄色，有不规则的纵皱纹，多干瘪、皱缩；体轻，质脆，易折断；断面疏松，具多数放射状裂隙，灰褐色或灰白色，中央有白色非木质化的心；气微弱，味微甜，嚼之无黏性。

（10）**羊齿天门冬**：百合科天门冬属植物羊齿天门冬 *Asparagus filicinus* D. Don 的干燥块根。鉴别特征：呈长条形，较瘦小；长 2~8 cm，直径 0.5~0.9 cm；表面黄棕色或黄白色；残存外皮棕褐色，质硬脆，易折断；断面类白色，有的内部干瘪呈空壳状；味苦，微麻舌。

114. 玫瑰花

【来源】

蔷薇科蔷薇属植物玫瑰 *Rosa rugosa* Thunb. 的干燥花蕾。

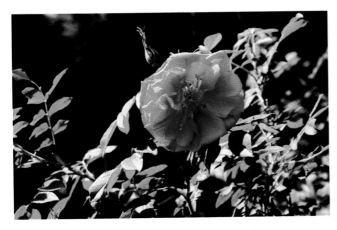

图114-1　玫瑰（植物花期）

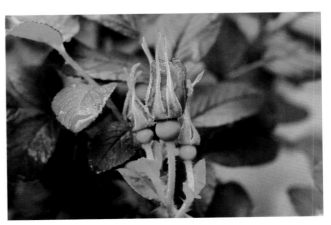

图114-2　玫瑰（植物花托）

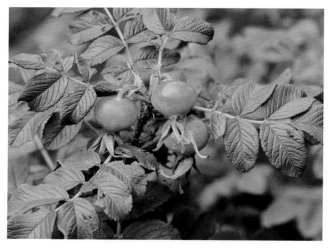

图114-3 玫瑰（植物果期）

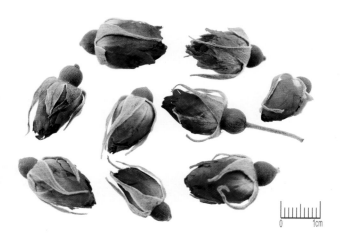

图114-4 玫瑰花（药材）

【炮制加工】

玫瑰花（净制）：取玫瑰花药材，除去杂质。本品收载于《四川省中药饮片炮制规范》2002年版。

【混伪品及习用品】

（1）**玫瑰花瓣**：蔷薇科蔷薇属植物突厥蔷薇 *Rosa damascena* Mill. 或玫瑰 *Rosa rugosa* Thunb. 的干燥花瓣。鉴别特征：略呈倒卵形或扇形，多皱缩，上宽下窄，长0.8~2 cm；底端具芒尖，黄色，上端宽，呈浅紫红色至紫红色；花瓣表面可见从底向上延伸的放射状纹理和横向纹理，背面略呈凹凸状；体轻，质脆；气芳香浓郁，味微苦、涩。本品收载于《新疆维吾尔自治区维吾尔药材标准》2010年版。

（2）**月季花**：蔷薇科蔷薇属植物月季花 *Rosa chinensis* Jacq. 的干燥花。鉴别特征：呈类球形，直径1.5~2.5 cm；花托长圆形，萼片5枚，暗绿色，先端尾尖；花瓣呈覆瓦状排列，有的散落，长圆形，紫红色或淡紫红色；雄蕊多数，黄色；体轻，质脆；气清香，味淡、微苦。本品收载于《中华人民共和国药典》2020年版一部。

（3）**山刺玫**：蔷薇科蔷薇属植物山刺玫 *Rosa davurica* Pall. 的干燥花蕾。鉴别特征：花萼片呈卵状披针形，顶端稍宽大，长1.5~2.5 cm；边缘具短柔毛和腺体；花瓣5枚，深紫色，倒卵圆形。

（4）**美蔷薇**：蔷薇科蔷薇属植物美蔷薇 *Rosa bella* Rehd. et Wils. 的干燥花蕾。鉴别特征：直径4~5 cm；萼片呈卵状披针形，先端尾尖，全缘，稍宽大呈叶片状，外面具腺毛及细柔毛，里面密被绒毛；花瓣粉红色，倒卵圆形，先端微凹；气芳香。

（5）**钝叶蔷薇**：蔷薇科蔷薇属植物钝叶蔷薇 *Rosa sertata* Rolfa 的干燥花蕾。鉴别特征：花托卵形；花梗长1.5~3 cm，花梗和萼筒无毛，或有稀疏腺毛；萼片5枚，卵状披针形，通常不向下反折；先端延长成叶状，全缘，外面无毛，内面密被黄白色柔毛，边缘较密；花瓣粉红色或玫瑰色，宽倒卵形，先端微凹，基部宽楔形，比萼片短；雌蕊在花托口粘连，花柱离生，被柔毛，比雄蕊短。

115. 密蒙花

【来源】

马钱科醉鱼草属植物密蒙花 *Buddleja officinalis* Maxim. 的干燥花蕾和花序。

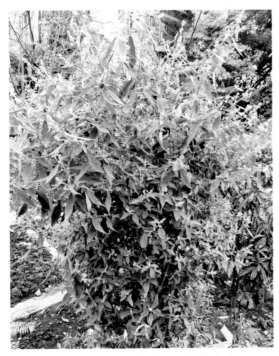

图115-1　密蒙花（植物花期）

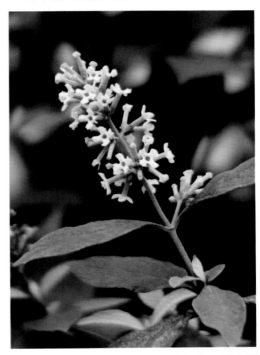

图115-2　密蒙花植物花序（拍摄者：樊立勇）

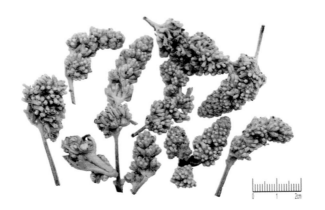

图115-3　密蒙花（药材）

【炮制加工】

密蒙花（净制）： 取密蒙花药材，除去杂质及残存枝梗，筛去灰屑。本品收载于《四川省中药饮片炮制规范》2002 年版。

【混伪品及习用品】

（1）**结香花**：瑞香科结香属植物结香 *Edgeworthia chrysantha* Lindl. 的干燥花蕾或花序，又名"明蒙花""密蒙珠"或"梦花"。鉴别特征：呈半球形头状花序，常数十朵集成一簇，直径约 2 cm，总苞片 6~8 枚，花序轴钩状弯曲；单花呈短棒状，稍弯曲，具绢丝状长毛茸，呈浅黄色或灰白色，无花瓣；花萼筒直径约 4 mm，黄色，先端 4 裂呈花瓣状；雄蕊 8 枚，2 轮排列；质脆，易折断；臭微，味淡。

（2）**荚蒾花**：忍冬科荚蒾属植物金佛山荚蒾 *Viburnum chinshanense* Graebn. 的干燥花序。鉴别特征：伞房花序，长 2~6 cm；小花枝对生，类方形，表面密被灰色茸毛；花蕾呈短棒状，花萼钟状，花冠基部合生；花萼、花冠先端均 5 裂，雄蕊 5 枚。

（3）**醉鱼草花**：有毒，马钱科醉鱼草属植物醉鱼草 *Buddleja lindleyana* Fort. 的干燥花序。鉴别特征：花序穗状，花倾向一侧，常单个花蕾散在；花纤细，头部略呈喇叭状散开，花冠筒状，花萼、花冠各 4 或 5 浅裂，均有鳞片；花冠细长管状，褐棕色或暗紫色，花冠上部色浅，下部色深，直或基部稍弯曲；外面具白色、光亮的细鳞片，冠筒内面具细柔毛；雄蕊 4 枚，花丝极短，贴生于花冠筒下部；雌蕊 1 枚，花柱线性，柱头 2 裂，子房上位；花萼及花梗灰绿色，具灰色柔毛；气微香，味辛、涩。

（4）**羊耳菊花**：菊科旋覆花属植物羊耳菊 *Duhaldea cappa* (Buchanan-Hamilton ex D. Don) Pruski et Anderberg 的干燥花。鉴别特征：为头状花序，倒卵圆形，密集于茎和枝端成聚伞圆锥花序；被绢状密茸毛；苞叶线形；冠毛污白色，约与管状花的花冠同长；瘦果长圆柱形，被白色长绢毛。

116. 绵马贯众

【来源】

鳞毛蕨科鳞毛蕨属植物粗茎鳞毛蕨 *Dryopteris crassirhizoma* Nakai 的干燥根茎和叶柄残基。

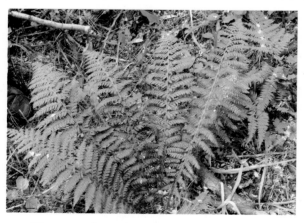

图116-1　粗茎鳞毛蕨植物（拍摄者：樊立勇）

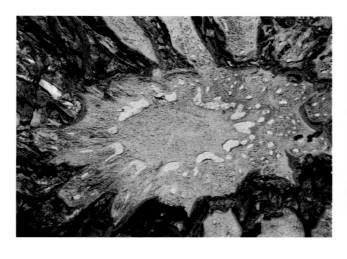

图116-2　绵马贯众（根茎横切面）

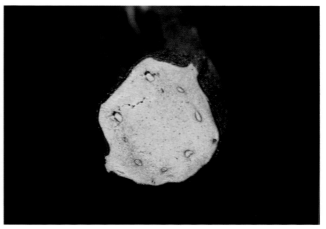

图116-3　绵马贯众（叶柄横切面）

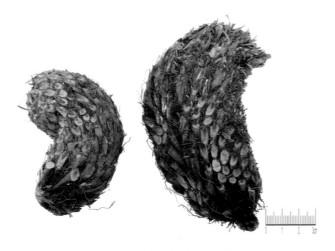

图116-4　绵马贯众（药材）

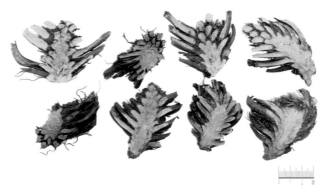

图116-5　绵马贯众（饮片）

【炮制加工】

绵马贯众（切制）：取绵马贯众药材，除去杂质，喷淋清水，洗净，润透，切厚片，干燥，筛去灰屑，即得。本品收载于《中华人民共和国药典》2020 年版一部。

绵马贯众炭：取绵马贯众片，照炒炭法，炒至表面焦黑色，喷淋清水少许，熄灭火星，取出，晾干。本品收载于《中华人民共和国药典》2020 年版一部。

【混伪品及习用品】

（1）单芽狗脊蕨：乌毛蕨科狗脊属植物顶芽狗脊 *Woodwardia unigemmata* (Makino) Nakai 的干燥根茎和叶柄残基。鉴别特征：呈长圆柱形或削成柱状、方柱状，挺直或稍弯曲，上端较粗钝，下端较尖；表面红棕色或黑褐色；根粗壮，密被短粗的叶柄残基及鳞叶，可见须根；叶柄残基坚硬，横断面半圆形，深棕色或棕红色，有黄棕色分体中柱 5~8 个，其中腹面 1 对较大，呈"八"字形排列；鳞叶棕红色，全缘；须根棕黑色；气微，味微苦、涩。本品以"狗脊贯众"收载于《湖北省中药材质量标准》2018 年版，以"贯众"收载于《四川省中药材标准》2010 年版。

（2）**狗脊蕨**：乌毛蕨科狗脊属植物狗脊蕨 *Woodwardia japonica* (L. F.) Sm. 的干燥根茎和叶柄残基。鉴别特征：呈长圆柱形，挺直或稍弯曲；表面红棕色或黑褐色；根茎粗壮，密被短粗的叶柄残基，近顶端鳞片较多，棕红色；叶柄残基近半圆柱形，镰刀状弯曲，背面呈肋骨状，下端膨大；横切面可见分体中柱 2~4 个，腹面的 1 对较大，呈"八"字形，或略弯曲成双曲形排列；质坚硬；气微，味微苦、涩。本品以"狗脊贯众"收载于《湖北省中药材质量标准》2018 年版。

（3）**峨嵋蕨**：蹄盖蕨科对囊蕨属植物陕西对囊蕨 *Deparia giraldii* (Christ) X. C. Zhang 的干燥根茎和叶柄残基。鉴别特征：呈长圆形，上端钝圆，下端较尖；表面黑褐色，有叶柄残基；叶柄残基上部较宽而扁，向下渐狭细，基部断面近菱形，背部有棱脊，腹面较平，两侧有棘状突起；质硬而脆，易折断；断面淡黄色至淡棕色，可见"八"字形排列的短线型分体中柱；气微，味微苦涩。本品收载于《宁夏中药材标准》2018 年版。

（4）**荚果蕨贯众**：球子蕨科荚果蕨属植物荚果蕨 *Matteuccia struthiopteris* (L.) Todaro 的干燥根茎和叶柄残基。鉴别特征：呈椭圆形、倒卵圆形或长卵圆形，上部较尖，稍弯曲，棕褐色，密被叶柄基、须根及少数鳞片；叶柄基上部扁平，下部较狭，两侧全缘，边缘较锐利，背部突起呈三角状，具纵棱纹，中央有一条明显的纵棱，腹面平或稍凹，近上端有"V"或"M"形皱纹，折断面可见分体中柱 2 条，呈"八"字形排列；除去叶柄基，可见根茎，质坚硬，断面浅棕色，具类圆形裂隙，分体中柱数个至 10 余个不等，断续排列呈环状；气微，味微涩。本品收载于《山西省中药材中药饮片标准·第一册》2017 年版。

（5）**东方荚果蕨**：球子蕨科荚果蕨属植物东方荚果蕨 *Pentarhizidium orientale* Hayata 的干燥根茎和叶柄残基。鉴别特征：呈倒卵形，上端钝圆，下端较尖，稍弯曲；周围密布叶柄残基、须根及披针形的大鳞片；气微弱，味苦涩。

（6）**苏铁蕨贯众**：乌毛蕨科苏铁蕨属植物苏铁蕨 *Brainea insignis* (Hook.) J. Sm. 的干燥根茎和叶柄残基。鉴别特征：呈圆柱形，稍弯曲；叶柄残基多已全部被除去，偶残留；未除尽叶柄残基的表面密被极短的须根及少量呈棕黄色毛茸状的鳞片；除尽叶柄残基的外皮黑褐色；质坚硬，不易折断；横切面灰红色或红棕色，密布黑色小点，皮层可见环列的十余个黄色分体中柱，多呈"U"或"V"字形或短线形；气微，味涩。本品收载于《广东省中药材标准·第一册》。

（7）**乌毛蕨贯众**：乌毛蕨科乌毛蕨属植物乌毛蕨 *Blechnum orientale* L. 的干燥根茎和叶柄残基。鉴别特征：呈圆柱状或棱柱形，上端稍大；表面棕褐色或黑褐色，密布中空的叶柄残基，残基周围密生棕褐色的鳞片及棕黑色的须根；叶柄残基扁圆柱形，外侧有一瘤状突起，其上簇生十余条须根，质硬如小竹枝，难折断；断面不平坦，横断面中央多呈空洞状，皮部薄，有十余个点状维管束，排列成环，内方的两个稍大；气微而特异，味微苦、涩。本品收载于《海南省中药材标准》2011 年版。

（8）**小贯众**：鳞毛蕨科贯众属植物贯众 *Cyrtomium fortunei* J. Sm. 的干燥根茎和叶柄残基。鉴别特征：呈倒卵状；表面密被黄棕色至棕褐色叶柄；基部近扁圆柱形，略弯曲；表面具细微纹理；质硬，断面平坦，可见黄白色点状维管束 3~10 个，排列成环；气微，味涩。本品收载于《贵州省中药材、民族药材质量标准》2003 年版。

（9）紫萁贯众：紫萁科紫萁属植物紫萁 *Osmunda japonica* Thunb. 的干燥根茎和叶柄残基。鉴别特征：略呈圆锥形或圆柱形，稍弯曲；根茎横生或斜生，下侧着生黑色而硬的细根；上侧密生叶柄残基，叶柄基部呈扁圆形，斜向上；表面棕色或棕黑色，横切面有"U"形筋脉纹（维管束），常与皮部分开；质硬，不易折断；气微，味甘、微涩。本品收载于《中华人民共和国药典》2020 年版一部。

（10）桂皮紫萁：紫萁科紫萁属植物桂皮紫萁 *Osmundastrum cinnamomeum* (Linnaeus) C. Presl 的干燥根茎和叶柄残基，又名"分株紫萁"。鉴别特征：与紫萁贯众相似，但全体呈红棕色；叶柄残基断面中央有三个明显的黑点（厚壁组织），耳状翅具一条黑色厚壁组织，其外侧具多数点状排列的小型黑色厚壁组织。

（11）华南紫萁：紫萁科紫萁属植物华南紫萁 *Osmunda vachellii* Hook. 的干燥根茎和叶柄残基。鉴别特征：体较粗大，略呈倒圆锥形，下部稍弯曲；根茎细长，近于直立；叶柄基的横断面无大型的棕黑点；气微而特异，味苦涩。

（12）布朗耳蕨：鳞毛蕨科耳蕨属植物布朗耳蕨 *Polystichum braunii* (Spenn.) Fée 的干燥根茎和叶柄残基，又名"棕鳞耳蕨"。鉴别特征：略呈倒卵形，稍弯曲；表面棕褐色，密被叶柄基、弯曲的须根及淡棕色的鳞片，鳞片仅存在于顶部；叶柄基呈扁圆柱形，内面平坦，背面隆起；质坚硬，断面略呈半圆形，中部明显疏松，可见黄白色分体中柱 2~3 个；气微，味略涩。

（13）对马耳蕨：鳞毛蕨科耳蕨属植物对马耳蕨 *Polystichum tsus-simense* (Hook.) 的干燥根茎和叶柄残基。鉴别特征：略呈卵形，稍弯曲；表面棕褐色，密被叶柄残基、弯曲的须根及淡棕色的鳞片，叶柄基较粗大，呈扁圆柱形，内面平坦，背面不规则隆起；质坚硬，断面略呈不规则条形，中部疏松，分体中柱不明显；气微，味略涩。

（14）桫椤：桫椤科桫椤属植物桫椤 *Alsophila spinulosa* (Wall. ex Hook.) R. M. Tryon 的干燥根茎和叶柄残基。鉴别特征：全体呈长圆柱形，直径 8~15 cm；表面暗褐色，周围密布大型叶柄残基，极粗糙；断面略呈四棱状，分体中柱（维管束）约 30 个，沿边缘而生，排成一筒形，上方两侧内折成双行，全体略似倒"八"字形，中央下部呈倒"八"字形凹入，上部散生数个分体中柱。

（15）浅裂鳞毛蕨：鳞毛蕨科鳞毛蕨属植物浅裂鳞毛蕨 *Dryopteris sublaeta* Ching et Y. P. Hsu 的干燥根茎和叶柄残基。鉴别特征：呈半圆柱状或近半圆柱状，稍弯曲；长 5~15 cm，直径 3~5 cm；表面棕褐色，叶柄残基呈"弓"形，附着在根茎上；鳞片披针形，棕色。

117. 牡丹皮

【来源】

毛茛科芍药属植物牡丹 *Paeonia suffruticosa* Andr. 的干燥根皮。

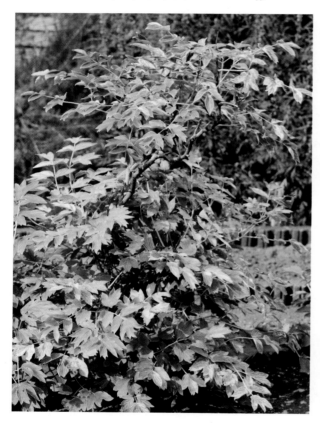

图117-1 牡丹（植物）

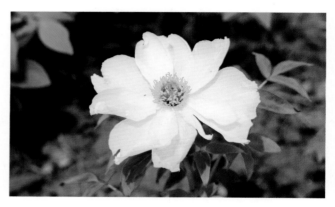

图117-2 牡丹（植物花）

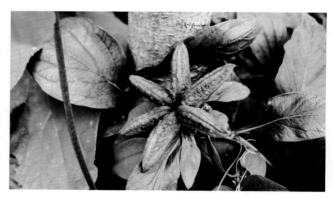

图117-3 牡丹（植物果实）

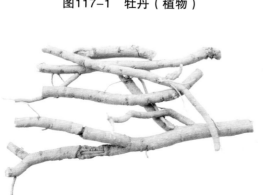

图117-4 牡丹根（鲜品）

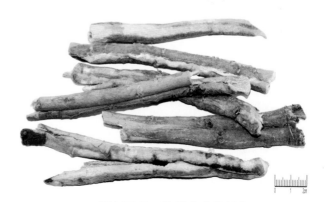

图117-5 牡丹皮（药材）

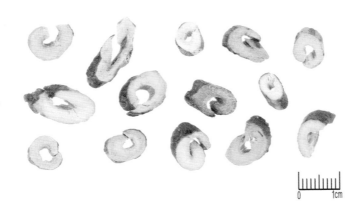

图117-6　牡丹皮（饮片）

【术语】

"连丹皮"：挖取牡丹根部，除去细根和泥沙，剥取根皮，晒干，商品习称"连丹皮"。

"刮丹皮"：挖取牡丹根部，除去细根和泥沙，剥取根皮，刮去粗皮，晒干，商品习称"刮丹皮"。

"亮银星"：牡丹皮内表面常有光亮的针状或片状结晶体，习称"亮银星"。

【炮制加工】

牡丹皮（净制）：取牡丹皮药材，迅速洗净，润后切薄片，晒干。本品收载于《中华人民共和国药典》2020 年版一部。

酒牡丹皮：取净牡丹皮片加黄酒拌匀，酒被吸尽后，置炒制容器内，用文火微炒至变色，取出，摊凉，筛去碎屑（每 100 kg 牡丹皮，用黄酒 10 kg）。本品收载于《广东省中药饮片炮制规范·第一册》。

牡丹皮炭：取净牡丹皮片，照炒炭法，炒至表面黑褐色，内部黄褐色。本品收载于《湖北省中药饮片炮制规范》2018 年版。

炒牡丹皮：取净牡丹皮片，置锅内，用文火加热，炒至香气逸出，表面微焦黄色时，出锅，放凉。本品收载于《甘肃省中药炮制规范》2009 年版。

【混伪品及习用品】

（1）川赤芍根皮：毛茛科芍药属植物川赤芍 *Paeonia anomala* subsp. *veitchii* (Lynch) D. Y. Hong et K. Y. Pan 的干燥根皮。鉴别特征：呈块片状或半卷筒状，较厚，可达 5 mm；外表面紫褐色至棕褐色，栓皮不起层，具皱纹、横长根痕及突起的疔；内表面土黄色至黄紫色，不光滑，有极粗的槽沟，无明亮的结晶；木心较大，不易脱落，常有木质部残存，纵裂痕大；质坚实，断面粗糙，黄白色或粉紫色；有醇香气，久闻有马汗臭，味微苦涩。

（2）芍药根皮：毛茛科芍药属植物芍药 *Paeonia lactiflora* Pall. 的干燥根皮。鉴别特征：呈圆筒状或半圆筒状，长短、粗细不一，较牡丹皮薄；外表面淡红棕色，栓皮残留部分呈黑褐色或灰褐色，较光滑，具支根痕；内表面粉红色，具深色的细纵条纹，常带有少数木部；无明亮的结晶；质脆，略有弹性，断面平坦，粉红色或白色；气微，味微酸而涩。

（3）牡丹根茎皮：毛茛科芍药属植物牡丹 *Paeonia suffruticosa* Andr. 的干燥根茎皮。鉴别特征：呈不规则半筒状，两端多向外反卷，厚约 3 mm；外表面黑褐色，较粗糙，刮去外皮者呈浅棕黄色；内表面粉白色；质较硬。

（4）凤丹皮：毛茛科芍药属植物凤丹 *Paeonia ostii* T. Hong et J. X. Zhang 的干燥根皮。鉴别特征：外表面灰褐色或黄褐色，栓皮脱落处呈粉红色；内表面淡灰黄色或浅棕色，常见发亮的结晶；切面粉白色至淡红棕色；质脆，粉性；气芳香，味微苦而涩。本品收载于《安徽省中药饮片炮制规范》2019年版。

（5）茂丹皮：毛茛科芍药属植物四川牡丹 *Paeonia decomposita* Handel-Mazzetti 的干燥根皮。鉴别特征：呈卷筒或半卷筒状，有剖开的裂纹；外表面灰褐色或黄褐色，略粗糙，可见横长皮孔样突起及细根痕，栓皮脱落处显淡黄色或黄棕色；内表面淡棕色或类白色，具纵纹，有的可见细小发亮的结晶；质硬而脆，易折断，断面类白色、黄白色或浅粉红色，具粉性；有特殊香气，味辛，微苦涩，稍有麻舌感。本品收载于《四川省中药材标准》2010年版。

（6）滇丹皮：毛茛科芍药属植物滇牡丹 *Paeonia delavayi* Franch. 的干燥根皮。鉴别特征：呈筒状、半筒状或块片状；外表面暗红棕色或灰褐色，有多数横长皮孔样突起和须根痕，内表面浅灰红色，可见发亮小结晶；质脆，易折断，折断时有粉尘飞出；断面浅红色，粉质；气香，味苦、涩。本品收载于《云南省中药材标准·第七册》2005年版。

（7）朱砂根皮：紫金牛科紫金牛属植物朱砂根 *Ardisia crenata* Sims 的干燥根皮。鉴别特征：根呈圆柱形，稍弯曲；表面暗棕色或暗褐色，具纵皱纹及横向断裂痕；质硬脆；断面皮部与木部易分离；皮厚，约占横断面的1/2~2/3，类白色或粉红色，有散在的"朱砂点"，木部淡黄色；气微，味微苦、辛。

（8）紫斑牡丹皮：毛茛科芍药属植物紫斑牡丹 *Paeonia rockii* (S. G. Haw et Lauener) T. Hong et J. J. Li 的干燥根皮。鉴别特征：呈双筒状，卷筒边缘紧闭；栓皮未去者表面呈深褐色，有细纵纹、横向皮孔及支根痕；刮去栓皮者表面呈黄褐色或淡粉黄色；内表面具细纵纹，棕红色或淡黄色；质坚而脆，易断，断面不整齐，深棕色，微具粉质；气微香，味微辛、涩。

（9）西昌丹皮：毛茛科芍药属植物狭叶牡丹 *Paeonia delavayi* Franch. var. *angustiloba* Rehd. et Wils. 的干燥根皮。鉴别特征：呈筒状、半筒状或片状；表面淡黄褐色或深黑褐色，具明显的横向皮孔及支根痕，栓皮易成片剥落，剥落处显黄白色或淡灰黄色，光滑平坦；内表面黄白色或淡紫黄色，具细纵纹理；质脆、易断，断面粉黄白色，微具粉质；气微香，味微辛。本品收载于《四川省中药材标准》1987年版。

118. 木 瓜

【来源】
蔷薇科木瓜属植物贴梗海棠 *Chaenomeles speciosa* (Sweet) Nakai 的干燥近成熟果实。

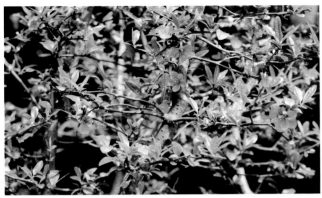

图118-1 贴梗海棠（植物花期）

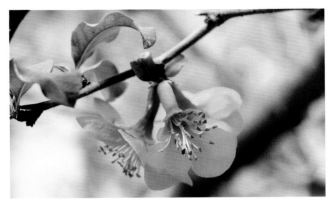

图118-2 贴梗海棠（植物花）

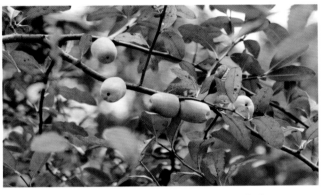

图118-3 贴梗海棠（植物果期）

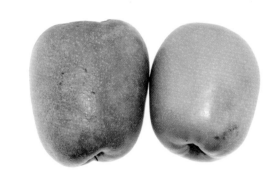

图118-4 木瓜（鲜品）

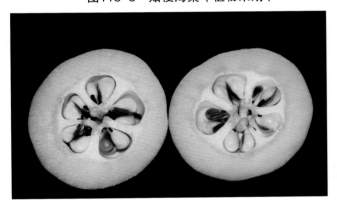

图118-5 木瓜鲜品（横切面）

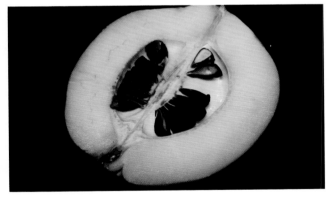

图118-6 木瓜鲜品（纵剖面）

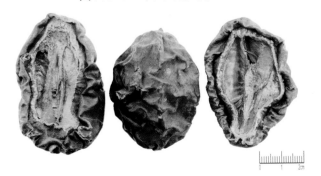

图118-7 木瓜（药材）

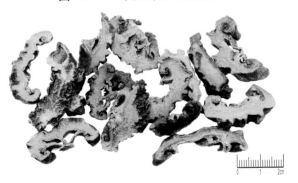

图118-8 木瓜（饮片）

【术语】

"宣木瓜"：产于安徽宣州的木瓜，商品习称"宣木瓜"。

"皱皮木瓜"：木瓜药材，表面具不规则的深皱纹，商品习称"皱皮木瓜"。

【炮制加工】

木瓜（切制）：取木瓜药材，洗净，润透或蒸透后切薄片，晒干。本品收载于《中华人民共和国药典》2020年版一部。

【混伪品及习用品】

（1）光皮木瓜：蔷薇科木瓜属植物木瓜 *Chaenomeles sinensis* (Thouin) Koehne 的干燥成熟果实，又名"榠楂"。鉴别特征：呈瓣状或条状，长5~10 cm，厚2~2.5 cm；外表面紫红色，平滑不皱，切面较平坦，果肉粗糙，颗粒性，质硬；种子多数、红棕色、密集，呈扁三角形；气微，味涩、微酸，嚼之有沙粒感。本品收载于《四川省中药材标准》2010版。

（2）毛叶木瓜：蔷薇科木瓜属植物毛叶木瓜 *Chaenomeles cathayensis* (Hemsl.) Schneid. 的干燥成熟果实。鉴别特征：呈纵剖对半的长圆形，长4~8 cm，宽2~4 cm，厚1~2 cm；外表面红棕色，皱缩，剖面边缘向内卷曲，果肉红棕色，中心有凹陷的子房室，呈棕黄色；种子扁长三角形，多脱落；质硬；气微清香，味酸。本品收载于《贵州省中药材、民族药材质量标准》2003年版，以"浙木瓜"收载于《浙江省中药炮制规范》2015年版。

（3）西藏木瓜：蔷薇科木瓜属植物西藏木瓜 *Chaenomeles thibetica* Yü 的干燥成熟果实。鉴别特征：果实为梨果，多纵切成2~4瓣；长4~6 cm，直径约4 cm；外表面红棕色或灰褐色，饱满或皱缩；剖面可见大部分为子房，果肉较薄；外形饱满者果肉疏松呈海绵状，外形皱缩者果肉较致密；种子多数密集，每室约30粒，红棕色，呈扁平三角形；气特异，味极酸。

（4）小木瓜：蔷薇科栘㭎属植物云南栘㭎 *Docynia delavayi* (Franch.) Schneid. 的干燥成熟果实。鉴别特征：外形似木瓜，但体型较小；呈卵圆形或长圆形，多纵剖为2至多瓣，长约至4 cm，有的可见宿存直立的萼裂片和残留果柄，果柄基部密被黄绒毛；表面紫红色或红棕色，有细皱纹，略具蜡样光泽；剖开后，内瓤占全径的1/2左右；果肉较厚，红棕色，每室种子4至多数，种子扁小而窄，不规则长三角形，灰褐色，单个散落；气微，味酸涩、微甜。

（5）榅桲：蔷薇科榅桲属植物榅桲 *Cydonia oblonga* Mill. 的干燥成熟果实。鉴别特征：果实为梨果，直径3~4 cm；外表面黄棕色，有淡黄色毛，果肉污黄色，粗糙，呈颗粒状，柔软富粉质；子房剖面扁圆形，种子卵形；具果香气，味甜、微酸。

（6）文冠果：无患子科文冠果属植物文冠果 *Xanthoceras sorbifolium* Bunge 的干燥成熟果实。鉴别特征：呈圆形或椭圆形，顶端为突起尖状；外表为绿色，直径远小于木瓜，4~6 cm；干燥后常分裂为3果瓣；种子呈球形，黑褐色，直径约1 cm。

（7）台湾林檎：蔷薇科苹果属植物台湾林檎 *Malus doumeri* (Bois) Chev 的干燥成熟果实，曾经纵切成块冒充木瓜。鉴别特征：一端突出，顶端具宿存的管状萼筒（常脱落）；切片直径2.5~3 cm，外皮棕褐色；切面果肉粗糙，呈颗粒状，中央有5室，每室有一圈硬壳包围，内有肉质种仁2粒；口嚼有明显的渣质，味微酸、稍甜。

（8）野木瓜：木通科野木瓜属植物野木瓜 *Stauntonia chinensis* DC. 的干燥带叶茎枝。鉴别特征：

茎呈圆柱形，长 3~5 cm，直径 0.2~3 cm；粗茎表面灰黄色或灰棕色，有粗纵纹，外皮常块状脱落；细茎表面深棕色，具光泽，纵纹明显，可见小枝痕或叶痕；切面皮部狭窄、深棕色，木部宽广、浅棕黄色，有密集的放射状纹理和成行的小孔，髓部明显；质硬或稍韧；掌状复叶互生，小叶片长椭圆形，革质，长 5~10 cm，宽 2~4 cm，先端尖，基部近圆形，全缘，上表面深棕绿色，有光泽，下表面浅棕绿色，网脉明显；小叶柄长约 1.5 cm；气微，味微苦涩。本品收载于《中华人民共和国药典》2020 年版一部。

119. 木 通

【来源】

木通科木通属植物木通 *Akebia quinata* (Thunb.) Decne.、三叶木通 *Akebia trifoliata* (Thunb.) Koidz. 或白木通 *Akebia trifoliata* (Thunb.) Koidz. var. *australis* (Diels) Rehd. 的干燥藤茎。

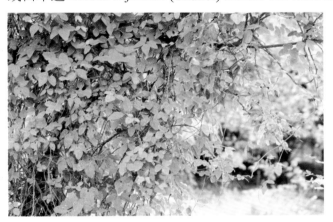

图119-1 三叶木通（植物）

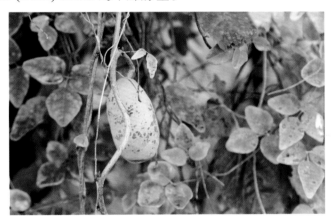

图119-2 三叶木通（植物果期）

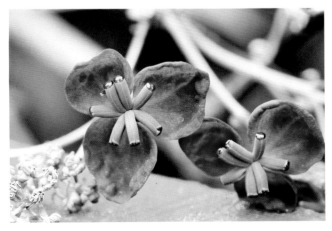

图119-3 三叶木通（植物花）

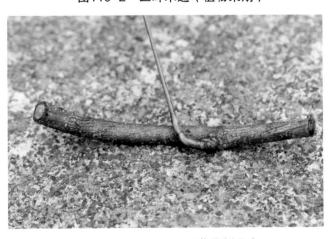

图119-4 三叶木通（藤茎鲜品）

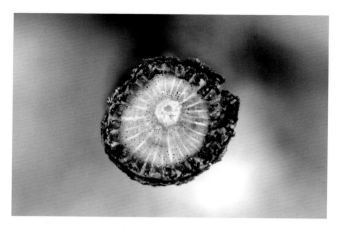

图119-5　三叶木通藤茎鲜品（横切面）

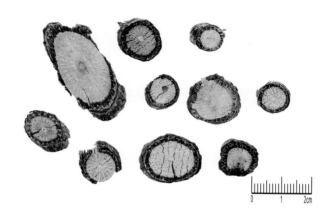

图119-6　木通（饮片）

【炮制加工】

木通（切制）：取木通药材，除去杂质，用水浸泡，泡透后捞出，切片，干燥。本品收载于《中华人民共和国药典》2020年版一部。

【混伪品及习用品】

（1）**甘木通：**毛茛科铁线莲属植物丝铁线莲 *Clematis loureiroana* DC. 的干燥叶。鉴别特征：多皱缩卷曲、破碎；完整的小叶片展开后呈卵形，长5~10 cm，宽2~5 cm；无毛，全缘，有时具浅波状疏圆齿，顶端渐尖，基部圆形或心形；上表面青绿色，下表面灰绿色，基出脉5~7条，侧脉不明显，厚革质；小叶柄长1~2 cm，常旋卷，基部宽扁与相对叶柄相连接；气微，味微甘。本品收载于《广东省中药材标准·第二册》。

（2）**新疆木通：**毛茛科铁线莲属植物东方铁线莲 *Clematis orientalis* L. 的干燥藤茎。鉴别特征：呈细长柱形，具膨大的节；表皮粗糙，土黄色，有条纹；质脆硬，易折断，断面不平坦；气微，味微苦。本品收载于《新疆维吾尔自治区药品标准》1987年版。

（3）**小木通：**毛茛科铁线莲属植物小木通 *Clematis armandii* Franch. 的干燥藤茎。鉴别特征：茎呈长圆柱形，长短不一，稍扭曲，直径2~3.5 cm；表面棕黄色或黄褐色，有纵向凹沟及棱线，外皮易与木质部剥离，常撕裂呈束状纤维；节处多膨大，有侧枝痕和叶痕；质坚硬，不易折断；断面黄白色，皮部薄，纤维状，木部宽广，与射线相间呈放射状排列，有多层环状排列针眼样的小孔（导管），中心髓部较小，类白色；气微，味淡或微苦。本品以"川木通"收载于《中华人民共和国药典》2020年版一部。

（4）**绣球藤：**毛茛科铁线莲属植物绣球藤 *Clematis montana* Buch.-Ham. ex DC. 的干燥藤茎。鉴别特征：表面灰黑色或灰黄色；横断面木质部灰白色，由若干大小相间、放射状排列的木质部束组成，大的木质部束外端又被淡黄色的次生射线纹理分为两束；粗茎的中心常变黑；鲜切的切面上少数黏附有灰黑色或灰黄色胶质物，其余同小木通。本品以"川木通"收载于《中华人民共和国药典》2020年版一部。

（5）**钝萼铁线莲：**毛茛科铁线莲属植物钝萼铁线莲 *Clematis peterae* Hand.-Mazz. 的干燥藤茎。鉴别特征：与小木通类似，表面黑褐色或灰褐色，有6个粗纵棱，每个粗纵棱有多个细棱；粗皮表面有横裂纹，呈丝状或长条状层层脱落；横切面皮部有6处内陷，木质部淡黄色或橙黄色，呈明显的菊花样，外缘有6个齿轮样的齿；鲜切干燥加工品的横切面上常黏附有灰黑色或灰黄色胶质物。

（6）粗齿川木通：毛茛科铁线莲属植物粗齿铁线莲 Clematis grandidentata (Rehder et E. H. Wilson) W. T. Wang 的干燥茎藤。鉴别特征：呈圆柱形，略扭曲，长 50~100 cm，直径 1.2~4.5 cm，表面黄棕色或黄褐色，有多数纵向凹沟及棱线，形成 6 个明显凸出的纵棱及棱槽；节处多膨大，有叶痕及侧枝痕；残存皮部易撕裂；质坚硬，不易折断；断面不整齐，残存皮部黄棕色，有 6 处内陷，木部黄白色，有放射状纹理及裂隙，其间布满导管，导管孔径较大；髓部较小，类白色或黄棕色，偶有空腔；断面常粘附有灰黑色或灰黄色胶质物；气微，味微苦。本品收载于《四川省中药材标准》2010 年版。

（7）山木通：毛茛科铁线莲属植物钝齿铁线莲 Clematis apiifolia var. argentilucida (H. Léveillé et Vaniot) W. T. Wang 的干燥藤茎。鉴别特征：呈圆柱形，略扭曲，长 50~100 cm，直径 2~3.5 cm；表面黄棕色或黄褐色，表面有 6 条纵沟和 6 条宽棱，使茎成六棱形；节处多膨大，有叶痕及侧枝痕；栓皮多脱落，残存皮部易撕裂；质坚硬，不易折断；切断面木部黄白色，可见放射状纹理，其间布满小孔，导管小孔直径较大；髓部较小，类白色；气微，味淡。本品收载于《湖南省中药材标准》2009 年版。

（8）小蓑衣藤：毛茛科铁线莲属植物小蓑衣藤 Clematis gouriana Roxb. ex DC. 的干燥藤茎。鉴别特征：与山木通相似，表面黄褐色至黄棕色，有 6 条深纵沟，使茎呈六棱形，栓皮多已脱落，残留皮部深棕色，疏松有裂隙；断面黄褐色，可见 6 个花瓣状大裂瓣，每个大裂瓣的次生射线纹理为 2 条，较山木通少而短。

（9）西木通：毛茛科铁线莲属植物沙叶铁线莲 Clematis meyeniana var. granulata Finet et Gagnep. 的干燥藤茎。鉴别特征：呈长条圆柱形，稍有弯曲，但大多数藤茎较细，直径 1.2~2.5 cm；表面灰黄褐色，常带松散纤维丝状的皮衣，皮衣不易于剥离，只能小块撕除，除净皮衣后可见纵沟纹（比川木通粗大、深凹）；其余同川木通。

（10）关木通：有毒（含马兜铃酸），马兜铃科马兜铃属植物木通马兜铃 Aristolochia manshuriensis Kom 的干燥藤茎，又名"东北马兜铃"。鉴别特征：茎呈圆柱状，平直或稍弯曲，长短不一，直径 1~5 cm；表面灰黄色或黄棕色，平滑，偶有浅槽纹及横裂纹，节或分枝处稍膨大；去皮较深者可见淡棕色带光泽的纵直脊纹；质坚硬，新鲜横切面黄色，皮部薄，木部占大部分，木射线明显，有时在射线部开裂，导管密布，孔洞大，呈轮状同心环排列；髓部不明显，髓区呈扁狭长条形；味苦。本品收载于《中华人民共和国药典》2000 年版一部。

（11）野木瓜藤：木通科野木瓜属植物野木瓜 Stauntonia chinensis DC. 的干燥藤茎。鉴别特征：茎呈圆柱形，直径 0.3~2.5 cm；粗茎表面灰棕色至棕色，有粗纵纹，栓皮常块状脱落而显露内部纤维束；细茎表面深棕色，具光泽，纵纹明显，有枝痕或叶痕；断面皮部狭窄、深棕色，呈疏松的颗粒状，可见白色波环状中柱鞘；木部宽广、黄白色或浅棕黄色，射线细密，成行的导管孔明显；髓小或有时中空；质坚硬，有韧性；气微，味微苦而涩。

（12）葡萄藤茎：葡萄科葡萄属植物 Vitis sp. 的干燥藤茎。鉴别特征：多为斜切片，皮部多脱落，木部浅棕色，髓部棕色，木质性较强；水浸后断面有黏液渗出；气微，味淡。

（13）穆坪马兜铃：马兜铃科马兜铃属植物穆坪马兜铃 Aristolochia moupinensis Franch. 的干燥藤茎，又名"淮通"。鉴别特征：呈长扁圆柱形，扭曲，长约 1 m，直径 0.8~2 cm；表面棕褐色，较粗糙；节部稍膨大，有 1 分枝痕；体轻，质硬，不易折断；断面不平坦，沿射线呈不整齐的层片状，灰褐色至褐色；皮部窄；木质部宽广，导管孔密集排列成环状，被狭窄的射线隔开；髓不明显，常偏心形或狭长形；气芳香，味苦。

（14）**女萎藤**：毛茛科铁线莲属植物女萎 *Clematis apiifolia* DC. 的干燥藤茎。鉴别特征：呈近六棱柱形，长 1~2 m，直径 0.5~1.5 cm；表面灰黄色，皮部较厚，有时呈撕裂状，有宽窄相间的纵棱各 6 条；节部膨大，有对生侧枝痕；体轻，质硬，不易折断；横断面导管孔大，散孔型排列不规则，初生射线一般 12 条，髓明显，类圆形；气微，味淡。

120. 木 香

【来源】

菊科风毛菊属植物木香 *Aucklandia lappa* Decne. 的干燥根。

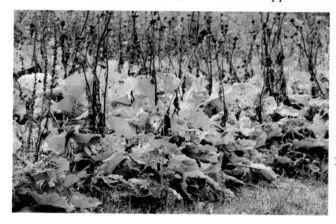

图120-1　木香（植物）

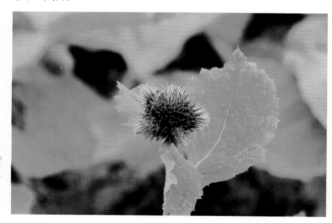

图120-2　木香（植物花序）

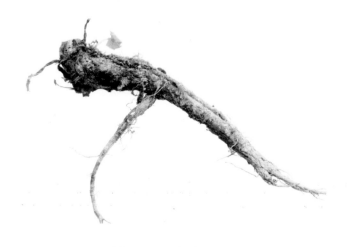

图120-3　木香（鲜品）

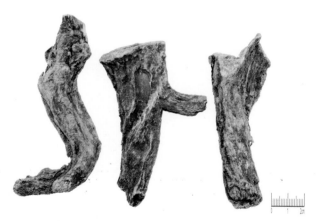

图120-4　木香（药材）

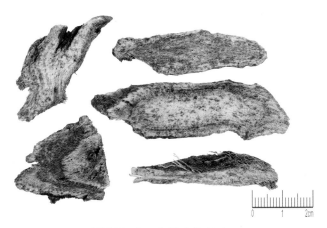

图120-5　木香（饮片）

【术语】

"广木香"：木香原产于印度、缅甸等国，过去经广州输入国内，习称"广木香"。

"老木香"：广木香之一，多为破裂块状，形如折断之枯骨，木心多腐朽，香气浓，主产印度和叙利亚，又名"一号木香"。

"新木香"：主产于印度、缅甸，质较老木香松，表面及断面颜色均较老木香浅，香味较老木香淡、浊，又名"印木香"。

"云木香"：20 世纪 50 年代在我国云南大量引种栽培木香成功，但香味不及进口品，又名"国产木香"。

"鳝鱼筒"：云木香根呈圆柱形、半圆柱形或枯骨形，形如鳝鱼段。

"朱砂点"：木香横断面散有大形棕色油点（油室），习称"朱砂点"。

【炮制加工】

木香（切制）：取木香药材，除去杂质，洗净，稍泡，闷透，切厚片，干燥。本品收载于《中华人民共和国药典》2020 年版一部。

煨木香：取未干燥的木香片，在铁丝匾中，用一层草纸，一层木香片，间隔平铺数层，置炉火旁或烘干室内，烘煨至木香中所含的挥发油渗至纸上，取出。本品收载于《北京市中药饮片炮制规范》2008 年版。

麸煨木香：取木香药材，除去杂质，洗净，润透，切厚片，干燥，照麸炒法，炒至木香呈深棕色、麦麸呈焦黄色时，取出，筛去麦麸，放凉（每 100 kg 木香，用 50 kg 麸皮）。本品收载于《四川省中药饮片炮制规范》2015 年版。

麸炒木香：取木香药材，挑选，洗净，吸润，切成厚片，干燥；取麦麸置锅内，加木香片，迅速翻动，用文火炒至表面灰褐色至黑褐色，取出，晾凉，筛去麦麸，即得（每 1 000 g 净药材，用麦麸100 g）。本品收载于《云南省中药饮片标准·第一册》2005 年版。

【混伪品及习用品】

（1）青木香：马兜铃科马兜铃属植物马兜铃 *Aristolochia debilis* Sieb. et Zucc. 的干燥根。鉴别特征：呈圆柱形或扁圆柱形，略弯曲；表面粗糙不平，有纵皱纹及须根痕；断面有类白色与黄棕色相间排列的放射状纹理，皮部与木质部间有一明显的黄棕色环纹（形成层），周边黄色或黄棕色；气香特异，味苦。本品收载于《中华人民共和国药典》2000 年版一部。

（2）红木香：木兰科南五味子属植物南五味子 *Kadsura longipedunculata* Finet et Gagnep. 的干燥

茎。鉴别特征：呈圆柱形，直径 1.5~4.5 cm；外皮灰黄色或灰紫褐色，有纵沟纹及皮孔；质坚硬，断面皮部为木部直径的 1/3~1/4，皮部赤褐色，木质部黄白色或淡棕色，可见细小导管孔，髓部明显，与皮部颜色相同；气香，味微苦。本品收载于《湖南省中药材标准》2009 年版。

（3）白木香：瑞香科沉香属植物土沉香（白木香）*Aquilaria sinensis* (Lour.) Spreng. 的干燥茎。鉴别特征：为不规则的块片，大小不一；表面白色或淡黄白色，具不规则纵纹；切断面粗糙，可见密集小孔、放射状纹理及纵向纹理；质硬；树皮多脱离木部，皱缩卷曲，表面栓皮已刮去，灰黄色或淡棕黄色，内表面白色，厚约 1 mm；纤维发达，质韧，不易折断；气微香，味微辛。本品收载于《广西壮族自治区壮药质量标准·第二卷》2011 年版。

（4）川木香：菊科川木香属植物川木香 *Dolomiaea souliei* (Franch.) Shih 或灰毛川木香 *Dolomiaea souliei* (Franch.) Shih var. *cinerea* (Y. Ling) Q. Yuan 的干燥根，又名"铁杆木香"或"槽子木香"。鉴别特征：呈圆柱形或有纵槽的半圆柱形，稍弯曲，长 10~30 cm，直径 1~3 cm；表面黄褐色或棕褐色，具纵皱纹，外皮脱落处可见丝瓜络状细筋脉；根头偶有黑色发黏的胶状物，习称"油头"；体较轻，质硬脆，易折断；断面黄白色或黄色，有深黄色稀疏油点及裂隙，木部宽广，有放射状纹理；有的中心呈枯朽状；气微香，味苦，嚼之粘牙。本品收载于《中华人民共和国药典》2020 年版一部。

（5）越木香：菊科川木香属植物膜缘川木香 *Dolomiaea forrestii* (Diels) Shih 的干燥根，又名"越西川木香"。鉴别特征：呈类圆柱形而稍扭曲，略似鸡腿骨，长 5~25 cm，直径 0.5~1.5 cm，或已切成两半；表面黄棕色、暗棕色或灰棕色，有纵皱纹及纵裂沟，具突起的侧根痕；偶见焦黑的斑点；质坚实，较易折断；折断面略平坦，棕色或棕黄色，多有偏心形、放射状纹理，形成扇形；皮部与木部厚度几乎相等，可见棕色点状树脂腔散在，形成层环状明显；有令人不快的特异香气；味微甜而苦辣，嚼之粘牙。本品以"越西木香"收载于《重庆市中药饮片炮制规范及标准》2006 年版。

（6）厚叶木香：菊科川木香属植物厚叶川木香 *Dolomiaea berardioidea* (Franch.) Shih 的干燥根。鉴别特征：与越木香相似，一边常有槽，长短不一，常加工成 10 cm 左右的段，直径 0.4~2.5 cm；表面土黄色、黄褐色或灰褐色，有残存的棕黑色或灰褐色外皮（落皮层），外皮脱落处有纵皱纹，支根痕较少；质坚脆，较易折断，断面较平坦，可见棕色油点散在，常为不对称的偏心形结构，整个断面呈扇形放射状纹理，形成层弧状，有的木质部可见 1 至数条棕色带；气芳香，味微甜、微辛。本品以"越西木香"收载于《重庆市中药饮片炮制规范及标准》2006 年版。

（7）菜木香：菊科川木香属植物菜木香 *Dolomiaea edulis* (Franch.) Shih 的干燥根。鉴别特征：呈圆柱形或具纵槽的半圆柱形，部分基部有分支；外皮常脱落，未脱落者质松脆，具纵皱纹及纵沟，有的一面枯朽；根头部具 2 至多个分叉；断面常呈偏心形或扇形，有棕色油点散在；气芳香特异，味微甜、辛，稍刺舌。本品以"越西木香"收载于《重庆市中药饮片炮制规范及标准》2006 年版。

（8）藏木香：菊科旋覆花属植物总状土木香 *Inula racemosa* Hook. f. 的干燥根，又名"新疆木香"。鉴别特征：完整者呈圆锥形，略弯曲；表面暗棕色，根头粗大，具茎及叶鞘残基，周围有多数圆柱形支根，栓皮易脱落，有纵皱纹及根痕；质坚硬，不易折断；断面略平坦，黄白色至浅灰黄色，放大镜下观察，可见凹点状的油室及白色光亮的针状结晶；气微香，味苦、辛。本品收载于《藏药标准·第一册》1979 年版，以"新疆木香"收载于《新疆维吾尔自治区药品标准·第一册》1980 年版。

（9）大青木香：马兜铃科马兜铃属植物广西马兜铃 *Aristolochia kwangsiensis* Chun et How ex C. F.

Liang 的块根。鉴别特征：呈长纺锤形，或不规则片块；表面棕褐色，粗糙，栓皮常见不规则裂纹，常因摩擦而部分脱落；断面皮部较厚，形成层明显，黄白色或灰白色，木部具部分放射状纹理；体重，质硬，具粉性；气微香，味苦。本品收载于《贵州省中药材、民族药材质量标准》2003 年版。

（10）土木香：菊科旋覆花属植物土木香 *Inula helenium* L. 的干燥根，又名"祁木香"。鉴别特征：呈圆锥形，略弯曲，长 5~20 cm；表面黄棕色或暗棕色，有纵皱纹及须根痕；根头粗大，顶端有凹陷的茎痕及叶鞘残基，周围有圆柱形支根；质坚硬，不易折断；断面略平坦，黄白色至浅灰黄色，有凹点状油室；气微香，味苦、辛。本品收载于《中华人民共和国药典》2020 年版一部。

121. 牛蒡子

【来源】

菊科牛蒡属植物牛蒡 *Arctium lappa* L. 的干燥成熟果实。

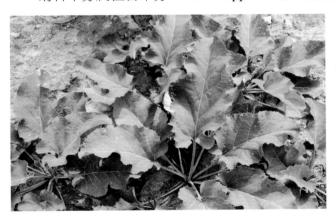

图121-1　牛蒡（植物）

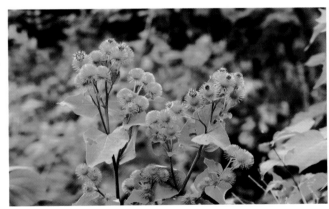

图121-2　牛蒡（植物花期）

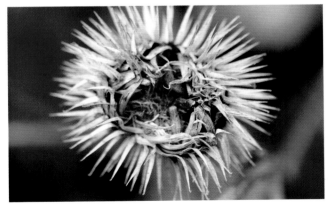

图121-3　牛蒡（植物果实）

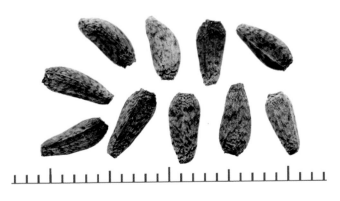

图121-4　牛蒡子（药材）

【术语】

"大力子"：牛蒡子的商品名，习称"大力子"。

【炮制加工】

牛蒡子（净制）：取牛蒡子药材，除去杂质，洗净，干燥。用时捣碎。本品收载于《中华人民共和国药典》2020 年版一部。

炒牛蒡子：取净牛蒡子，照清炒法，炒至略鼓起、微有香气。用时捣碎。本品收载于《中华人民共和国药典》2020 年版一部。

【混伪品及习用品】

（1）新疆牛蒡子：菊科大翅蓟属植物大翅蓟 *Onopordum acanthium* L. 的干燥成熟果实，又名"大鳍蓟"或"大翅蓟"。鉴别特征：呈椭圆形或倒长卵形，两端略尖，少弯曲；长 4~6 mm，直径约 2 mm；表面灰白色，有 4~10 条不明显的细纵棱，中间有一条明显的棱，两侧有明显波状隆起的横纹花斑，稀有紫黑色斑点；顶端钝圆，稍突起，顶端圆环直径约 1 mm，常有白色冠毛残存；果皮坚硬，不易压碎，断面不平坦，可见半透明类白色胚乳，油性大；无臭，味微苦。

（2）绒毛牛蒡子：菊科大牛蒡属植物毛头牛蒡 *Arctium tomentosum* Mill. 的干燥成熟果实。鉴别特征：呈矩卵圆形，稍弯曲，长 0.5~0.7 cm，宽 0.2~0.4 cm；两端近平截，顶面观为多角形，可见直径约 0.2 cm 的黑色圆环；表面褐色，具明显的数条纵棱及黑色小斑点；味苦，后辛而麻舌。

（3）紫穗槐：豆科紫穗槐属植物紫穗槐 *Amorpha fruticosa* L. 的干燥成熟果实。鉴别特征：略呈新月形，较长，顶端呈短喙状，基部具宿萼，萼齿 5 裂；表面棕色至棕褐色，具颗粒状突起的腺体；内含种子 1 枚，种皮棕色，子叶浅绿色；气微香，味微苦、涩、辛。

（4）水飞蓟：菊科水飞蓟属植物水飞蓟 *Silybum marianum* (L.) Gaertn. 的干燥成熟果实。鉴别特征：呈倒卵形，两端略不对称，不弯曲，长 5~8 mm，宽 0.2~0.4 cm；表面淡灰棕色至黑褐色，无斑点，具横向波状细纹，有的具数条细纵棱；顶端具微斜的白色浅圆环，直径约 2 mm，中央常有一半环形突起；基部有一窄缝状的着生痕；质硬，内含种子 1 枚；味淡。

（5）木香子：菊科风毛菊属植物云木香 *Aucklandia costus* Falc. 的干燥成熟果实。鉴别特征：呈楔形，略弯曲，具四钝棱；上端较宽，长 0.8~1 cm，宽 0.2~0.4 cm；表面灰褐色至灰黑色，色浅者可见黑褐色斑点；具纵棱和细沟；顶面呈不规则四边形或三角形，边缘棕褐色，略突起，可见突起的短柱状花柱残基；味苦、麻舌。

122. 牛 膝

【来源】

苋科牛膝属植物牛膝 *Achyranthes bidentata* Bl. 的干燥根。

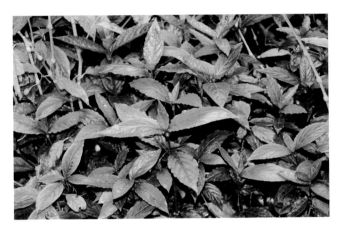

图122-1　牛膝（植物）

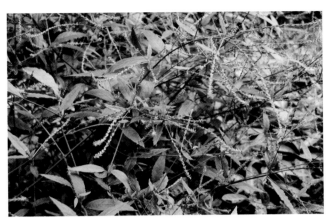

图122-2　牛膝（植物花期）

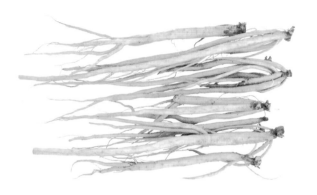

图122-3　牛膝（鲜品）

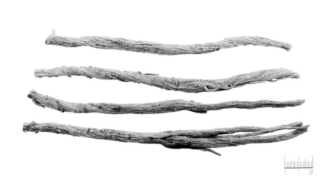

图122-4　牛膝（药材）

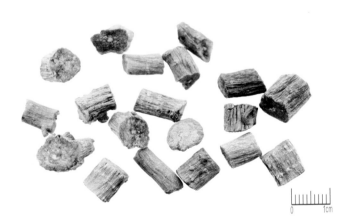

图122-5　牛膝（饮片）

【术语】

"怀牛膝"：牛膝的商品名，牛膝主产河南沁阳（旧称怀庆府），为"四大怀药之一"。

"同心环"：牛膝横断面具数轮同心排列的环纹状异型构造，习称"同心环"。

"马刷子"：牛膝药材中细、短者，质量较次。

【炮制加工】

牛膝（切制）：取牛膝药材，除去杂质，洗净，润透，除去残留芦头，切段，干燥。本品收载于《中华人民共和国药典》2020 年版一部。

炒牛膝：取净牛膝段，置炒制容器内，用中火炒至表面微黄色，表面微鼓起，取出，放凉。本品收载于《广东省中药饮片炮制规范·第一册》。

酒牛膝：取净牛膝段，照酒炙法，炒干。本品收载于《中华人民共和国药典》2020 年版一部。

盐牛膝：取净牛膝段，用 2% 食盐水拌匀，润透，置锅内，用文火炒干，取出，放凉；或取食盐置炒制容器内炒热，加入净牛膝段拌炒至表面鼓起，取出，筛去食盐，摊凉（每 100 kg 净牛膝段，用食盐 2 kg）。本品收载于《广东省中药饮片炮制规范·第一册》。

【混伪品及习用品】

（1）**土牛膝**：苋科牛膝属植物土牛膝 *Achyranthes aspera* L. 的干燥根及根茎，又名"粗毛牛膝"。鉴别特征：根茎呈圆柱形，直径 0.5~1 cm；表面灰褐色，上部有数个残存茎基，具节，节上着生根；根呈长圆形，稍弯曲，长 10~15 cm，直径 0.2~0.5 cm；表面灰黄色或灰棕色，有须根痕和扭曲的纵皱纹；根茎质硬，不易折断，断面纤维性，中空；根质较韧，易折断，断面黄白色，有维管束点散在；气微，味微甘，后微苦涩。本品收载于《湖北省中药材质量标准》2018 年版，以"倒扣草"收载于《广西壮族自治区瑶药材质量标准·第一卷》2014 年版。

（2）**红牛膝**：苋科牛膝属植物柳叶牛膝 *Achyranthes longifolia* (Makino) Makino 的干燥根及根茎，又名"狭叶红牛膝"。鉴别特征：根茎短粗，上部有数个凹窝状茎痕或残留茎基，下部簇生根 4~9 条；根呈圆柱形，长 10~20 cm，直径 0.4~1.2 cm，向下渐细，常扭曲；表面灰黄褐色至棕褐色，有细密的纵皱纹及细根痕；质硬，易折断，断面韧皮部浅灰褐色，略光亮，新鲜时断面呈淡紫红色，有多数点状维管束，排列成数轮同心环；气微，味微甜、微苦涩。本品收载于《江西省中药材标准》2014 年版，以"土牛膝"收载于《湖北省中药材质量标准》2018 年版。

（3）**广东土牛膝**：菊科泽兰属植物多须公（华泽兰）*Eupatorium chinense* L. 的干燥根。鉴别特征：呈细长圆柱形，有的稍弯曲，长 5~35 cm，最长可达 50 cm；表面灰黄色至棕褐色，有细纵皱纹及稍疏的须根痕；质硬而脆，易折断；断面纤维状，皮部棕灰色，易分离，中心木部较大，黄白色；气香，味微辛、苦。本品收载于《广东省中药材标准·第一册》，以"海南土牛膝"收载于《海南省中药材标准》2011 年版。

（4）**麻牛膝**：苋科杯苋属植物头花杯苋 *Cyathula capitata* Moq. 的干燥根。鉴别特征：芦头膨大；根单生或数条簇生，呈长圆锥形、扭曲或不规则弯曲，常有分支，长 30~40 cm，直径 1~1.5 cm；表面棕黄色或灰褐色，具纵皱纹、侧根痕及明显横向突起的皮孔；质硬脆，易折断，横切面灰白色或淡黄棕色，微呈角质状，可见多数淡黄白色小点（维管束），排列成数层断续的同心环；气微，味微甘、苦、麻。本品收载于《四川省中草药标准·试行稿（第二批）》1979 年版。

（5）**川牛膝**：苋科杯苋属植物川牛膝 *Cyathula officinalis* Kuan 的干燥根，又名"甜牛膝"或"甜川牛膝"。鉴别特征：呈近圆柱形，微扭曲，向下略细或有少数分支，长 30~60 cm，直径 0.5~3 cm；表面黄棕色或灰褐色，具纵皱纹、支根痕和多数横长的皮孔样突起；质韧，不易折断，断面浅黄色或棕黄色，维管束点状，排列成数轮同心环；气微，味甜。本品收载于《中华人民共和国药典》2020 年版一部。

（6）味牛膝：爵床科马蓝属植物腺毛马蓝 *Strobilanthes forrestii* Diels 的根及根茎。鉴别特征：根茎粗大，呈不规则长块状或盘曲成结节状，多分支，长 5~10 cm，直径 0.8~2 cm；表面灰褐色或灰绿褐色，上部有多数类圆形凹陷的茎痕，直径 0.3~0.9 cm；下部须根丛生，根细长圆柱形，长达 50 cm，直径 1~6 mm；表面暗灰色，较光滑，常有环形的断节裂缝，有时脱落而露出木心；质硬，不易折断，断面皮部约为木部的 1/3，皮部呈蓝褐色，木部呈暗灰色或黄白色，有时可见放射状纹理，髓部灰白色；气微，味淡。本品收载于《湖北省中药材质量标准》2018 年版。

（7）白牛膝：石竹科狗筋蔓属植物狗筋蔓 *Silene baccifera* (Linnaeus) Roth 的干燥根。鉴别特征：呈长条形或长圆锥形，微扭曲，长 10~15 cm，直径 0.3~0.8 cm；表面灰黄色至橘黄色，具不规则纵皱纹，可见横长皮孔；质硬而脆，易折断，断面角质样，黄白色；气微，味微甜。本品收载于《云南省中药材标准·第六册·彝族药（Ⅲ）》2005 年版。

（8）黑牛膝：胡椒科胡椒属植物苎叶蒟 *Piper boehmeriifolium* (Miquel) C. de Candolle 的干燥根及根茎。鉴别特征：根茎呈不规则的扁圆柱状或块状，长 5~20 cm，直径 1~2.5 cm；节部略膨大，着生多数细长的须根，直径 1~6 mm；常有数个残茎脱落后形成的类圆形茎窝，残茎节部膨大，折断面灰绿色，中空；质坚韧，断面不平坦；气微香，味辛、微麻。本品收载于《云南省中药材标准·第一册》2005 年版。

123. 女贞子

【来源】

木樨科女贞属植物女贞 *Ligustrum lucidum* Ait. 的干燥成熟果实。

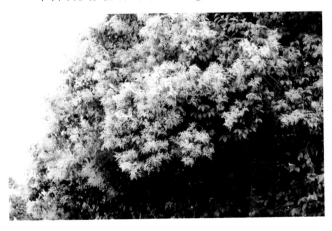

图123-1 女贞（植物花期）

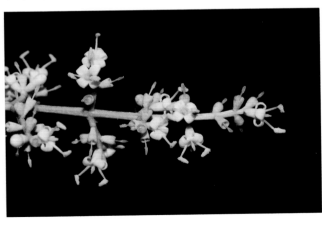

图123-2 女贞（植物花）

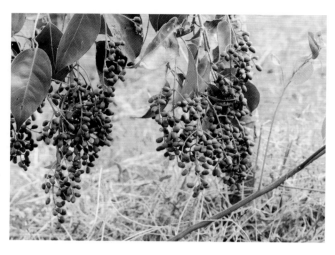

图123-3 女贞（植物果实）

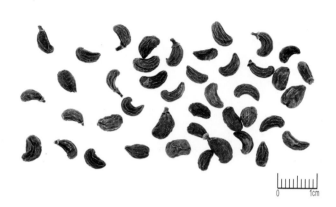

图123-4 女贞子（药材）

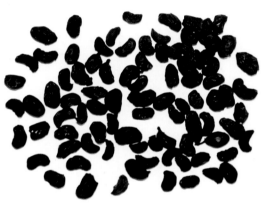

图123-5 酒女贞子（饮片）

【术语】

"猪腰女贞"：女贞子多数为肾形或椭圆形，习称"猪腰女贞"。

"豆豉女贞"：女贞子少数为卵形，习称"豆豉女贞"。

【炮制加工】

女贞子（净制）：取女贞子药材，除去杂质，洗净，干燥。本品收载于《中华人民共和国药典》2020年版一部。

制女贞子：取净女贞子，加水拌匀，置适宜的蒸制容器内，蒸4 h，闷至色泽乌黑，干燥，筛去灰屑。本品收载于《安徽省中药饮片炮制规范》2019年版。

酒女贞子：取净女贞子，照酒炖法或酒蒸法，炖至酒吸尽或蒸透。本品收载于《中华人民共和国药典》2020年版一部。

醋女贞子：取净女贞子，用醋拌匀，吸尽后，置笼内蒸至上大汽，取出，干燥（每100 kg女贞子，用醋 15 kg）。本品收载于《湖北省中药饮片炮制规范》2018 年版。

盐女贞子：取净女贞子，用盐水拌匀，闷润，待盐水吸尽后，置蒸制器具内蒸 2~4 h 透心后，取出，干燥（每 100 kg 女贞子，用食盐 2 kg）。本品收载于《广东省中药饮片炮制规范·第一册》。

【混伪品及习用品】

（1）**女贞叶**：木樨科女贞属植物女贞 *Ligustrum lucidum* Ait. 的干燥叶。鉴别特征：呈卵形至卵状披针形，长 5~14 cm，宽 3.5~6 cm；先端渐尖至锐尖，基部阔楔形，全缘；表面深绿色，有光泽；下表面可见细小腺点及突起的主脉；叶柄长 1~2 cm，上面有一凹沟槽；叶片革质，易折断；气微，味微苦。本品收载于《湖北省中药材质量标准》2018 年版。

（2）**冬青子**：冬青科冬青属植物冬青 *Ilex chinensis* Sims 的干燥成熟果实。鉴别特征：呈卵状椭圆形，长 6~10 mm，直径 4~7 mm，新鲜时深红色，干后黑褐色；表面有点状凹窝，残留有果梗痕，含分核 4~5 枚；核壳骨质坚硬，背面有一深沟；气香，味苦涩。

（3）**鸦胆子**：苦木科鸦胆子属植物鸦胆子 *Brucea javanica* (L.) Merr. 的干燥成熟果实。鉴别特征：呈卵形或椭圆形，长 6~10 mm，直径 4~7 mm；棕色或黑色，顶端有鸟嘴状短尖花柱残基，有网状皱纹及凹点状果柄痕，种子 1 枚；气微特异，味极苦。本品收载于《中华人民共和国药典》2020 年版一部。

（4）**蒙古荚蒾**：忍冬科荚蒾属植物蒙古荚蒾 *Viburnum mongolicum* (Pall.) Rehd. 的干燥成熟果实。鉴别特征：呈椭圆形，长 6~8 mm；表面棕色，皱缩，腹部有 3 浅槽；顶端有残留的花萼，具 5 微齿，基部有果柄痕；体轻；果皮不易剥离，破开后含种子 1 枚；气稍微，味淡。

（5）**陕西荚蒾**：忍冬科荚蒾属植物陕西荚蒾 *Viburnum schensianum* Maxim. 的干燥成熟果实。鉴别特征：呈短椭圆形，长约 8 mm；果核背部略隆起，核扁，有 2 浅槽，腹面具 3 浅槽；果实顶端均有残留的花萼，具 5 微齿，基部有果柄痕；体轻，破开后含种子 1 枚，形扁，种皮浅棕色或棕红色；气稍微，果肉味甜微酸，种子味涩。

（6）**小蜡**：木樨科女贞属植物小蜡 *Ligustrum sinense* Lour. 的干燥成熟果实。鉴别特征：呈椭圆形或近肾形，长 4~7 mm，直径 3~6 mm；表面黑紫色或黄棕色，皱缩，基部有宿萼，具果梗痕及短梗；体较轻，外皮薄，内果皮木质，棕褐色，果肉较松软，易剥离；果核棕黄色，内含种子 2 枚，有时 1 枚，椭圆形，油性；气微，味苦、微涩。

124. 枇杷叶

【来源】

蔷薇科枇杷属植物枇杷 *Eriobotrya japonica* (Thunb.)Lindl. 的干燥叶。

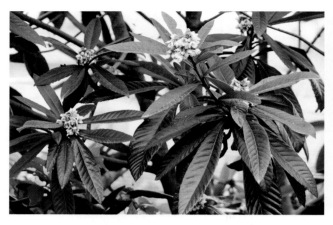

图124-1　枇杷（植物花期）

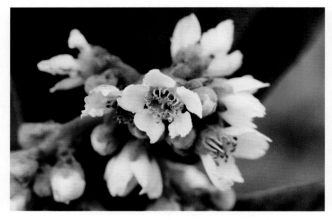

图124-2　枇杷（植物花序）

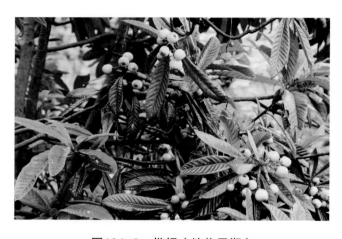

图124-3　枇杷（植物果期）

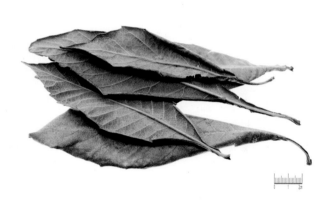

图124-4　枇杷叶（药材）

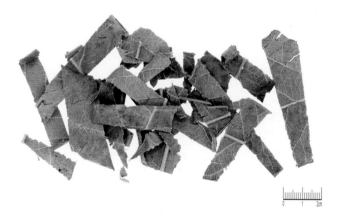

图124-5　枇杷叶（饮片）

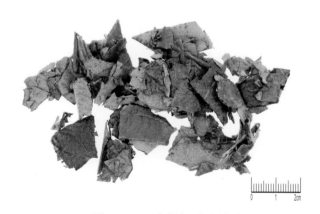

图124-6　蜜枇杷叶（饮片）

【术语】

"广杷叶"：广东、福建所产枇杷叶，叶片大、厚、绒毛少，质量优。

【炮制加工】

枇杷叶（切制）：取枇杷叶药材，除去绒毛，用水喷润，切丝，干燥。本品收载于《中华人民共和国药典》2020 年版一部。

蜜枇杷叶： 取枇杷叶丝，照蜜炙法，炒至不粘手（每 100 kg 枇杷叶丝，用炼蜜 20 kg）。本品收载于《中华人民共和国药典》2020 年版一部。

【混伪品及习用品】

（1）大花五桠果叶： 五桠果科五桠果属植物大花五桠果 *Dillenia turbinata* Finet et Gagnep. 的干燥叶。鉴别特征：叶片倒卵形，顶端圆或钝，基部楔形，边缘有疏离小齿；上面暗棕褐色，仅叶脉稍被短粗毛，下面棕色，被锈色短粗毛；中、侧脉在上面凹陷，下面凸起；叶柄长 2~4 cm，被锈色粗毛；气微，味微涩。

（2）荷花玉兰叶： 木兰科木兰属植物荷花玉兰 *Magnolia grandiflora* L. 的干燥叶，又名"洋玉兰"。鉴别特征：叶厚革质，椭圆形、长圆状椭圆形或倒卵状椭圆形，长 10~20 cm，宽 4~10 cm；先端钝或短钝尖，基部宽楔形，全缘；叶面深绿色，上表面有光泽，下表面有锈色短绒毛；侧脉每边 8~10条；叶柄无托叶痕，具深沟。

125. 蒲 黄

【来源】

香蒲科香蒲属植物水烛香蒲 *Typha angustifolia* L.、东方香蒲 *Typha orientalis* Presl 或同属植物的干燥花粉。

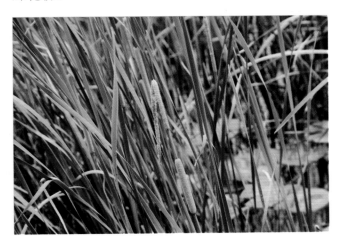

图125-1　水烛香蒲（植物）

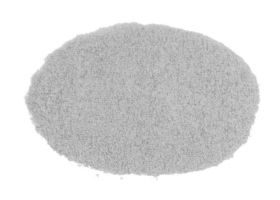

图125-2　蒲黄（药材）

【术语】

"草蒲黄"： 剪取雄花后，晒干，成为带有雄花的花粉，习称"草蒲黄"。

【炮制加工】

生蒲黄： 取蒲黄药材，揉碎结块，过筛。本品收载于《中华人民共和国药典》2020 年版一部。

醋蒲黄： 取净蒲黄，照醋炙法，炒至表面黄褐色至棕褐色，取出，摊开，晾凉（防复燃），过筛，即得（每 100 kg 蒲黄，加醋 20 kg）。本品收载于《四川省中药饮片炮制规范》2015 年版。

蒲黄炭： 取净蒲黄，照炒炭法，炒至棕褐色。本品收载于《中华人民共和国药典》2020 年版一部。

【混伪品及习用品】

（1）海金沙： 海金沙科海金沙属植物海金沙 *Lygodium japonicum* (Thunb.) Sw. 的干燥孢子。鉴别特征：粉末呈棕黄色，置火中易燃烧，发出爆鸣声且有闪光；置显微镜下观察，孢子略呈圆锥，顶面观呈三角状锥形，侧面观略呈三角形，底面观呈类圆形；周壁有瘤状纹理；直径 55~60 μm。本品收载于《中华人民共和国药典》2020 年版一部。

（2）石松孢子： 石松科石松属植物石松 *Lycopodium japonicum* Thunb. ex Murray 的干燥孢子。鉴别特征：孢子微细而疏松，呈粉末状，显淡黄色，质轻，无吸湿性；手捻虽滑腻，但有颗粒感；入水时浮悬于水面，煮沸则下沉；能浮在三氯甲烷表面，但在松节油及纯乙醇中则下沉；置火中易燃烧，有爆鸣声和闪光现象出现；显微镜下孢子呈三棱形的锥体颗粒，三面平坦呈角形，另一面为凸起的三角状圆形，孢子的凸面及三平面的表面呈细网状，网孔呈六角形，类似蜂窝，三平面交界处有明显的接缝线；在盖玻片上加压力则孢子沿缝线破裂而逸出黄色油珠。

（3）松花粉： 松科松属植物马尾松 *Pinus massoniana* Lamb. 或同属植物的干燥花粉。鉴别特征：为鲜黄色细粉；显微镜下呈扁球形，两边各具一翼状气囊，具三角状纹理，花粉外壁有颗粒状纹理；撒在水中不下沉，火烧无爆鸣声及闪光。本品收载于《中华人民共和国药典》2020 年版一部。

（4）掺伪品： 蒲黄中掺入茎、叶等非药用部位的加工品。鉴别特征：为黄绿色粉末；质轻，略呈团块，不易飞扬；入水，有部分浮于水面，部分浮于水的中间；手捻无滑腻感，较涩，粗糙；气微，味淡；显微镜下观察，无或极少有花粉粒，具纤维、非腺毛、表皮细胞、冠毛等植物组织特征。

（5）掺伪品： 蒲黄中掺入滑石粉。鉴别特征：将少许商品置于水中，蒲黄浮于水面而掺伪品下沉，水层混浊；加酸性溶液有气泡产生。

（6）掺伪品： 蒲黄中掺入黄柏细粉。鉴别特征：黄柏细粉颜色较深且味苦。

（7）掺伪品： 蒲黄中掺入小米、玉米等细粉。鉴别特征：颜色较浅且体较重，入水沉于水的为掺伪品；加碘液，掺伪品变蓝紫色。

126. 蕲 蛇

【来源】

蝰科动物五步蛇 *Agkistrodon acutus* (Güenther) 的干燥体。

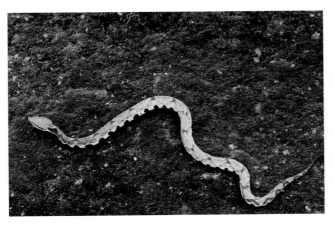

图126-1 五步蛇（动物）

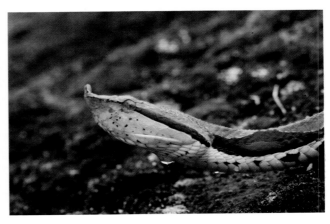

图126-2 五步蛇（翘鼻头）

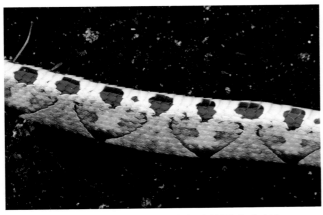

图126-3 五步蛇（方胜纹及念珠斑）

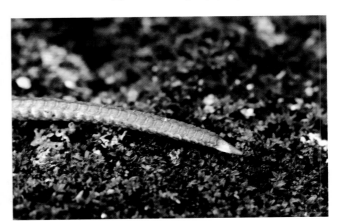

图126-4 五步蛇（佛指甲）

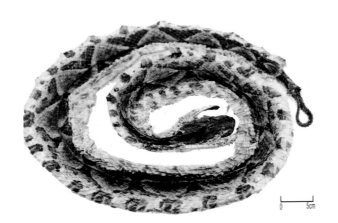

图126-5 蕲蛇药材（蕲蛇鲞）

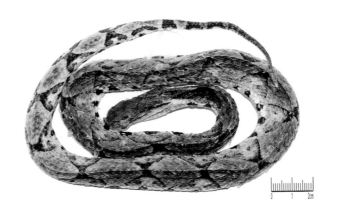

图126-6 蕲蛇药材（蕲蛇棍）

【术语】

"蕲蛇鲞"： 蕲蛇用竹片撑开，烘干者。

"蕲蛇棍"： 蕲蛇不用竹片撑开，整条直接烘干者。

"龙头虎口"： 蕲蛇头在中间稍向上，呈三角形而扁平，口较宽大，习称"龙头虎口"。

"翘鼻头"：蕲蛇头部鼻尖端向上，习称"翘鼻头"。

"方胜纹"：蕲蛇背部有纵向排列的灰白色菱形花纹，习称"方胜纹"。

"念珠斑"：蕲蛇腹部有多数黑色类圆形的斑块，习称"念珠斑"或"连珠斑"。

"佛指甲"：蕲蛇尾部渐细，末端有一深灰色的三角形角质鳞片，习称"佛指甲"。

【炮制加工】

蕲蛇（切制）：取蕲蛇药材，去头、鳞，切成寸段。本品收载于《中华人民共和国药典》2020年版一部。

蕲蛇肉：取蕲蛇药材，去头，用黄酒润透后，除去鳞、骨，干燥。本品收载于《中华人民共和国药典》2020年版一部。

酒蕲蛇：取净蕲蛇段，照酒炙法，炒干（每100 kg蕲蛇，用黄酒20 kg）。本品收载于《中华人民共和国药典》2020年版一部。

【混伪品及习用品】

（1）**烙铁头**：蝰科动物烙铁头 *Trimeresurus mucrosquamatus* (Cantor). 的干燥体。鉴别特征：圆盘状，体长约1 m；头长，呈三角形，吻端较窄，头背部均为小鳞片，头顶部有"∧"形褐色斑纹；背鳞具棱，棕褐色，在背中线或两侧有并列的暗褐色斑纹，左右连接成链状；腹面灰褐色，有多数斑点；鳞片呈椭圆形，先端渐尖，基部钝圆，浅褐色或灰褐色；表面平展，较光滑；中肋无明显突起；味淡；鳞片呈细小的不规则块片，浅褐色或灰褐色；角质纹理呈不规则网状增厚，小颗粒状物稀少。

（2）**山烙铁头**：蝰科动物山烙铁头 *Trimeresurus monticola* Günther 的干燥体。鉴别特征：圆盘状，体长0.5~1 m；头较短，长宽几乎相等，吻端较圆钝，头背部均为小鳞片，浅褐色或灰白色，背鳞平滑或微起棱，棕褐色；有2行略呈方形的黑褐色斑块；左右交错排列，有时相连呈城垛状纹，腹面浅褐色，散有深褐色斑点。

（3）**蝮蛇**：蝰科动物蝮蛇 *Agkistrodon halys* (Pallas) 的干燥体。鉴别特征：呈长扁条形，头部略呈方圆柱形，近颈部连接处有"人"字形的突起，头背部有大型对称的鳞片，有时眼后两侧有白色细纹，口张开时，上方有白色的毒牙；背鳞起棱，体背色斑变化较大，两侧各有一行呈交互排列的黑褐色圆形或波状的横斑纹；腹部剖开面两侧向内微卷，具黑白斑点，中间有明显的点状椎骨突起；尾部短小；气腥，味微咸。本品收载于《浙江省中药材标准·第一册》2017年版。

（4）**中介蝮**：蝰科动物中介蝮 *Agkistrodon halys* Pallas. Intermedius (Strauch) 的干燥体。鉴别特征：体长50~60 cm，呈直条状，头略呈三角形，稍扁平，口内有管状牙齿；眼前有颊窝，吻鳞明显，鼻间鳞宽，头背具对称的大鳞片，颊部有一黑纹，其上缘有十分明显的1条白色细纹；背鳞具棱，躯干背面灰褐色，有镶黑的深褐色斑纹，但变异很大，有的左右交错排列，相连成铰链状斑，或有深浅相间波状横斑，或有分散不规则的斑点；体侧有1列棕黑色斑点；腹面灰白色或灰褐色，杂有黑斑；尾短而骤细。本品收载于《新疆维吾尔自治区中药维吾尔药饮片炮制规范》2010年版。

（5）**蝰蛇**：蝰科动物蝰蛇 *Vopera russelli siamensis* Smith 的干燥体，又名"圆斑蝰蛇"。鉴别特征：呈圆盘状，头盘于中央，略呈三角形；上唇鳞10~11枚，口内有管状牙；头背均为起棱的小鳞片；背部棕灰色，具3行镶有浅黄边缘的黑褐圆斑；背鳞中段29行，起棱；腹部灰白色；尾短。

（6）草原蝰蛇：蝰科动物草原蝰蛇 *Vopera ursini renardi* (Christoph) 的干燥体。鉴别特征：呈圆盘状，头盘于中央，略呈三角形；上唇鳞 9 枚，口内有管状牙；头背均为起棱的小鳞片，背部棕灰色，脊部具锯齿状斑纹，背鳞中段 19 行，起棱；腹部棕灰色，两侧有点状黑斑纹；尾短。

（7）眼镜蛇：眼镜蛇科动物眼镜蛇 *Naja naja* (Linnaeus) 的干燥体。鉴别特征：体较粗壮，头呈椭圆形，头颈区分不明显；头黑褐色，颈部背面具眼镜状斑纹，体背部黑褐色，有狭窄的黄白色横斑纹，斑纹有时呈双条形；腹面前段呈黄白色，有 1 个黑褐色横斑；口内具沟状牙齿；头背有对称大鳞片，背鳞中段 21 行，平滑，背部有单或成双排列的波状横斑纹；肛鳞完整或二分；尾细，尾下鳞双行，有"佛指甲"；气腥，味淡。本品收载于《广西中药材标准·第二册》1996 版。

（8）金环蛇：眼镜蛇科动物金环蛇 *Bungarus fasciatus* (Schneider) 的干燥体。鉴别特征：呈圆盘状，头盘于中央，头椭圆形，稍大于颈，黑色或黑褐色；口内有沟状牙齿；头背有对称的大鳞片；躯干及尾的背腹面黑色，体背面具黑黄相间的环纹，黑、黄带大致相等，宽约 5 个鳞片；脊鳞扩大，呈六角形，背脊明显棱起呈嵴；尾短，末端钝圆，尾下鳞单行。本品收载于《广西中药材标准·第二册》1996 版。

（9）银环蛇：眼镜蛇科动物银环蛇 *Bungarus multicinctus* Blyth 成蛇的干燥体。鉴别特征：呈圆盘状，头盘于中央，呈椭圆形而略圆；上唇鳞 7 枚，无颊鳞和眼前下鳞；口内具沟状牙；头背有对称大鳞片；头背及背部呈黑褐色或棕褐色，有白色或浅黄色宽 1~2 鳞片的横斑纹，脊鳞扩大，呈六角形；背鳞中段 15 行，平滑；尾下鳞单行，尾细。本品鲜品以"鲜银环蛇"收载于《湖南省中药材标准》1993 年版。

（10）颈棱蛇：游蛇科动物颈棱蛇 *Macropisthodon rudis* Boulenger 的干燥体。鉴别特征：圆盘状，头略呈三角形，吻端圆钝，眼下鳞 3 枚，上唇鳞不入眶；头背部有大型对称的鳞片，头后部、颞部及背部的鳞片均强烈起棱；躯干背面有方形及椭圆形的黑褐色斑纹，斑纹之间为褐灰色的窄横纹，腹面黑褐色，具散在黑点。

（11）玉斑锦蛇：游蛇科动物玉斑锦蛇 *Elaphe mandaria* (*Euprepiophis mandarinus* Cantor) 的干燥体。鉴别特征：呈圆盘状或腹侧展开呈卷曲的片块状；头背黄棕色，具三道弯折的弧形黑斑；枕部有黑色的倒"V"字形斑纹；眼前鳞 1 枚，眼后鳞 2 枚，上唇鳞 7 枚；背鳞平滑，鳞行为奇数，体中部鳞片 23 行；尾有黑环，尾下鳞双行；体背部灰黄棕色，有菱形黑色圆环状斑纹 30~40 个，花纹中心和边缘均为黄色；腹部散布着交互排列的灰黑色长方形斑块。

（12）百花锦蛇：游蛇科动物百花锦蛇 *Elaphe moellendorffi* (Boettger) 的干燥体，又名"白花锦蛇"。鉴别特征：呈圆盘状，盘径 12~25 cm；头呈方圆形，头背部赭红色，先端较窄；眼细长，蛇体背面呈青绿色，体鳞片为菱形，体中具 30 余个排成三行略似六角形的红褐色斑纹；腹面两侧有黑白短条相间，尾端红色；尾部背面的三行黑斑相连为横带，两带间为橙红色，自尾端向前有 10 多个橙红色的横斑；尾端红色，无角质鳞片。

（13）赤链蛇：游蛇科动物赤链蛇 *Lycodon rufozonatum* (Cantor) 的干燥体。鉴别特征：呈圆盘状，表面黑褐色，背脊稍高而不呈屋脊状；头背黑色，鳞缘红色；体背部有数条红色窄横纹，体侧有红黑相间的断续斑点状纹理，腹部外侧有黑褐色斑；背鳞多平滑，仅后段 1~3 行微起棱，鳞片边缘红色，鳞行奇数。本品收载于《安徽省中药饮片炮制规范》2019 年版。

（14）环纹华游蛇：游蛇科动物环纹华游蛇 *Sinonatrix aequifasciata* (Barbour) 的干燥体。鉴别特征：体型较粗，周身有粗大环纹，在体侧形成"X"形斑纹，鼻间鳞前端极窄，鼻孔位于近背侧，常有3~10枚眶下鳞，上唇鳞通常只有1或2枚入眶或均不入眶。

（15）**滑鼠蛇**：游蛇科动物滑鼠蛇 *Ptyas mucosus* (Linnaeus) 的干燥体。鉴别特征：呈圆盘状，头盘于中央，口内有许多同形细齿；上下唇鳞后缘黑色，上唇鳞8枚，颊鳞多为3枚，眼前下鳞1~2枚；唇鳞淡灰色，后缘黑色；腹鳞的前段后缘亦为黑色；头背灰黑色，体背部灰棕色，可见不规则的黑色横斑，背鳞大多平滑，仅体后背中央起棱，鳞行为奇数；尾短，尾下鳞双行。

（16）**王锦蛇**：游蛇科动物王锦蛇 *Elaphe carinata* (Günther) 的干燥体，本品曾经切段冒充蕲蛇。鉴别特征：卷成圆盘状，蛇体较粗，直径约3 cm；头部鳞片四周黑色，中央黄色；头部前端有"王"字样的黑花纹；体背部黄棕色，前半部有30条左右较明显的黄色横斜纹，鳞缘黑色，至后半部逐渐消失；体中段最外侧1~2行背鳞平滑，其余背鳞几乎全部强烈起棱；背鳞行为奇数，体前、中段背鳞多于19行；颊鳞1枚，鼻间鳞2枚（左右鼻鳞彼此不相切），眼后鳞2枚，腹鳞200枚以上；尾细长，尾下鳞双行。

（17）**掺伪品**：掺入杂蛇（从正品蕲蛇头下后部前腹至后腹生殖孔处剖开腹去内脏，粘贴去皮杂蛇的蛇体或蛇肉）。鉴别特征：掺假部位的皮与肉交接处易分离；从蛇体中段利刀砍断，可见两个脊椎骨；或有粘连的去骨蛇肉，虽无两行脊骨，但细看其肉，可显两层，若在水中浸泡后更显而易见，可将粘贴的蛇肉分离。

（18）**掺伪品**：掺入淀粉（用注射器将淀粉浆注入蛇体后干燥）。鉴别特征：外观丰满，质地沉重，头尾与蛇体肥瘦差异较大，折断时，可见皮肉间有褐色和类白色块，即淀粉粒，碘试剂检查呈蓝黑色。

（19）**掺伪品**：剥脱正品蕲蛇皮，用面粉与糯米粉等混匀，涂在蕲蛇背部，再将蛇皮紧紧粘上，并盘成圆盘状，置锅中烤干。鉴别特征：外观与蕲蛇基本一致，背部特别饱满，质量沉重；撕去蛇皮可见到一层黏附物，呈黄白色或焦黄色；质硬，不易折断，断面黄白色，多呈块状；显微镜下可见大量淀粉粒。

（20）**掺伪品**：掺入铁。鉴别特征：鲜蛇加工时掺入铁丝、铁钉等，蛇背部常有异常凸起点，可将蛇折断检查或用磁石探测。

（21）**掺伪品**：掺入石块。鉴别特征：多见于颈部未破开的商品。

127. 牵牛子

【来源】

旋花科牵牛属植物裂叶牵牛 *Pharbitis nil* (L.) Choisy 或圆叶牵牛 *Pharbitis purpurea* (L.) Voigt 的干燥成熟种子。

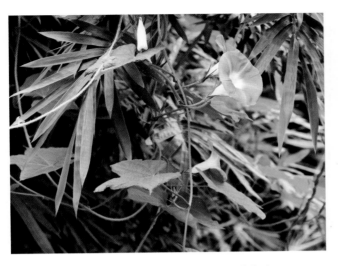

图127-1　裂叶牵牛（植物花期）

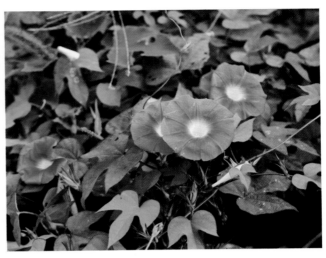

图127-2　裂叶牵牛（植物花期）

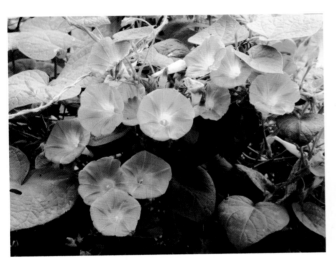

图127-3　圆叶牵牛（植物花期）

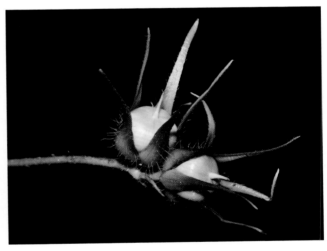

图127-4　牵牛子果实（鲜品）

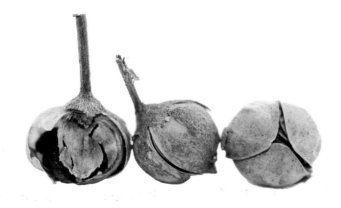

图127-5　牵牛子果实（干燥品）

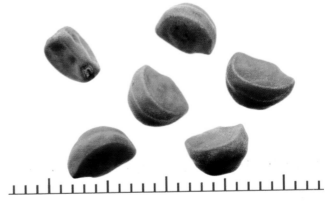

图127-6　牵牛子药材（白丑）

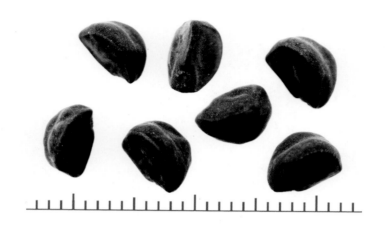

图127-7 牵牛子药材（黑丑）

【术语】

"**黑丑**"：黑色的牵牛子，商品习称"黑丑"。

"**白丑**"：淡黄白色的牵牛子，商品习称"白丑"。

【炮制加工】

牵牛子（净制）：取牵牛子药材，除去杂质；用时捣碎。本品收载于《中华人民共和国药典》2020年版一部。

炒牵牛子：取净牵牛子，照清炒法，炒至稍鼓起；用时捣碎。本品收载于《中华人民共和国药典》2020年版一部。

【混伪品及习用品】

（1）**小牵牛子**：旋花科小牵牛属植物小牵牛 *Jacquemontia paniculata* (N. L. Burman) H. Hallier 的干燥成熟种子。鉴别特征：呈三棱状卵形，长约2.5 mm，宽约2 mm，较牵牛子小。

（2）**西伯利亚鱼黄草子**：旋花科鱼黄草属植物北鱼黄草 *Merremia sibirica* (L.) Hall. F. 的干燥成熟种子。鉴别特征：形如圆球体的1/4，长4~6 mm，直径3~5 mm；表面灰褐色，被有金黄色鳞片状非腺毛，背面呈小凹点状隆起，腹面有一棱线，种脐明显，在棱线及背面交接处呈缺刻状；质硬，横切面淡黄色，可见2片皱缩折叠的子叶；无臭，味微辛辣。

（3）**打碗花子**：旋花科打碗花属植物打碗花 *Calystegia hederacea* Wall. 的干燥成熟种子。鉴别特征：呈卵形，多为圆球体的1/4，长3~5 mm，宽2~3 mm；表面灰黑色，具众多小突起，种脐明显，呈缺刻状；质硬，横切面可见2片皱缩折叠的子叶；无臭，味淡。

（4）**蕹菜子**：旋花科番薯属植物蕹菜 *Ipomoea aquatica* Forsskal 的干燥成熟种子。鉴别特征：呈卵形，长4~6 mm，宽3~5 mm；表面黑色，较光滑；种脐明显，呈缺刻状，和背面的交接处有3个明显的瘤状突起，中间一个较大，左右两个对等；质硬，横切可见2片皱缩折叠的子叶；无臭，味淡。

（5）**多刺月光花子**：旋花科虎掌藤属植物丁香茄 *Ipomoea turbinata* Lagasca 的干燥成熟种

子。鉴别特征：呈卵圆形，略扁，具钝三棱，约为圆球体的 1/4；长 0.8~0.9 cm，宽 0.6~0.7 cm；表面淡棕黄色，光滑，背面稍弓形隆起，正中有一条纵直的浅凹沟，色较淡；腹面为一钝棱线，棱线一端有白色圆形的凹陷种脐；质坚硬，横切面可见皱缩折叠的淡黄色子叶。

（6）圆叶茑萝子：旋花科茑萝属植物橙红茑萝 *Quamoclit coccinea* (L.) Moench 的干燥成熟种子。鉴别特征：呈卵圆形或球形，多为圆球体的 1/4~1/2，比牵牛子略小；表面黑色，布满小圆点；气微，味辛。

128. 茜 草

【来源】

茜草科茜草属植物茜草 *Rubia cordifolia* L. 的干燥根及根茎。

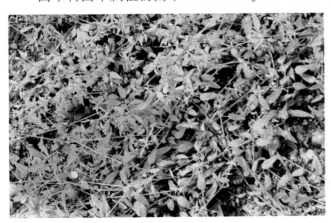

图128-1　茜草（植物）

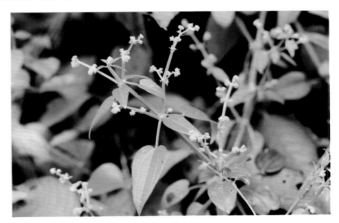

图128-2　茜草（植物花期）

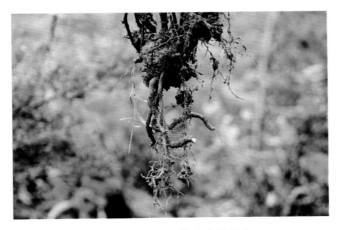

图128-3　茜草（鲜品）

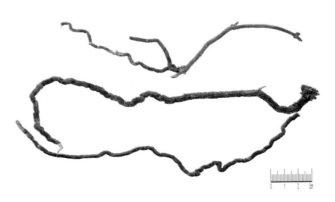

图128-4　茜草（药材）

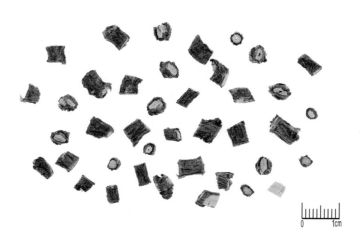

图128-5 茜草（饮片）

【术语】

"茆根"：茜草药材由丛生状的细根或肉质根组成，习称"茆根"。

【炮制加工】

茜草（切制）：取茜草药材，除去杂质，洗净，润透，切厚片或段，干燥。本品收载于《中华人民共和国药典》2020年版一部。

茜草炭：取茜草片或段，照炒炭法，炒至表面焦黑色。本品收载于《中华人民共和国药典》2020年版一部。

【混伪品及习用品】

（1）多花茜草：茜草科茜草属植物多花茜草 Rubia wallichiana Decne. Recherch. Anat. et Physiol. 的干燥根及根茎。鉴别特征：根呈圆柱状，有的弯曲；完整的老根残留有较粗的根茎，长15~20 cm，直径1~1.5 cm；表面红褐色，有细纵皱纹及细根痕；皮部剥落处呈黄红色；质脆，易折断，断面粉红色，平坦；气微，味淡。本品以"藏茜草"收载于《中华人民共和国卫生部药品标准·藏药·第一册》。

（2）西藏茜草：茜草科茜草属植物西藏茜草 Rubia tibetica Hook. f. 的干燥根及根茎。鉴别特征：同多花茜草，根直径约2 cm，表面红棕色，断面橘红色。本品以"藏茜草"收载于《中华人民共和国卫生部药品标准·藏药·第一册》。

（3）大叶茜草：茜草科茜草属植物大叶茜草 Rubia schumanniana Pritzel 的干燥根茎。鉴别特征：呈细长圆柱形，弯曲，结节状，长10~30 cm，直径1~3 mm；节上或残存细小须根；表面红褐色或紫红色，有纵沟；质脆易折断，断面平坦，红色；皮层薄，木部较宽，淡红色或黄色；具髓；气微，味微甜。本品收载于《四川省中药材标准》2010年版。

（4）滇茜草：茜草科茜草属植物紫参 Rubia yunnanensis Diels 的干燥根及根茎，又名"滇紫参""小红参"或"小茜草"。鉴别特征：呈长圆柱形，有分支或十余条簇生于短小的根茎上，长5~15 cm，直径1~5 mm；根头常具红黄色的芽；表面棕红色，有纵皱纹；质脆，易折断，断面露出浅红色木质部；气微，味苦微涩。本品以"小红参"收载于《云南省中药材标准第二册·彝族药》2005年版。

（5）**中华茜草**：茜草科茜草属植物中国茜草 *Rubia chinensis* Regel et Maack 的干燥根及根茎。鉴别特征：主根不明显，在根茎末端丛生十余条细根，长5~10 cm；表面朱红色；质韧而脆，断面中心有一白色木心；气微，味淡。

（6）**长叶茜草**：茜草科茜草属植物长叶茜草 *Rubia dolichophylla* Schrenk 的干燥根及根茎。鉴别特征：根数条至数十条，长圆柱形，丛生于根茎，长5~12 cm，直径0.1~0.5 cm；表面深红褐色，有细纵皱纹及细小须根痕；质脆，易折断，断面可见粉红色木部；气微，味淡。

（7）**新疆茜草**：茜草科茜草属植物染色茜草 *Rubia tinctorum* L. 的干燥根及根茎，又名"欧茜草"或"洋茜草"。鉴别特征：根茎呈结节状，簇生多数不定根，主根明显，呈圆柱形，稍弯曲，直径0.5~1.2 cm；表面棕色或暗紫红色，稍具纵皱纹及少数须根痕；外皮易剥落，脱落处显深紫色或黄红色；有的根茎明显，节间长2~4 cm，节上有对生的芽；质硬，体轻，易折断；断面平坦，皮部菲薄，木部深红色，几乎占根的全部；气微，味淡。本品收载于《新疆维吾尔自治区药品标准》1987年版。

（8）**大茜草**：茜草科茜草属植物峨眉茜草 *Rubia magna* P. G. Xiao 的干燥根及根茎。鉴别特征：根茎圆柱形，硬直，直径0.4~1 cm；表面朱红色，糟朽的木栓呈红色，木栓多脱落；节间多3~5 cm，断面平坦，髓中空，有时呈扁条状；根表面粗糙，皮、木部易分离，皮部剥离后显红棕色。

（9）**钩毛茜草**：茜草科茜草属植物钩毛茜草 *Rubia oncotricha* Handel-Mazzetti 的干燥根及根茎。鉴别特征：根茎圆柱形，直径0.2~0.6 cm；表面棕红色，有纵皱纹，节稍膨大，节间1~4 cm；断面皮部深红色，木部红色，皮、木部不易分离，其间有一明显的红色环；根略弯曲，直径0.1~0.3 cm，表面红棕色，有细纵裂纹；断面平坦，木部占根直径的比例小于1/2。

（10）**柄花茜草**：茜草科茜草属植物柄花茜草 *Rubia podantha* Diels 的干燥根及根茎。鉴别特征：根茎直径0.2~0.6 cm；表面红棕色，粗糙，部分呈深裂纹样糟朽，皮、木部易分离；根直径0.1~0.4 cm，表面红棕色，有细纵皱纹，断面平坦，皮、木部不易分离。

（11）**黑果茜草**：茜草科茜草属植物黑果茜草 *Rubia cordifolia* var. Pratensis Nakai 的干燥根及根茎。鉴别特征：根茎顶端有茎基残留；横走根茎较短，呈结节状，下部丛生细根，呈圆柱形，常弯曲或扭曲，长5~15 cm，直径0.1~1 cm；表面红棕色或暗红色，具细纵皱纹及少数细根痕；皮部易脱落，露出黄白色木部；质脆，易折断；断面平坦，皮部狭，紫红色，木部宽广，浅黄红色，可见多数小孔（导管）；无臭，味微苦，久嚼刺舌。

（12）**林茜草**：茜草科茜草属植物林生茜草 *Rubia sylvatica* (Maxim.) Nakai 的干燥根及根茎。鉴别特征：横走根茎较短，下部生粗细不等的须根，主根呈圆柱形，较顺长，其余同黑果茜草。

（13）**金剑草**：茜草科茜草属植物金剑草 *Rubia alata* Roxb. 的干燥根及根茎。鉴别特征：根茎呈较小的团块状，丛生粗细不等的根，常有一明显的主根；根呈圆柱形，长6~10 cm，直径1~3 mm；表面红棕色或棕褐色，略有细纵皱纹及细根痕；质较硬而脆，断面平坦，皮部狭窄，紫红色，木质部约占横断面的 1/2，呈浅红色或黄红色；气微，味淡，久嚼麻舌。本品以"小茜草"收载于《甘肃省中药材标准》2009 年版。

（14）小茜草：茜草科茜草属植物卵叶茜草 *Rubia ovatifolia* Z. Y. Zhang 的干燥根及根茎。鉴别特征：同金剑草，根茎呈结节状，主根不明显，丛生多数细根；根表面暗棕色，直径 0.5~2 mm。本品收载于《甘肃省中药材标准》2009 年版。

（15）蓬子菜根：茜草科拉拉藤属植物蓬子菜 *Galium verum* L. 的干燥根，又名"白茜草"或"土茜草"。鉴别特征：与茜草相似，根较细，柴性强，握之有刺手感；外表灰褐色或棕色，有细皱纹，外皮剥落处露出橙黄色木部；质硬；断面类白色或灰黄色，有同心环状排列的棕黄色环纹；用放大镜观察，断面有细小孔洞，但口吸之无透气感；无臭，味淡；切薄片泡热水中，水溶液变为淡黄色。

（16）麦仁珠根：茜草科拉拉藤属植物麦仁珠 *Galium tricornutum* Dandy 的干燥根及根茎。鉴别特征：与茜草相似，表面呈灰褐色或浅褐色，质稍硬，断面类白色或灰黄色，用放大镜观察，可见小孔隙，并有同心环状排列的棕黄色环纹。

（17）芍药细根：毛茛科芍药属植物芍药 *Paeonia lactiflora* Pall. 的干燥细根，本品曾经染色冒充茜草。鉴别特征：略呈细圆柱形，直径 1.5~3.5 mm；表面棕褐色；断面淡棕红色，皮部宽广，木部狭窄；气微，味微苦、酸。

（18）牡丹细根：毛茛科芍药属植物牡丹 *Paeonia suffruticosa* Andr. 的干燥细根，本品曾经染色冒充茜草。鉴别特征：断面中央有木心，没有细孔；具牡丹皮的香气；放入热水中，溶液立即变红。

（19）葎草根：桑科葎草属植物葎草 *Rubia alata* Roxb. 的干燥根及根茎。鉴别特征：根茎平直，节略膨大，圆柱形；表面具细纵条纹，灰褐色；根呈圆柱形，略弯曲，长 10~20 cm，直径 3~9 mm；表面灰黄色或赤褐色，具细纵条纹；质韧，不易折断；断面纤维性强，皮部较窄，木部较宽广，黄白色，密布小孔；气微，味淡、微涩。

（20）丹参尾：唇形科鼠尾草属植物丹参 *Salvia miltiorrhiza* Bunge 的干燥细根。鉴别特征：呈长圆柱形，直径 0.2~1 cm，略弯曲，表面棕褐色，粗糙，具纵皱纹；断面疏松、有裂隙，或略平整而致密，皮部棕红色，木部灰黄色，可见黄白色点状维管束；质硬而脆；气微，味微苦涩。

129. 羌 活

【来源】

伞形科羌活属植物羌活 *Notopterygium incisum* Ting ex H. T. Chang 或宽叶羌活 *Notopterygium franchetii* H. de Boissieu 的干燥根及根茎。

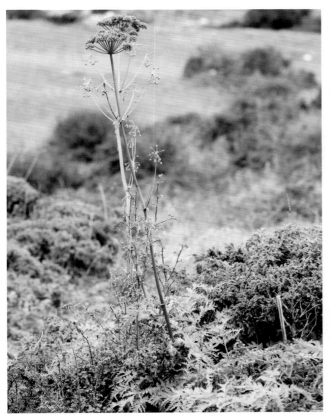

图129-1　羌活（植物生境）

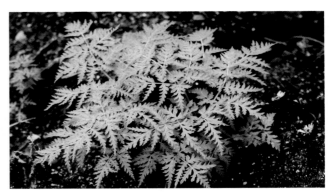

图129-2　羌活（植物）

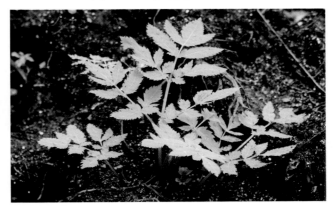

图129-3　宽叶羌活（植物）

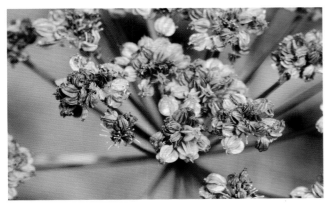

图129-4　羌活（植物果实）

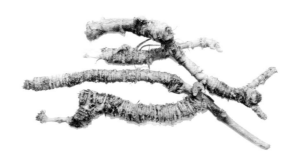

图129-5　羌活（鲜品）

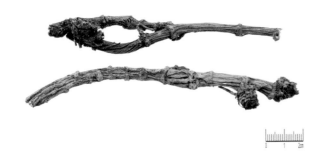

图129-6　羌活药材（竹节羌）

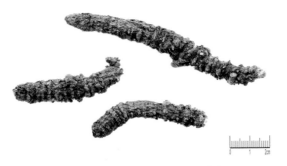

图129-7　羌活药材（蚕羌）

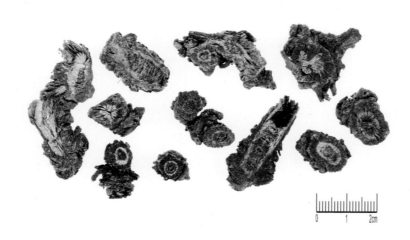

图129-8 羌活（饮片）

【术语】

"蚕羌"：节间缩短，呈紧密隆起的环状者，形似蚕，习称"蚕羌"。

"竹节羌"：节间延长，形如竹节状者，习称"竹节羌"。

"条羌"：近根茎处有较密的环纹者，习称"条羌"。

"大头羌"：根茎粗大，环节呈不规则状，顶部具数个茎基，根较细者，习称"大头羌"。

【炮制加工】

羌活（切制）：取羌活药材，除去杂质，洗净，润透，切厚片，干燥。本品收载于《中华人民共和国药典》2020年版一部。

【混伪品及习用品】

（1）**新疆羌活**：伞形科当归属植物林当归 *Angelica sylvestris* Linnaeus 的干燥根及根茎。鉴别特征：呈圆柱形或圆锥形，全体长15~47 cm，直径2.2~8 cm；根茎呈分支状，每一分支顶部有数个类圆形或月牙形凹陷的茎痕，并具密集而隆起的环节，节上有疣状突起及须根痕，根部有稀疏的环纹及纵沟；表面呈黑褐色至棕褐色，栓皮脱落处呈黄白色；质轻脆，易折断；断面不平坦，有放射状纹及裂隙，韧皮部窄，淡棕色，木质部宽，淡黄白色；气特异，味微甜而苦辛。本品收载于《新疆维吾尔自治区药品标准》1987年版。

（2）**云南羌活（龙头羌）**：伞形科棱子芹属植物心叶棱子芹 *Pleurospermum rivulorum* (Diels) K. T. Fu et Y. C. Ho. 的干燥根及根茎。鉴别特征：呈类圆锥形或圆柱形；长15~80 cm，直径1~5 cm；表面灰褐色至黑褐色；根茎上端常有分支，顶端有残留茎基，根茎具密集的环节；根有纵沟、疣状突起的根痕及横长皮孔；质松脆，易折断；断面具放射纹理，皮部类白色，木部淡黄色，其外侧有淡棕色的环状纹理；气香、特异，味微甜而辛。

（3）**云南羌活（蛇头羌）**：伞形科棱子芹属植物心叶棱子芹 *Pleurospermum rivulorum* (Diels) K. T. Fu et Y. C. Ho. 的干燥根及根茎。鉴别特征：呈长圆柱形，顶端膨大，尾部渐小，长15~40 cm，直径1~4 cm，顶端直径可达8 cm，顶部常具多个数年残存的茎或茎痕；表面黄棕色至棕褐色，具不规则纵向粗皱纹及横向突起的浅色皮孔，外皮脱落处色稍浅；折断面纤维性，皮部厚，浅棕黄色，具多数裂

CHANGYONG ZHONGYAOCAI JI
HUNWEI PINZHONG ZHENGLI

隙；形成层环明显，浅棕色，木部黄白色；气芳香浓烈，味微苦而辛，略回甜。

（4）**独活**：伞形科当归属植物重齿当归（重齿毛当归）*Angelica biserrata* (Shan et Yuan) Yuan et Shan 的干燥根，本品曾经切片冒充羌活。鉴别特征：呈类圆形、条形的薄片或厚片；根头残留，呈卵圆形，中央具凹陷的茎痕，表面具环纹；表面灰褐色或棕褐色，具纵沟纹；切面皮部灰白色至灰棕色，有多数散在棕色油点；木部灰黄色至黄棕色，形成层环棕色；有特异香气，味苦、辛，微麻舌。本品收载于《中华人民共和国药典》2020 年版一部。

（5）**欧当归**：伞形科欧当归属植物欧当归 *Levisticum officinale* Koch 的干燥根，本品曾经切片冒充羌活。鉴别特征：呈类圆形、条形的薄片或厚片；根头残留，宽卵形或平截状，有时可见头部数个茎残基；表面灰棕色或灰褐色，具皱纹；切面皮部浅黄棕色、红棕色，有多数散在棕色油点；木部灰黄色至黄棕色，形成层环棕色；气油闷，味微甜而麻舌。

（6）**牛尾独活**：伞形科独活属植物短毛独活 *Heracleum moellendorffii* Hance.、尖叶独活（渐尖叶独活）*Heracleum franchetii* M. Hiroe 及独活 *Heracleum hemsleyanum* Dieks 的干燥根及根茎，本品曾经切片冒充羌活。鉴别特征：表面灰黄色至灰棕色；切面皮部黄白色至淡棕色，略显粉性，散在棕色油点，多裂隙，木部淡黄色，形成层环棕色，无髓；香气特异，味微苦、麻。本品收载于《四川省中药材标准》2010 年版。

（7）**禹州漏芦**：菊科蓝刺头属植物驴欺口 *Echinops davuricus* Fischer ex Hornemann 或华东蓝刺头 *Echinops grijsii* Hance 的干燥根，本品曾经切片冒充羌活。鉴别特征：呈圆形或类圆形的厚片；外表皮灰黄色至灰褐色，具纵皱纹；断面皮部黄褐色或褐色；木部呈黄黑相间的放射状纹理；气微，味微涩。本品收载于《中华人民共和国药典》2020 年版一部。

（8）**漏芦**：菊科漏芦属植物漏芦 *Rhaponticum uniflorum* (L.) DC. 的干燥根，本品曾经切片冒充羌活。鉴别特征：呈类圆形或不规则的厚片；外表皮暗棕色至黑褐色，粗糙，有网状裂纹；有的顶端残留灰白色绒毛；切面黄白色至灰黄色，无髓，有放射状裂隙；气特异，味微苦，不麻舌。本品收载于《中华人民共和国药典》2020 年版一部。

（9）**地榆**：蔷薇科地榆属植物地榆 *Sanguisorba officinalis* L. 的干燥根，本品曾经切片冒充羌活。鉴别特征：呈不规则片状；切片外表皮灰褐色至深褐色，有支根痕；切面较平坦，粉红色、淡黄色或黄棕色，木部略呈放射状排列；皮部或有多数黄棕色绵状纤维；质坚硬，不易折断；气微，味微苦涩。本品收载于《中华人民共和国药典》2020 年版一部。

（10）**防风**：伞形科防风属植物防风 *Saposhnikovia divaricata* (Turcz.) Schischk. 栽培品的干燥根，本品曾经切片冒充羌活。鉴别特征：为圆形或椭圆形的厚片；外表皮灰棕色或棕褐色，有纵皱纹，有的可见横长皮孔样突起、密集的环纹或残存的毛状叶基；切面皮部棕黄色至棕色，有裂隙，木部黄色，无髓，具放射状纹理；气特异，味微甘。本品收载于《中华人民共和国药典》2020 年版一部。

（11）**掺伪品**：羌活提取后的残渣掺增重粉。鉴别特征：多为不规则的圆形厚片，外皮易剥落，皮部灰褐色，木部灰白色，髓部灰褐色至棕褐色；表面可见灰白色附着物；质硬，干枯；气微，味淡。

130. 青葙子

【来源】

苋科青葙属植物青葙 *Celosia argentea* L. 的干燥成熟种子。

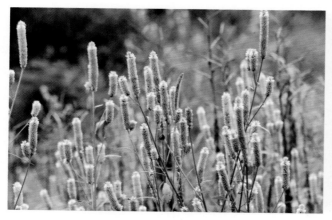

图130-1 青葙（植物果期）

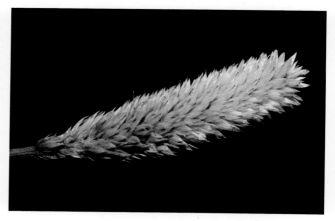

图130-2 青葙（植物果穗）

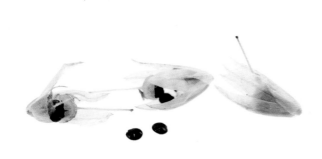

图130-3 青葙（植物果实）

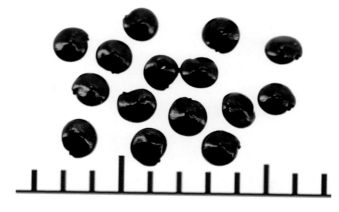

图130-4 青葙子（药材）

【术语】

"黏性"：青葙子药材含有黏液汁所表现的特性，可用嘴咬、手捏、口含、水润化等方法查验。

【炮制加工】

青葙子（净制）：取青葙子药材，除去杂质，筛去碎屑。本品收载于《黑龙江省中药饮片炮制规范及标准》2012年版。

炒青葙子：取青葙子药材，除去杂质，照清炒法，炒至微有爆裂，香气溢出。本品收载于《四川省中药饮片炮制规范》2015 年版。

【混伪品及习用品】

（1）鸡冠花种子：苋科青葙属植物鸡冠花 *Celosia cristata* L. 的干燥成熟种子。鉴别特征：种子略扁或稍大，表面常附着薄膜状物；种皮薄而脆，易用指甲压碎；果壳上残留的花柱，长 2~3 mm，比青葙子残留的花柱短 1/3 左右；在放大镜下观察，鸡冠子表面有细小的凹点，青葙子则不明显；鸡冠花子缺刻不明显，而青葙子周边较薄，缺刻也比较明显。

（2）苋菜种子：苋科苋属植物苋（雁来红）*Amaranthus tricolor* L. 的干燥成熟种子，又名"苋实"（茎叶为蔬菜）。鉴别特征：种子表面红棕色或黑棕色，两面凸，光泽不及青葙子；表面无网状纹理，种脐凹陷，无瘤突；两面近边缘处有隐约可见的环状棱线；较青葙子饱满，种皮稍厚，用指甲不易压碎。

（3）反枝苋种子：苋科苋属植物反枝苋 *Amaranthus retroflexus* L. 的干燥成熟种子。鉴别特征：呈略扁的球形或卵形，两面凸起，直径 1~1.2 mm；表面红棕色或棕黑色，光泽较差，有的附着薄膜状物；放大镜下观察，中心略凸，表面具网纹，自中心呈放射状，两面近边缘处有隐约可见的环状棱线，边缘钝刃状，一侧凹窝不显著；气微，味淡。

（4）刺苋种子：苋科苋属植物刺苋 *Amaranthus spinosus* L. 的干燥成熟种子。鉴别特征：种子表面平滑，有光泽，种脐部位明显凸起。

（5）凹头苋种子：苋科苋属植物凹头苋 *Amaranthus blitum* L. 的干燥成熟种子。鉴别特征：种子表面具网状纹理。

（6）老鸦谷种子：苋科苋属植物老鸦谷（繁穗苋）*Amaranthus cruentus* L. 的干燥成熟种子。鉴别特征：似反枝苋种子，表面色泽较浅，棕黄色或褐色，种脐凹陷。

（7）腋花苋种子：苋科苋属植物腋花苋 *Amaranthus roxburghianus* Kung 的干燥成熟种子。鉴别特征：大小不一，较大的与青葙子近似；种脐略凸起，边缘有隐约可见的环形薄边。

（8）皱果苋种子：苋科苋属植物皱果苋 *Amaranthus viridis* L. 的干燥成熟种子。鉴别特征：种子表面粗糙，几无光泽，种脐部位凹陷。

（9）尾穗苋种子：苋科苋属植物尾穗苋 *Amaranthus caudatus* L. 的干燥成熟种子。鉴别特征：表面无网状纹理，种脐凸尖。

（10）千穗谷种子：苋科苋属植物千穗谷 *Amaranthus hypochondriacus* L. 的干燥成熟种子。鉴别特征：呈扁球形，直径 1~1.2 mm；表面黄绿色或棕黄色；置放大镜下观察，外表面光滑，表面无细密深色突起的小点，无微凹的线形种脐，有的边缘有一圈加厚的环带；易以指甲压碎；气微，味淡。

（11）千日红种子：苋科千日红属植物千日红 *Gomphrena globosa* L. 的干燥成熟种子。鉴别特征：表面棕黄色或褐色，种脐凸起且微弯而呈鸟喙状。

（12）菊叶香藜种子：藜科藜属植物菊叶香藜 *Dysphania schraderiana* (Roemer et Schultes) Mosyakin et Clemants 的干燥成熟种子。鉴别特征：较青葙子小，呈扁圆形；表面棕褐色或黑褐色，一侧具一凹沟，中央可见类圆形凹窝。

（13）藜种子：藜科藜属植物藜 *Chenopodium album* L. 的干燥成熟种子。鉴别特征：较青葙子小；呈心形或卵圆形，稍扁；可见半透明膜质果皮；表面黑色或棕黑色，自顶端一侧向中心有一凹沟；味微苦。

（14）**刺藜种子**：藜科藜属植物刺藜 *Dysphania aristata* (Linnaeus) Mosyakin et Clemants 的干燥成熟种子。鉴别特征：与藜种子相似，表面带半透明膜质果皮者多见；膜质果皮脱落为黑色或棕褐色。

（15）**苦地丁种子**：罂粟科紫堇属植物地丁草（紫堇）*Corydalis bungeana* Turcz. 的干燥成熟种子。鉴别特征：种子呈扁心形，表面黑色，有光泽，边缘具 4~5 列小凹点；种阜鳞片状，远离，长 1.5~1.8 cm。

131. 全 蝎

【来源】

钳蝎科动物东亚钳蝎 *Buthus martensii* Karsch 的干燥体。

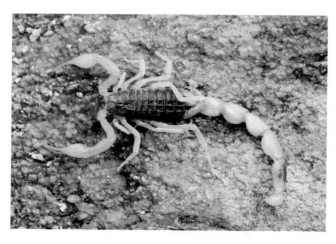

图131-1　东亚钳蝎（动物）

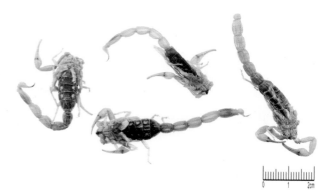

图131-2　全蝎（药材）

【术语】

"清全蝎"：置沸水中，煮至全身僵硬的全蝎药材。

"盐全蝎"：置沸盐水中，煮至全身僵硬的全蝎药材。

【炮制加工】

全蝎（净制）：取全蝎药材，除去杂质，洗净，干燥。本品收载于《中华人民共和国药典》2020年版一部。

淡全蝎：将净全蝎放入清水中浸泡，漂净身上泥灰，捞出，以水冲洗 3~4 次，放入沸水中，水以没蝎为度，先用武火，待沸后用小火煮 30 min，不断翻动(待蝎子全身僵硬，脊背抽沟时)，捞出，放通风处阴干。本品收载于《湖北省中药饮片炮制规范》2018 年版。

盐全蝎：将净全蝎放入清水中浸泡，漂净身上泥灰，然后放入 1% 盐水中浸泡 4~6 h，捞出，以水冲洗 3~4 次，放入沸盐水中，水以没蝎为度，先用武火，待沸后用小火煮 30 min，不断翻动 (待蝎子全身僵硬，脊背抽沟时)，捞出，放通风处阴干（每 100 kg 全蝎，用食盐 50 kg）。本品收载于《湖北省中药饮片炮制规范》2018 年版。

【混伪品及习用品】

（1）雨林毒蝎：蝎子科动物雨林毒蝎 *Heterometrus spinifer* (Ehrenberg) 的干燥全体，又名"亚洲雨林黑蝎"或"马来西亚雨林蝎"。鉴别特征：形态与全蝎相似，体形巨大，全长约 13 cm；表面起皱而棘手，呈黑褐色，稍显光泽；头胸与前腹部呈扁平长椭圆形，后腹部呈尾状，尾末端毒刺较长；螯肢钳状，发达而长、大。

（2）细尖狼蝎：蝎子科动物细尖狼蝎 *Lychas mucronatus* (Fabricius) 的干燥全体。鉴别特征：全身表面均间杂黑色斑，背甲和背板表面间杂有深褐色到黑色斑纹；背部中脊两侧常有对称黄色圆斑；尾部具毒刺 2 个；毒刺长于毒囊的 1/2，具明显亚毒刺（距），亚毒刺无脊，内面有一对细小圆突，基部两侧各具一粗壮长刚毛。

（3）掺伪品：全蝎掺入过量食盐的干燥体。鉴别特征：蝎体表面有高浓度氯化钠溶液浸泡后渗出的白色晶体；腹部常隆起；体重；味极咸。

（4）掺伪品：全蝎掺入泥浆的干燥体。鉴别特征：蝎体外观色暗，多不完整，蝎体潮湿，腹部鼓起，内有黑褐色或土黄色硬团块；体重；气微腥，味咸或淡，口嚼，有沙砾感。

（5）掺伪品：全蝎掺入鸡蛋、淀粉等的干燥体。鉴别特征：表面青褐色，腹部鼓起，体较重；折断后可见白色或黄色内容物结块，黏性，入水即沉底；久存易变质，产生异味。

132. 人 参

【来源】

五加科人参属植物人参 *Panax ginseng* C.A.Mey. 的干燥根及根茎。

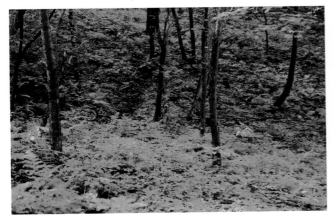

图132-1　人参生境（林下山参）

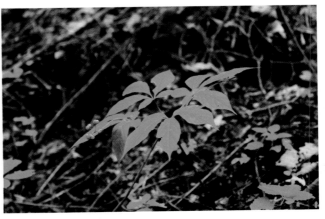

图132-2　人参植物（林下山参）

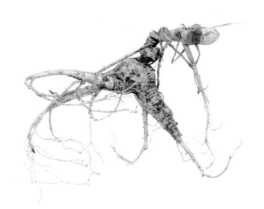

图132-3　人参鲜品（林下山参）

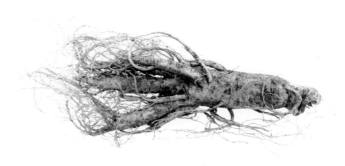

图132-4　人参鲜品（园参）

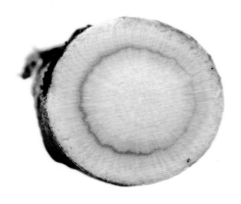

图132-5　园参鲜品（横切面）

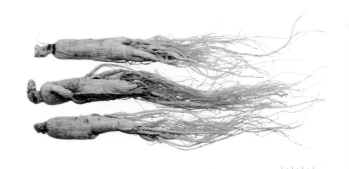

图132-6　人参药材（园参）

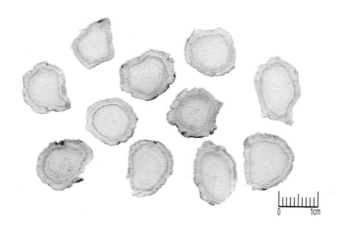

图132-7　人参饮片（园参）

【术语】

"园参"：人工栽培的人参，商品习称"园参"。

"林下山参"：播种在山林野生状态下自然生长的人参，商品习称"林下山参"或"籽海"。

"芦碗"：人参芦头上的半圆形或圆形的碗状茎痕。

"雁脖芦"：野山参芦头细长，呈螺旋状，上部扭曲，形似雁的脖子。

"马牙芦"：野山参的芦顶端一段具新脱落的地上茎痕，边缘棱较平齐，中心凹陷(芦碗)形如马牙齿面。

"堆花芦"：野山参沿中段或上段(近10年脱落的茎基)芦碗紧密，左右交错，层叠而生，芦碗边缘有明显的棱脊，呈缝隙状，层层堆叠，堆积如花状，习称"堆花芦"。

"圆芦"：由于参龄年久，野山参芦体第三段下部的芦碗逐渐消失，形成圆柱形，习称"圆芦"。

"山参艼"：从"堆花芦"或"马牙芦"上长出的不定根。

"枣核钉"：山参艼中两端细，中间膨大，形如枣核者，习称"枣核艼"（传统经验认为，只有50年以上的野山参才有此特征）。

"溜肩膀"：野山参的主根顶端呈圆弧形，似肩膀下垂，又称"宽肩膀"或"落肩膀"。

"将军肩"：朝鲜红参的芦头与参体连接处，平直而不凹陷。

"珍珠须"：野山参须根上的点状突起，形似珍珠。

"铁线纹"：野山参主根上端外皮呈深色的环纹。

"细结皮"：野山参皮黄褐色，老而不粗，紧结光润，细腻如绵，又称"紧皮"。

"灵体"：野山参支根少，最多三条，短突，上粗下细，呈叉状分开成"八"字形，又称"少数腿"。

"五形全美"：野山参的芦、皮、体、纹、须五种外形全部符合相应的特征者，习称"五形全美"。

"一纹到底"：野山参主根上的螺旋纹从上端一直延伸至中下部。

"山参趴货"：被人们发现的山参因之重量太小不值钱，又被移植于山中，任其生长多年后挖出，又称"山趴"。

"园参趴货"：在园参收获时，选取体形美观，芦头长的参苗经人工修整后，栽于参畦中生长多年再挖出者为"园参趴货"。

"老栽子上山"：在园参收获时，选取体形美观，芦头长的参苗经人工修整后，栽于山野中生长多年再挖出者为"老栽子上山"。

"畦底参"：园参在收获或换畦过程中，遗漏在参地中又自然生长多年后被发现，称"畦底参""池底参""撂荒棒槌"等。

"红参"：鲜参洗净，剪去小支根，蒸2~2.5 h，取出烘干或晒干，其中形态较好，芦长、身长、侧根长者称"边条红参"，不具此特征的称"普通红参"；将剪下的参艼、支根与须根同法蒸熟并干燥，称为"红参须"。

"生晒参"：洗净的鲜参，除去须根，晒干，习称"生晒参"；不除去须根的习称"全须生晒参"。

"白干参"：取形质较好的参条，摘去细腿和须根，擦去表皮、再烘干的称"白干参"。

"大力参"：取形态较好的园参，剪去芦头及枝根，用沸水烫片刻后再晒干，称为"大力参"。

"皮尾参"：取参艼或支根，擦去表皮后晒干者称"皮尾参"，不擦表皮而晒干者为"白直须"。

"**糖参**"：洗净的鲜参放在沸水中浸煮至六成熟左右，捞出用竹针在参身周围刺孔，放在盆中，倒入糖浆，浸糖 24 h 后冲去表皮糖浆，晒干或用火缓焙至参身表面的糖不粘手，为"糖参"，又名"白参"。

"**人参须**"：将园参的须根晒干为"人参须"，又名"白弯须"。

【炮制加工】

鲜人参：人参的新鲜根和根茎。本品收载于《山东省中药材标准》2012 年版。

人参片：取人参药材，润透，切薄片，干燥，或用时粉碎、捣碎。本品收载于《中华人民共和国药典》2020 年版一部。

【混伪品及习用品】

（1）**人参花**：五加科人参属植物人参 *Panax ginseng* C.A.Mey. 的干燥花序（花蕾未开放时采收）。鉴别特征：呈半球形、球形或伞形，直径 10~25 mm；表面黄绿色，总花梗长 0.5~4.5 cm，圆柱形，常弯曲，具细纵纹；展开后，小花柄长 1~15 mm，每个花序有 30~50 朵花，花小，直径 1~3 mm；花瓣 5 枚，花柱 2 枚，花萼 5 齿裂，绿色；气清香，特异，味苦、微甘。本品收载于《河北省中药材标准》2018 年版。

（2）**人参叶**：五加科人参属植物人参 *Panax ginseng* C.A.Mey. 的干燥叶。鉴别特征：常扎成小把，呈束状或扇状，长 12~35 cm；掌状复叶带有长柄，暗绿色，3~6 枚轮生；小叶通常 5 枚，偶有 7 或 9 枚，呈卵形或倒卵形；基部的小叶长 2~8 cm，宽 1~4 cm；上部的小叶大小相近，长 4~16 cm，宽 2~7 cm；基部楔形，先端渐尖，边缘具细锯齿及刚毛，上表面叶脉生刚毛，下表面叶脉隆起；纸质，易碎；气清香，味微苦而甘。本品收载于《中华人民共和国药典》2020 年版一部。

（3）**人参芦头**：五加科人参属植物人参 *Panax ginseng* C.A.Mey. 干燥根茎。鉴别特征：长 0.5~2 cm，直径 0.3~1.5 cm，多拘挛而弯曲，有数个凹窝状茎痕，下部有时带有少许主根；质较硬，断面淡黄棕色，略角质状，形成层环纹棕黄色；气微香而特异，味微苦、甘。本品收载于《浙江省中药材标准·第一册》2017 年版。

（4）**人参须**：五加科人参属植物人参 *Panax ginseng* C.A.Mey. 的干燥须根。鉴别特征：呈长条状或须状，较直或略弯曲，长 4~20 cm，直径 0.1~0.7 cm；表面白色、黄白色或暗黄色，偶见不明显的细小疣状突起；质脆，易折断；断面平坦，黄白色，皮部有黄棕色的点状树脂道；气微香而特异，味微苦、微甘。本品收载于《四川省中药饮片炮制规范》2015 年版。

（5）**猫人参**：猕猴桃科猕猴桃属植物对萼猕猴桃 *Actinidia valvata* Dunn 或大籽猕猴桃 *Actinidia macrosperma* C. F. Liang 的干燥根及地下茎。鉴别特征：对萼猕猴桃呈不规则的厚片或段；表面浅黄棕色至棕褐色，粗糙，有纵裂纹；切面皮部类白色，有时可见白色亮晶状物，木部黄白色至淡棕色，导管孔散布（根）或成环状排列（茎）；或有灰棕色的髓（茎）；质坚硬，水浸后有黏滑感；气微，味微涩、辛；大籽猕猴桃表面红棕色或紫褐色；切面皮部棕红色，有较多的白色亮晶状物；木部浅棕红色。本品收载于《浙江省中药材标准·第一册》2017 年版。

（6）**血人参**：豆科木蓝属植物茸毛木蓝 *Indigofera stachyodes* Lindl. 的干燥根。鉴别特征：根头部膨大而不规则，表面粗糙，下部较细长；表面有细纵纹及皮孔，外表皮呈灰棕色，内表皮显灰紫色；

质坚硬，断面淡黄色，纤维性；稍有香气，味微苦、涩。本品收载于《贵州省中药材、民族药材质量标准》2003 年版。

（7）**土人参**：马齿苋科土人参属植物土人参（栌兰）*Talinum paniculatum* (Jacq.) Gaertn. 的干燥根及根茎。鉴别特征：根茎短柱状或不规则块状，上端有茎痕或残留茎基；根呈长圆锥形，有分支；表面棕褐色至黑褐色，粗糙，具不规则皱纹及疣状皮孔样突起；质硬脆，折断面较平坦，黄白色，具放射状纹理；气微，味微甘，嚼之有黏性。本品收载于《云南省中药材标准·第六册·彝族药（Ⅲ）》2005 年版。

（8）**野豇豆**：豆科豇豆属植物野豇豆 *Vigna vexillata* (L.) Rich. 的干燥根。鉴别特征：呈圆柱形或纺锤形，多不分支；根头部无芦头及芦碗，残留有木质茎；未去栓皮者表面黄棕色，有纵皱纹及横向皮孔样斑痕，无横纹；去栓皮并蒸煮者，外表显灰棕色，微透明，有明显的纵皱；质坚实，断面角质样，有棕色小点；气微，味淡，略有豆腥气。

（9）**华山参**：有毒，茄科泡囊草属植物漏斗泡囊草 *Physochlaina infundibularis* Kuang 的干燥根，又名"热参"，本品曾经去除粗皮，与甘草、冰糖等共煮后，晒干，冒充人参。鉴别特征：表面棕褐色或棕色，有明显皱纹及黄白色横长皮孔，上部有密集的环纹；顶端有 1 个至数个细长直立根茎，其上有类圆形的茎痕及疣状突起；主根下部有时有分支，根头部有密集的环纹；质略硬而脆；折断面较平坦，有细密的放射状纹理；气微，味微甘、后苦，稍有麻舌感。

（10）**商陆**：有毒，商陆科商陆属植物商陆 *Phytolacca acinosa* Roxb. 或垂序商陆 *Phytolacca americana* L. 的干燥根。鉴别特征：呈圆柱形或圆锥形，下端分支较多；去除栓皮后蒸煮加工者呈红棕色或棕褐色，半透明状；顶端有地上茎的残基，无芦碗，有明显的纵皱纹及横向皮孔；质坚实，难折断；断面可见数轮同心环纹，断面淡棕色；气微，味甘、苦，久尝麻舌。本品收载于《中华人民共和国药典》2020 年版一部。

（11）**山莴苣**：菊科山莴苣属植物山莴苣 *Lactuca sibirica* (L.) Benth. ex Maxim. 的干燥根，本品曾经加工蒸煮后冒充"高丽参"。鉴别特征：呈圆锥形，顶部多 2~3 分支，长 5~15 cm，直径 0.7~1.7 cm；顶端有圆盘形芽、芽痕及多数暗棕色叶柄残基，无芦头及芦碗；有多数点状的侧根痕，断面木部黄棕色，导管明显；蒸煮加工者，表面呈黄棕色至红棕色，半透明，有细纵皱纹及点状突起的须根痕；质坚实，易折断；可见形成层环，具放射状裂隙；气微，味微甘、后苦。

（12）**莨菪根**：有毒，茄科天仙子属植物天仙子 *Hyoscyamus niger* L. 的干燥根。鉴别特征：呈圆柱形，分支或不分支；长 10~20 cm，直径 0.8~2.5 cm；顶端有明显的芽痕；外皮为灰黄色，具有明显横向突起的皮孔状斑痕及纵皱纹；质坚实，较易折断；断面不平坦，呈淡黄色，接近形成层的韧皮部呈棕色；气微，味淡、微苦。

（13）**紫茉莉根**：紫茉莉科紫茉莉属植物紫茉莉 *Mirabilis jalapa* L. 的干燥根。鉴别特征：呈圆锥形，分支少；长约 10 cm，直径约 1.3 cm；顶端有除去地上茎留下的斑痕；表面栓皮已除去，呈灰黑色，具有明显的纵皱，并布满细小的白色晶点；质坚实，难折断；断面不平坦，角质状，具数个明显的同心环；气微，味淡。本品收载于《云南省中药材标准·第四册·彝族药（Ⅱ）》2005 年版。

（14）**桔梗**：桔梗科桔梗属植物桔梗 *Platycodon grandiflorus* (Jacq.) A. DC. 的干燥根，本品曾经冒充"全须生晒参"。鉴别特征：呈圆柱形，细长而弯曲，偶有分支，无须根，长 7~20 cm，直径

1~2 cm；顶端有数个半月形茎痕（芦碗）；表面呈淡黄白色，具纵皱沟纹及皮孔样斑痕；上部有少数断续的粗横纹；质坚脆，断面皮部类白色，中心淡黄色，形成层环明显，具放射状纹理；无臭，味微甜、后苦。本品收载于《中华人民共和国药典》2020 年版一部。

（15）**金钱豹**：桔梗科金钱豹属植物金钱豹 *Campanumoea javanica* Bl. 和大花金钱豹 *Campanumoea javanica* Bl. subsp. Javanica 的干燥根，又名"土党参"或"桂党参"。鉴别特征：呈类圆柱形，有的具棱，近方柱形，稍弯曲，长 8~20 cm，直径 0.5~2 cm；根顶端有数个较大的瘤状突起茎痕，直径 2~4 mm；有的根头有明显的短根茎，其上有稀疏的疣状突起；全体棕黄色，部分呈棕黑色，有极突出明显的纵棱及纵皱纹，棱上多疣状突起；质硬易折断，断面不平坦，类白色或黄白色；气微，味淡。本品以"土党参"收载于《贵州省中药材、民族药材质量标准》2003 年版。

（16）**南沙参**：桔梗科沙参属植物轮叶沙参 *Adenophora tetraphylla* (Thunb.) Fisch. 或沙参 *Adenophora stricta* Miq. 的干燥根。鉴别特征：呈圆锥形或圆柱形，略弯曲，长 7~27 cm，直径 0.8~3 cm；表面黄白色或淡棕黄色，凹陷处常有残留粗皮，上部多有深陷横纹，呈断续的环状，下部有纵纹和纵沟；顶端具 1 或 2 个根茎；体轻，质松泡，易折断，断面不平坦，黄白色，多裂隙；气微，味微甘。本品收载于《中华人民共和国药典》2020 年版一部。

（17）**羊乳**：桔梗科党参属植物羊乳 *Codonopsis lanceolata* (Sieb. et Zucc.) Trautv. 的干燥根，又名"四叶参"。鉴别特征：呈圆锥状或纺锤形，顶端无"芦头"及"芦碗"；主根扭曲不直，多无横纹，须根上无"珍珠点"；全体有纵皱纹，外表皮淡棕黄色至黄褐色，可见横环纹，有的可见须根痕及疣状突起；易折断，断面黄白色，具裂隙，中间有深色形成层环纹；质轻、松；气微，味微甜。本品收载于《浙江省中药炮制规范》2015 年版，以"山海螺"收载于《广东省中药材标准·第三册》。

（18）**牛蒡根**：菊科牛蒡属植物牛蒡 *Arctium lappa* L. 的干燥根。鉴别特征：呈圆柱形，长 15~25 cm，直径 1~4 cm；上部稍膨大，根头部可见叶柄残基或凹陷的茎痕，向下渐细；表面暗棕色至褐色，粗糙，多具不规则扭曲状的纵皱纹及横向皮孔；质硬，不易折断；断面略平坦，形成层环类圆形，木部呈淡黄色放射状，中央灰白色或呈裂隙状；气微，味甘，嚼之微有黏性。本品收载于《河北省中药材标准》2018 年版。

（19）**续断**：川续断科川续断属植物川续断 *Dipsacus asper* Wall. ex Henry 的干燥块根。鉴别特征：呈圆柱形，略扁，有的微弯曲；表面灰褐色或黄褐色，有稍扭曲或明显扭曲的纵皱及沟纹，可见横列的皮孔样斑痕和少数须根痕；质软，久置后变硬，易折断；断面不平坦，皮部墨绿色或棕色，外缘褐色或淡褐色，木部黄褐色，导管束呈放射状排列；气微香，味苦、微甜而后涩。本品收载于《中华人民共和国药典》2020 年版一部。

（20）**华北鸦葱根**：菊科鸦葱属植物华北鸦葱 *Scorzonera albicaulis* Bunge 的干燥根，又名"笔杆草"或"笔管草"。鉴别特征：长圆柱形，稍弯曲，上端有的有分支，长短不一，直径 0.6~1 cm；表面有纵皱纹及皮孔样斑痕；芦头有棕色叶柄残基；易折断，断面皮部黄白色，木部黄色；气微，味淡。

（21）**工艺参**：以野山参的芦头粘上雕刻工艺参或移山参的参体，伪充野山参者。鉴别特征：腿不自然，皮纹光泽与野山参不同；芦头与参体粘合处易于脱落，可看出粘接或插入痕迹，有的支根及部分须根与参体上有粘接或插入痕迹。

（22）**五指山参**：锦葵科秋葵属植物箭叶秋葵 *Abelmoschus sagittifolius* (Kurz) Merr. 的干燥根及根茎。鉴别特征：根茎上端有茎痕或残留茎基；根呈长圆锥形，有分支；表面具不规则皱纹及疣状皮孔样突起；断面具放射状纹理；味微甘，嚼之有黏性。

（23）**西洋参**：五加科人参属植物西洋参 *Panax quinquefoliun* L. 的干燥根。鉴别特征：表面有细密浅纵皱纹及须根痕；主根中下部有一至数条侧根，多已折断；断面略显粉性，皮部可见黄棕色点状树脂道，形成层环纹棕黄色，木部略呈放射状纹理；气微而特异，味微苦、甘。

（24）**人参劣质（提取过）**：人参提取后干燥加工而成。鉴别特征：表面皱缩严重，表面颜色较浅，须根多数断裂；断面颜色加深，点状树脂道不明显。

133. 肉苁蓉

【来源】

列当科肉苁蓉属植物肉苁蓉 *Cistanche deserticola* Y. C. Ma 或管花肉苁蓉 *Cistanche tubulosa* (Schenk) Wight 干燥带鳞叶的肉质茎。

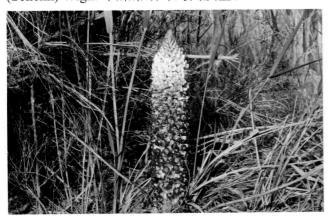

图133-1　肉苁蓉（植物）

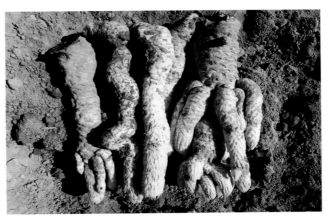

图133-2　肉苁蓉鲜品（拍摄者：田红林）

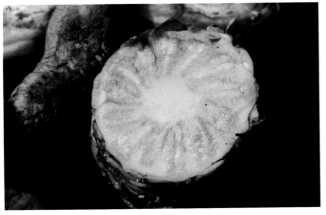

图133-3　肉苁蓉鲜品（横切面）

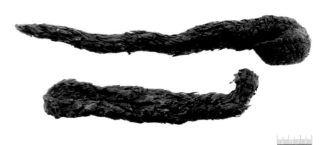

图133-4　肉苁蓉药材（肉苁蓉）

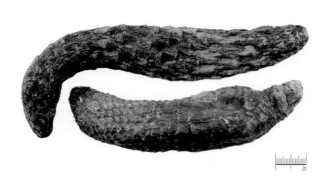

图133-5 肉苁蓉药材（管花肉苁蓉）

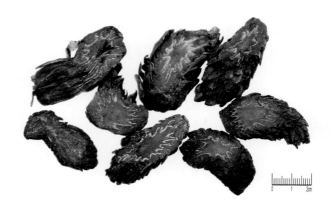

图133-6 肉苁蓉饮片（肉苁蓉）

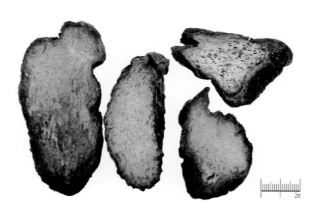

图133-7 肉苁蓉饮片（管花肉苁蓉）

【炮制加工】

肉苁蓉（切制）：取肉苁蓉药材，除去杂质，洗净，润透，切厚片，干燥。本品收载于《中华人民共和国药典》2020年版一部。

酒肉苁蓉：取净肉苁蓉片，照酒炖或酒蒸法，炖或蒸至酒吸尽。本品收载于《中华人民共和国药典》2020年版一部。

【混伪品及习用品】

（1）**盐生肉苁蓉**：列当科肉苁蓉属植物盐生肉苁蓉 Cistanche salsa (C.A. Mey.) G. Beck 带鳞叶的干燥肉质茎。鉴别特征：呈圆柱形，略弯曲，长6~13 cm，直径2~2.5 cm；表面暗棕色或灰棕色，具纵皱纹，被覆瓦状排列的肉质鳞叶，或鳞片先端断，卵形或卵状披针形，宽5~8 mm；体重，质坚实，微有韧性，不易折断；断面黄棕色至暗棕色，有多数黄白色点状维管束，排列成齿轮状；气微，味甜而后微苦，或微咸。本品收载于《甘肃省中药材标准》2009年版，以"浙肉苁蓉"收载于《浙江省中药炮制规范》2015年版。

（2）**草苁蓉**：列当科草苁蓉属植物草苁蓉 Boschniakia rossica (Chamisso et Schlechtendal) B. Fedtschenko 的干燥地上部分，又名"不老草"。鉴别特征：茎圆柱状，折断面中空，直径1~2.5 cm；表面有鳞片状叶，靠近基部密集；鳞叶三角状或卵状三角形；长、宽各为6~10 mm；穗状花序，圆柱状；花冠宽钟状，暗紫色或暗紫红色；蒴果近球形或卵球形。本品收载于《安徽省中药饮片炮制规范》2019年版。

（3）沙苁蓉：列当科肉苁蓉属植物沙苁蓉 *Cistanche sinensis* G. Beck 带鳞叶的干燥肉质茎。鉴别特征：呈圆柱形或扁圆柱形，直或稍弯曲，两端平截，长达 40 cm，直径 1.5~3.0 cm，通常中部膨大；有些基部有褐色肉质不定根，基部多弯曲；表面棕黄色至棕褐色，有明显的光泽，密被覆瓦状排列的肉质鳞叶；鳞叶较厚，窄短，茎上部鳞叶卵状披针形，中下部鳞叶卵状三角形，常完整，少断落；体重，质硬脆，易折断；断面淡棕色点状维管束排列成"星"状；气微，味微甘苦。本品收载于《宁夏中药材标准》2018 年版。

（4）锁阳：锁阳科锁阳属植物锁阳 *Cynomorium songaricum* Rupr. 带鳞叶的干燥肉质茎。本品多切片冒充肉苁蓉，鉴别特征：呈扁圆柱形，微弯曲，长 5~15 cm，直径 1.5~5 cm；表面棕色或棕褐色，粗糙，具明显纵沟及不规则的凹陷；有的残存三角形的黑棕色鳞片；体重，质硬，难折断，断面浅棕色或棕褐色，散有黄色三角状黄点（维管束）；气微，味甘而涩。本品收载于《中华人民共和国药典》2020 年版一部。

（5）红冬蛇菰：蛇菰科蛇菰属植物红冬蛇菰 *Balanophora harlandii* Hook. f. 的干燥全草。鉴别特征：块状根茎多个聚成一团，单个块状根茎近卵球形或类球形；表面呈荔枝壳状，红褐色，花茎自单个块状根茎顶端生出，花序倒卵形，生于茎顶，只见雌花序或只见雄花序；叶呈鳞片状，交互对生；质硬，易折断；气微，味微苦、涩。

（6）多蕊蛇菰：蛇菰科蛇菰属植物多蕊蛇菰 *Balanophora polyandra* Griff. 的干燥全草。鉴别特征：性状似红冬蛇菰，单个块状根茎表面有疣状突起但不呈荔枝壳状，花茎较短，花序椭圆形。

（7）肉苁蓉（地上茎）：打过种子或采挖不及时的肉苁蓉，地上茎部分的加工品。鉴别特征：色较浅；质硬，不易折断；柴性大，无油润感；鳞叶先端已断；横切面呈空管状。

134. 瑞香狼毒

【来源】
瑞香科狼毒属植物瑞香狼毒 *Stellera chamaejasme* L. 的干燥根。

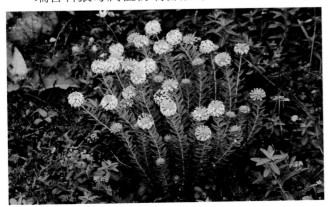

图134-1　瑞香狼毒（植物）

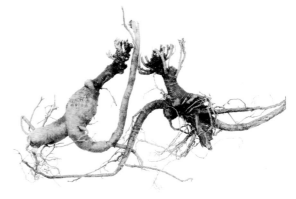

图134-2　瑞香狼毒（鲜品）

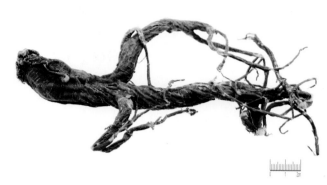

图134-3　瑞香狼毒（药材）

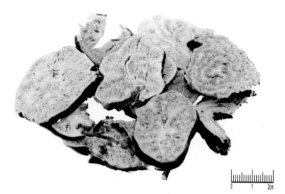

图134-4　瑞香狼毒（饮片）

【炮制加工】

　　瑞香狼毒（切制）：取瑞香狼毒药材，除去杂质，洗净，稍浸泡，润透，切厚片，干燥，筛去碎屑。本品收载于《安徽省中药饮片炮制规范》2019年版。

　　瑞香狼毒：取瑞香狼毒药材，除去杂质，放入牛奶中煮1~2 h，取出，晒干。本品收载于《中华人民共和国卫生部药品标准·藏药·第一册》。

　　醋瑞香狼毒：取净瑞香狼毒，照醋炙法，炒干（每100 kg瑞香狼毒，用米醋30 kg）。本品收载于《安徽省中药饮片炮制规范》2019年版。

　　奶瑞香狼毒：取净瑞香狼毒片或段，照浸制法，加鲜牛奶浸泡闷润至透心，取出，低温(40℃鼓风)干燥，取出，放凉；或取净瑞香狼毒片或段，照奶煮法，加鲜牛奶浸泡闷透，文火煮20 min，捞出，清水冲洗，于60℃干燥，取出，放凉（每100 kg瑞香狼毒，用鲜牛奶150~300 kg）。本品收载于《内蒙古蒙药炮制规范》2015年版。

　　瑞香狼毒（外用膏）：取瑞香狼毒药材，除去栓皮，加水适量，煎煮后，滤出药汁，药渣加水再煎，反复2次，去渣合煎药汁，置文火或蒸汽反应锅中浓缩收膏即得。本品收载于《青海省藏药炮制规范》2010年版。

【混伪品及习用品】

　　（1）甘肃大戟：有毒，大戟科大戟属植物甘肃大戟（月腺大戟）*Euphorbia kansuensis* Prokh. 的干燥根，又名"白狼毒"。鉴别特征：多为横斜或纵切片，呈类圆形，长圆形或块状；栓皮灰褐色，呈重叠的薄片状，易剥落而显棕黄色；切面黄白色，有异形维管束，形成黄褐色或黄色大理石样纹理或环纹，黄褐色或黄色部分常为凝聚的分泌物；质轻，折断面有粉性；气微，味甘。本品以"狼毒"收载于《中华人民共和国药典》2020年版一部。

　　（2）狼毒大戟：有毒，大戟科大戟属植物狼毒大戟 *Euphorbia fischeriana* Steud. 的干燥根。鉴别特征：栓皮灰棕色，易剥落而显棕黄色或棕红色；切面异型维管束形成的同心环纹明显，显黑褐色，水浸后有黏性，撕开可见黏丝。本品以"狼毒"收载于《中华人民共和国药典》2020年版一部。

　　（3）大狼毒：有毒，大戟科大戟属植物大狼毒 *Euphorbia jolkinii* Boiss. 的干燥根皮。鉴别特征：呈不规则块片；外表淡黄色，残留有棕色栓皮；体轻，质脆，易折断，断面有粉性；气微。本品收载于《青海省藏药炮制规范》2010年版。

　　（4）广狼毒：有毒，天南星科海芋属植物海芋 *Alocasia odora* (Roxburgh) K. Koch 的干燥根状茎。鉴别特征：多横切成片，类圆形或长椭圆形，常卷成各种形态；表面棕色或棕褐色，有时可见圆形的根痕和残存鳞叶，苞节环明显，切面白色或黄白色，有颗粒状及波状皱纹；质硬且脆，易折断，断面白色或黄白色，富粉性；气微，味淡，嚼之麻舌而刺喉。本品收载于《海南省中药材标准》2011年版。

（5）**土瓜狼毒**：有毒，大戟科大戟属植物土瓜狼毒 *Euphorbia prolifera* Hamilt. ex D. Don 的干燥全草。鉴别特征：根微弯或扭曲成鸡肠状；外表灰棕色，质轻、易折断，断面白色；茎呈圆柱形，表面紫色或灰棕色，有横向突起叶痕及细纵纹，不分枝或上部少分枝；单叶互生，近上部生长紧密，叶线形、线状披针形或长卵形，先端短尖，基部渐狭，全缘，无柄；杯状聚伞花序顶生或近顶腋生，总苞片3~5枚，阔卵形，花序通常4~6枝呈伞形排列，每枝再分1~4枝，各小枝顶生小花一朵，基部有2~4枚小苞片，杯状总苞顶端5裂，黄绿色；蒴果卵圆状三棱形；气微，味微苦，有持久刺激性；粉末呛鼻。本品收载于《云南省中药材标准·第一册》2005年版。

（6）**高山大戟**：有毒，大戟科大戟属植物高山大戟 *Euphorbia stracheyi* Boiss. 的干燥根，又名"柴胡状大戟"。鉴别特征：呈纺锤形或圆锥形；栓皮黑褐色，具纵皱纹，中上部具细密环纹；质轻，折断面黄白色，粉质；气微臭，味微苦。

（7）**大果大戟**：有毒，大戟科大戟属植物大果大戟 *Euphorbia wallichii* Hook.f. 的干燥根，又名"硕苞大戟"。鉴别特征：呈长圆柱形或圆锥形；栓皮褐色，具细密的纵皱纹，或有微小的皮孔样横向突起；根头部及栓皮脱落处可见黑棕色的分泌物；质轻，折断面黄白色，粉质；气微，味微苦。

（8）**黄苞大戟**：有毒，大戟科大戟属植物黄苞大戟 *Euphorbia sikkimensis* Boiss. 的干燥根及根茎，又名"刮金板"。鉴别特征：呈长圆柱形或圆锥形，有分支；外皮褐色至黄褐色，有的具须根及横向突起的皮孔；质硬，木质，不易折断，断面不平坦；气微，味微苦。

135. 三 七

【来源】

五加科人参属植物三七 *Panax notoginseng* (Burkill) F. H. Chen 的干燥根及根茎。

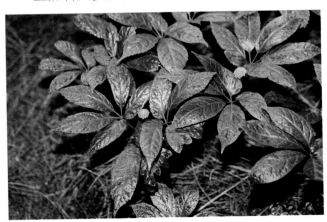

图135-1　三七（植物花期）

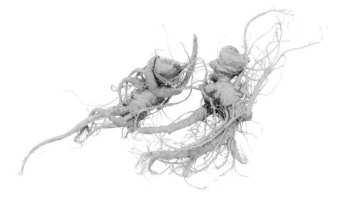

图135-2　三七（鲜品）

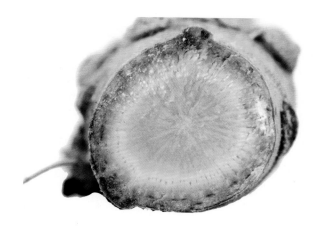

图135-3 三七鲜品（横切面）

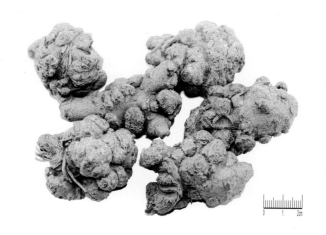

图135-4 三七（药材）

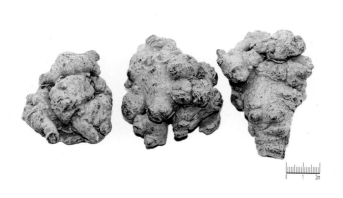

图135-5 三七药材（铜皮）

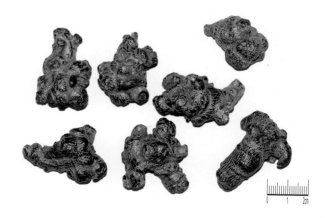

图135-6 三七药材（铁皮）

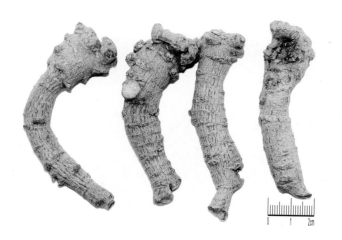

图135-7 三七（药材）

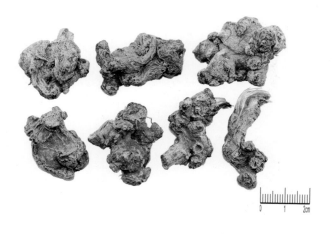

图135-8 三七药材（剪口）

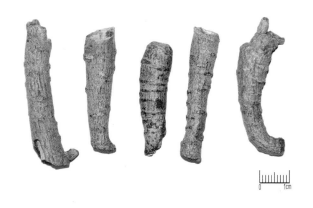

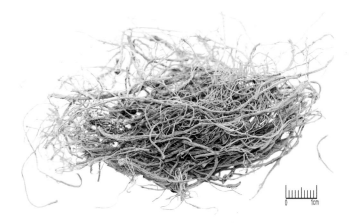

图135-9　三七药材（筋条）　　　　　　　　　图135-10　绒根

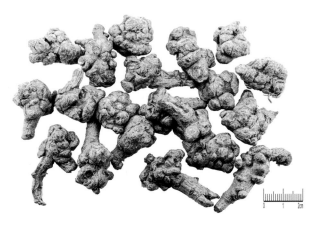

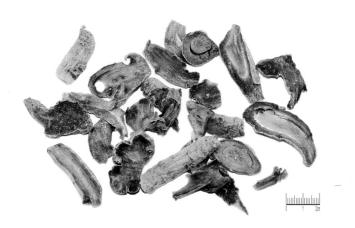

图135-11　冬七　　　　　　　　　　　　图135-12　三七（饮片）

【术语】

"田七"：三七的别名，相传产于广西前田州府的最为著名，称为"田七"。

"冬七"：在12月至翌年1月开花结果后，采挖的三七（形瘦皱缩，质较次）。

"剪口"：三七的根茎，习称"剪口"。

"筋条"：三七的支根，习称"筋条"。

"绒根"：三七较小的支根及须根，又称"三七尾"。

"狮子头"：三七顶端有茎痕，周围有瘤状突起，习称"狮子头"。

"铜皮铁骨"："铜皮"指三七灰黄色的外皮，"铁骨"指质地坚硬难折断的木部，合并习称"铜皮铁骨"。

"铁皮"：三七药材的外皮呈黑棕色而光亮，似金属铁的颜色（系用木炭在滚筒中打黑，亮光为打蜡所致）。

"钉头"：三七侧面与底部切断支根的痕迹。

"菊花心"：三七断面的放射状纹理。

"头"：三七商品按照大小区分规格，以每500g有多少个，该三七商品规格即为多少头。

【炮制加工】

三七粉：取三七药材，洗净，干燥，碾成细粉。本品收载于《中华人民共和国药典》2020 年版一部。

三七（切制）：取三七药材，洗净，润透，切薄片或置适宜容器内，蒸至中心润软时，取出，趁热切薄片，干燥，筛去灰屑。本品收载于《安徽省中药饮片炮制规范》2019 年版。

生三七：取三七药材，除去杂质，洗净，干燥，用时捣碎。本品收载于《广西壮族自治区中药饮片炮制规范》2007 年版。

熟三七：取三七药材，洗净，用水润透，蒸制 2~3 h，干燥。本品收载于《四川省中药饮片炮制规范》2015 年版。

熟三七 (片)：取三七药材，洗净，用水润透，蒸制 2~3 h，切厚片，干燥。本品收载于《四川省中药饮片炮制规范》2015 年版。

熟三七粉：取净三七，打碎，大小分档，分别用食油炸至表面棕黄色，取出，碾成细粉。本品收载于《安徽省中药饮片炮制规范》2005 年版。

熟三七粉：取熟三七，粉碎成细粉。本品收载于《四川省中药饮片炮制规范》2015 年版。

【混伪品及习用品】

（1）红三七：蓼科蓼属植物珠芽蓼 *Polygonum viviparum* L. 的干燥根茎。鉴别特征：呈扁圆柱形而弯曲，常对折卷曲呈弯虾形，长 2~5 cm，直径 0.5~1.2 cm；表面黑褐色，粗糙，一面稍隆起，一面具凹槽或稍平，具层状粗环纹及未除净的须根或白色须根痕；有的先端具褐色纤维状叶柄残基；质坚硬，折断面平坦，粉紫红色或红棕色，近边缘有白色点状维管束，断续排列成环；气微，味微苦。本品收载于《宁夏中药材标准》2018 年版。

（2）景天三七：景天科费菜属植物费菜 *Phedimus aizoon* (Linnaeus) 't Hart 的干燥全草。鉴别特征：根茎短小，略呈块状，表面灰棕色；根数条，粗细不等，质硬，断面呈暗棕色或类灰白色；茎圆柱形，长 15~50 cm，直径 0.2~0.9 cm，表面紫褐色或暗棕色，表皮易剥落，有纵棱，质脆，易折断，断面中空；叶互生或近对生，近无柄；叶片皱缩，易碎，完整者展平后呈长披针形至倒披针形，长 3~8 cm，宽 1~2 cm，灰绿色或棕褐色，先端渐尖，基部楔形，边缘上部有锯齿，下部全缘；聚伞花序顶生，花黄色，花冠多脱落；气微，味微涩。本品收载于《河北省中药材标准》2018 年版。

（3）菊三七：菊科菊三七属植物菊三七 *Gynura japonica* (Thunb.) Juel. 的干燥根茎，又名"菊叶三七"或"土三七"。鉴别特征：呈不规则的肥厚团块，长 3~6 cm，直径 2~4 cm；表面灰棕色或棕黄色，有瘤状突起及断续的纵皱和沟纹，并有须根痕；顶端有残留的茎基和芽痕；体重，质硬，不易折断；断面不平坦，黄白色至淡棕色，微呈角质样，可见异型维管束；气微，味微苦。本品收载于《中华人民共和国卫生部药品标准·第一册》。

（4）三七花：五加科人参属植物三七 *Panax notoginseng* (Burkill) F. H. Chen 的干燥未开放花序。鉴别特征：呈半球形、球形或伞形，直径 0.5~2.5 cm；总花梗长 0.5~4.5 cm，圆柱形，常弯曲，具细纵纹；展开后，小花柄 0.1~1.5 cm，基部具鳞毛状苞片；花萼黄绿色，先端 5 齿裂；剖开在放大镜下观察，花瓣 5 枚，黄绿色；花药椭圆形，背着生，内向 5 裂，花柱 2 枚，基部合生；质脆易碎；气微，味甘微苦。本品收载于《湖北省中药材质量标准》2018 年版。

（5）三七茎叶：五加科人参属植物三七 *Panax notoginseng* (Burkill) F. H. Chen 的干燥茎和叶。鉴别特征：茎常皱缩，扁平或类方形，纵棱明显，近基部处黄白色，上部灰绿色，直径 1.5~2 mm；掌状复叶 3~7 枚轮生于茎端；叶柄细长，表面无毛；小叶 3~7 枚，易碎；完整者椭圆形至长圆状倒卵形，先端长尖，基部近圆形或两侧不相称，边缘有细锯齿，齿端具小刺毛，表面沿脉有细刺毛，有时两面均近于无毛；具小叶柄；气微，味甘、微苦。本品收载于《云南省中药材标准·第七册》2005 年版。

（6）三七须根：五加科人参属植物三七 *Panax notoginseng* (Burkill) F. H. Chen 的干燥须根。鉴别特征：常缠绕成疏松团状；表面灰褐色或灰黄色，断面灰绿色、黄绿色或灰白色；气微，味苦、回甜。本品收载于《云南省中药材标准·第一册》2005 年版。

（7）三七叶：五加科人参属植物三七 *Panax notoginseng* (Burkill) F. H. Chen 的干燥叶。鉴别特征：总叶柄长 4~9 cm，具纵棱；小叶片 3~7 枚；展开后，小叶片呈长圆状倒卵形或椭圆形，长 3~12 cm，宽 1.5~4 cm，中央数片较大，两侧两片较小，顶端长尖，基部圆形或偏斜，边缘有细锯齿，齿端有小刺毛，两面沿叶脉有细刺毛，黄绿色，两面有的可见铜绿斑；质脆，易碎；味苦、回甘。本品收载于《河北省中药材标准》2018 年版。

（8）水三七：薯蓣科蒟蒻薯属植物裂果薯 *Tacca plantaginea* (Hance) Drenth 的干燥块茎，又名"屈头鸡"。鉴别特征：呈圆球形或长圆形，稍弯曲，长 2~4 cm，直径 1.5~2 cm，先端下陷，有残存的膜质叶基；表面黄白色或浅棕黄色，有粗皱纹，须根痕多数；质稍硬，折断面较平，颗粒性，暗黄褐色，微有蜡样光泽，散有点状维管束；气微，味苦。本品收载于《贵州省中药材、民族药材质量标准》2003 年版。

（9）血三七：蓼科蓼属植物中华抱茎蓼 *Polygonum amplexicaule* var. *sinense* Forb.et Hemsl.ex Stew. 或抱茎蓼 *Polygonum amplexicaule* D. Don 的干燥根茎。鉴别特征：呈长圆柱形或略呈结节状长圆柱形，有的稍扁，较直或稍弯曲，长 4~20 cm，直径 0.5~2 cm；表面棕褐色至紫褐色，环节明显，节间短，有的残留深棕色鳞片状叶鞘，并有叶柄残基、须根或须根痕；顶端和上端有时具残留茎基或茎痕；质坚硬，易折断；折断面较平坦，紫红色或红棕色，近边缘处有黄白色维管束小点，断续排列成环状；气微，味苦、涩。本品收载于《湖北省中药材质量标准》2018 年版。

（10）竹三七：五加科人参属植物竹节参 *Panax japonicus* (T. Nees) C. A. Meyer 的干燥根茎。鉴别特征：略呈圆柱形，稍弯曲，有的具肉质侧根；表面黄色或黄褐色，粗糙，有致密的纵皱纹及根痕；节明显，节间长 0.8~2 cm，每节有 1 凹陷的茎痕；质硬，断面黄白色至淡黄棕色，黄色点状维管束排列成环；气微，味苦、后微甜。本品以"竹节参"收载于《中华人民共和国药典》2020 年版一部。

（11）莪术：姜科姜黄属植物蓬莪术 *Curcuma phaeocaulis* Val.、广西莪术 *Curcuma kwangsiensis* S.G.Lee et C.F.Liang 或温郁金 *Curcuma wenyujin* Y.H.Chen et C.Ling 的干燥根茎，本品曾经加工冒充三七。鉴别特征：呈卵圆形或类圆锥形，长 3~6 cm，直径 1.5~2.5 cm；表面有明显环节、小支根突起及支根断痕；有的表面刀削痕明显，有人工雕刻的瘤状突起或假皮孔及整齐的细纵沟纹；断面黄褐色或黄棕色，可见维管束点组成一环带；具姜香气，味微苦、辛。本品收载于《中华人民共和国药典》2020 年版一部。

（12）落葵薯：落葵科落葵薯属植物落葵薯 *Anredera cordifolia* (Tenore) Steenis 的干燥块茎及珠芽。鉴别特征：呈类圆柱形，稍扁或弯曲，长 2~7 cm，直径 1~3 cm；珠芽呈不规则的块状；全体有多个大小不等的瘤状芽突起，有的可见被折断芽留下的斑痕；栓皮稍厚而粗皱，质硬而脆，易折断，断面类白色，粉性；经水煮后干燥者，断面黄棕色，角质样；气微，味微甜，嚼之有黏性。

（13）**土田七**：姜科土田七属植物土田七 *Stahlianthus involucratus* (King ex Bak.) Craib ex Loesener 的干燥根茎，又名"姜三七"。鉴别特征：外形较三七小，呈圆锥形或不规则圆形，外表土黄色或棕褐色，具有明显的环节，无光泽，两侧常有排列整齐的须根痕；顶端常有叶鞘残留物；根茎内面棕黄色，粉质；气芳香，味辛辣。

（14）**绵三七**：豆科鸡头薯属植物鸡头薯 *Eriosema chinense* Vog. 的干燥块根。鉴别特征：近球形或短纺锤形；外表面褐色，有致密的纵皱纹和支根痕；质坚硬；断面较平坦，黄白色；气微，味苦涩。

（15）**白附子**：有毒，天南星科犁头尖属植物独角莲 *Sauromatum giganteum* (Engler) Cusimano et Hetterscheid 的干燥块茎。鉴别特征：呈椭圆形或卵圆形，长 2~5 cm，直径 1~3 cm；表面白色至黄白色，略粗糙，有环纹及须根痕，顶端有茎痕或芽痕；质坚硬，断面白色，粉性；气微，味淡、麻辣刺舌。本品收载于《中华人民共和国药典》2020 年版一部。

（16）**峨参**：伞形科峨参属植物峨参 *Anthriscus sylvestris* (L.) Hoffm. 根的加工品。鉴别特征：呈爪状、瘤状或圆锥状；顶端有茎基痕，基部稍尖或呈瘤状突起；质坚而重，断面黄棕色，角质样；气微，味微辛。本品收载于《四川省中药材标准》2010 年版。

（17）**拼接三七**：三七的小根和根茎加黏合剂拼接而成。鉴别特征：呈不规则的拳形团块；表面可见交错的捆绑勒痕和数个茎痕；敲之，易从黏结处断裂成不规则的小三七及根茎。

（18）**戴帽三七**：新鲜三七在加工时，用橡皮筋把三七剪口、主根及部分支根紧紧绑在一起，待三七干燥后，几个部分就合而为一个整体（增大商品规格）。鉴别特征：表面可见交错的捆绑勒痕和三七剪口，勒痕处偶见橡皮筋残留，顶端剪口可用力掰断。

（19）**三七幼苗根**：三七的一年生干燥根及根茎。鉴别特征：呈圆锥形；根茎细小，长 0.3~0.7 cm，根长 2~3.5 cm，上部最大直径 0.6~0.8 cm；表面灰黄棕色或灰褐色，顶端周围有瘤状突起。

（20）**姜黄伪制品**：姜科姜黄属植物姜黄 *Curcuma longa* L. 的根茎加工伪制品。鉴别特征：呈卵圆形、圆柱形或纺锤形，常弯曲，有的叉状分支；表面黄色至棕黄色，具光泽，有点状下陷的须根痕及不规则皱纹，并可见刀刻琢痕迹；质坚硬，不易折断；断面金黄色或棕黄色，角质状，具蜡样光泽，有散在点状维管束；气香特异，味苦、辛。

（21）**淀粉伪制品**：用木薯淀粉等伪制品冒充三七。鉴别特征：无栓皮，无纵皱和支根痕，断面无皮部与木部之分，中心部分似颗粒状，嚼之具黏性；水浸泡或煮后呈糊状。

136. 桑螵蛸

【来源】

螳螂科昆虫大刀螂 *Tenodera sinensis* Saussure、小刀螂 *Statilia maculate* (Thunberg) 或巨斧螳螂

Hierodula patellifera (Serville) 的干燥卵鞘。

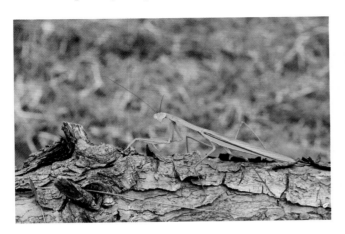

图136-1　大刀螂（动物）

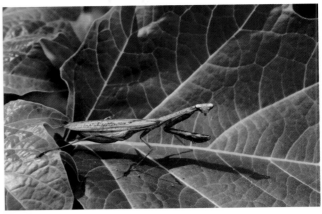

图136-2　小刀螂（动物）

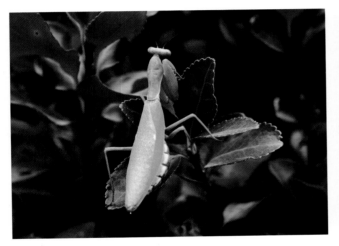

图136-3　巨斧螳螂（动物）

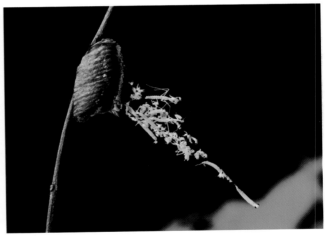

图136-4　巨斧螳螂（动物卵鞘及幼虫）

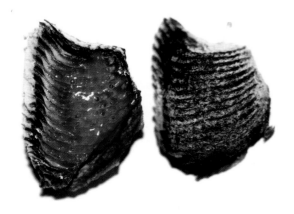

图136-5　桑螵蛸鲜品（纵剖）

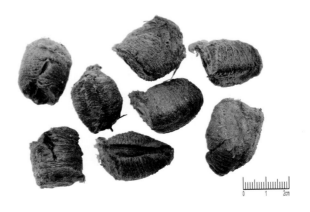

图136-6　桑螵蛸药材（团螵蛸）

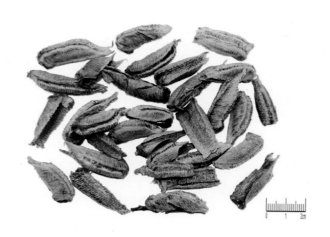

图136-7 桑螵蛸药材（长螵蛸）

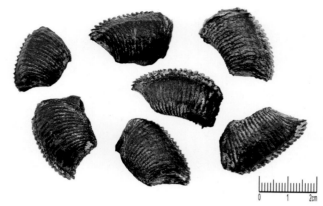

图136-8 桑螵蛸药材（黑螵蛸）

【术语】

"团螵蛸"：大刀螂的干燥卵鞘，习称"团螵蛸"。

"长螵蛸"：小刀螂的干燥卵鞘，习称"长螵蛸"。

"黑螵蛸"：巨斧螳螂的干燥卵鞘，习称"黑螵蛸"。

【炮制加工】

桑螵蛸（切制）：取净桑螵蛸，切厚片。本品收载于《四川省中药饮片炮制规范》2015年版。

桑螵蛸（蒸制）：取桑螵蛸药材，除去杂质，蒸透，干燥；用时剪碎。本品收载于《中华人民共和国药典》2020年版一部。

炒桑螵蛸：取净桑螵蛸，置锅内，文火炒至表面棕黄色，带焦斑时，取出，放凉。本品收载于《山东省中药饮片炮制规范·下册》2012年版。

盐桑螵蛸：取净桑螵蛸，照盐炙法，炒干，放晾（每100 kg桑螵蛸，用食盐2 kg）。本品收载于《四川省中药饮片炮制规范》2015年版。

酒桑螵蛸：取净桑螵蛸，照酒炙法，炒干，取出，放晾（每100 kg桑螵蛸，用黄酒10 kg）。本品收载于《四川省中药饮片炮制规范》2015年版。

【混伪品及习用品】

海螵蛸：乌贼科动物无针乌贼 *Sepiella maindroni* de Rochebrune 或金乌贼 *Sepia esculenta* Hoyle 的内壳。鉴别特征：无针乌贼呈扁长椭圆形，中间厚，边缘薄，长9~14 cm，宽2.5~3.5 cm，厚约1.3 cm；背面有磁白色脊状隆起，两侧略显微红色，有不甚明显的细小疣点；腹面白色，自尾端到中部有细密波状横层纹；角质缘半透明，尾部较宽平，无骨针；体轻，质松，易折断，断面粉质，显疏松层纹；气微腥，味微咸；金乌贼，长13~23 cm，宽约6.5 cm；背面疣点明显，略呈层状排列；腹面的细密波状横层纹占全体大部分，中间有纵向浅槽；尾部角质缘渐宽，向腹面翘起，末端有1骨针，多已断落。本品收载于《中华人民共和国药典》2020年版一部。

137. 沙 棘

【来源】

胡颓子科沙棘属植物沙棘 *Hippophae rhamnoides* L. 的干燥成熟果实。

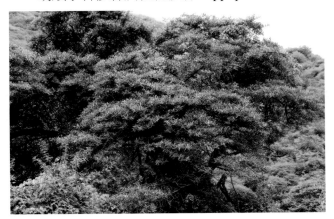

图137-1　沙棘（生境）

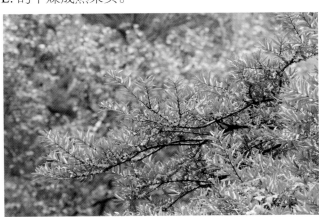

图137-2　沙棘（植物果期）

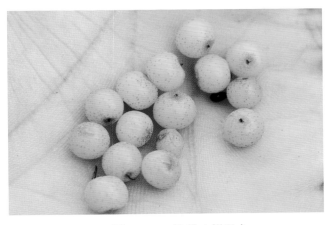

图137-3　沙棘（鲜品）

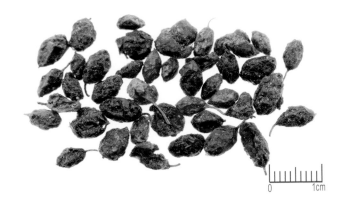

图137-4　沙棘（药材）

【炮制加工】

沙棘（净制）：取沙棘药材，除去杂质。本品收载于《四川省中药饮片炮制规范》2002 年版。

新鲜沙棘果：沙棘的新鲜成熟果实。本品收载于《河北省中药饮片炮制规范》2003 年版。

【混伪品及习用品】

（1）**卧龙沙棘**：胡颓子科沙棘属植物卧龙沙棘 *Hippophae rhamnoides* subsp. *wolongensis* Y. S. Lian et al. 的干燥成熟果实。鉴别特征：呈类球形或椭圆形，单粒或数粒粘连，直径 4~8 mm；表面棕色至暗红棕色，皱缩；顶端有残存花柱，基部有短小果梗或果梗痕；果肉油润，质柔软；种子倒卵状矩圆形，长 3~4 mm，宽 1~2 mm，褐色，有光泽，种皮较硬，种仁乳白色，油性。本品以"大沙棘"收载于《四川省藏药材标准》2014 年版。

（2）甘孜沙棘：胡颓子科沙棘属植物江孜沙棘 *Hippophae gyantsensis* (Rousi) Y. S. Lian 的干燥成熟果实。鉴别特征：呈椭圆形，单粒，直径 4~8 mm；表面橙黄色，有明显的纵棱；种子平凸，具 6 条棱，近六面体形，长约 4 mm，宽约 2 mm，褐色，有光泽；种皮较硬，种仁乳白色，油性。本品以"大沙棘"收载于《四川省藏药材标准》2014 年版。

（3）小沙棘：胡颓子科沙棘属植物西藏沙棘 *Hippophae tibetana* Schlechtendal 的干燥成熟果实。鉴别特征：呈椭圆形或近圆形，直径 6~10 mm；表面棕红色，皱缩，顶端具 6 条放射状条纹，有残存花柱；基部具果梗痕；果肉油润，质柔软；种子棕黑色，卵形，长 4~5 mm，宽约 2.5 mm，中间有一明显纵沟；种皮较硬，种仁淡黄色，有油性；气微，味酸、涩。本品收载于《四川省藏药材标准》2014 年版。

（4）白刺：蒺藜科白刺属植物白刺 *Nitraria tangutorum* Bobr. 的干燥成熟果实。鉴别特征：呈卵形，有时呈椭圆形，红棕色；果核狭卵形，长 5~6 mm，先端短渐尖；果核表面具凹窝，顶端两侧各具明显的 2 条纵向凹槽。

（5）沙棘叶：胡颓子科沙棘属植物中国沙棘 *Hippophae rhamnoides* subsp. *sinensis* Rousi 或云南沙棘 *Hippophae rhamnoides* subsp. *yunnanensis* Rousi 的干燥叶。鉴别特征：多已破碎卷缩，少数带有嫩茎或棘刺；完整者展开后呈披针形，长 4~8 cm，宽 0.4~1.3 cm；叶片先端急尖或钝，基部楔形或钝尖，叶柄极短；叶缘无锯齿，上表面黄褐色，下表面灰白色，两面均有毛，下表面密被毛茸；叶微革质且脆，易破碎；气微香，味酸、涩。本品收载于《四川省藏药材标准》2014 年版。

138. 砂 仁

【来源】

姜科豆蔻属植物阳春砂 *Amomum villosum* Lour.、绿壳砂 *Amomum villosum* Lour. var. *xanthioides* T.L.Wu et Senjen 或海南砂 *Amomum longiligulare* T.L.Wu 的干燥成熟果实。

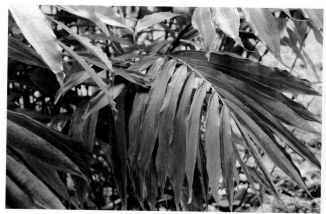

图138-1 阳春砂（植物）

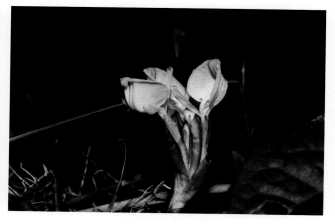

图138-2 阳春砂（植物花）

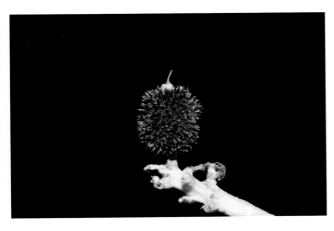

图138-3 阳春砂（植物果实）

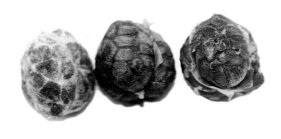

图138-4 砂仁药材（原砂仁）

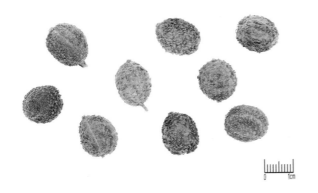

图138-5 砂仁药材（阳春砂）

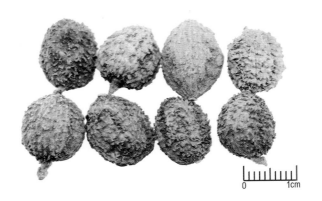

图138-6 砂仁药材（绿壳砂）

【术语】

"壳砂"：进口缩砂多除去总果柄，商品习称"壳砂"。

"原砂仁"：砂仁加工，剥去果皮，商品习称"原砂仁"。

"砂米"：砂仁的散粒种子，商品习称"砂米"。

"砂壳"：剥出的砂仁果壳，商品习称"砂壳"。

"缩砂"：由东南亚国家进口的砂仁，表面色较阳春砂仁浅，呈灰棕色、黄棕色，密生片状突起，质较阳春砂次。

【炮制加工】

壳砂仁：取砂仁药材，除去果柄、杂质；用时捣碎。本品收载于《安徽省中药饮片炮制规范》2019年版。

砂仁米：取净砂仁，除去果皮等杂质，筛去灰屑，用时捣碎。本品收载于《湖北省中药饮片炮制规范》2018年版。

盐砂仁：取砂仁饮片，喷淋盐水，拌匀，稍润，待盐水吸尽，用文火炒至微鼓起，取出，摊凉，即得（每100 kg砂仁饮片，用食盐3 kg）。本品收载于《黑龙江省中药饮片炮制规范及标准》2012年版。

【混伪品及习用品】

（1）**砂仁花**：姜科豆蔻属植物阳春砂 *Amomum villosum* Lour. 的干燥花及花序梗。鉴别特征：花朵、花序梗及全体呈淡紫色；花朵细软而小，花序梗长 20~30 cm，有节，切段者长 2 cm；稍有香气。本品收载于《湖南省中药饮片炮制规范》2010 版。

（2）**砂仁壳**：姜科豆蔻属植物阳春砂 *Amomum villosum* Lour.、绿壳砂 *Amomum villosum* Lour. var. *xanthioides* T.L.Wu et Senjen 或海南砂 *Amomum longiligulare* T.L.Wu 的干燥成熟果壳。鉴别特征：阳春砂壳和绿壳砂壳，多呈三瓣裂开或为不规则形的碎片，表面棕色或棕褐色，密生刺片状或刺状突起，粗糙但不粘手，内表面淡棕色，平滑，质轻而韧，易纵向撕破，气香，味微苦；海南砂壳，呈长椭圆形或卵圆形，有明显的三棱，长 1.5~2 cm，直径 0.8~1.2 cm；表面具片状、分支的软刺，基部具果梗痕；果皮厚而硬；气味稍淡。本品收载于《福建省中药饮片炮制规范》2012 版。

（3）**艳山姜**：姜科山姜属植物艳山姜 *Alpinia zerumbet* (Pers.) Burtt. et Smith 的干燥成熟果实，又名"土砂仁"。鉴别特征：呈球形，两端略尖，长约 2 cm，直径约 1.5 cm；表面黄棕色，略有光泽，有十数条隆起的纵棱；顶端具一突起（花被残基），基部有的具果柄断痕；种子团瓣排列疏松，易散落，假种皮膜质，白色；种子为多面体，长 0.4~0.5 cm，直径 0.3~0.4 cm；气微，味淡、微辛。本品收载于《贵州省中药材民族药材质量标准·第一册》2019 年版。

（4）**湘砂仁**：姜科山姜属植物山姜 *Alpinia japonica* (Thunb.) Miq. 的干燥成熟果实。鉴别特征：呈类圆形或椭圆形，长 0.7~1.3 cm，直径 0.6~1.2 cm；外表面棕黄色或橙红色，光滑，有的被短柔毛；顶端有突起的花被残基；基部有果柄痕或残留果柄；果皮薄，易剥离，内表面黄白色，可见纵向脉纹；种子团分三瓣，外有黄褐色或灰白色假种皮包被；每瓣有种子 4~6 粒，各瓣被白色隔膜分开；种子呈不规则的多面体，直径 0.2~0.4 mm，表面灰褐色至棕褐色，有皱纹；质硬，胚乳灰白色；味辛、苦，有樟脑气。本品收载于《湖南省中药材标准》2009 年版。

（5）**疣果豆蔻**：姜科豆蔻属植物疣果豆蔻 *Amomum muricarpum* Elm. 的干燥成熟果实，又名"大砂仁"或"牛牯缩砂"。鉴别特征：呈类球形或椭圆形，直径 2~2.5 cm；表面棕褐色，刺状突起较大而疏；果皮厚而硬，不易撕裂；内表面棕黄色或黄白色，纵棱粗大、明显；种子团较大，类圆形，具三钝棱，中有黄棕色隔膜，将种子团分成 3 瓣，每瓣有种子 12~26 粒；种子呈不规则形，表面棕褐色，外被淡棕色的假种皮，平滑或有皱纹；气弱，味微辛、苦，尝之无辛凉感。

（6）**九翅豆蔻**：姜科豆蔻属植物九翅豆蔻 *Amomum maximum* Roxb. 的干燥成熟果实。鉴别特征：呈长卵圆形，稍弯曲，长 1~3 cm，直径 0.8~2 cm；表面灰褐色至棕褐色，有明显的 9 条纵翅；果皮略厚，不易撕裂；果梗长 1~3 mm；种子团分 3 室，每室有种子 6~10 粒；种子多呈扁圆形，表面纹理呈条状，外被浅棕色膜质假种皮，去除假种皮后的种子表面棕褐色；胚乳灰白色；气香，味辛凉。

（7）**香豆蔻**：姜科豆蔻属植物香豆蔻 *Amomum subulatum* Roxb. 的干燥成熟果实，又名"印度土砂仁"。鉴别特征：呈长卵圆形，稍弯曲，长 1.4~2.5 cm，直径 0.8~1.5 cm；表面灰褐色至棕褐色，有纵棱纹和不规则突起；果皮厚而硬，不易撕裂；果梗长 1~3 mm；种子团分 3 室，每室有种子 6~16 粒；种子呈不规则卵形，表面纹理呈条状，外被浅棕色膜质假种皮，去除假种皮后，种子表面黑棕色或红棕色；胚乳呈灰白色；气香，味辛辣。

（8）**华山姜**：姜科豆蔻属植物华山姜 *Alpinia oblongifolia* Hayata 的干燥成熟果实或种子团。鉴别特征：呈类圆形，长 0.8~1 cm，直径 0.5~0.8 cm；表面土黄色至黄棕色；顶端具花被残基，基部果柄长 1~2 mm；果皮光滑，薄而脆，纸质，易撕裂；种子团呈类球形，分 3 室，每室含种子 1~3 粒；种子呈不规则球状，表面棕褐色，外被淡棕色假种皮，可见条状纹理；气微，味特异。

（9）箭杆风：姜科豆蔻属植物密苞山姜 *Alpinia stachyodes* Hance 的干燥成熟果实或种子团。鉴别特征：呈圆球形、卵圆形或椭圆状球形，长 0.8~1.2 cm，直径 7~9 mm；表面黄色、淡黄色或黄棕色，光滑或疏被短柔毛；果皮较薄，受压易碎，内表面黄白色、淡黄色或黄色；种子团卵圆形、椭圆形或棱状椭圆形，长约 9 mm，直径约 7 mm；种子团分 3 室，每室含种子 4~7 粒，种子长 4~6 mm，直径 3~5 mm，外被黄白色膜质假种皮；表面黄棕色或灰棕色；气微香，味辛、微辣。

（10）长柄山姜：姜科山姜属植物长柄山姜 *Alpinia kwangsiensis* T. L. Wu et Senjen 的干燥成熟果实或种子团。鉴别特征：种子团呈类圆球形，直径 1.2~2 cm，分 3 瓣，每瓣有种子 8~30 粒；种子呈不规则多面体，长而大，长 4~8 mm；果皮光滑，薄而脆；气微或无，味微辛。

（11）红豆蔻：姜科山姜属植物红豆蔻 *Alpinia galanga* (L.) Willd. 的干燥成熟果实或种子团。鉴别特征：呈长球形，中部略细，长 0.7~1.2 cm，直径 0.5~0.7 cm；表面红棕色或暗红色，略皱缩，顶端有黄白色管状宿萼，基部有果梗痕；果皮薄，易破碎；种子 6 枚，呈扁圆形或三角状多面形，黑棕色或红棕色，外被黄白色膜质假种皮，胚乳灰白色；气香，味辛辣。本品收载于《中华人民共和国药典》2020 年版一部。

（12）光叶云南草蔻：姜科山姜属植物光叶云南草蔻 *Alpinia blepharocalyx* var. *glabrio* (Handel-Mazzetti) T. L. Wu 的干燥成熟种子团。鉴别特征：果皮多已除去，残存果皮者，呈椭圆形或类球形，长 1.5~2.5 cm，直径 1.5~2 cm；表面黄色或淡棕黄色，被柔毛，具 3 条稍突起的纵棱；果皮薄而脆，易破碎；内表面淡黄色，可见纵棱；种子团呈椭圆形或类球形，直径 1~1.3 cm；有白色隔膜将种子团分成 3 瓣，每瓣有种子 7~10 粒；种子长 7~10 mm，外被膜质假种皮，表面灰黄色或暗棕色，具细皱纹，种脊为一长纵沟；质硬；气微香而特异，味微辛辣。本品收载于《云南省中药饮片标准·第一册》2005 年版。

（13）草豆蔻：姜科山姜属植物海南山姜 *Alpinia hainanensis* K. Schumann 的干燥近成熟种子。鉴别特征：为类球形的种子团，直径 1.5~2.7 cm；表面灰褐色，中间有黄白色的隔膜，将种子团分成 3 瓣，每瓣有种子多数，粘连紧密，种子团略光滑；种子为卵圆状多面体，长 3~5 mm，直径约 3 mm，外被淡棕色膜质假种皮，种脊为一条纵沟，一端有种脐；质硬；将种子沿种脊纵剖为两瓣，剖面观呈斜心形，种皮沿种脊向内伸入部分约占整个表面积的 1/2；胚乳灰白色；气香，味辛、微苦。本品收载于《中华人民共和国药典》2020 年版一部。

（14）益智种子：姜科山姜属植物益智 *Alpinia oxyphylla* Miq. 的干燥成熟种子团。鉴别特征：果皮多已除去，种子团呈长椭圆形，两端略尖，有浅棕色隔膜将种子团分成 3 瓣，每瓣有种子 6~11 粒；种子呈不规则扁圆形，表面红棕色或暗棕色，具细皱纹；质硬；气微香而特异，味微辛辣。

（15）长序砂仁：姜科豆蔻属植物长序砂仁 *Amomum gagnepainii* T. L. Wu et al. 的干燥成熟果实。鉴别特征：呈长卵圆形，略显三棱状，长 1.2~2.7 cm，直径 0.8~1.2 cm，表面浅黄棕色，纵向棱线明显，疏生短柔刺；顶端花被残基较短，基部有果柄残基；果皮厚而硬，不易撕裂；种子团呈长圆形，具三钝棱，黄棕色隔膜将种子团分成 3 瓣；种子呈不规则多面体，直径 2~4 mm，表面灰棕色或灰褐色，外被灰白色膜质假种皮，多皱缩，纹理不明显；气微，味淡。

（16）红壳砂仁：姜科豆蔻属植物红壳砂仁 *Amomum neoaurantiacum* T. L. Wu et al. 的干燥成熟果

实。鉴别特征：呈类球形，体型小，长 0.8~1.5 cm，直径 0.8~1.2 cm；表面棕褐色，纵向棱线明显，刺状突起疏生且较大；顶端具花被残基，基部果柄较长，长 7~10 mm；果皮稍薄，内表面可见明显的维管束；种子团具三钝棱，黄棕色隔膜将种子团分成 3 瓣，每瓣有种子 9~18 粒；种子略呈不规则多面体，较小，直径 1~1.5 mm，表面红棕色，外被淡棕色假种皮，略光滑，可见条状纹理；气微，味淡；口尝有不愉快之感，无辛凉味。

（17）海南假砂仁：姜科豆蔻属植物海南假砂仁 *Amomum chinense* Chun 的干燥成熟果实。鉴别特征：呈长卵圆形，略显三棱状，瘦瘪，长 1.3~2.3 cm，直径 1~1.5 cm；表面土棕色至棕褐色，纵向棱线明显，刺状突起较大；顶端具花被残基，基部果柄较长，长 1~1.5 cm；果皮厚而硬，不易撕裂；种子团具三钝棱，黄棕色隔膜将种子团分成 3 瓣，每瓣有种子 6~16 粒；种子呈不规则卵圆状，光滑，表面棕褐色，外被淡棕色假种皮，可见条状纹理；气微，味淡，口尝无辛凉感。

（18）细砂仁：姜科豆蔻属植物细砂仁 *Amomum microcarpum* C. F. Liang et D. Fang 的干燥成熟果实。鉴别特征：呈卵状球形；长 1~1.5 cm，直径 0.8~1.2 cm；果皮暗紫色，具有较长的疏刺；种子黑色；气味较淡。

（19）缩砂：姜科豆蔻属植物缩砂密（缩砂）*Amomum villosum* var. *xanthioides* (Wall.ex Bak.) T.L.Wu et S.J.Chen 的干燥成熟果实、种子团或种子，又名"西砂仁"。鉴别特征：果实为长卵形或椭圆形，果皮呈暗棕色，有柔刺，质坚实；种子团呈椭圆形或卵圆形，长 0.5~1.5 cm，直径 0.5~1.2 cm；种子团 3 室，间有隔膜，每室有种子 8~30 粒；种子呈不规则多角形，表面具细皱纹，黄棕色至暗棕色，被有淡棕色假种皮，宽 1.5~3 mm；气浓烈、芳香特异，味辛。

（20）小豆蔻：姜科豆蔻属植物小豆蔻 *Elettaria cardamomum* White et Maton 的干燥成熟果实。鉴别特征：呈长卵圆形，两端尖，具三钝棱，长 10~20 mm，直径 5~10 mm；表面淡棕色至灰白色，有细密的纵纹，顶端有突起的柱基，基部有凹入的果柄痕，果皮质韧，不易开裂；子房 3 室，中轴胎座，每室含种子 5~9 粒；种子呈长卵形或 3~4 面形，长 3~4 mm，厚约 3 mm，表面淡橙色或暗红棕色，背面微隆起，腹面有沟纹，外被无色薄膜状假种皮；断面白色；气芳香而浓烈，味辣、微苦。本品收载于《中华人民共和国卫生部药品标准·维吾尔药分册》。

（21）珠母砂：姜科豆蔻属植物 *Amomum* sp. 的干燥成熟果实。鉴别特征：多为椭圆形或长卵形；表面具多条纵向的棱，密生较短的刺状突起；果皮稍厚，韧性；种子团呈类三角锥形或类三角卵形、球形，有的略扁，直径 0.6~1.4 cm，每瓣有种子 5~15 粒；种子呈多面体形，饱满，直径 2~3.2 mm，表面灰褐色，外被褐棕色的膜质假种皮；气香特异，味辛、微苦。

139. 山慈菇

【来源】

兰科杜鹃兰属植物杜鹃兰 *Cremastra appendiculata* (D. Don) Makino、独蒜兰属植物独蒜兰 *Pleione bulbocodioides* (Franch.) Rolfe 或云南独蒜兰 *Pleione yunnanensis* Rolfe 的干燥假鳞茎。

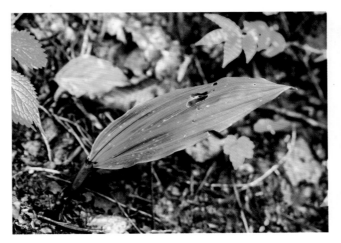

图139-1　杜鹃兰（植物）

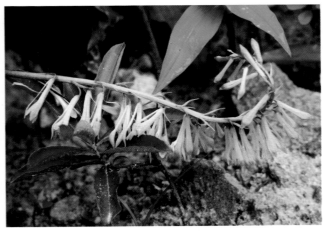

图139-2　杜鹃兰（植物花序）

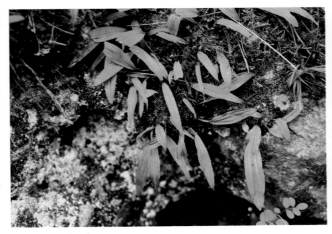

图139-3　独蒜兰（植物）

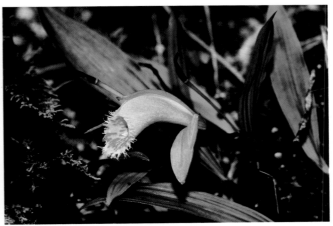

图139-4　独蒜兰（植物花）

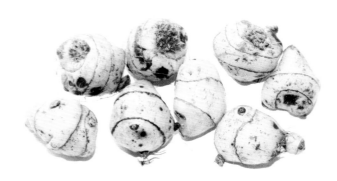

图139-5　山慈菇鲜品（杜鹃兰）

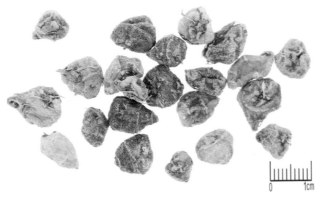

图139-6　山慈菇药材（毛慈姑）

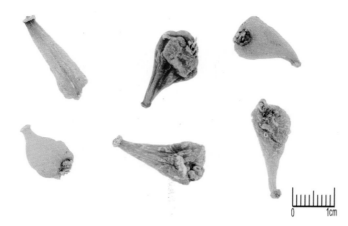

图139-7　山慈菇药材（冰球子）

【术语】

"毛慈菇"：杜鹃兰植物假鳞茎加工的山慈菇，商品习称"毛慈菇"。

"冰球子"：独蒜兰或云南独蒜兰假鳞茎加工的山慈菇，商品习称"冰球子"。

"腰带"：山慈菇药材腰部具 2~3 圈微突起的环节，习称"腰带"。

【炮制加工】

山慈菇（切制）：取山慈菇药材，除去杂质，水浸约 1 h，润透，切薄片，干燥或洗净干燥，用时捣碎。本品收载于《中华人民共和国药典》2020 年版一部。

【混伪品及习用品】

（1）光慈姑：百合科老鸦瓣属植物老鸦瓣 *Amana edulis* (Miq.) Honda 的干燥鳞茎。鉴别特征：呈圆锥形，不分瓣；顶端尖，底部圆平而凹陷，一侧有纵纹，自基部伸向顶端，形似桃状；表面呈黄白色，光滑；质坚硬而脆；断面黄白色，富粉性，内部有圆锥形心芽 1 枚；气微，味淡。本品收载于《中华人民共和国卫生部药品标准·第一册》

（2）丽江山慈菇：有毒（含秋水仙碱）。百合科山慈菇属植物山慈菇（丽江山慈菇）*Iphigenia indica* Kunth 的干燥鳞茎，又名"草贝母"或"益辟坚"。鉴别特征：呈不规则圆锥形，高 1~1.4 cm，直径 0.7~1.2 cm；顶端渐尖，基部呈脐状凹入或平截，有须根痕；表面光滑，黄白色或黄棕色；一侧有一纵直沟槽；单个，不分瓣；断面类白色，角质样或略带粉质，内部无心芽；气微，味极苦而麻舌。本品收载于《云南省中药材标准·第二册·彝族药》2005 年版。

（3）绵枣儿：百合科绵枣儿属植物绵枣儿 *Barnardia japonica* (Thunberg) Schultes et J. H. Schultes 的干燥鳞茎。鉴别特征：呈细长略扁的长卵形或圆锥形，高 1.5~2.5 cm，直径 0.8~1 cm；顶端渐细，基部圆凸者为残留的鳞茎盘，无鳞茎盘者略平或微凹入；表面黄棕色，有纵皱纹，或残留膜质鳞叶；质硬而韧，断面棕色，角质状；气微，味淡、微辣。

（4）山兰：百合科山兰属植物山兰 *Oreorchis patens* (Lindl.) Lindl. 的干燥假鳞茎。鉴别特征：呈不规则球形，直径 1~2 cm；表面栓皮明显，黄棕色，有 2~4 圈环纹；质坚硬，难折断；断面黄白色，略呈角质；气微，味淡，带黏性。

（5）石龙珠：兰科杜鹃兰属植物台湾独蒜兰 *Pleione formosana* Hayata 的干燥假鳞茎，又名"岩慈菇"。鉴别特征：呈宽卵形，长约 1.5 cm；肥厚而多肉，外被紫色膜片；须根细长而曲折。

（6）白及：兰科白及属植物白及 *Bletilla striata* (Thunb. ex Murray) Rchb. F. 的干燥块茎，本品曾经切片冒充山慈菇。鉴别特征：呈类圆形或不规则形片状，厚 0.2~0.4 cm，直径 0.5~1.5 cm；表面灰白色或黄白色，有数圈同心环节和棕色点状须根痕，上面有凸起的茎痕，下面有连接另一块茎的痕迹；质坚硬，不易折断；断面类白色，角质样；无臭，味苦，嚼之有黏性。本品收载于《中华人民共和国药典》2020 年版一部。

（7）青牛胆：防己科青牛胆属植物青牛胆 *Tinospora sagittata* (Oliv.) Gagnep. 的干燥块根。鉴别特征：呈不规则圆块状，长 5~10 cm，直径 3~6 cm；表面棕黄色或淡褐色，粗糙不平，有深皱纹；质坚硬，不易击碎，横断面淡黄白色，导管束略呈放射状排列，色较深；气微，味苦。本品以"金果榄"收载于《中华人民共和国药典》2020 年版一部。

140. 山豆根

【来源】

豆科槐属植物越南槐 *Sophora tonkinensis* Gagnep. 的干燥根及根茎。

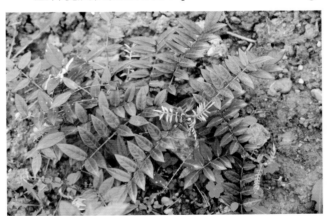

图140-1　越南槐（植物）

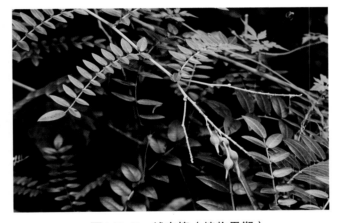

图140-2　越南槐（植物果期）

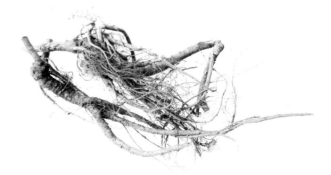

图140-3　山豆根（鲜品）

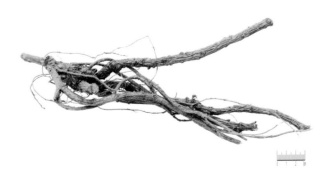

图140-4　山豆根（药材）

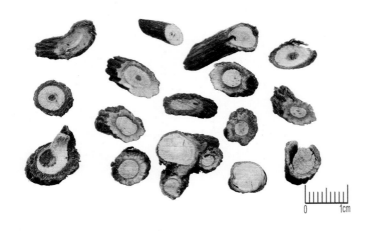

图140-5　山豆根（饮片）

【炮制加工】

山豆根（切制）：取山豆根药材，除去残茎及杂质，浸泡，洗净，润透，切厚片，干燥。本品收载于《中华人民共和国药典》2020 年版一部。

【混伪品及习用品】

（1）北豆根：防己科蝙蝠葛属植物蝙蝠葛 Menispermum dauricum DC. 的干燥根及根茎。鉴别特征：呈细长圆柱形，弯曲，有分支，长可达 50 cm，直径 0.3~0.8 cm；表面黄棕色至暗棕色，多有弯曲的细根，可见突起的根痕和纵皱纹，外皮易剥落；质韧，不易折断；断面不整齐，纤维细，木部淡黄色，呈放射状排列，中心有髓；气微，味苦。本品收载于《中华人民共和国药典》2020 年版一部。

（2）滇豆根：毛茛科铁破锣属植物铁破锣 Beesia calthifolia (Maxim.) Ulbr. 的干燥根及根茎。鉴别特征：呈圆柱形，弯曲，有分支，长 2~7 cm，直径 3~8 mm；表面棕褐色，具多数节，节纹凸起，节间长 0.5~2 cm，可见细根痕；质坚脆，易折断；断面绿色或暗黄色，角质样，有光泽（紫外光灯 365 nm 下显青色荧光）；气微，味苦。本品收载于《云南省中药饮片标准·第一册》2005 年版。

（3）苦豆根：豆科槐属植物苦豆子 Sophora alopecuroides L. 的干燥根及根茎。鉴别特征：呈圆柱形，长短不一，直径 0.5~1.5 cm；表面红棕色或棕褐色，具膨大的节与明显的节间，节处可见点状突起的细根痕；表面粗糙，具纵沟纹，部分栓皮脱落，脱落处呈浅棕黄色；质硬脆；折断面不整齐，皮部薄，木部黄色，隐约可见细小的导管孔，髓部黄白色；微有豆腥气，味苦。本品收载于《宁夏中药材标准》2018 年版，以"西豆根"收载于《湖北省中药饮片炮制规范》2009 年版。

（4）陕豆根：豆科木蓝属植物苏木蓝 Indigofera carlesii Craib、四川木蓝 Indigofera szechuensis Craib、多花木蓝 Indigofera amblyantha Craib 及花木蓝 Indigofera kirilowii Maxim. ex Palibin 的干燥根及根茎，又名"土豆根"。鉴别特征：根茎呈不规则的结节状，顶端常残存茎基，其下着生根数条；根呈长纺锤形或长圆柱形，长短不等，直径 0.5~1.5 cm；表面灰黄色至棕褐色，有不规则的纵皱纹及横长皮孔样突起，栓皮多皱缩开裂，易脱落，脱落处呈深棕褐色；质硬而脆，易折断；断面纤维性，皮部浅棕色，木部淡黄色；具豆腥气，味微苦。本品收载于《陕西省药材标准》2015 年版。

（5）胡枝子：豆科胡枝子属植物胡枝子 Lespedeza bicolor Turcz. 的干燥根及根茎。鉴别特征：根呈圆柱形，稍弯曲，长短不等，直径 0.8~1.4 cm；表面灰棕色，有支根痕，具横向突起及纵皱纹；质坚硬，难折断；断面中央无髓，木部灰黄色，皮部棕褐色；气微，味微苦涩。

（6）**百色苦参**：豆科槐属植物百色苦参 *Sophora* sp. 的干燥根及根茎。鉴别特征：根茎不明显；根为长圆柱形，有的分支，长短不一，直径 0.7~2.5 cm；表面棕褐色至褐色，有细小的不规则纵向皱纹和裂纹，可见横向突起的皮孔；质坚硬，难折断；断面皮部呈棕褐色，木部浅棕黄色至棕黄色；豆腥气不明显，味极苦。

（7）**野豇豆**：豆科豇豆属植物野豇豆 *Vigna vexillata* (L.) Rich. 的干燥根。鉴别特征：呈圆柱形或纺锤形，多不分支；根头部残留有木质茎；未去栓皮者表面黄棕色，有纵皱纹及横向皮孔样斑痕，无横纹；去栓皮并蒸煮者，外表显灰棕色，微透明，有明显的纵皱；质坚实，断面角质样，有棕色小点；气微，味淡，略有豆腥气。

（8）**大果榆**：榆科榆属植物大果榆 *Ulmus macrocarpa* Hance 的干燥茎。鉴别特征：表面棕色，有木栓翅 2~4 列，黄褐色或灰褐色，其脱落后痕迹明显；质脆，易折断；断面灰白色，年轮明显；气微，味淡。

（9）**宿苞豆根**：豆科宿苞豆属植物宿苞豆 *Shuteria involucrata* (Wall.) Wight et Arn. 的干燥根及根茎。鉴别特征：残留根茎呈不规则结节状，其下生根数条；根呈长圆柱形，略弯曲，有分支，直径 0.5~1.8 cm；表面灰棕色至红棕色，粗糙，有纵皱纹及横长皮孔，栓皮易剥落；质坚韧，不易折断；断面不整齐，纤维性，淡黄白色，木质部有放射状纹理；气微，味甘、微苦。本品收载于《云南省中药材标准·第七册》2005 年版。

141. 山 药

【来源】

薯蓣科薯蓣属植物薯蓣 *Dioscorea opposite* Thunb. 的干燥根茎。

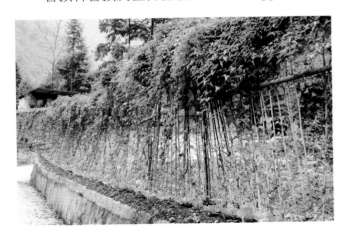

图141-1 山药（栽培地）

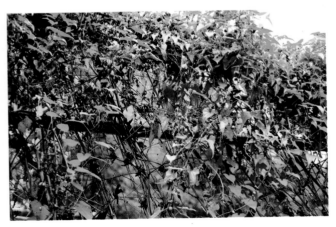

图141-2 薯蓣（植物）

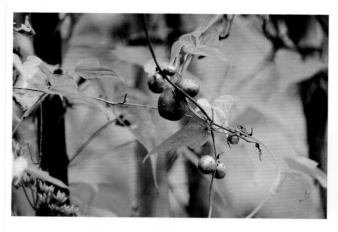

图141-3 薯蓣（植物珠芽）

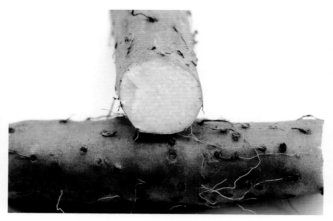

图141-4 山药鲜品（横断面）

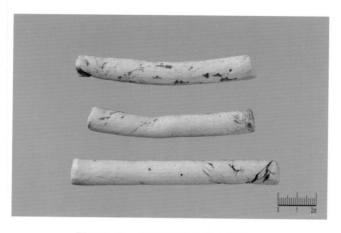

图141-5 山药药材（光山药）

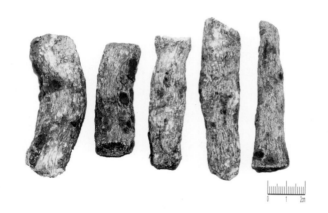

图141-6 山药药材（毛山药）

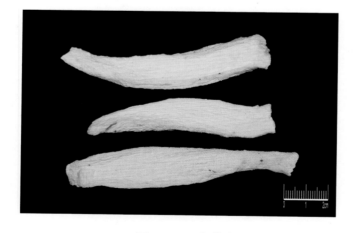

图141-7 山药片

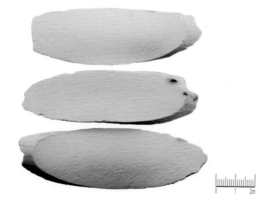

图141-8 山药（饮片）

【术语】

"怀山药"：主产于河南沁阳（旧称怀庆府）的山药，习称"怀山药"。

"山药片"：山药采挖后，除去外皮，趁鲜切厚片，干燥，习称"山药片"。

"毛山药"：山药采挖后，切去根头，洗净，除去外皮和须根，干燥，习称"毛山药"。

"光山药"：选择肥大、顺直的干燥山药，置清水中，浸至无干心，闷透，切齐两端，用木板搓成圆柱状，晒干，打光，习称"光山药"。

【炮制加工】

山药（切制）：取毛山药或光山药除去杂质，分开大小个，泡润至透，切厚片，干燥。本品收载于《中华人民共和国药典》2020年版一部。

山药片：取山药片，除去杂质。本品收载于《中华人民共和国药典》2020年版一部。

炒山药：取山药药材，切片，置炒制容器内，用文火加热，炒至微黄色，取出放凉，筛去碎屑。本品收载于《广东省中药饮片炮制规范》第一册。

麸炒山药：取净山药片，照麸炒法，炒至黄色。本品收载于《中华人民共和国药典》2020年版一部。

蜜麸山药：取净山药片，照蜜麸炒法，用蜜炙麸皮拌炒至微黄色，筛去麸皮。本品收载于《上海市中药饮片炮制规范》2018年版。

土炒山药：取山药切片，照土炒法，炒至土黄色。本品收载于《四川省中药饮片炮制规范》2015年版。

米炒山药：取净毛山药片或光山药片，照米炒法，炒至微黄色（每100 kg山药，用米12.5 kg）。本品收载于《湖北省中药饮片炮制规范》2018年版。

酒山药：取山药药材，净选，吸润至透心，切成厚片，干燥；取山药片，加黄酒拌匀，吸尽；用文火炒至表面微黄色，取出，晾凉，筛去碎屑，即得（每1 000 g净药材，用黄酒100 g）。本品收载于《云南省中药饮片标准·第二册》2005年版。

【混伪品及习用品】

（1）参薯：薯蓣科薯蓣属植物参薯 *Dioscorea alata* L. 的干燥根茎，有趾状分歧者较多，又名"脚板薯"。鉴别特征：呈不规则圆柱形或扁圆柱形，有的纵剖成两半，长12~30 cm，直径3.5~8 cm；表面黄白色或淡黄色，有浅棕色外皮残留；体重，质坚实，不易折断；断面白色，粉性，中央部位多有空隙；无臭，味淡、微酸，嚼之发黏。本品收载于《江西省中药材标准》2014年版，以"福建山药"收载于《福建省中药材标准》2006年版，以"温山药"收载于《浙江省中药材标准·第一册》2017年版。

（2）褐苞薯蓣：薯蓣科薯蓣属植物褐苞薯蓣 *Dioscorea persimilis* Prain et Burkill 的干燥根茎。鉴别特征：呈圆柱形略弯曲，长15~30 cm，直径1.5~6 cm；表面黄白色或淡黄色，偶有棕色外皮残留；体重，质坚实，断面白色，粉性，中央部位有的具裂隙；无臭，味淡、微酸，嚼之发黏。本品以"福建山药"收载于《福建省中药材标准》2006年版，以"温山药"收载于《浙江省中药材标准·第一册》2017年版，以"广山药"收载于《广东省中药材标准·第二册》。

（3）山薯：薯蓣科薯蓣属植物山薯 *Dioscorea fordii* Prain et Burkill 的干燥根茎。鉴别特征：略呈圆柱形或呈不规则圆柱形，稍弯曲，有的较扁；长15~30 cm，直径1.5~6 cm；栓皮多刮去，表面黄白色或淡黄色；有纵沟及须根痕，常有未除尽的栓皮；体重，质坚实，不易折断；断面淡黄色，粉性，散有少量浅棕色点状物；无臭，味微甘、微酸。本品以"温山药"收载于《浙江省中药材标准·第一册》2017年版，以"广山药"收载于《广东省中药材标准·第二册》。

（4）黄山药：薯蓣科薯蓣属植物黄山药 *Dioscorea panthaica* Prain et Burkill 的干燥根茎。鉴别特征：呈长圆形或不规则厚片，边缘不整齐，厚 1~5 mm；外表皮黄棕色，有纵皱纹，可见稀疏的须根残基；质硬；切面白色或黄白色，黄色点状维管束散在，断面纤维状；气微，味微苦。本品收载于《中华人民共和国药典》2020 年版一部。

（5）木薯：大戟科木薯属植物木薯 *Manihot esculenta* Crantz 的干燥块根。鉴别特征：呈不规则的厚片或块；质脆，易折断，断面白色，粉性足；残留外皮呈棕褐色或黑褐色；横切面类白色，相对较光滑，中央有一小木心，淡黄色，纤维性，可见淡黄色筋脉点呈放射状稀疏散在，或有一明显黄白色或淡黄棕色的形成层；纵切面可见数条棕色纵纹；气微，味淡，嚼之粉性，不发黏。

（6）野山药：薯蓣科薯蓣属植物日本薯蓣 *Dioscorea japonica* Thunb. 的干燥块根，又名"土山药"。鉴别特征：呈长圆柱形；表面浅黄色，粗糙而有须根痕；质坚实，断面类白色，粉性，有时中心有裂缝；气微，味淡而微酸。

（7）天花粉：葫芦科栝楼属植物栝楼 *Trichosanthes kirilowii* Maxim. 或中华栝楼（双边栝楼）*Trichosanthes rosthornii* Harms 的干燥根。鉴别特征：呈不规则圆柱形、纺锤形或瓣块状，长 8~16 cm，直径 1.5~5.5 cm；表面黄白色或淡棕黄色，有纵皱纹、细根痕及略凹陷的横长皮孔，有的有黄棕色外皮残留；质坚实，断面白色或淡黄色，富粉性，横切面可见黄色木质部，略呈放射状排列，纵切面可见黄色条纹状木质部；气微，味微苦。本品收载于《中华人民共和国药典》2020 年版一部。

（8）番薯：旋花科番薯属植物番薯 *Ipomoea batatas* (L.) Lamarck 的干燥块根，又名"地瓜""红苕"或"甘薯"。鉴别特征：多切成片，厚 0.5~1.5 cm，直径 1~3 cm；外皮多已除去，类白色，偶见未除净的浅紫红色或浅灰棕黄色栓皮；切面类白色或淡黄白色，近边缘可见浅灰黄色环纹，切面隐约可见黄色点状或斜向条状筋脉；质硬脆，富粉性，极易吸潮变软；气微，味甘，嚼之具特异的番薯味，无黏性。

（9）山药藤：薯蓣科薯蓣属植物薯蓣 *Dioscorea opposite* Thunb. 的干燥地上部分。鉴别特征：茎呈圆柱形的段状，稍扭曲，直径 0.15~0.4 cm；表面棕黄色至黄褐色，具纵沟纹，有的具分枝及叶痕；切面淡黄棕色，疏松而有空隙，中空；叶占大部分，多已切断，皱缩和破碎，黄绿色至棕绿色，展平后，完整者呈三角状卵形或三角状广卵形，或耳状 3 浅裂至深裂，基部呈戟状心形，顶端渐尖或长尖；质软；气微，味微涩。本品收载于《上海市中药饮片炮制规范》2018 年版。

142. 山 楂

【来源】

蔷薇科山楂属植物山里红 *Crataegus pinnatifida* Bge. var. *major* N.E.Br. 或山楂 *Crataegus pinnatifida* Bge. 的干燥成熟果实。

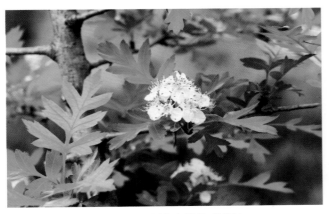

图142-1　山楂（植物花期）

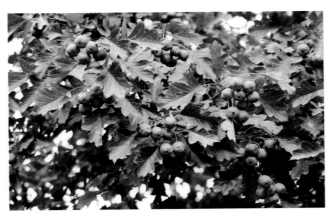

图142-2　山里红（植物果期）

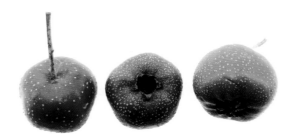

图142-3　山楂（鲜品）

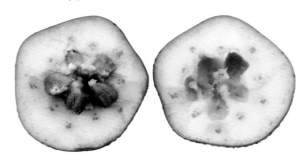

图142-4　山楂鲜品（横切面）

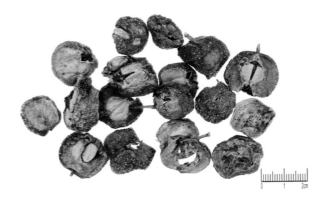

图142-5　山楂（药材）

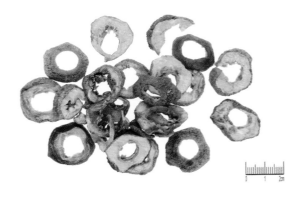

图142-6　净山楂（饮片）

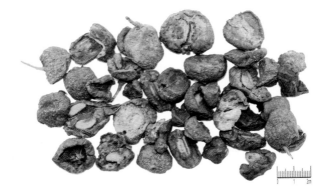

图142-7　炒山楂（饮片）

【术语】

"石榴嘴"：山楂顶端有凸起的残留宿萼，中央凹陷，形似石榴的宿萼，习称"石榴嘴"。

【炮制加工】

净山楂：取山楂药材，除去杂质及脱落的核。本品收载于《中华人民共和国药典》2020年版一部。

炒山楂：取净山楂，照清炒法，炒至色变深。本品收载于《中华人民共和国药典》2020年版一部。

焦山楂：取净山楂，照清炒法，炒至表面焦褐色，内部黄褐色。本品收载于《湖北省中药饮片炮制规范》2018年版。

山楂炭：取净山楂片，照炒炭法，炒至表面焦黑色，内部焦褐色。本品收载于《湖北省中药饮片炮制规范》2018年版。

【混伪品及习用品】

（1）山楂核：蔷薇科山楂属植物山里红 *Crataegus pinnatifida* Bge. var. *major* N.E.Br. 或山楂 *Crataegus pinnatifida* Bge. 的干燥种子。鉴别特征：呈橘瓣状椭圆形或卵形，长3~5 mm，宽2~3 mm；表面浅黄色或黄棕色，背面稍隆起，左右两面平坦或有凹痕；质坚硬，不易破碎；气微。本品收载于《山东省中药材标准》2012年版。

（2）山楂叶：蔷薇科山楂属植物山里红 *Crataegus pinnatifida* Bge. var. *major* N.E.Br. 或山楂 *Crataegus pinnatifida* Bge. 的干燥叶。鉴别特征：多已破碎，完整者展开后呈宽卵形，长6~12 cm，宽5~8 cm，绿色至棕黄色；先端渐尖，基部宽楔形，具2~6羽状裂片，边缘具尖锐重锯齿；叶柄长2~6 cm，托叶卵圆形至卵状披针形；气微，味涩、微苦。本品收载于《中华人民共和国药典》2020年版一部。

（3）光萼林檎：蔷薇科苹果属植物光萼林檎 *Malus leiocalyca* S.Z.Huang 的干燥成熟果实。鉴别特征：为类圆形切片，外皮棕红色至紫红色，具细皱纹，边缘略内卷；果肉淡棕红色；中部横切片可见5个子房室，每室具种子2粒，种子多脱落而中空，种皮薄而易碎；顶部切片可见管状突起的宿存萼筒，被微柔毛或无毛；有的切片可见残存的果柄；气微，味酸、微涩。本品以"广山楂"收载于《广西壮族自治区中药饮片炮制规范》2007年版。

（4）台湾林檎：蔷薇科苹果属植物台湾林檎（尖嘴林檎）*Malus doumeri* (Bois) Chev 的干燥成熟果实。鉴别特征：形似山楂，但一端突出，顶端具宿存的管状萼筒（常脱落）；切片直径2.5~3 cm，外皮棕褐色，无灰白色斑点；切面果肉粗糙显颗粒状，中央有5室，每室有一圈硬壳包围，内有肉质种仁2粒；口嚼有明显的渣质，味微酸而稍甜。本品以"广山楂"收载于《广西壮族自治区中药饮片炮制规范》2007年版。

（5）南山楂：蔷薇科山楂属植物野山楂 *Crataegus cuneata* Sieb. et Zucc. 的干燥成熟果实。鉴别特征：呈类球形，直径0.8~1.4 cm，有的压成饼状；表面棕色至棕红色，并有细密皱纹，外皮斑点不明显；顶端凹陷，有花萼残基，基部有果梗或已脱落，质硬，果肉薄，果核4~5粒；无臭味，微酸涩。本品收载于《中华人民共和国卫生部药品标准·第一册》。

（6）平凉山楂：蔷薇科山楂属植物甘肃山楂 *Crataegus kansuensis* Wils. 或华中山楂 *Crataegus* *wilsonii* Sarg. 的干燥成熟果实。鉴别特征：近球形或纵切成两瓣，直径 0.6~2 cm；表面黄棕色至棕红色，微具光泽，密布灰棕色细斑点，顶端具宿存花萼，基部具果柄痕或果柄残基；横切面果肉较厚，呈黄棕色，可见 1~3 枚坚硬的果核，呈黄白色；质坚硬；气微香，味酸、微甜。本品收载于《甘肃省中药材标准》2009 年版。

（7）湖北山楂：蔷薇科山楂属植物湖北山楂 *Crataegus hupehensis* Sarg. 的干燥成熟果实。鉴别特征：呈类球形，直径 1.3~1.5 cm；表面暗红色，有灰白色或浅棕色小斑点；花萼残存，齿反折贴于果实顶部，多有柄；果肉薄，质硬，果核 3~5 粒，骨质，圆肾形，长 7.5~8.5 mm，背部宽 4.8~6.6 mm，背部有 1~2 条浅沟；气微清香，味酸、微甜而涩。本品以"山楂果"收载于《四川省中药材标准》2010 年版。

（8）云南山楂：蔷薇科山楂属植物云南山楂 *Crataegus scabrifolia* (Franch.) Rehd. 的干燥成熟果实，又名"山林果"或"云山楂"。鉴别特征：呈半球形或类球形，直径 1~2 cm；外皮红色、褐红色或红棕色，具皱纹或皱缩不平，隐约可见灰色或浅灰色小斑点；果肉黄棕色或棕红色；中部横切者具 5 粒浅黄色果核或脱落；可见残留果梗或花萼残基；质坚硬；气微清香，味酸、微甜而涩。本品以"山楂果"收载于《四川省中药材标准》2010 年版，以"野山楂"收载于《贵州省中药材、民族药材质量标准》2003 年版，以"云山楂"收载于《云南省中药材标准·第七册》2005 年版。

（9）豆梨：蔷薇科梨属植物豆梨 *Pyrus calleryana* Dcne. 的干燥成熟果实。鉴别特征：类球形，直径 0.8~1.4 cm；表面光滑，红棕色，有众多浅色小斑点；顶端无凹陷的宿存花萼，常具长 2~4 cm 的果柄，果柄稍韧；气微，味涩、微酸，嚼之有颗粒感。

（10）西府海棠果：蔷薇科苹果属植物西府海棠 *Malus × micromalus* Makino 的干燥成熟果实。鉴别特征：呈近球形，直径 1~1.8 cm；表面红色带黄，光亮；基部凹陷，花萼脱落或宿存；味微酸甜而涩。

（11）海棠果：蔷薇科苹果属植物楸子 *Malus prunifolia* (Willd.) Borkh. 的干燥成熟果实。鉴别特征：卵圆形或类圆形切片，直径 1.5~2.5 cm；果皮紫红色，有光泽，具皱纹，无灰白色斑点；果肉较厚，质柔韧，边缘内卷；中部横切片可见 2~5 个子房室，每室有种子 1~2 粒；种子扁卵圆形，一端较尖，种皮浅紫红色至红紫色，革质；果顶部有宿存花萼，略突出，萼片两面被毛，萼筒外边被毛；果柄细长，长约 4 cm，直径约 0.1 cm；气微香，味甘、微酸。

（12）小木瓜：蔷薇科移㭔属植物云南移㭔 *Docynia delavayi* (Franch.) Schneid. 的干燥成熟果实，本品曾切片冒充山楂。鉴别特征：多为横切片，有的可见宿存直立的萼裂片和残留果柄，果柄基部密被黄绒毛；表面紫红色或红棕色，有细皱纹，略具蜡样光泽；破开后，内瓤占全径的 1/2 左右；果肉较厚，红棕色，每室种子 4 至多数，种子扁小而窄，不规则长三角形，灰褐色，单个散落；气微，味酸涩、微甜。

（13）酸橙：芸香科柑橘属植物酸橙 *Citrus aurantium* Linnaeus 的未成熟干燥幼果。鉴别特征：呈圆球形，表面皱缩，紫黑色或黄褐色，切面有瓤瓣呈车轮状排列；一端有果柄脱落后的圆形斑痕；质坚硬，气香，味苦、微酸。

（14）花楸：蔷薇科花楸属植物花楸树 *Sorbus pohuashanensis* (Hance) Hedl. 的干燥成熟果实。鉴别特征：近球形，长 0.6~0.8 cm；表面橙色或红色，具皱纹；顶端具残存花被，中部横切面具有浅黄色果核数枚；气微，味酸、苦。

143. 山茱萸

【来源】

山茱萸科山茱萸属植物山茱萸 *Cornus officinalis* Sieb. et Zucc. 的干燥成熟果肉。

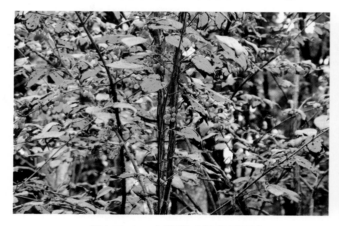

图143-1　山茱萸（植物果期）

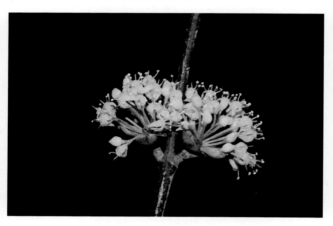

图143-2　山茱萸（植物花）

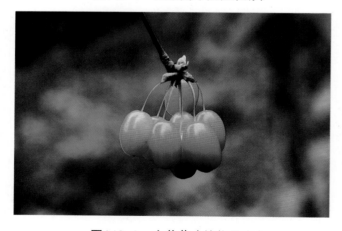

图143-3　山茱萸（植物果实）

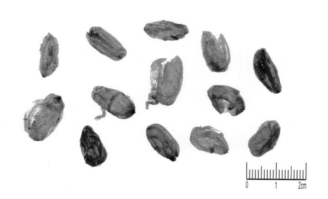

图143-4　山茱萸（药材）

【炮制加工】

　　山茱萸（净制）：取山茱萸药材，除去杂质和残留果核。本品收载于《中华人民共和国药典》2020年版一部。

　　酒萸肉：取净山萸肉，照酒炖法或酒蒸法，炖或蒸至酒吸尽。本品收载于《中华人民共和国药典》2020年版一部。

醋萸肉：取净山萸肉，用醋拌匀，吸透后置笼中蒸上大汽，取出，干燥（每 100 kg 山萸肉，用醋 15 kg）。本品收载于《湖北省中药饮片炮制规范》2018 年版。

蒸山萸肉：取净山萸肉，置蒸制容器内，先用武火加热，待圆汽后，改用文火，蒸至紫黑色时，取出，摊晾至外皮微干，再将原汁拌入，吸尽，干燥。本品收载于《山东省中药饮片炮制规范·上册》2012 年版。

【混伪品及习用品】

（1）无刺枣皮：鼠李科枣属植物无刺枣 Ziziphus jujuba var. inermis (Bunge) Rehder 的干燥成熟果肉。鉴别特征：呈不规则扁筒状或片状；果皮破裂、皱缩，暗红棕色；果肉薄，质硬易碎，内面色较浅而粗糙。

（2）滇刺枣皮：鼠李科枣属植物滇刺枣 Ziziphus mauritiana Lam. 的干燥成熟果肉。鉴别特征：果皮皱缩扁压，多呈不规则片状，稍卷缩；长 2~3 cm，宽 1~2 cm，厚 2~3 mm；表面棕红色或棕黑色，稍光滑或密生细皱纹；内表面平滑或具疏松的果肉；先端可见细小的花柱残基；基部有果柄痕；果皮质地硬而脆，潮湿时稍柔韧、革质状；气微而特异，味酸。

（3）大山萸肉：小檗科小檗属植物黄芦木 Berberis amurensis Rupr. 的干燥成熟果实。鉴别特征：长 0.5~0.8 cm；表面红色或暗红色，具皱纹；顶端有一明显的圆盘状柱头，基部有时可见残留果柄或果柄痕；多含 2 枚种子，扁纺锤形，外种皮光滑；味酸。

（4）葡萄皮：葡萄科葡萄属植物葡萄 Vitis vinifera L. 的干燥成熟果肉。鉴别特征：呈不规则的卷曲囊状，长 1.5~2.5 cm，红褐色，色暗无光泽；果皮薄而稍硬，体轻，无柔软性；偶见残留的梨形果核，长约 6 mm；气微，味微酸甜。

（5）山葡萄皮：葡萄科葡萄属植物山葡萄 Vitis amurensis Rupr. 的干燥成熟果肉。鉴别特征：呈不规则片状或扁球形，直径 0.4~0.8 cm；表面棕褐色，皱缩，无光泽，内表面灰褐色，附有少量果肉；种子多已除去，完整果实可见种子 2~4 粒，呈卵形，基部略呈喙状，背侧有脐状突起，腹面具 2 沟，棕褐色，略光滑，长约 0.4 cm，宽约 0.5 cm；质柔软，不易碎；气微，味酸、微甜。

（6）酸枣果皮：鼠李科枣属植物酸枣 Ziziphus jujuba var. spinosa (Bunge) Hu ex H.F.Chow. 的干燥成熟果肉。鉴别特征：呈不规则的片状或扁筒状；果皮破裂，皱缩，形状多不完整，暗红棕色；肉薄，质脆易碎，内面色较浅，粗糙不光滑；味酸。

（7）细叶小檗果：小檗科小檗属植物细叶小檗 Berberis poiretii Schneid. 的干燥成熟果实。鉴别特征：长 0.4~0.5 cm；表面红色或浅红色，有光泽，具皱纹；肉薄，顶端有一明显的圆盘状柱头，基部可见残留果柄；内含种子 2 枚，种皮光滑。

（8）茜草果实：茜草科茜草属植物茜草 Rubia cordifolia L. 的干燥成熟果实。鉴别特征：表面棕红色，有光泽，圆形稍扁，直径 5~7 mm；果皮内表面平滑，橙黄色、半透明状，具明显光泽；顶端可见细小花柱残基，基部面较平坦，中央略凹陷，有果柄痕迹；剥去果皮后，可见扁圆形的紫棕色种子 1 枚，质柔软；味甜、微涩。

（9）山荆子果：蔷薇科苹果属植物山荆子 Malus baccata (L.) Borkh. 的干燥成熟果实，通常加工压扁，并去掉果柄及部分种子。鉴别特征：多破裂，呈不规则块状，直径 1~1.5 cm，厚 2~6 mm；表面紫红色或紫黑色，皱缩，有光泽；顶端可见宿萼和花柱；破开果实，有 5 室，偶见扁三角形的种子，种皮革质；味酸、微涩。

（10）甘肃荚蒾：忍冬科荚蒾属植物甘肃荚蒾 *Viburnum kansuense* Batal. 的干燥成熟果肉。鉴别特征：果肉暗红棕色或紫红色；厚不足 0.5 mm；皱纹多，先端具有花柱残基；味酸涩；果核扁圆形或扁麦粒形，红棕色或黄棕色，长不足 1 cm，易切开，断面扁圆或不规则形，无分泌腔，种子约占 2/3。

（11）鸡树条果：忍冬科荚蒾属植物鸡树条 *Viburnum opulus* subsp. *calvescens* (Rehder) Sugimoto 的干燥成熟果肉。鉴别特征：呈不规则片状，厚约 0.1 cm；表面暗红棕色或紫红色，皱缩；有的先端具花柱残基；质略软，核呈椭圆形，表面平滑，切面扁圆形，背部稍隆起；气微，味酸、涩。

（12）陕西荚蒾：忍冬科荚蒾属植物陕西荚蒾 *Viburnum schensianum* Maxim. 的干燥成熟果肉。鉴别特征：呈不规则片状，厚约 0.4 cm；表面暗棕褐色或黑紫色，皱缩；有的先端具花柱残基；质略软，核呈椭圆形，背侧具 2 沟槽，腹侧具 3 沟槽；气微，味涩。

（13）雕核樱桃：蔷薇科樱属植物雕核樱桃 *Cerasus pleiocerasus* (Koehne) Yü et Li 的干燥成熟果肉。鉴别特征：果皮呈不规则片状或囊状，长椭圆形或类圆形，长 7~14 cm，直径 6~11 mm，厚约 1 mm；表面紫红色至红紫色，皱缩有光泽，内表面有网状脉纹；顶端隐约可见点状柱头痕，基部有果柄痕，质柔软；果核 1 枚；果肉气微香，味酸、微甜、稍涩。

（14）野山楂肉：蔷薇科山楂属植物野山楂 *Crataegus cuneata* Sieb. et Zucc. 的干燥成熟果肉。鉴别特征：呈不规则片状，棕红色，无光泽，触之有粗糙感，质地硬，偶见未除净的山楂核；味酸、微涩。

（15）苦楝子果皮：楝科楝属植物楝 *Melia azedarach* L. 的干燥成熟果皮，本品曾经染色冒充山茱萸。鉴别特征：呈不规则的片状或囊状，大小不一；外表面红色至棕红色，光滑，有褐色小斑点，内表面粗糙，手搓之，有粗粉样脱落；气特异，味苦。

（16）掺糖山茱萸：掺入白糖或蜂蜜的山茱萸。鉴别特征：表面油亮光泽，柔软；有时可见到白糖黏附在表面。

（17）掺矾山茱萸：掺入白矾的山茱萸果肉。鉴别特征：与正品类似，唯表面明显有白霜状物；气微，味涩。

144. 商　陆

【来源】

商陆科商陆属植物商陆 *Phytolacca acinosa* Roxb. 或垂序商陆 *Phytolacca americana* L. 的干燥根。

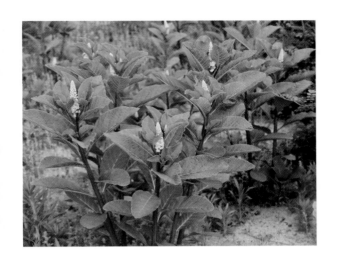

图144-1 商陆（植物）

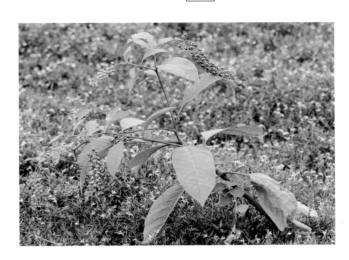

图144-2 垂序商陆（植物）

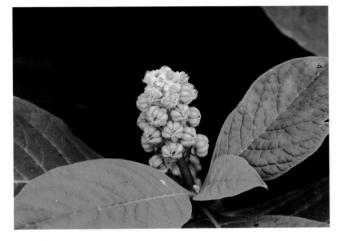

图144-3 商陆（植物花序）

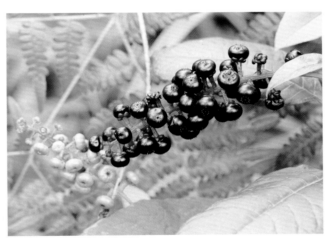

图144-4 垂序商陆（植物果实）

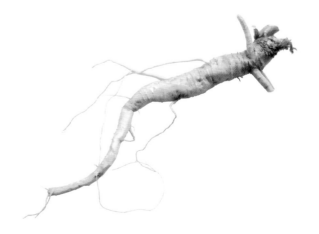

图144-5 垂序商陆（鲜品）

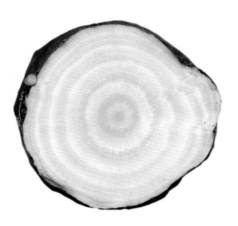

图144-6 垂序商陆鲜品（横切面）

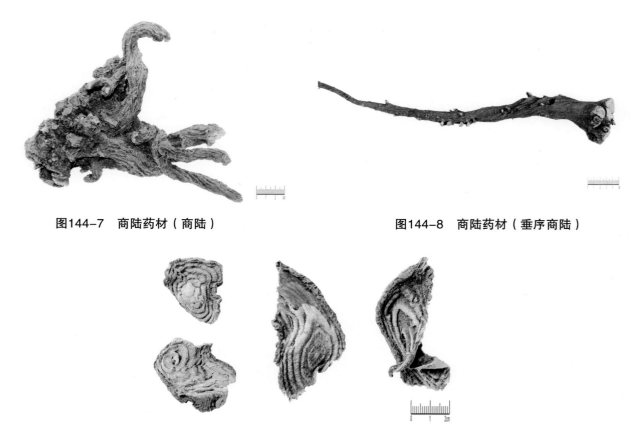

图144-7　商陆药材（商陆）　　　　　　　　　　　图144-8　商陆药材（垂序商陆）

图144-9　商陆（饮片）

【术语】

"罗盘纹"：商陆横断面具凹凸不平的多轮环状花纹，形似罗盘纹理。

【炮制加工】

生商陆：取商陆药材，除去杂质，洗净，润透，切厚片或块，干燥。本品收载于《中华人民共和国药典》2020年版一部。

醋商陆：取净商陆，照醋炙法，炒干（每100 kg商陆，用醋30 kg）。本品收载于《中华人民共和国药典》2020年版一部。

【混伪品及习用品】

（1）**姜商陆**：姜科闭鞘姜属植物闭鞘姜 *Costus speciosus* (Koen.) Smith 的干燥根茎。鉴别特征：为纵切、斜切或横切片，形状不规则；长2~6 cm，宽1.5~2 cm，厚2~4 mm；栓皮灰黄色或灰褐色，薄而平滑，有疏轮节，并有残存细根及根痕；切面灰黄色，散列众多纤维及维管束；质软不刺手，易折断；气无，味微苦。

（2）**霞草**：石竹科石头花属植物长蕊石头花 *Gypsophila oldhamiana* Miq. 的干燥根，又名"丝石竹"。鉴别特征：呈圆柱形或圆锥形，体重、质坚实，较桔梗粗；根头部常有分叉，有地上茎基残留及多数凸起的支根痕；表面黄白色，具扭曲的纵沟纹，或有棕黄色栓皮残留；质坚实而体较重，不易折断；断面可见多个黄白色相间的放射状花纹（异形维管束），断续排列成2~3轮环状；味苦涩，有刺激性，久嚼麻舌。

（3）**北丝石竹**：石竹科石头花属植物草原石头花 *Gypsophila davurica* Turcz. ex Fenzl 的干燥根。

鉴别特征：根粗大，呈圆柱形，长约 20 cm，直径 3~7 cm；根头部留有多数残茎痕；全体上粗下细，多扭曲；栓皮黄棕色，易剥落；断面有双轮形纹理。

（4）**野牡丹**：野牡丹科野牡丹属植物野牡丹 *Melastoma malabathricum* Linnaeus 的干燥根，又名"朝天罐"。鉴别特征：表面黄棕色，呈细长圆柱形，多分支状，直径 0.5~2 cm；切片较小，仅有商陆的一半，多卷折；断面黄白色，外皮与中心色泽各异，纹理散乱，不凸起；质坚韧，不易折断；气微，味淡。本品收载于《广西壮族自治区瑶药材质量标准·第一卷》2014 年版。

（5）**山莨菪根**：有毒，茄科山莨菪属植物山莨菪 *Anisodus tanguticus* (Maxinowicz) Pascher 的干燥根，又名"唐古特莨菪"。鉴别特征：多切成大小、厚薄不等的块片，横切片直径 2.5~6 cm；外皮灰棕褐色，切面黄白色或灰黄色，有明显的棕色同心性环纹及放射状排列的裂隙；质疏松；气微特异，味微苦，有麻舌感。

（6）**三分三**：有毒，茄科山莨菪属植物三分三 *Anisodus acutangulus* C. Y. Wu et C. Chen 的干燥根。鉴别特征：多切片，呈圆形、卵圆形或不规则块片，直径 2~12 cm，厚 0.5~2 cm；外皮棕褐色或黑褐色，有皱纹；横切面灰白色至微黄色，可见年轮和放射状纹理及数层同心性环纹；质硬，断面颗粒状，粉性；气微，味甘、微苦麻。

（7）**绵萆薢**：薯蓣科薯蓣属植物绵萆薢 *Dioscorea spongiosa* J. Q. Xi et al. 的干燥根。鉴别特征：为纵向或斜切片，大小不等，边缘不整齐，厚 2~5 mm；外皮灰黄色，较厚，有稀疏的根痕，周边多卷曲；切面浅黄色至浅灰棕色，可见黄棕色点状维管束散在；质疏松，略呈海绵状；气微，味苦、微辛。本品收载于《中华人民共和国药典》2020 年版一部。

145. 射 干

【来源】
鸢尾科射干属植物射干 *Belamcanda chinensis* (L.) DC 的干燥根茎。

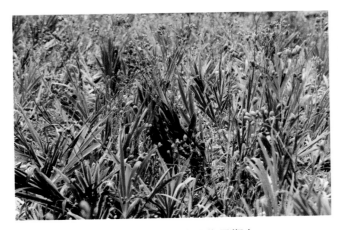

图145-1 射干（植物果期）

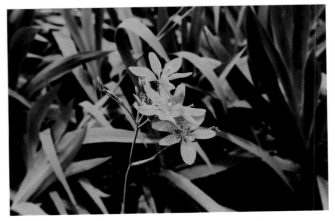

图145-2 射干（植物花期）

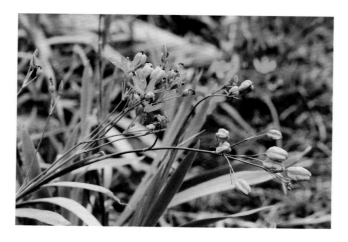

图145-3 射干（植物果实）

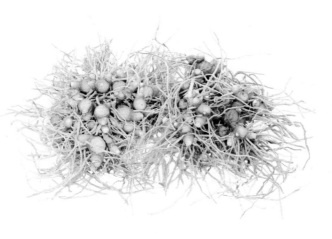

图145-4 射干（鲜品）

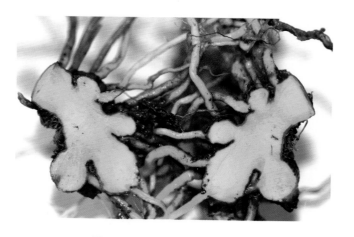

图145-5 射干鲜品（纵剖面）

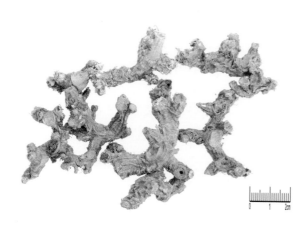

图145-6 射干（药材）

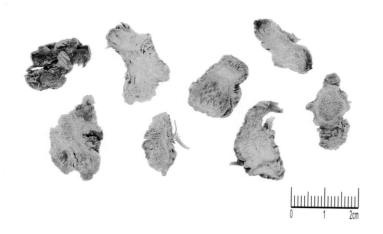

图145-7 射干（饮片）

【术语】

"**筋脉点**"：射干药材，横切面具棕色或灰白色的点状纹理。

【炮制加工】

射干（切制）：取射干药材，除去杂质，洗净，润透，切薄片，干燥。本品收载于《中华人民共和国药典》2020 年版一部。

【混伪品及习用品】

（1）**川射干**：鸢尾科鸢尾属植物鸢尾 *Iris tectorum* Maxim. 的干燥根茎。鉴别特征：呈不规则条状或圆锥形，略扁，有分支；表面灰黄褐色或棕色，有环纹和纵沟；常有残存的须根、凹陷或圆点状突起的须根痕；质松脆，易折断，断面黄白色或黄棕色；气微，味甘、苦。本品收载于《中华人民共和国药典》2020 年版一部。

（2）**扁竹根**：鸢尾科鸢尾属植物蝴蝶花 *Iris japonica* Thunb. 的干燥根茎，又名"土知母"。鉴别特征：直立根茎较粗，横走根茎纤细；直立根茎扁圆柱形，长 2~5 cm，直径约 0.5 cm，节间短，常有干枯的叶片包被，表面棕褐色；顶端有茎折断后的斑痕；横走根茎节间长，黄白色，有明显纵沟，节间处密生须根；质脆、易折断，断面淡黄色，有空隙；气微，味苦。

（3）**白射干**：鸢尾科鸢尾属植物野鸢尾 *Iris dichotoma* Pall. 的干燥根茎。鉴别特征：短小，呈不规则结节状，须根多数发达，细长而弯曲；表面黄棕色，粗糙，有明显的纵皱纹、疏生的细根及圆形的茎痕，有时可见纤细的绒毛；质空虚、软韧或硬而脆，横断面中央有小木心，木心与外皮之间为空隙或为黄白色的皮层，断面黄白色；气微，味淡、微苦。

（4）**卷叶黄精**：百合科黄精属植物卷叶黄精 *Polygonatum cirrhifolium* (Wall.) Royle 的干燥根茎，本品曾经切片冒充射干。鉴别特征：根茎肥厚，呈连珠状或圆柱状，多切成横片或纵片；切片形状不规则，少数 2~3 片相连，连接处为根茎的节；切片边缘呈波状弯曲，常内卷；外皮浅黄色至橙黄色，皱缩，可见凹陷的茎痕及节部的环纹；切面黄白色至黄棕色，有多数凸起的维管束小点或条状维管束；质硬脆，不易折断；气微，味甘、微苦，口尝稍有不适感。

（5）**花菖蒲**：鸢尾科鸢尾属植物花菖蒲 *Iris ensata* var. *hortensis* Makino et Nemoto 的干燥根茎。鉴别特征：全体呈结节状，不规则条状，略扁，有分支；长 7~18 cm，直径 1~2 cm；头部常有多数干枯的叶片包裹并有茎基残痕；表面棕黄色或黄白色，近根头部有横环纹；质松脆，断面类白色，角质样，多空隙；气微，味甘略苦。

（6）**山菅根**：百合科山菅属植物山菅 *Dianella ensifolia* (L.) Redouté 的干燥根茎。鉴别特征：呈瘦长的结节状，有分支；表面暗黄色或棕褐色，环节处棕褐色；断面灰白色，类木质，中柱几乎占整个断面；气微腥，味苦、辛。

146. 伸筋草

【来源】

石松科石松属植物石松 *Lycopodium japonicum* Thunb. 的干燥全草。

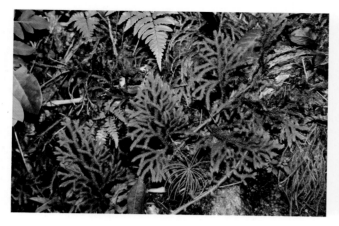

图146-1 石松（植物）

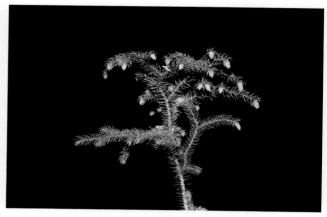

图146-2 石松（植物局部）

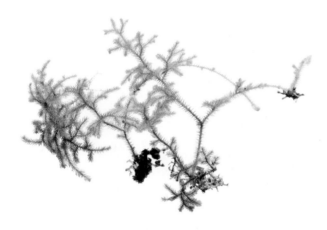

图146-3 伸筋草（鲜品）

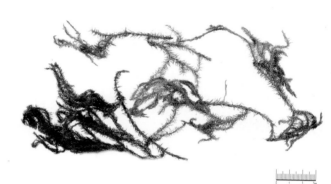

图146-4 伸筋草（药材）

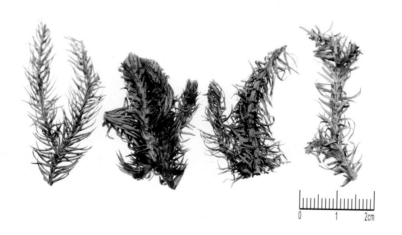

图146-5 伸筋草（饮片）

【炮制加工】

伸筋草（切制）：取伸筋草药材，除去杂质，洗净，切段，干燥。本品收载于《中华人民共和国药典》2020年版一部。

【混伪品及习用品】

（1）**垂穗伸筋草**：石松科垂穗石松属植物垂穗石松 *Palhinhaea cernua* (L.) Vasc. et Franco 的干燥全草，又名"铺地蜈蚣"。鉴别特征：茎呈多歧状分枝；叶稀疏，通常向下弯弓，分枝上的叶密，细条状钻形，长 3 mm，宽不及 1 mm，全缘，常向上弯曲；有时可见孢子囊穗，较小，长 0.8~2 cm，无柄，单生于小枝顶端；质较脆，易折断。本品收载于《四川省中药材标准》2010 年版。

（2）**小伸筋草**：石松科石松属植物多穗石松 *Lycopodium annotinum* L. 的干燥全草，又名"杉蔓石松"。鉴别特征：茎呈圆柱形，表面黄色或黄绿色，外表有突起的棱脊，质柔韧，不易折断，茎上部有分枝，下部生有根托；鳞叶螺旋状排列，紧密，无柄，线状披针形，长 6~8 mm，宽 1~1.2 mm；黄绿色或黄色，叶基部略变狭，顶部渐尖，有芒刺，边缘有疏细齿；孢子囊穗单生于小枝顶，无柄；孢子叶覆瓦状排列，阔卵形，顶部急渐尖，边缘有不整齐的钝锯齿；气微，味淡。本品收载于《甘肃省中药材标准》2009 年版。

（3）**竹节伸筋草**：百合科蜘蛛抱蛋属植物蜘蛛抱蛋 *Aspidistra elatior* Bulme 的干燥根及根茎，又名"大伸筋"。鉴别特征：根茎横走，呈圆柱形或扁圆柱形，长 15~45 cm，直径 0.5~1 cm；表面黄绿色、黄棕色或灰棕色，有纵皱及突起的节，节间长 0.3~0.6 cm；有的具叶柄基或呈微凹入的断痕，节处下面有多数圆柱形细根或细根痕；细根直径 1~2 mm，灰白色，外皮易脱落，有细皱纹；质坚硬，折断面纤维性；无臭，味微甜、后苦。

（4）**地刷子**：石松科扁枝石松属植物扁枝石松（地刷子石松）*Lycopodium complanatum* L. 的干燥全草。鉴别特征：茎呈圆柱形，细长，长达 1 m；主茎匍匐状，直立茎高 30~40 cm，多二叉分枝；小枝明显扁平状，表面黄绿色，孢子枝远高于营养枝，顶端二回分枝，末回分枝顶端各生直立的孢子囊穗 1 个；孢子囊穗圆柱形，长约 2 cm；孢子叶宽卵形，覆瓦状排列，边缘膜质，具不规则锯齿；茎下部为圆棒形，叶钻形，不具膜质尾尖，向上压扁，顶端密被针形叶的芽，侧枝具明显的节和节间；末回小枝上的叶 4 行排列，背腹 2 列的叶较小，披针形，侧生 2 列的叶较大，贴生枝上，近菱形，斜上，有内弯尖头；质韧，不易折断；断面浅黄色，有白色木心；气微，味淡。本品收载于《贵州省中药材民族药材质量标准·第一册》2019 年版。

（5）**肺筋草**：百合科粉条儿菜属植物粉条儿菜 *Aletris spicata* (Thunb.) Franch. 的干燥全草。鉴别特征：根茎短，须根细长，其上着生多数细块根，弯曲；叶于基部丛生，狭条形，浅绿色，有纵脉 3 条；花茎上的叶小，互生，多破碎不全；花茎长，具粉质短柔毛及棱角，上部着生总状花序；蒴果椭圆形，表面有棱，内含多数黄色细小种子；气微，味微甘。本品收载于《湖北省中药材质量标准》2009 年版。

（6）**牛筋草**：禾本科䅟属植物牛筋草 *Eleusine indica* (L.) Gaertn. 的干燥全草。鉴别特征：须根细而密；茎呈扁圆柱形，长 15~90 cm，表面淡黄绿色至淡灰绿色，有纵棱，节明显；质韧，不易折断；叶片扁平，呈线形，常向腹面折叠，长 10~30 cm，宽 3~10 mm，表面浅绿色或黄绿色，无毛或表面具疣状柔毛；穗状花序 2~7 枚生于茎顶，或数枚呈指状排列于茎顶端；种子卵形，具波状皱纹；气微，味淡。本品收载于《江西省中药材标准》2014 年版。

（7）**转筋草**：黄杨科板凳果属植物顶花板凳果 *Pachysandra terminalis* Sieb. et Zucc. 的干燥全草。鉴别特征：根茎呈圆柱形，常弯曲，长可达 30 cm，直径 1.5~4 mm；表面黄棕色，可见明显的类圆形叶痕；须根细小，扭曲，具分支；茎呈圆柱形，少分枝，常弯曲，长短不一，直径 2~4 mm，表面黄棕色、黄绿色或棕褐色，具纵棱及纵皱纹，中下部可见明显叶痕；断面平坦，皮部黄棕色，中心黄色；叶互生或近簇生；叶片倒卵形或菱状卵形，上部边缘具粗锯齿，基部楔形，羽状叶脉于背面突出；黄绿色，革质，有光泽；穗状花序顶生；花小，淡黄棕色；气微，味苦。本品收载于《湖北省中药材质量标准》2018 年版。

（8）舒筋草：石松科藤石松属植物藤石松 Lycopodiastrum casuarinoides (Spring) Holub ex Dixit 的干燥地上部分。鉴别特征：茎弯曲而细长，长 1~4 m，直径 2~5 mm，多回二叉分枝，末回营养枝纤细，扁平，黄绿色；主茎上的叶疏生，钻状披针形，顶端膜质，灰白色；末回小枝上的叶 3 列，2 列贴生于小枝的同一面，第 3 列贴生于另一面的中央；孢子囊穗成对，生于孢子枝的末回分枝上，圆柱形，长 2.5~7.5 cm，直径约 4 mm；无臭，无味。本品收载于《四川省中药材标准》2010 年版。

（9）牛尾菜：百合科菝葜属植物牛尾菜 Smilax riparia A. DC. 的干燥根及根茎。鉴别特征：根茎呈团块状；根长 25~40 cm，直径 1~2 mm；表面土黄色或金黄色；质柔软，不易折断；断面不整齐，浅黄白色，内有黄白色硬心，味微苦。

（10）白背牛尾菜：百合科菝葜属植物白背牛尾菜 Smilax nipponica Miq. 的干燥根及根茎，又名"大伸筋"。鉴别特征：根茎呈结节状，略弯曲，直径 1~1.5 cm，有多数须根；上面有突起的圆柱形茎残痕，下面有多数圆柱形的细长根；根长 15~45 cm，直径 2~4 mm；呈波状弯曲，表面黄白色或黄棕色，有细皱纹及须根；质韧，皮部易折断，中央黄白色木心不易断；无臭，味微苦、稍带黏性。

（11）山竹花：百合科万寿竹属植物万寿竹 Disporum cantoniense (Lour.) Merr. 的干燥根及根茎。鉴别特征：呈小块状；须根长 2~6 cm，直径约 1 mm；表面黄白色，质轻泡、易折断；断面浅黄白色，微呈角质状；味甘。

（12）玉柏石松：石松科石松属植物玉柏 Lycopodium obscurum L. 的干燥全草。鉴别特征：茎直立，高 20~30 cm；地下根茎部分黄棕色，茎和侧枝直径 1~3 mm；叶密生，宽约 0.7 mm，基部贴生于茎上，革质略带木质；枝条排列成扇状，分叉成树冠状；孢子囊穗单生于孢子枝顶端，圆柱形，长 2~5 cm，直径约 4 mm。

（13）华中石松：石松科石松属植物华中石松 Lycopodium centrochinense Ching 的干燥全草。鉴别特征：茎呈二叉分枝，成锐角展开；侧枝叶较疏，小枝叶更密生；叶具 2~3 mm 的膜质长芒。

147. 石菖蒲

【来源】

天南星科菖蒲属植物石菖蒲 Acorus tatarinowii Schott 的干燥根茎。

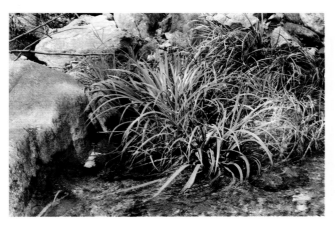

图147-1 石菖蒲（植物）

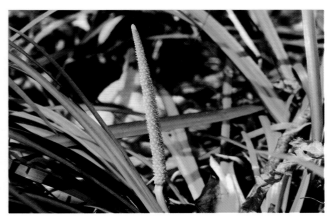

图147-2 石菖蒲（植物花序）

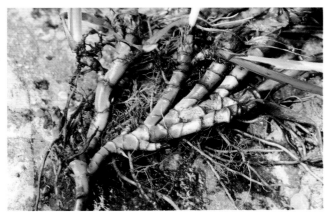

图147-3 石菖蒲（鲜品）

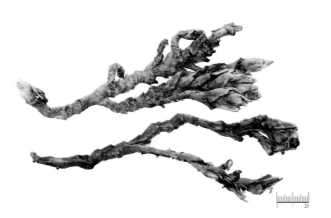

图147-4 石菖蒲（药材）

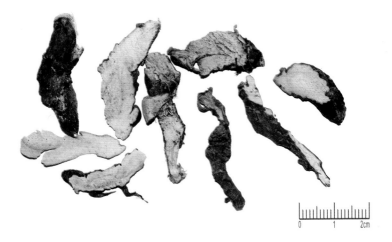

图147-5 石菖蒲（饮片）

【术语】

"筋脉点"：石菖蒲断面的棕色小点，为散在的有限外韧维管束。

【炮制加工】

石菖蒲（切制）：取石菖蒲药材，除去杂质，洗净，润透，切厚片，晒干。本品收载于《中华人民共和国药典》2020 年版一部。

麸炒石菖蒲：取石菖蒲片，照麸炒法，炒至黄色。本品收载于《中华人民共和国药典》2020 年版一部。

姜石菖蒲：取净石菖蒲片，加姜汁拌匀，置炒制容器内用中火炒干，取出，放凉（每 100 kg 石菖蒲，用生姜 12.5 kg）。本品收载于《广东省中药饮片炮制规范·第一册》。

【混伪品及习用品】

（1）**金钱蒲**：天南星科菖蒲属植物金钱蒲 *Acorus gramineus* Soland. 的新鲜全草，又名"细叶菖蒲""茴香菖蒲"或"香叶菖蒲"。鉴别特征：根茎呈扁圆柱形，具分支，直径 0.3~0.5 cm；表面白色至淡粉红色或绿色，具棕色环节，可见残留的叶基及点状根痕；切面白色至淡粉红色；叶基生，线条形，长 4~15 cm，宽 0.2~0.3 cm，基部红色，上端绿色，脉平行；质软；气香特异，味辣、微苦。本品收载于《上海市中药饮片炮制规范》2018 年版。

（2）**建菖蒲**：天南星科菖蒲属植物建菖蒲（金钱蒲变种）*Acorus gramineus* Soland. var. *pusillus* Engl. 的干燥根茎，原植物芳香，手触摸之后香气长时不散，又名"随手香"。鉴别特征：较石菖蒲略小，各段粗细不均；直径 0.4~1.5 cm, 节密, 节距 0.2~1.2 cm；断面环纹不甚明显，纤维少，粉质多；芳香气浓，味较石菖蒲略淡。

（3）**藏菖蒲**：天南星科菖蒲属植物菖蒲（藏菖蒲）*Acorus calamus* L. 的干燥根茎，又名"水菖蒲"或"白菖蒲"。鉴别特征：呈扁圆柱形，略弯曲，长 4~20 cm，直径 0.8~2 cm；表面灰棕色至棕褐色，节明显，节间长 0.5~1.5 cm，具纵皱纹，上侧有较大的类三角形叶痕，下侧有凹陷的圆点状根痕；叶痕呈斜三角形，左右交互排列，侧面茎基痕周围常残留有鳞片状叶基和毛发状须根；有的节上残留棕色毛须；质硬，折断面海绵样，类白色或淡棕色，内皮层环明显，可见众多棕色油细胞小点；气浓烈而特异，味辛。本品收载于《中华人民共和国药典》2020 年版一部，以"水菖蒲"收载于《湖北省中药材质量标准》2018 年版。

（4）**九节菖蒲**：毛茛科银莲花属植物阿尔泰银莲花 *Anemone altaica* Fisch. 的干燥根茎，又名"节菖蒲"。鉴别特征：略呈纺锤形，微弯曲，长 1~4 cm，直径 0.3~0.5 cm；表面棕黄色至暗棕色，具多数半环状突起的节（鳞叶痕），斜向交错排列，节上有 1~8 个突起的根痕；质硬而脆，易折断；断面平坦，白色，有粉性，可见淡黄色小点（维管束）6~9 个，排列成环；气微，味微酸。本品收载于《中华人民共和国卫生部药品标准·第一册》。

（5）**硬菖蒲**：百合科吉祥草属植物吉祥草 *Reineckea carnea* (Andrews) Kunth 的干燥根茎。鉴别特征：呈长圆柱形，少有分支，长 15~32 cm，直径 3~5 mm；表面黄棕色至黄褐色，密具环节纹（叶痕），环节纹间距 2~4 mm，年节稍膨大，并拐曲，年节上密生细须根或具细根痕；质坚硬，断面黄白色，纤维性，具多数白色筋脉点；气微，味微甘。

（6）**单苞鸢尾根**：鸢尾科鸢尾属植物单苞鸢尾 *Iris anguifuga* Y. T. Zhao ex X. J. Xue 的干燥根茎。鉴别特征：呈长圆柱形，弯曲，无分支；长 7~9 cm，直径 0.3~0.7 cm；表面棕黄色，顶端有叶鞘残基和密生的棕毛（叶基维管束），节上附有较长的须根；内皮层成环状，不显纤维性；质硬脆；气淡，味微苦。

148. 丝瓜络

【来源】

葫芦科丝瓜属植物丝瓜 *Luffa cylindrical* (L.) Roem. 干燥成熟果实的维管束。

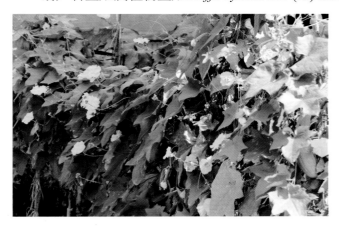

图148-1　丝瓜（植物花期）

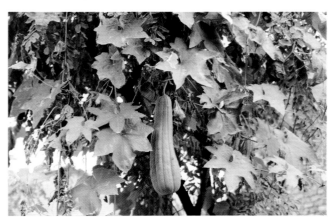

图148-2　丝瓜（植物果期）

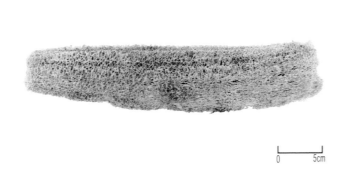

图148-3　丝瓜（药材）

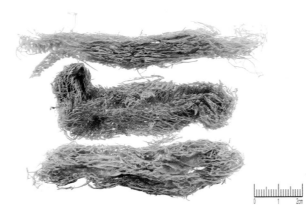

图148-4　丝瓜（饮片）

【炮制加工】

丝瓜络（切制）：取丝瓜络药材，除去残留种子及外皮，切段。本品收载于《中华人民共和国药典》2020年版一部。

炒丝瓜络：取丝瓜络饮片，照清炒法，炒至深黄色。本品收载于《陕西省中药饮片标准·第一册》2007年版。

丝瓜络炭：将净丝瓜络段，置热锅内，武火炒至表面焦黑色，内部焦褐色时，喷淋清水，灭尽火星，取出，及时摊晾，凉透。本品收载于《山东省中药饮片炮制规范·上册》2012 年版。

【混伪品及习用品】

粤丝瓜络：葫芦科丝瓜属植物广东丝瓜 *Luffa acutangula* (L.) Roxb 的成熟果实，又名"棱角丝瓜"或"丝瓜布"。鉴别特征：长条圆筒形，有的稍弯曲，果柄一端顺细，常呈扭曲状，中下部较膨大，长15~60 cm，下端宽处直径 5~10 cm；表面黄棕色或灰黄色，有 8~10 条明显突起的纵向棱线；外果皮薄而脆，中果皮由细密多层的灰白色纤维质维管束纵横交织成网络状；质坚韧，不能折断，切断面子房 3 室，排成 3 个空洞；有时可见残留黑色种子，气微，味淡或苦。本品收载于《广东省中药材标准·第三册》。

149. 酸枣仁

【来源】

鼠李科枣属植物酸枣 *Ziziphus jujuba* Mill. var. *spinosa* (Bunge) Hu ex H.F. Chou 的干燥成熟种子。

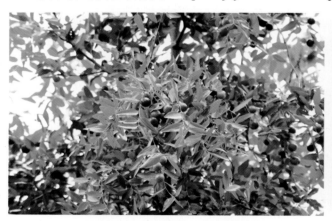

图149-1 酸枣（植物果期）

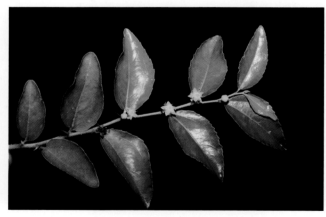

图149-2 酸枣（植物花）

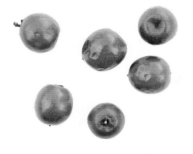

图149-3 酸枣果实（鲜品）

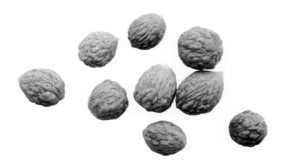

图149-4 酸枣核鲜品（去果肉）

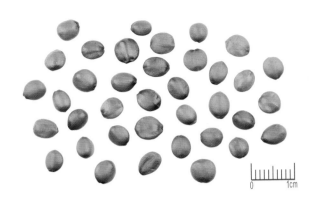

图149-5　酸枣仁（药材）

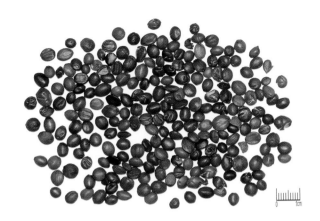

图149-6　炒酸枣仁（饮片）

【炮制加工】

酸枣仁（净制）：取酸枣仁药材，除去残留核壳；用时捣碎。本品收载于《中华人民共和国药典》2020 年版一部。

炒酸枣仁：取净酸枣仁，照清炒法，炒至鼓起，色微变深；用时捣碎。本品收载于《中华人民共和国药典》2020 年版一部。

焦酸枣仁：取净酸枣仁，置热锅内，用武火 150~180℃炒至鼓起，表面焦褐色，并有种皮部分破裂时，取出，晾凉。本品收载于《北京市中药饮片炮制规范》2008 年版。

【混伪品及习用品】

（1）**理枣仁**：鼠李科枣属植物滇刺枣 *Ziziphus mauritiana* Lam. 的干燥成熟种子，又名"滇枣仁"。鉴别特征：呈扁圆形或扁椭圆形，宽 4~6 mm，厚 1~3 mm；种皮光滑，黄棕色至红棕色，有光泽，一端有小凹陷，微显白色种脐，另一端有突起的合点，两者之间有线状种脊；剥去种皮后内有半透明胚乳，子叶 2 枚，浅黄色、富油质；味微苦。本品收载于《云南省中药材标准·第七册》2005 年版。

（2）**枳椇子**：鼠李科枳椇属植物枳椇 *Hovenia acerba* Lindl. 的干燥成熟种子。鉴别特征：呈扁平圆形，直径 3~5 mm，厚约 2 mm；表面棕黑色或红褐色，油滑光亮；两面对称，平坦，背面稍隆起，腹面有 1 条较宽的纵棱，基部凹陷处有一点状种脐，顶端有微凸的合点；种皮坚硬，难破碎，胚乳黄白色，内有 2 枚肥厚的子叶，淡黄色，富油性；味稍苦、涩（酸枣仁种皮较软、易碎，咀嚼有甜味）。本品以"枳椇"收载于《四川省中药材标准》2010 年版。

（3）**大枣仁**：鼠李科枣属植物枣 *Ziziphus jujuba* Mill. 或无刺枣 *Ziziphus jujuba* var. *inermis* (Bunge) Rehder 的干燥成熟种子。鉴别特征：呈扁圆形或狭长扁圆形，个较大，长 5~9 mm，宽 5~7 mm，厚约 3 mm（相当于酸枣仁的 1.5~2 倍）；表面平滑，紫褐色或紫红色，两端稍尖，一面较平坦，中央有 1 条隆起的纵线纹，另一面微隆起；光泽显著，纵纹较多；种脐稍凹陷；气微，味淡。

（4）**兵豆**：豆科兵豆属植物兵豆 *Lens culinaris* Medic. 的干燥成熟种子。鉴别特征：为扁圆形，较酸枣仁小，直径 3~5 mm，中间厚约 2 mm，边缘较薄；表面黄绿色至黄棕色，稍光滑或略皱缩；边缘具长约 1.5 mm 的棕色条形种脐；质坚硬，不易破碎；胚乳黄白色，子叶 2 枚，橘红色或橘黄色，有油性；嚼之有豆腥味。本品收载于《新疆维吾尔自治区维吾尔药材标准》2010 年版。

150. 太子参

【来源】

石竹科孩儿参属植物孩儿参 *Pseudostellaria heterophylla* (Miq.) Pax ex Pax et Hoffm. 的干燥块根。

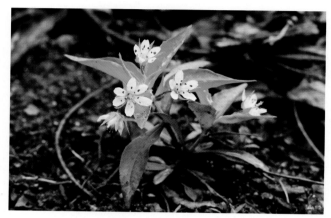

图150-1 孩儿参（植物花期）

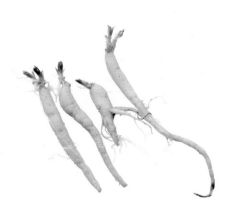

图150-2 太子参（鲜品）

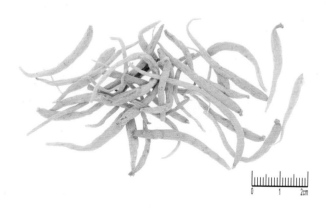

图150-3 太子参（药材）

【炮制规格】

太子参（净制）：取太子参药材，除去黑色油只、残留须根等杂质，快洗，及时干燥；筛去灰屑。本品收载于《上海市中药饮片炮制规范》2018年版。

【混伪品及习用品】

（1）石生蝇子草根：石竹科蝇子草属植物石生蝇子草 *Silene tatarinowii* Regel 的干燥根，又名"山女娄菜"或"石生麦瓶草"。鉴别特征：呈细长纺锤形或细长条形；表面类白色或淡黄白色，光洁细腻；顶端具多数疣状突起的芽痕，具点状皮孔样斑痕及纵沟，或有灰棕色栓皮残存；质硬而脆，易折断；断面类白色或淡黄白色，皮部薄，有的已与木质部分离；气微，嚼之有香味。

（2）宝铎草根：百合科万寿竹属植物少花万寿竹 *Silene tatarinowii* Regel 的干燥根。鉴别特征：呈圆锥形或细长条形，略弯曲，长 3~6 cm，直径 0.1~0.4 cm；上端具多数疣瘩状茎基，下端渐细，表面灰黄色，有细密的纵皱纹；质硬而脆，断面平坦，灰褐色，角质，有黄白色细木心；气微，味淡。

（3）淡竹叶根：禾本科淡竹叶属植物淡竹叶 *Lophatherum gracile* Brongn. 的干燥块根，又名"竹叶麦冬"。鉴别特征：细长而瘦弱，略弯曲，表面黄白色至灰黄色，有细纵皱纹或较深的沟槽；长 1~3 cm，两端细长，丝状开裂；质硬韧，不易折断；断面平坦，半透明，角质状或白色粉质状，中柱细小而硬；气微，味淡，久嚼有黏滑感，无糖性。

（4）云南繁缕根：石竹科繁缕属植物千针万线草 *Stellaria yunnanensis* Franch. 的干燥块根。鉴别特征：呈纺锤形或细长条形，长 3.5~9 cm，直径 0.1~0.35 cm；微弯曲，两端细长呈尾状；顶端有疣瘩状茎痕；外表面黄白色或灰棕色，纵皱纹明显，呈沟状，并具点状细根痕；质脆，易折断；断面黄白色，角质样，中柱淡白色，约占 1/3；气微，味甜、微苦。

（5）菜头肾根：爵床科黄猄草属植物菜头肾 *Strobilanthes sarcorrhiza* (C. Ling) C. Z. Zheng ex Y. F. Deng et N. H. Xia 的干燥根。鉴别特征：呈细长纺锤形，多弯曲；长 5~12 cm，直径可达 1 cm；表面深黄褐色，具细纵皱纹，有时可见须状支根痕；质坚脆，易折断，断面木部黄色；气微，味淡、微甘。

151. 檀 香

【来源】
檀香科檀香属植物檀香 *Santalum album* L. 树干的干燥心材。

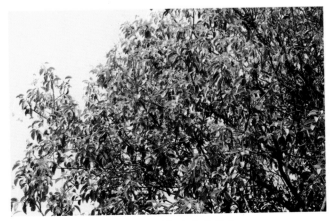

图151-1　檀香（植物）

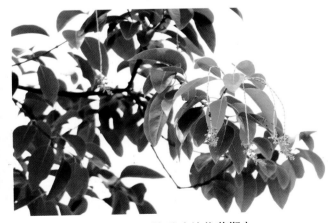

图151-2　檀香（植物花期）

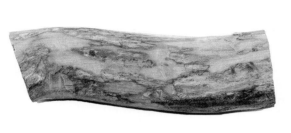

图151-3 檀香（药材）

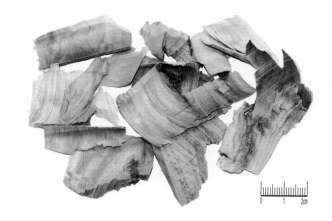

图151-4 檀香（饮片）

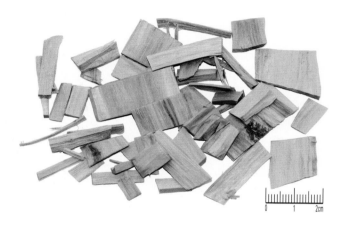

图151-5 檀香（饮片）

【术语】

"老山檀香"：主产于印度的檀香，又称"白皮散枝"。

"新山檀香"：产于澳大利亚、斯里兰卡等国的檀香，又称"西香"。

"雪梨檀香"：产于澳大利亚及周围南太平洋岛国的檀香，又称"澳洲檀香"。

"地门香"：产于印度尼西亚及东帝汶的檀香。

【炮制加工】

檀香（切制）：取檀香药材，除去杂质，镑片或锯成小段，劈成小碎块。本品收载于《中华人民共和国药典》2020年版一部。

【混伪品及习用品】

（1）**紫檀香**：豆科紫檀属植物紫檀 *Pterocarpus indicus* willd. 的干燥心材。鉴别特征：呈长圆柱形；红棕色，带绿色光泽，鲜品呈鲜红色；质致密而重，但易割断，横断面可见巨大的孔点，纵切面成细条形；可见红色树脂状物，以水煮，不产生红色溶液，但易溶于乙醇中；气微香，无味。本品收载于《中华人民共和国卫生部药品标准·藏药·第一册》。

（2）**扁柏木**：柏科扁柏属植物扁柏 *Chamaecyparis* sp. 的干燥心材。鉴别特征：呈不规则的段块状，有的稍弯曲；外表面黄色或黄棕色，有纵沟纹和疤节；纵向劈开者纹理多弯曲；横断面年轮明显；具香气，燃烧时冒浓烟，香气无明显变化；味微苦。

（3）**玫瑰檀香：**产于非洲，多供制造神香之用。鉴别特征：颜色红褐色，油性足，体质重；香气弱而不正。

（4）**伪制品：**喷有"檀香水"的杂木。鉴别特征：表面多为棕黄色，粗糙；横切面不显油迹；表面香气腻，断面气微。

152. 天 冬

【来源】
百合科天门冬属植物天冬 *Asparagus cochinchinensis* (Lour.) Merr. 的干燥块根。

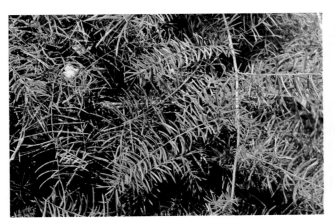

图152-1 天冬（植物）

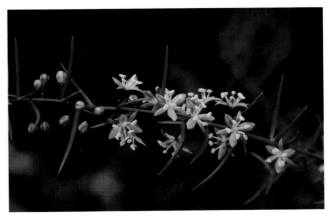

图152-2 天冬（植物花）

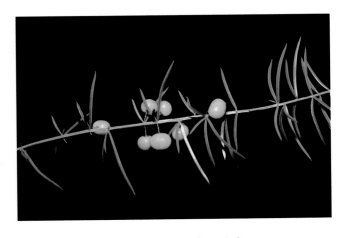

图152-3 天冬（植物果实）

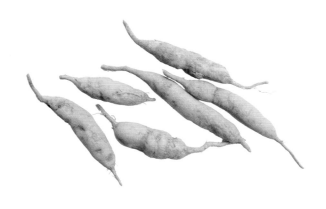

图152-4 天冬（鲜品）

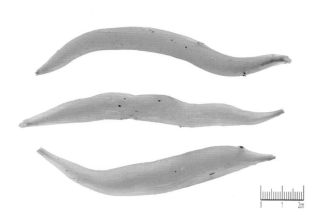

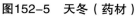

图152-5 天冬（药材）

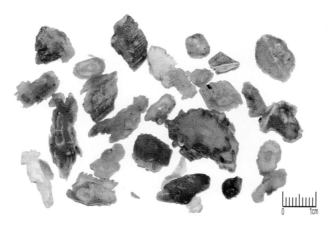

图152-6 天冬（饮片）

【炮制加工】

天冬（切制）：取天冬药材，除去杂质，迅速洗净，切薄片，干燥。本品收载于《中华人民共和国药典》2020年版一部。

【混伪品及习用品】

（1）小天冬：百合科天门冬属植物密齿天门冬 *Asparagus meioclados* Lévl. 的干燥块根。鉴别特征：呈纺锤形，微弯曲，较皱缩，长4~10 cm，直径0.4~2 cm；表面黄白色或黄棕色，略透明，偶见残存的灰棕色外皮；干者质硬脆，吸潮后柔软，有黏性；断面角质样，木心黄白色；气微，味甘、微苦。本品收载于《四川省中药材标准》2010年版。

（2）羊齿天门冬：百合科天门冬属植物羊齿天门冬 *Asparagus filicinus* D. Don 的干燥块根。鉴别特征：呈长条形，较瘦小；长2~8 cm，直径0.5~0.9 cm；表面黄棕色或黄白色，残存外皮棕褐色；质硬脆，易折断；断面类白色，有的内部干瘪呈空壳状；味苦、微麻舌。

（3）滇南天门冬：百合科天门冬属植物滇南天门冬 *Asparagus subscandens* Wang et S. C. Chen 的干燥块根。鉴别特征：呈纺锤形，长3~5.5 cm，直径0.7~1.5 cm；表面黄棕色，略具光泽，有深浅不等的纵沟纹；质坚硬；断面较平坦，角质样；气微，味微苦。

（4）大理天门冬：百合科天门冬属植物大理天门冬 *Asparagus taliensis* Wang et Tang 的干燥块根。鉴别特征：呈长纺锤形，多饱满，长8~21 cm，中部直径1~2 cm；表面淡黄棕色，光滑或具纵槽纹，无硬皮，半透明，可见较粗的木心；质坚实或柔软，易折断；断面平坦，角质样；气特殊，味微甜、稍苦。

（5）西南天门冬：百合科天门冬属植物西南天门冬 *Asparagus munitus* Wang et S. C. Chen 的干燥块根。鉴别特征：呈纺锤形，多强烈皱缩或压扁，断面厚度为直径的一半或稍多；长7~15 cm，中部直径1.3~2.3 cm；表面淡黄棕色，光滑，具较深的纵槽；木心多不明显，稍透明；全体被较脆的厚硬皮，易碎裂；质稍软，断面不平坦，粘连，角质样；气特殊，味微甜、稍苦。

（6）细枝天门冬：百合科天门冬属植物细枝天门冬 *Asparagus trichoclados* (Wang et Tang) Wang et S. C. Chen 的干燥块根。鉴别特征：呈纺锤形，多强烈皱缩，长5~8 cm，中部直径1~1.5 cm；表面淡棕色半透明，一般不见木心；表面光滑，有深的纵槽，具硬皮；质坚实，断面不平坦，角质样；味微甜、稍苦。

（7）短梗天门冬：百合科天门冬属植物短梗天门冬 *Asparagus lycopodineus* (Baker) Wang et Tang

的干燥块根。鉴别特征：呈细纺锤形，较饱满；长 4~7 cm，中部直径约 0.5 cm；表面淡黄棕色，有时可见残存的黑褐色外皮，半透明，木心不明显；无硬皮，光滑或凹凸不平，稍黏；质坚实，断面平坦，角质样；味微甜、稍苦。

（8）多刺天冬：百合科天门冬属植物多刺天门冬 *Asparagus myriacanthus* Wang et S. C. Chen 的干燥块根。鉴别特征：中部膨大，呈纺锤状；长 6~12 cm，直径 1~2 cm；表面强烈皱缩，黄白色至棕黄色，半透明或不透明，被硬皮；光滑或具深浅不等的纵皱纹，偶有残存的灰棕色外皮；质硬或柔润，有黏性，断面角质样；气微，味甜、微苦。

153. 天 麻

【来源】

兰科天麻属植物天麻 *Gastrodia elata* Bl. 的干燥块茎。

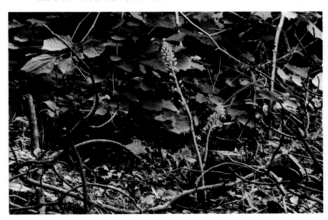

图153-1 天麻（野生植物）

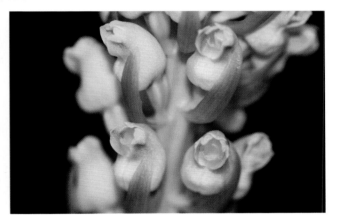

图153-2 天麻（植物花）

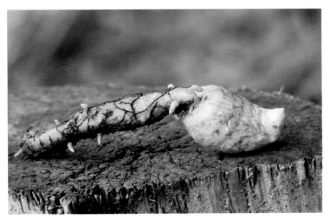

图153-3 栽培天麻鲜品（生长期）

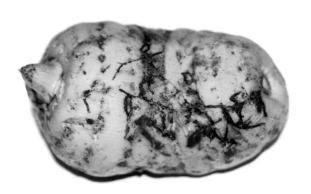

图153-4 天麻（鲜品）

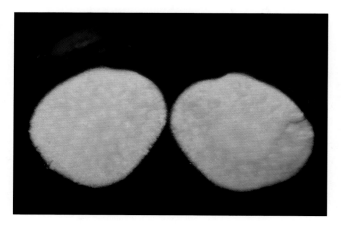

图153-5　天麻鲜品（横切面）

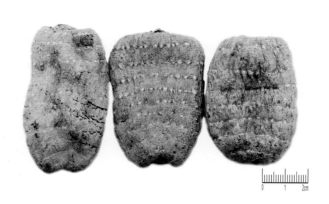

图153-6　天麻（药材）

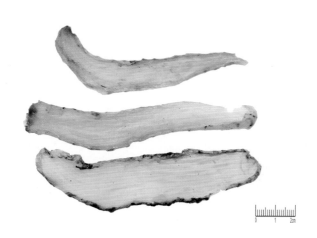

图153-7　天麻（饮片）

【术语】

"明天麻"：天麻以个大、体实、断面色白明亮者为佳，商品习称"明天麻"。

"冬麻"：冬季，天麻芽孢未出土时采挖的天麻，皮光、肉坚、色白，质佳。

"春麻"：立夏以前，刚出土抽苗时采挖的天麻，多中空、质地轻泡、皮皱、有残留茎基，质稍差。

"马尿味"：天麻水蒸煮时散发的特异气味，似马尿的臊臭味。

"鹦哥嘴"：冬麻块茎顶端红棕色至深棕色鹦嘴状的干枯芽苞。

"红小辫"：冬麻块茎顶端的红黄色带状茎痕，由芽苞伸展而成。

"肚脐眼"：天麻底部圆脐状的凹斑痕，为自母体脱落时留下的斑痕，又称"凹肚脐"或"圆盘底"。

"芝麻点"：天麻表面略突起的芽，呈断续排列的小点，排列成横环纹。

"姜皮"：天麻表面的纵向皱褶细纹，形如生姜之皮。

"蟾蜍皮"：天麻表面残留的潜伏芽及纵横皱纹，似蟾蜍的外皮，又称"蛤蟆皮"。

"角质"：天麻加工后，糊化呈半透明状，质地坚硬如动物角，习称"角质"。

【炮制加工】

天麻（切制）：取天麻药材，洗净，润透或蒸软，切薄片，干燥。本品收载于《中华人民共和国药典》2020 年版一部。

天麻（冻干）：取蒸透的天麻，切纵片，低温真空干燥。本品收载于《四川省中药饮片炮制规范》2015 年版。

姜天麻：取生姜榨取姜汁，姜渣煎汤，兑入姜汁，趁热将原个天麻放入姜汁汤内，闷润，至吸尽姜汤汁，隔水蒸 3~4 h，取出，切薄片，置干燥设备内干燥，取出，摊凉（每 100 kg 天麻，用生姜 10 kg）。本品收载于《广东省中药饮片炮制规范·第一册》。

鲜切天麻片：取天麻新鲜块茎，洗净，蒸透，低温适当干燥，切厚片，干燥。本品收载于《湖北省中药饮片炮制规范》2018 年版。

【混伪品及习用品】

（1）羊角天麻：漆树科九子母属植物羊角天麻 *Dobinea delavayi* (Baill.) Baill. 的干燥根，又名"大九股牛"。鉴别特征：呈圆柱形或长圆锥形，略弯曲呈羊角状；长 4~16 cm，直径 0.8~2.8 cm；表面深棕褐色至紫褐色，粗糙有褶皱，具断续的环纹；质硬而脆；断面灰白色至灰棕色，粉性，形成层环类白色；气微香，味辛微苦、涩。本品收载于《云南省中药材标准·第二册·彝族药》2005 年版。

（2）角麻：菊科华蟹甲属植物华蟹甲（羽裂蟹甲草）*Sinacalia tangutica* (Maxim.) B. Nord. 和双花华蟹甲（双舌蟹甲草）*Sinacalia davidii* (Franch.) Koyama 的干燥块茎。鉴别特征：呈长椭圆形或圆形，两端稍尖似羊角，有的已压扁；长 4~9 cm，直径 1.5~2.5 cm；表面灰棕色，半透明，未去皮者呈棕黄色，线样斜向环节明显，有不规则沟纹及皱纹，并有须根痕；顶端有残留的纤维性茎基；质坚硬，不易折断；断面半角质，中空或薄膜状，灰白色或黄白色，未加工蒸煮者，断面呈隔片状；无臭，味微甜。本品收载于《四川省中药材标准》2010 年版。

（3）紫茉莉根：紫茉莉科紫茉莉属植物紫茉莉 *Mirabilis jalapa* L. 的干燥根，又名"胭脂花"或"地雷花"。鉴别特征：呈长圆锥形或圆柱形，稍弯曲，有的有分支，多数经蒸制后压扁；长 6~12 cm，直径 1.5~4 cm；表皮多全部刮去，较光滑，表面淡黄白色、灰黄白色或灰棕黄色，半透明，有纵沟纹，散有须根痕，残留在凹入的细窝内；顶端有长短不等的木质茎或凹陷的茎基残痕；下端较尖或可见截断痕迹；质坚硬，不易折断；断面不平坦，黄白色或淡黄棕色，角质状，可见同心环纹及白色维管束点；无臭，味淡、有刺喉感。本品收载于《云南省中药材标准·第四册·彝族药（Ⅱ）》2005 年版。

（4）大丽菊：菊科大丽花属植物大丽花 *Dahlia pinnata* Cav. 的干燥根，又名"大理菊"。鉴别特征：呈长纺锤形，微弯，有的已压扁，有的切成两瓣；长 8~15 cm，直径 1~5 cm；表面灰白色或类白色，未去皮者呈棕黄色；无点状横环纹，有明显而不规则的纵沟纹，顶端有茎基痕；顶端及尾部均呈纤维状；质硬，不易折断；断面类白色，纤维性，角质化，中有木质心或中空；气微，味淡，嚼之粘牙。本品收载于《云南省中药材标准·第六册·彝族药（Ⅲ）》2005 年版。

（5）赤瓟根：葫芦科赤瓟属植物赤瓟 *Thladiantha dubia* Bunge 的干燥根。鉴别特征：呈纺锤形，略有四棱，长 4~6 cm，直径 1.5~2.5 cm；表面灰黄色或灰黄棕色，有纵沟纹及横长的皮孔样斑痕；质坚硬，难折断，断面平坦，粉质；无臭，味微苦、刺舌。

（6）芭蕉芋：美人蕉科美人蕉属植物蕉芋 *Canna edulis* Ker Gawl. 的干燥根。鉴别特征：呈扁椭圆形；未去表皮者，表面有微突起而不连续的横环纹，已去表皮者显露较多的纵向纤维丝，上端残茎基凹陷状，下端有切除幼尾的痕迹；质略软，断面灰白色，微呈粉性，可见点状维管束；气微，味微甜，嚼之粘牙；粉末遇水不成黏糊状，遇碘试液显蓝黑色。

（7）天花粉：葫芦科栝楼属植物栝楼 *Trichosanthes kirilowii* Maxim. 或中华栝楼（双边栝楼）*Trichosanthes rosthornii* Harms 的干燥根，曾经以块根小者充天麻。鉴别特征：呈不规则圆柱形、纺锤形或瓣块状；一端有茎基残留或扎成短嘴状；表面黄白色或淡棕黄色，有纵皱纹、细根痕及略凹陷的横长皮孔，有的有黄棕色外皮残留；质坚实，断面白色或淡黄色，富粉性，横切面可见黄色木质部，略呈放射状排列，纵切面可见黄色条纹状木质部；气微，味微苦。本品收载于《中华人民共和国药典》2020 年版一部。

（8）竹芋根：竹芋科竹芋属植物竹芋 *Maranta arundinacea* L. 的干燥根。鉴别特征：外表似天麻，有"鹦哥嘴"和"肚脐眼"；但断面纤维性强，质粗糙，表面浊白色。

（9）慈姑：泽泻科慈姑属植物华夏慈姑 *Sagittaria trifolia* subsp. *leucopetala* (Miquel) Q. F. Wang 的干燥球茎。鉴别特征：呈长卵圆形，压扁状；表面暗褐棕色或褐绿色，微呈透明状；有 2~3 个环节，环节上常残存膜质鳞叶片；中部多凹陷，有纵向细皱纹；上端有粗大的芽苞，下端有致密的皱褶；底部有浅灰色的圆脐形"斑痕"，或有短柄状突起；质重而坚硬，难折断；断面中空，微呈角质状；气微，味淡。

（10）菊芋：菊科向日葵属植物菊芋 *Helianthus tuberosus* L. 的干燥根。鉴别特征：呈纺锤形或不规则瘤状突起，大小不一；表面红色、黄色和白色，较光滑，具 2~3 轮横环纹；质硬脆，可折断，断面角质样，淡黄白色；气微，味淡、微甜。

（11）茅瓜根：葫芦科茅瓜属植物茅瓜 *Solena heterophylla* Lour. 的干燥根。鉴别特征：呈纺锤形或块状；表面肉白色，有纵沟纹；质坚韧，容易吸潮发软；折断面不平坦，呈纤维状。

（12）滇黄精：百合科黄精属植物滇黄精 *Polygonatum kingianum* Coll. et Hemsl. 的干燥根茎。鉴别特征：呈结节状，全体有细皱纹及稍隆起的环节；茎痕明显，呈圆盘状，上面有许多小麻点；味甜，嚼之有黏性。本品以"黄精"收载于《中华人民共和国药典》2020 年版一部。

（13）老虎姜：百合科黄精属植物卷叶黄精 *Polygonatum cirrhifolium* (Wall.) Royle 的干燥根茎。鉴别特征：根茎肉质肥大，黄白色或淡黄色，块状增厚；全体有细皱纹，稀疏的须根痕多呈点状突起；断面淡黄色，呈半透明角质样；气微，味甘、微辛。

（14）商陆：有毒，商陆科商陆属植物商陆 *Phytolacca acinosa* Roxb. 或垂序商陆 *Phytolacca americana* L. 的干燥根。鉴别特征：呈圆柱形或圆锥形，压扁状；顶端有地上茎的残基，或两端均为切面痕；有明显的纵皱纹及横向皮孔；质坚实，难折断；断面可见数轮同心环纹，断面淡棕色；气微，味甘、苦，久尝麻舌。本品收载于《中华人民共和国药典》2020 年版一部。

（15）芋艿：天南星科芋属植物芋 *Colocasia esculenta* (L.) Schott. 的干燥子块茎，本品曾经以一年生的块茎刮皮、蒸制和晒干冒充天麻。鉴别特征：呈压扁状，有纵沟及皱褶，顶端有芽苞残基，下端有棕色的圆形斑痕；断面粉白色，微甜。

（16）马铃薯伪制品：茄科茄属植物阳芋（土豆）*Solanum tuberosum* L. 的干燥根，加工的天麻伪品又名"洋天麻"。鉴别特征：呈椭圆形，已压扁，有的顶端留有茎基痕，长 4~6 cm，直径 2~3 cm；

表面干后容易产生细裂纹；黄白色或浅黄棕色，较光滑，有纵皱纹及浅沟纹，有不明显的环节，底部无圆形斑痕；质坚硬，难折断，断面颗粒性，无光泽，角质化；切片粉性强，入口不脆，水浸后，无伸缩性及粘液；无臭，味淡，嚼之粘牙。

（17）天麻（小白麻）：兰科天麻属植物天麻 *Gastrodia elata* Bl. 未抽薹开花结实的天麻块茎，又称"白头麻"（一般作种用）。鉴别特征：体型瘦小，细长，其余特征同天麻。

154. 天南星

【来源】

天南星科天南星属植物天南星 *Arisaemae rubescens* (Wall.) Schott、异叶天南星 *Arisaema heterophyllum* Bl. 或东北天南星 *Arisaema amurense* Maxim. 的干燥块茎。

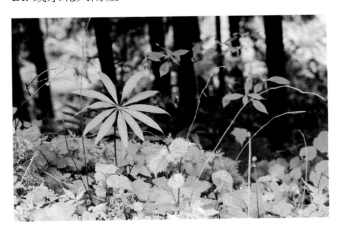

图154-1　天南星（植物）

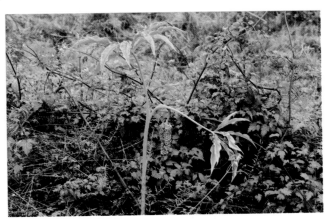

图154-2　天南星（植物果期）

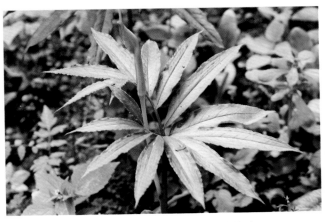

图154-3　异叶天南星（植物花期）

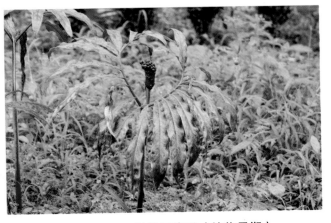

图154-4　异叶天南星（植物果期）

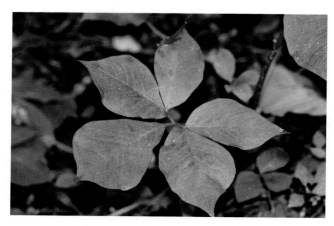

图154-5　东北天南星（植物）

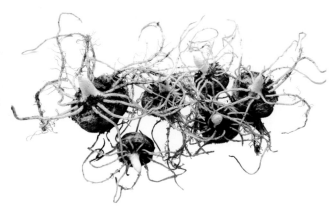

图154-6　天南星（鲜品）

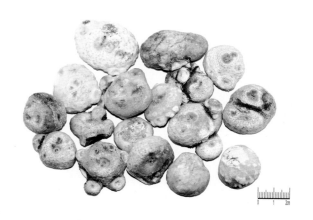

图154-7　天南星（药材）

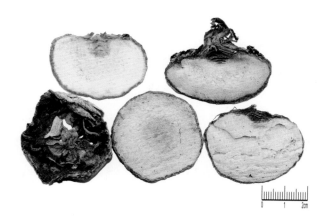

图154-8　生南星（饮片）

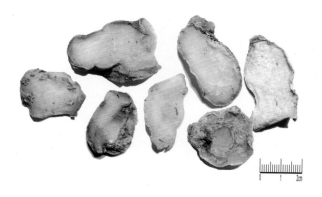

图154-9　制天南星（饮片）

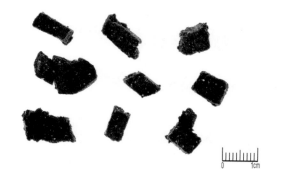

图154-10　胆南星（饮片）

【术语】

"棕眼"：天南星凹陷的茎痕周围有较大的麻点状须根痕，习称"棕眼"。

【炮制加工】

生天南星（净制）：取天南星药材，除去杂质，洗净，干燥。本品收载于《中华人民共和国药典》2020年版一部。

制天南星：取净天南星，按大小分别用水浸泡，每日换水2~3次，如起白沫时，换水后加白矾

（每100 kg天南星，加白矾2 kg），泡1 d后，再进行换水，至切开口尝微有麻舌感时取出；将生姜片、白矾置锅内加适量水煮沸后，倒入天南星共煮至无干心时取出，除去姜片，晾至四至六成干，切薄片，干燥（每100 kg天南星，用生姜、白矾各12.5 kg）。本品收载于《中华人民共和国药典》2020年版一部。

陕制天南星：取生天南星，按大小分开，与配料用水泡漂，每日换水2~3次，不换配料（一般夏5 d，春秋6 d，冬7 d），至水清不起白沫时，捞出与配料共置锅内加水适量，煮至内无白心，嚼之微麻舌，取出，晒至四至六成干，闷润至内外湿度均匀，切薄片，干燥（每100 kg天南星，泡时加大皂角、甘草各5 kg，煮时加生姜、白矾各5 kg）。本品收载于《陕西省中药饮片标准·第二册》2009年版。

胆天南星：制天南星的细粉与牛、羊或猪胆汁经加工而成，或为生天南星细粉与牛、羊或猪胆汁经发酵加工而成。本品收载于《中华人民共和国药典》2020年版一部。

【混伪品及习用品】

（1）**川中南星：**天南星科天南星属植物川中南星 *Arisaema wilsonii* Engl. 的干燥块茎。鉴别特征：呈扁球形，厚1~2.5 cm，直径2~6.5 cm；表面类白色或淡棕色，较光滑，有的皱缩，顶端有凹陷的茎痕，周围有麻点状根痕，有的块茎周边具小扁球形侧芽；断面白色或类白色，具粉性；气微辛，味麻辣。本品以"南星"收载于《四川省中药材标准》2010年版。

（2）**刺柄南星：**天南星科天南星属植物刺柄南星 *Arisaema asperatum* N. E. Brown 的干燥块茎。鉴别特征：块茎呈扁圆形，直径1.5~6.5 cm；表面棕色，周围麻点状根痕细小，周边有较多突出的侧芽。本品以"南星"收载于《四川省中药材标准》2010年版。

（3）**螃蟹七：**天南星科天南星属植物螃蟹七 *Arisaema fargesii* Buchet 的干燥块茎。鉴别特征：呈扁平类圆球状；直径3~5 cm；表面棕色，光滑；顶端茎痕平坦，根痕较粗；茎痕的周围有多数突起的球状侧芽，质坚硬。本品以"南星"收载于《四川省中药材标准》2010年版。

（4）**虎掌南星：**天南星科半夏属植物虎掌 *Pinellia pedatisecta* Schott 的干燥块茎，又名"禹南星"或"狗爪半夏"。鉴别特征：呈不规则扁球形或扁圆形，由主块茎及多数附着的2~5个小扁球状侧芽组成；似虎类脚掌，直径1.5~5 cm；表面类白色或淡棕褐色，较光滑，顶端有凹陷的茎痕，周围有麻点状根痕，底部稍钝圆；质坚硬，不易破碎，断面不平坦，白色，粉性；气微辛，味麻辣。本品收载于《湖北省中药材质量标准》2018年版，以"虎掌半夏"收载于《泸州市习用中药材质量规定》1989年版。

（5）**黄苞南星：**天南星科天南星属植物黄苞南星 *Arisaema flavum* (Forsk.) Schott 的干燥块茎。鉴别特征：呈球形或略扁，直径1~2 cm；表面黄白色至暗褐黄色；顶端中心具凹陷的茎痕，周围具根痕和环纹，下部较粗糙，皱缩；质坚硬。

（6）**象头花：**天南星科天南星属植物象头花 *Arisaema franchetianum* Engl. 的干燥块茎。鉴别特征：呈不规则的扁球形，表面淡棕色带玫瑰红色；顶端中央有凹陷的茎痕，并残留棕色鳞片状叶鞘，周围有1~3圈麻点状须根痕或残存的须根，块茎周边着生2~4个突出的小扁球状侧芽，略似狗爪，直径1.5~6 cm，高0.5~1 cm；芽痕浅而小，断面不平坦，白色或淡黄色，角质状，质地坚硬；气微，味麻。本品以"狗爪南星"收载于《贵州省中药材、民族药材质量标准》2003年版。

（7）**花南星：**天南星科天南星属植物花南星 *Arisaema lobatum* Engl. 的干燥块茎。鉴别特征：呈扁球形，直径2~5 cm，高1~2 cm；表面褐色，除去外皮者呈淡绿色；芽痕浅而大，芽鳞排列成轮状；须根痕突出于表面，在芽痕周围密集排列成 1~2 圈；块茎周边可见珠芽或其脱落的痕迹。

（8）**象南星**：天南星科天南星属植物象南星 *Arisaema elephas* Buchet 的干燥块茎。鉴别特征：呈扁圆形，直径 2~6 cm，高 1~2 cm；表面黑褐色，除去外皮处显白色，凹凸不平，常见珠芽痕；芽痕位于上端中央，浅而大，四周有细小须根痕，直径 1~1.5 mm；断面白色，粉性。

（9）**朝鲜南星**：天南星科天南星属植物细齿南星 *Arisaema peninsulae* Nakai 的干燥块茎。鉴别特征：呈扁圆形，直径 1.5~3.5 cm，高 0.5~1 cm；表面淡棕色或乳白色；芽痕浅，具点状须根痕，直径 1~2 mm，散布在芽痕的周围。

（10）**灯台莲**：天南星科天南星属植物灯台莲 *Arisaema bockii* Engler 的干燥块茎。鉴别特征：块茎较小，直径 1~3 cm；周围的根痕不明显。

（11）**魔芋**：天南星科魔芋属植物花蘑芋 *Amorphophallus konjac* K. Koch 的干燥块茎。鉴别特征：呈扁圆形，较大，直径 2.5~7.5 cm；表面棕褐色，粗糙，顶端凹茎痕较深，根痕明显，周边无突出侧芽。

155. 天竺黄

【来源】

禾本科箣竹属植物青皮竹 *Bambusa textilis* McClure 或华思劳竹 *Schizostachyum chinense* Rendle 等秆内的分泌液干燥后的块状物。

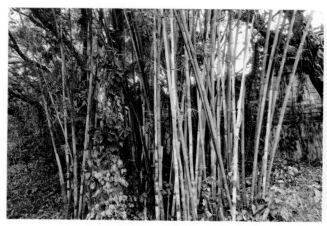

图155-1　华思劳竹植物（拍摄者：赵鑫磊）

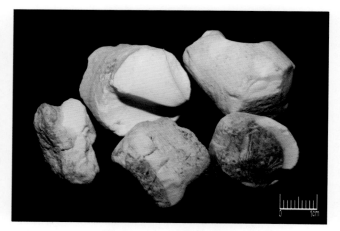

图155-2　天竺黄（药材）

【炮制加工】

天竺黄（净制）：取天竺黄药材，除去杂质。本品收载于《中华人民共和国药典》2020 年版一部。

【混伪品及习用品】

（1）**人工天竺黄**：为硅酸盐凝胶体，含有少量钠、钾、钙、铝、铁等金属离子并吸附有鲜竹沥。

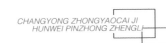

鉴别特征：为不规则的小块，多具棱角；类白色至黄白色，碎断面乳白色，平坦，光亮；吸湿性较强，有黏舌感；质轻松易碎；气微，味淡。本品收载于《上海市中药饮片炮制规范》2018年版。

（2）**竹黄**：肉座菌科真菌竹黄菌 *Shiraia bambusicola* P. Henn. 的干燥子座，又名"竹黄菌"或"竹花"，多寄生于竹竿上。鉴别特征：子座瘤状，略呈椭圆形或纺锤形，长1.5~4 cm，直径1~2 cm；背面隆起，有不规则横沟，基部凹陷，常有残留有竹竿；表面粉红色，有细密纹理；质疏松、坚韧，断面略呈扇形，外层粉红色，内层色浅；气特异，味淡。本品收载于《河北省中药材标准》2018年版。

156. 铁皮石斛

【来源】

兰科石斛属植物铁皮石斛 *Dendrobium officinale* Kimura et Migo 的干燥茎。

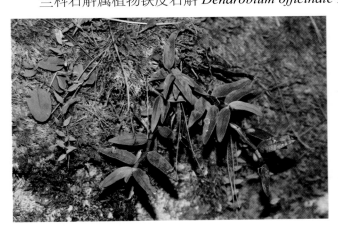

图156-1　铁皮石斛（野生植物）

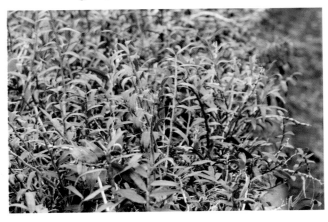

图156-2　铁皮石斛（栽培植物）

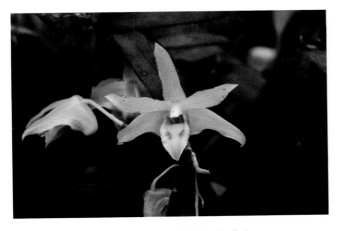

图156-3　铁皮石斛（植物花）

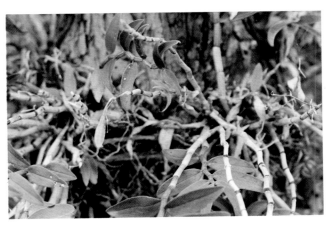

图156-4　铁皮石斛（植物果期）

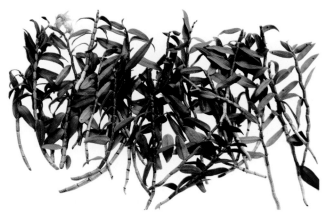

图156-5 铁皮石斛（鲜品）

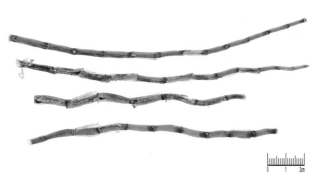

图156-6 铁皮石斛（药材）

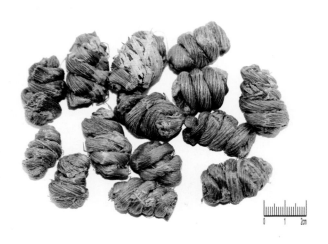

图156-7 铁皮石斛药材（铁皮枫斗）

【术语】

"铁皮枫斗"：铁皮石斛采收后，剪去部分须根，边加热边扭成螺旋形或弹簧状，烘干，商品习称"铁皮枫斗"或"耳环石斛"。

"铁皮石斛"：铁皮石斛采收后，切成段，干燥或低温烘干，商品习称"铁皮石斛"。

"龙头凤尾"：传统加工"枫斗"过程，茎下部留有2~3条须根，形似"龙头"，上端留有2~3个叶片，形似"凤尾"，习称"龙头凤尾"。

"化渣"：铁皮石斛药材，口嚼几乎无残渣，习称"化渣"。

【炮制加工】

鲜铁皮石斛：临用洗净，切段。本品收载于《浙江省中药炮制规范》2015年版。

铁皮石斛（切制）：取铁皮石斛药材，除去杂质，洗净，润透，切斜片，干燥。本品收载于《四川省中药饮片炮制规范》2015年版。

【混伪品及习用品】

（1）齿瓣石斛：兰科石斛属植物齿瓣石斛 *Dendrobium devonianum* Paxt. 的干燥茎，又名"紫皮石斛"。鉴别特征：呈圆柱形，长 20~70 cm，直径 0.2~0.5 cm，节间长 2.5~4 cm；表面金黄色、黄绿色或有部分呈紫色，可见较多细纵棱，有残留的膜质叶鞘，紧贴于茎上；质硬而脆，易折断，断面较平坦，略呈纤维性；气微，味微甜，嚼之稍有黏性。本品收载于《云南省中药材标准·第七册》2005 年版。

（2）叠鞘石斛：兰科石斛属植物叠鞘石斛 *Dendrobium denneanum* Kerr 的干燥茎，又名"迭鞘石斛"。鉴别特征：呈细长圆柱形，不分枝，上下近等粗；长 20~63 cm，直径 0.3~1.2 cm，节间长 1.5~5.5 cm；表面黄绿色，具光泽，光滑或有纵沟纹；节明显，稍膨大，色较深，节上有灰白色膜质叶鞘；质坚脆，易折断；断面浅黄褐色，有短纤维状维管束外露；气微，味微苦而回甜，嚼之有黏性。本品以"迭鞘石斛"收载于《四川省中药材标准》2010 年版。

（3）细叶石斛：兰科石斛属植物细叶石斛 *Dendrobium hancockii* Rolfe 的干燥茎，又名"黄草石斛"。鉴别特征：呈长圆柱形，长可达 80 cm，直径 0.2~1 cm，节间 2.5~4.5 cm，接近根部 1~3 节较细，以上较粗；表面黄色、暗黄色或金黄色，具深槽；近基部 1~2 节光滑无槽；上部多分枝，分枝细，形同竹丫，直径 0.1~0.2 cm，节间 0.5~2 cm，光滑或具稀少的棱，节上可见花梗脱落后的斑痕；质硬，不易折断，断面不平，略呈纤维状；无臭，味淡。本品以"贵州石斛"收载于《贵州省中药材、民族药材质量标准》2003 年版。

（4）钩状石斛：兰科石斛属植物钩状石斛 *Dendrobium aduncum* Wall ex Lindl. 的干燥茎。鉴别特征：呈圆柱形，上部略回折状弯曲，长 50~70 cm，直径 0.1~0.4 cm，节间 2~4 cm，节上可见花梗脱落后的斑痕；表面金黄色或黄绿色，有纵纹；质较硬，易折断，断面较平坦，味微苦。本品以"贵州石斛"收载于《贵州省中药材、民族药材质量标准》2003 年版。

（5）重唇石斛：兰科石斛属植物重唇石斛 *Dendrobium hercoglossum* Rchb. f. 的干燥茎。鉴别特征：呈圆柱形，上部微扁，基部常收缩，长 8~40 cm，直径 0.2~0.5 cm，近基部 1~2 节直径约 0.1 cm，节间 1.1~3.4 cm；表面绿色、金黄色或暗黄色，上部具细纵纹，松泡，近基部较光滑，质硬，易折断；断面较平坦；味微苦。本品以"贵州石斛"收载于《贵州省中药材、民族药材质量标准》2003 年版。

（6）罗河石斛：兰科石斛属植物罗河石斛 *Dendrobium lohohense* Tang et Wang 的干燥茎。鉴别特征：呈长圆柱形，上下几乎等粗，茎上部具新植株分出，长 10~60 cm，直径 0.2~0.4 cm，节间长 0.7~3.5 cm；表面黄色或黄绿色，有沟槽；质坚，易折断；断面较平坦，味淡。本品以"贵州石斛"收载于《贵州省中药材、民族药材质量标准》2003 年版。

（7）小瓜石斛：兰科石仙桃属植物云南石仙桃 *Pholidota yunnanensis* Rolfe 及细叶石仙桃 *Pholidota cantonensis* Rolfe 的干燥根状茎和假鳞茎，又名"果上叶"或"石枣子"。鉴别特征：根状茎粗壮，节多密集，节间长约 0.2 cm，直径 0.2~0.3 cm，被残留纤维状叶鞘，红棕色；质较韧，折断面不平坦，黄白色；假鳞茎肉质，常疏生，卵形、矩圆形或卵状矩圆形，长 1~5 cm，直径 0.2~1 cm；偶见顶端残留叶片 2 枚；表面具较粗的纵皱纹，金黄色；质柔韧，不易折断；折断面不平坦，灰白色；气微，味淡、微苦涩。本品以"果上叶"收载于《贵州省中药材质量标准》1988 年版。

（8）流苏金石斛：兰科金石斛属植物流苏金石斛 *Flickingeria fimbriata* (Bl.) Hawkes 带假鳞茎的干燥全草，又名"有瓜石斛"。鉴别特征：茎呈圆柱形，表面金黄色，光滑而有光泽；节明显，棕色，上部每节生 1 假鳞茎；假鳞茎呈纺锤形，压扁状，有纵沟及纵皱纹；体轻，质松，不易折断；断面纤维性，淡白色；气微，味淡。本品收载于《海南省中药材标准》2011 年版，以"有瓜石斛"收载于《广东省中药材标准·第三册》。

（9）霍山石斛：兰科石斛属植物黄石斛（霍山石斛）Dendrobium catenatum Lindl. 的干燥茎。鉴别特征：呈直条状或不规则弯曲形，长 2~8 cm，直径 1~4 mm。表面淡黄绿色至黄绿色，偶有黄褐色斑块，有细纵纹，节明显，节上有的可见残留的灰白色膜质叶鞘；一端可见茎基部残留的短须根或须根痕，另一端为茎尖，较细；质硬而脆，易折断，断面平坦，灰黄色至灰绿色，略角质状；气微，味淡，嚼之有黏性。本品以"石斛"收载于《中华人民共和国药典》2020 年版一部。

（10）金石斛：兰科金石斛属植物三脊金石斛 Flickingeria tricarinata Z. H. Tsi et S. C. Chen var. viridilamella Z. H. Tsi et S. C. Chen 的干燥茎及假鳞茎，又名"绿脊金石斛"。鉴别特征：茎较细，多节，多分枝；节上具一圈黑色环纹，节间光滑或具有纵纹，起棱；长 20~40 cm，直径 0.2~0.3 cm，节间长 0.3~5 cm，可见根茎上残留的气生根；茎柔韧而实，易折断，断面纤维性，黄白色；各分枝顶端具一膨大或压扁状、纺锤形的假鳞茎；假鳞茎表面具较多纵纹，起棱，长 2~5 cm，直径 0.2~1 cm；表面金黄或黄绿色，有光泽；假鳞茎类圆柱形者，质硬，易折断，断面黄白色；压扁状者，质地松泡，不易折断，断面不平，纤维状，黄白色；无臭，味淡、微苦。本品收载于《贵州省中药材、民族药材质量标准》2003 年版。

（11）流苏石斛：兰科石斛属植物流苏石斛 Dendrobium fimbriatum Hook. 的干燥茎。鉴别特征：呈长圆柱形，长 20~150 cm，直径 0.4~1.2 cm，节明显，节间长 2~6 cm；表面黄色至暗黄色，有深纵槽；质疏松，断面平坦或呈纤维性；味淡或微苦，嚼之有黏性。本品以"石斛"收载于《中华人民共和国药典》2020 年版一部。

（12）金钗石斛：兰科石斛属植物石斛（金钗石斛）Dendrobium nobile Lindl. 的干燥茎。鉴别特征：呈扁圆柱形，长 20~40 cm，直径 0.4~0.6 cm，节间长 2.5~3 cm；表面金黄色或黄中带绿色，有深纵沟；质硬而脆，断面较平坦而疏松；气微，味苦。本品以"石斛"收载于《中华人民共和国药典》2020 年版一部。

（13）鼓槌石斛：兰科石斛属植物鼓槌石斛 Dendrobium chrysotoxum Lindl. 的干燥茎。鉴别特征：呈粗纺锤形，中部直径 1~3 cm，具 3~7 节；表面光滑，金黄色，有明显凸起的棱；质轻而松脆，断面海绵状；气微，味淡，嚼之有黏性。本品以"石斛"收载于《中华人民共和国药典》2020 年版一部。

（14）有瓜石斛：兰科金石斛属植物戟叶金石斛 Ephemerantha lonchophylla (Hook. f.) P.F.Hunt et Summerh. 的干燥茎和假鳞茎。鉴别特征：呈圆柱形小段，茎直径 2~3 mm，节明显；表面金黄色或棕黄色，有光泽，光滑或有纵纹；假鳞茎习称为"瓜"，直径 3~7 mm，有深纵沟，顶端截形，有一圆环，中央稍突起；质松脆，易折断，断面淡白色，纤维性；气微，味微苦。

（15）球花石斛：兰科石斛属植物球花石斛 Dendrobium thyrsiflorum Rchb. f. 的干燥茎。鉴别特征：呈圆柱形，直径可达 1.5 cm，大小悬殊；表面黄色至黄褐色，切面灰白色至灰绿色，边缘呈不规则的齿轮状；质疏松，断面具疏而软的纤维；气微，味淡，嚼之无黏性。

（16）齿瓣石斛：兰科石斛属植物齿瓣石斛 Dendrobium devonianum Paxt. 的干燥茎，又名"紫皮石斛"。鉴别特征：完整者多呈螺旋形或弹簧状，通常具 2~4 旋，展开后有节和节间之分，残存的叶鞘膜质，呈纤维状；或为类圆形的薄片，直径 1.5~3 mm；表面黄绿色、灰绿色或稍带紫色，具细纵纹；切面灰白色至灰绿色；质坚实，断面较平坦；气微，味淡，嚼之有黏性。本品以"浙石斛"收载于《浙江省中药炮制规范》2015年版。

（17）报春石斛：兰科石斛属植物报春石斛 *Dendrobium polyanthum* Wallich ex Lindley 的干燥茎。鉴别特征：呈圆柱形，略弯曲，不分枝，长6~32 cm，直径0.3~0.8 cm；表面绿黄色或褐黄绿色，稍有纵纹；具多数节，节间长1.4~2.4 cm，节环纹金黄色，有灰白色膜质叶鞘，较薄；质较硬，易折断；气微，味微苦而回甜；嚼之有黏性。

（18）肿节石斛：兰科石斛属植物肿节石斛 *Dendrobium pendulum* Roxb. 的干燥茎。鉴别特征：呈扁柱形，弯曲，长8~38 cm，宽0.4~1.6 cm，节部膨大；表面棕黄色至灰黄褐色，具纵向细纹理；叶鞘暗灰白色；质柔韧，不易折断，断面淡棕色；气微，味淡，嚼之有黏性。

（19）杯鞘石斛：兰科石斛属植物杯鞘石斛 *Dendrobium gratiosissimum* Rchb. f. 的干燥茎，又名"刚节石斛"。鉴别特征：多呈螺旋形或弹簧状；或为类圆形的薄片；直径3~6 mm，表面黄色或黄绿色，具粗纵纹，切面灰白色至灰绿色；质坚实，断面略带纤维性；气微，味淡，嚼有黏性。本品以"浙石斛"收载于《浙江省中药炮制规范》2015年版。

（20）石仙桃：兰科石仙桃属植物石仙桃 *Pholidota chinensis* Lindl. 的干燥根状茎和假鳞茎。鉴别特征：根茎厚而横走，可见覆瓦状的鳞片包裹；有明显的节，每节之下有残留的根；节上生有假鳞茎，呈纺锤形，肉质而干瘪，具纵抽沟，淡绿色或金黄色，顶端具叶痕；根茎先端有长纤维样毛状物。

（21）美花石斛：兰科石斛属植物美花石斛 *Dendrobium loddigesii* Rolfe 的干燥茎。鉴别特征：呈细长圆柱形，常弯曲或盘绕成团；长15~30 cm，直径0.1~0.3 cm，节间长1~2 cm；表面金黄色，有光泽；具细纵横纹；质地坚实，断面较平坦；无臭，味淡。

（22）束花石斛：兰科石斛属植物束花石斛 *Dendrobium chrysanthum* Wall. ex Lindl. 的干燥茎。鉴别特征：呈长圆柱形，尾端稍弯曲；长30~80 cm，节间长2~3.5 cm，直径0.3~0.5 cm；表面黄色或淡黄色，具纵沟；体轻，质实，易折断，断面呈纤维状；嚼之有黏性。

（23）细茎石斛：兰科石斛属植物细茎石斛 *Dendrobium moniliforme* (L.) Sw. 的干燥茎。鉴别特征：呈圆柱形，长10~33 cm，直径0.1~0.3 cm，节间长1~4 cm；表面淡黄色、青灰色或古铜色，有光泽，具细纵纹，节上残存叶鞘，灰白色或棕褐色；质重，易折断；断面灰白色纤维状；气微。

（24）密花石斛：兰科石斛属植物密花石斛 *Dendrobium densiflorum* Lindl. ex Wall. 的干燥茎。鉴别特征：略呈棒状，长可达40 cm，直径0.5~1.5 cm；表面黄色或青绿色，有4条纵棱及纵槽；茎中下部节间长，上部节间短，可见花序柄脱落的斑痕；质轻，硬脆，易折断；断面平坦，略显纤维性；气微，味淡；嚼之稍略有黏性。

（25）马鞭石斛：兰科石斛属植物马鞭石斛 *Dendrobium fimbriatum* Hook. var. *oculatum* Hook . 的干燥茎。鉴别特征：呈长圆锥形或长圆柱形，长40~120 cm，直径0.3~0.8 cm，节间长3~4.5 cm；表面黄色至暗黄色，残存有灰黄色叶鞘，有深纵沟纹；质地疏松，易折断；断面纤维状；味微苦。

（26）麦斛：兰科石豆兰属植物麦斛 *Bulbophyllum inconspicuum* Maxim. 的干燥假鳞茎。鉴别特征：呈卵圆形，黄绿色；外表面有明显皱沟，间距1 cm左右；偶具须根；质地较结实。

（27）聚石斛：兰科石斛属植物聚石斛 *Dendrobium lindleyi* Stendel. 的干燥假鳞茎，又名"金黄泽"。鉴别特征：呈三棱或四棱状纺锤形，长 5~7 cm；全体具 3~4 节，节处线状凹入；表面金黄色，有光泽。

（28）**密花石豆兰**：兰科石豆兰属植物密花石豆兰 *Bulbophyllum odoratissimum* Lindl. 的干燥全草。鉴别特征：根茎匍匐横走，有节；具假鳞茎 (习称"瓜")，肉质，网柱状长卵形，紧贴生于根茎上，每节一个，同一方向排列，每一假鳞茎上生一叶；表面具较密的纵皱纹；革质、厚而脆。

（29）**增重铁皮石斛**：在饮片中浸入无机盐以增重。鉴别特征：质重，切面有粉霜，口尝味咸、涩。

157. 通 草

【来源】

五加科通脱木属植物通脱木 *Tetrapanax papyrifer* (Hook.) K. Koch 的干燥茎髓。

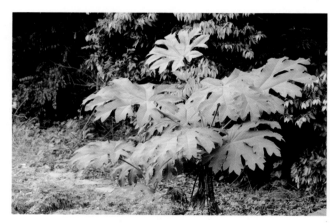
图157-1 通脱木（植物）

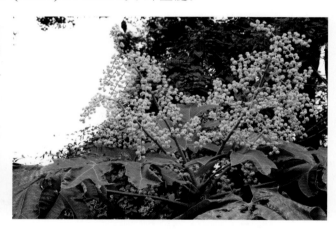
图157-2 通脱木（植物花期）

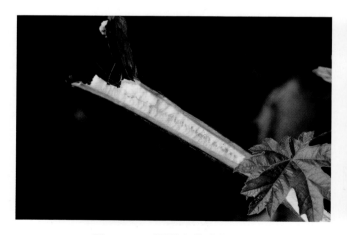
图157-3 通脱木茎（纵剖面）

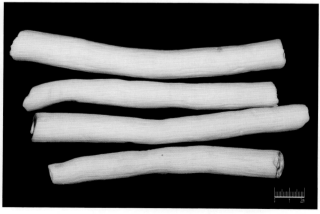
图157-4 通草（药材）

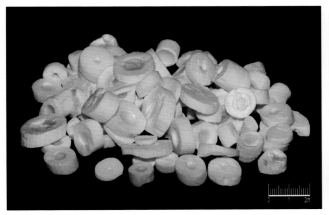

图157-5　通草（饮片）

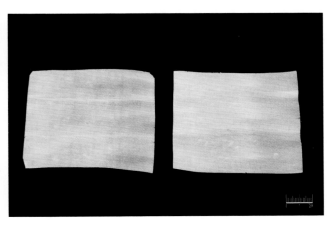

图157-6　通草饮片（方通）

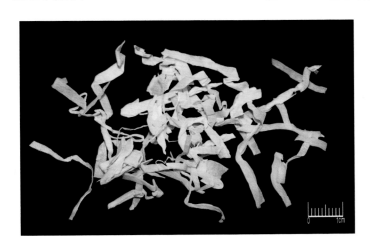

图157-7　通草饮片（丝通）

【术语】

"方通"：较粗的通草，用特制工具刨成纸状方形薄片，又称"方通草"。

"丝通"：加工"方通草"修边时，切下的边角料。

【炮制加工】

通草（切制）：取通草药材，除去杂质，切厚片。本品收载于《中华人民共和国药典》2020年版一部。

【混伪品及习用品】

（1）棣棠小通草：蔷薇科棣棠花属植物棣棠花 *Kerria japonica* (L.) DC. 的干燥茎髓。鉴别特征：呈圆柱形，直径0.3~1.1 cm；表面白色或略带黄色；体轻，松软，手指轻捏易变扁；断面平坦，显银白色光泽，中央实心；水浸泡10 min后，表面无黏滑感；无臭，味淡。本品收载于《贵州省中药材民族药材质量标准·第一册》2019年版。

（2）梗通草：豆科合萌属植物合萌（田皂角）*Aeschynomene indica* L. 去外皮的干燥主茎。鉴别特征：呈类圆柱形，直径1.5~2.5 cm；表面黄白色至淡棕黄色，具细纵纹，可见凹点及凹陷的枝痕，用放大镜观察，有密集的横环纹；切面平坦，类白色至黄白色，具放射状纹理，中央有小孔，周围有数层同心环纹；体轻，质稍软；气微，味淡。本品收载于《上海市中药饮片炮制规范》2018年版。

（3）旌节花：旌节花科旌节花属植物西域旌节花（喜马山旌节花）*Stachyurus himalaicus* Hook. f. et Thoms. 或中国旌节花 *Stachyurus chinensis* Franch. 的干燥茎髓。鉴别特征：呈圆柱形，长 30~50 cm，直径 0.5~1 cm；表面白色或淡黄色，无纹理；体轻，质松软，捏之能变形，有弹性；易折断，断面平坦，无空心，显银白色光泽；水浸后有黏滑感；气微，无味。本品以"小通草"收载于《中华人民共和国药典》2020 年版一部。

（4）青荚叶：山茱萸科青荚叶属植物青荚叶 *Helwingia japonica* (Thunb.) Dietr. 的干燥茎髓。鉴别特征：性状同旌节花，表面有浅纵条纹；质较硬，捏之不易变形；水浸后无黏滑感。本品以"小通草"收载于《中华人民共和国药典》2020 年版一部。

（5）绣球小通草：虎耳草科绣球属植物西南绣球（云南绣球）*Hydrangea davidii* Franch. 的干燥茎髓。鉴别特征：呈圆柱形，长 30~50 cm，直径 0.3~0.9 cm；表面淡黄白色，无纹理，每隔 3~16 cm 有明显或不明显的对生凹陷（叶柄着生处）；体轻，质柔韧，可卷曲成小环，捏之能变形；折断面实心，平坦，显银白色光泽；水浸后无黏滑感；气微，无味。本品收载于《四川省中药材标准》2010年版。

（6）实心大通草：五加科八角金盘属植物八角金盘 *Fatsia japonica* (Thunb.) Decne. et Planch. 的干燥茎髓。鉴别特征：呈圆柱形，表面有粗纵沟纹，不平滑；直径 1~2.2 cm；断面平坦，实心；遇水无黏滑感。

（7）假通草：五加科掌叶树属植物假通草 *Euaraliopsis ciliata* (Dunn) Hutch. 的干燥茎髓。鉴别特征：呈圆柱形，表面黄白色，粗糙；质地坚硬，断面实心。

（8）刺通草：五加科刺通草属植物刺通草 *Trevesia palmata* (Roxb.) Vis. 的干燥茎髓。鉴别特征：呈圆柱形，直径 2.5~3 cm；外表面淡黄色，有微突起的纵形条纹及凹沟；质硬脆；横断面略平坦，实心，无半透明薄膜；对光可见银白色闪光。

（9）罗伞茎髓：五加科罗伞属植物罗伞 *Brassaiopsis glomerulata* (Bl.) Regel 的干燥茎髓。鉴别特征：呈圆柱形，长 16~24 cm，直径 1.5~3.6 cm；表面粗糙，淡黄色或黄白色，有不规则斜向波状和片状凹陷及不明显的浅纵沟；质较硬，断面实心，有时可见径向排列的淡棕色短条纹；气微，味淡。

（10）盘叶掌叶树茎髓：五加科掌叶树属植物盘叶掌叶树 *Euaraliopsis fatsioides* (Harms) Hutch. 的干燥茎髓。鉴别特征：呈圆柱形，长 15~20 cm，直径 1~2.8 cm；表面白色或淡黄白色，粗糙，具粗纵条纹；体轻，质较硬脆，细腻，易折断；断面实心，较平坦，白色，显银白色光泽；无臭，味淡。

（11）粗毛楤木茎髓：五加科楤木属植物粗毛楤木 *Aralia searelliana* Dunn 的干燥茎髓。鉴别特征：表面淡灰黄色，粗糙，有明显的粗纵沟纹，偶有残留木部及刀削痕；质较硬，断面实心，灰白色，无银白色光泽，散布棕色针形小孔，近边缘处较密集。

（12）穗序鹅掌柴茎髓：五加科鹅掌柴属植物穗序鹅掌柴 *Schefflera delavayi* (Franch.) Harms ex Diels 的干燥叶柄髓部。鉴别特征：呈圆柱形或圆筒形，长 10~30 cm，直径 0.3~0.8 cm；表面淡黄白色，有宽窄不等的纵条纹；体轻，质硬，捏之不易变形，易折断；断面平坦，有蜡样光泽，有的空心；放大镜下观察，有的可见周边有稀疏的黄棕色点状树脂道；水浸后无黏滑感；无臭，味淡。

158. 土鳖虫

【来源】

鳖蠊科昆虫地鳖 *Eupolyphaga sinensis* Walker 或冀地鳖 *Steleophaga plancyi* (Boleny) 的雌虫干燥体。捕捉后，置沸水中烫死，晒干或烘干。

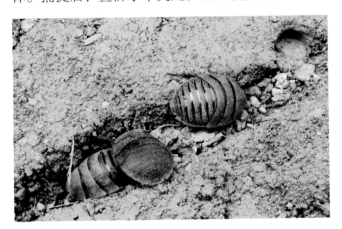

图158-1　地鳖（动物）

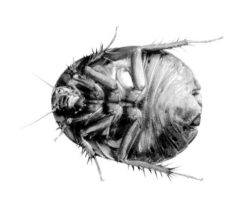

图158-2　地鳖（动物腹面）

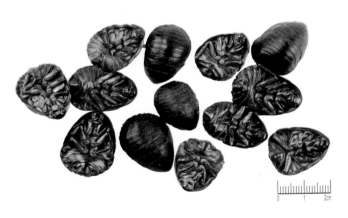

图158-3　土鳖虫（药材）

【炮制加工】

炒土鳖虫：取土鳖虫药材，照清炒法，炒至微焦，取出放凉。本品收载于《四川省中药饮片炮制规范》2015年版。

酒土鳖虫：取土鳖虫药材，除去杂质，筛去灰屑，稍破碎，放在洁净的容器内，喷洒黄酒，充分搅拌，混匀，浸闷至酒吸尽，干燥（每100 kg 土鳖虫，用黄酒30 kg）。本品收载于《河北省中药饮片炮制规范》2003年版。

【混伪品及习用品】

（1）**金边土鳖虫**：姬蠊科昆虫赤边水䗪（东方后片蠊）*Opisthoplatia orientalis* Burm. 的干燥虫体。鉴别特征：呈长卵形而扁平，长 1.5~4 cm，宽 1~2.5 cm；背面呈黑棕色或棕褐色，光滑而有光泽，甲壳状，形如小鳖；前胸背板边缘有一黄色镶边，习称"金边"；背部有 10 个横节，覆瓦状排列，第 1 节较宽，长约 1 cm，边缘有黄色狭边；其余 9 节边缘红棕色，每节均有锯齿，第 2、3 节的两侧各有一对特异的翅状物；腹面红棕色，有光泽；可见小型的头部，棕黑色；触角 1 对，多已脱落；脚部足 3 对，弯曲；腹部隆起，有弯曲的节，尾节较宽而略尖；质松脆，易破碎；腹内有灰黑色物质；气微腥，味微咸。本品收载于《广东省中药材标准·第二册》。

（2）**东方潜龙虱**：龙虱科昆虫东方潜龙虱 *Cybister tripunctatus orientalis* Gschew. 的干燥虫体，又名"水鳖虫"。鉴别特征：呈长卵形，长 2~3 cm，宽 1~1.5 cm；背面呈墨绿色，有 1 对较厚的鞘翅，边缘有棕黄色狭边，除去鞘翅，可见浅色膜质翅 2 对；腹面棕褐色或黑褐色，有横纹；胸部有足 3 对，前足 2 对较小，后足 1 对较大；质松脆；气腥，味微咸。

（3）**日本龙虱**：龙虱科昆虫日本龙虱 *Cybiste rjaponicus* 的干燥虫体。鉴别特征：身长 3.4~4 cm；前胸及鞘翅两侧黄条斑中间夹有一条黑色斑纹，鞘翅上密布沟纹或皱纹，仅端部及近中缝处无纹理。

（4）**土鳖虫（雄虫）**：土鳖虫的雄虫在交配后死亡的干燥体，混入土鳖虫中。鉴别特征：体较雌虫小；体背无坚硬的外壳；有翅，前翅革质，后翅膜质。

（5）**掺伪品**：用浓白矾水或食盐水浸死土鳖虫，再干燥，以增加重量。鉴别特征：表面多黏附有泥沙或白霜样物质；虫体质硬，手感重；掰开腹部可见方块结晶；味咸而涩。

159. 土茯苓

【来源】

百合科菝葜属植物光叶菝葜 *Smilax glabra* Roxb. 的干燥根茎。

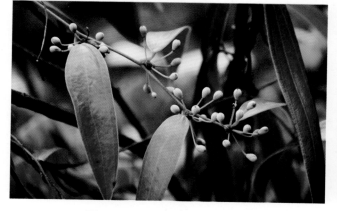

图159-1　光叶菝葜（植物果期）

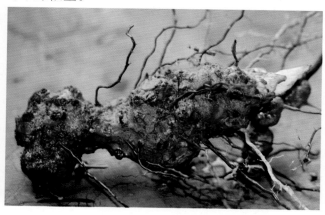

图159-2　土茯苓（鲜品）

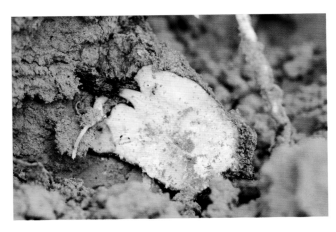

图159-3　土茯苓鲜品（断面）

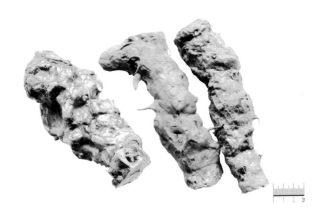

图159-4　土茯苓（药材）

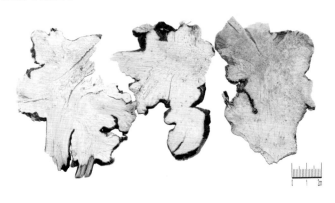

图159-5　土茯苓（饮片）

【炮制加工】

土茯苓（切制）：取土茯苓药材，浸泡，洗净，润透，切薄片，干燥。本品收载于《中华人民共和国药典》2020 年版一部。

鲜土茯苓：取土茯苓鲜品，用时除去须根等杂质，洗净，切片。本品收载于《上海市中药饮片炮制规范》2018 年版。

【混伪品及习用品】

（1）**华肖菝葜**：百合科肖菝葜属植物华肖菝葜 *Heterosmilax chinensis* Wang 的干燥根茎。鉴别特征：略呈不规则圆块状；须根基部不膨大；长 5~15 cm，直径 2~5 cm；外皮黄棕色或棕褐色与白色相间，易脱落；质坚硬，难折断；断面白色或淡黄白色，质地致密，粉性重，可见黄白色点状维管束；气微，味淡。本品以"白土苓"收载于《四川省中药材标准》2010 年版。

（2）**短柱肖菝葜**：百合科肖菝葜属植物短柱肖菝葜 *Heterosmilax septemnervia* F. T. Wang et T. Tang 的干燥根茎。鉴别特征：呈不规则圆块状，须根基部微凸；长 5~15 cm，直径 2~5 cm；表面土黄色或黄棕色，起皱，或具不规则裂纹；断面类白色或淡黄白色，粉性重，可见散生浅黄色维管束点；气微，味甘、微涩。本品以"白土苓"收载于《四川省中药材标准》2010 年版。

（3）**菝葜**：百合科菝葜属植物菝葜 *Smilax china* L. 的干燥根茎，又名"铁菱角"。鉴别特征：呈不规则块状，表面具瘤状突起；外表黄棕色或灰棕色，凹凸不平，有坚硬的刺状须根残基，部分根茎顶端有残留茎痕，有的外皮可见不规则裂纹，并有残留的鳞叶；质坚硬；切片者呈长圆形或不规则形状，厚 0.1~0.5 cm，边缘不整齐，切面淡红棕色，纤维性；无臭，味甘、酸。本品以"红土茯苓"收载于《贵州省中药材、民族药材质量标准》2003 年版。

（4）黑果菝葜：百合科菝葜属植物黑果菝葜 *Smilax glaucochina* Warb. 的干燥根茎。鉴别特征：略呈圆柱形，结节状，有分支；表面凹凸不平，灰褐色至深褐色；质硬，断面浅红棕色，纤维性；或为不规则片状，外表面灰褐色至深褐色，边缘不整齐，切面浅红棕色，纤维性；质硬，折断时无粉尘飞扬；气微、味淡。本品以"陕土茯苓"收载于《陕西省药材标准》2015 年版。

（5）肖菝葜：百合科菝葜属植物肖菝葜 *Heterosmilax japonica* Kunth 的干燥根茎，又名"白土茯苓"。鉴别特征：呈不规则的块状，长 10~30 cm，直径 5~8 cm；表面黄褐色，粗糙，有坚硬的须根残基；断面周围呈白色，中心黄色，显粉性；切面稍显粗糙，亦有小亮点；质软，味淡。

（6）药用菝葜：百合科菝葜属植物药用菝葜 *Smilax medica* Sch.et Sham. 的干燥根茎。鉴别特征：呈不规则的结节块状，外表淡黄色；断面白色，含淀粉较多；质较松泡，味甜。

（7）山土瓜：旋花科鱼黄草属植物山土瓜 *Merremia hungaiensis* (Lingelsh. et Borza) R. C. Fang 的干燥块根，又名"滇土瓜"。鉴别特征：呈不规则块片状；表面粗糙，皮层薄，深棕褐色或红棕色；切面显棕红色筋脉，有干缩皱纹，粉质；气微，味微甜。

（8）粉萆薢：薯蓣科薯蓣属植物粉背薯蓣 *Dioscorea collettii* var. *hypoglauca* (Palibin) C.T.Ting et al. 的干燥根茎，本品曾经切片冒充土茯苓。鉴别特征：边缘不整齐，有棕黑色或灰棕色外皮；切面白色或淡灰棕色，平坦，细腻，粉性；有不规则的黄色筋脉花纹（维管束）散在，对光照视，极为显著；水湿润后无黏滑感；质松脆，有弹性；味苦、微辛。本品收载于《中华人民共和国药典》2020 年版一部。

（9）金荞麦：蓼科荞麦属植物金荞麦 *Fagopyrum dibotrys* (D. Don) Har 的干燥根茎。鉴别特征：呈不规则团块，直径 1~4 cm；表面棕褐色，有横向环节和纵皱纹，密布点状皮孔；质坚硬；断面淡黄白色或淡棕红色，有放射状纹理，中央髓部色较深；气微，味微涩。本品收载于《中华人民共和国药典》2020 年版一部。

（10）白蔹：葡萄科蛇葡萄属植物白蔹 *Ampelopsis japonica* (Thunb.) Makino 的干燥块根。鉴别特征：呈长圆形或近纺锤形，长 4~10 cm，直径 1~2 cm；外皮红棕色或红褐色，有纵皱纹、细横纹及横长皮孔，易层层脱落，脱落处呈淡红棕色；切面类白色或浅红棕色，可见放射状纹理，周边较厚，微翘起或略弯曲；纵瓣切面周边常向内卷曲，中部有 1 突起的棱线；体轻，质硬脆，折断时，有粉尘飞出；气微，味甘。本品收载于《中华人民共和国药典》2020 年版一部。

160. 菟丝子

【来源】

旋花科菟丝子属植物南方菟丝子 *Cuscuta australis* R.Br. 或菟丝子 *Cuscuta chinensis* Lam. 的干燥成

熟种子。

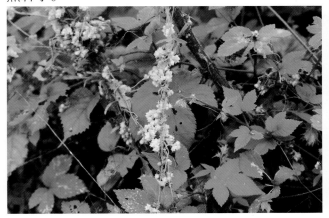

图160-1　菟丝子（植物）

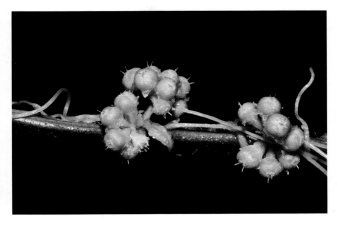

图160-2　菟丝子（植物果实）

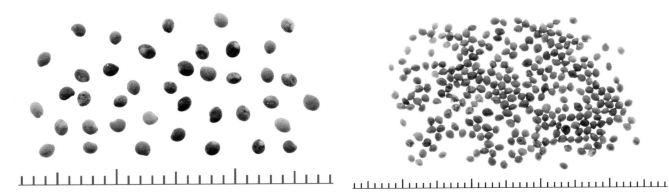

图160-3　菟丝子（药材）

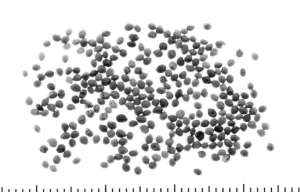

图160-4　盐菟丝子（饮片）

【术语】

"吐丝"：菟丝子水煮后，种皮裂开，伸出黄白色卷旋状的胚，形似"春蚕吐丝"。

【炮制加工】

菟丝子（净制）：取菟丝子药材，除去杂质，洗净，晒干。本品收载于《中华人民共和国药典》2020年版一部。

盐菟丝子：取净菟丝子，照盐水炙法，炒至微鼓起。本品收载于《中华人民共和国药典》2020年版一部。

炒菟丝子：取净菟丝子置热锅内，文火炒至微黄，有香气时，取出，放凉。本品收载于《山东省中药饮片炮制规范·下册》2012年版。

菟丝子饼：取净菟丝子置锅内，加适量水煮至开裂吐丝，不断翻动，待水被吸尽呈稠粥状时，取出，捣烂，压成饼状，待稍干后切成小块，干燥。本品收载于《山东省中药饮片炮制规范·下册》2012年版。

酒菟丝子：取净菟丝子，用黄酒拌匀，稍润，待黄酒吸尽，用文火炒至表面微变黄色，微开裂，取出，摊凉，即得（每100 kg净菟丝子，用黄酒20 kg）。本品收载于《黑龙江省中药饮片炮制规范及标准》2012 年版。

【混伪品及习用品】

（1）**菟丝草**：旋花科菟丝子属植物菟丝子 *Cuscuta chinensis* Lam. 的干燥地上部分。鉴别特征：茎多缠绕成团，棕黄色，柔细，粗不及 1 mm；叶退化成鳞片状，多脱落；花簇生于茎节，成球形；常有圆形或扁球形的果实，棕黄色；气微，味苦。本品收载于《中华人民共和国卫生部药品标准·维吾尔药分册》。

（2）**大菟丝子**：旋花科菟丝子属植物金灯藤（日本菟丝子）*Cuscuta japonica* Choisy 的干燥成熟种子。鉴别特征：呈类圆球形或三棱形，直径 2~3 mm；表面黄棕色、棕褐色或淡黄色，微凹陷，种脐圆形，色稍淡；质坚硬，不易以指甲压碎；气微，味微涩，嚼之微有黏滑感。本品收载于《四川省中药材标准》2010 年版。

（3）**欧洲菟丝子**：旋花科菟丝子属植物欧洲菟丝子 *Cuscuta europaea* L. 的干燥成熟种子。鉴别特征：表面褐绿色，多为 2 粒种子粘结在一起，呈类半球形；单粒种子呈三角状卵圆形，直径约 1 mm；放大镜下观察，表面有不均匀的颗粒状或疣状突起，腹面有脱落痕迹；种脐类圆形，位于种子顶端；种皮坚硬，较脆，易粉碎；水浸液为草绿色，沸水煮之不易破裂；味微苦。

（4）**芜菁子**：十字花芸苔属科植物芜青 *Brassica rapa* L. 的干燥成熟种子。鉴别特征：呈类圆球形，直径 1.2~1.8 mm；表面棕褐色，少数呈棕红色；放大镜下观察，可见微隆起的棕色网纹，种脐类圆形，光滑，色浅；种皮薄，易用指甲压破；气微，味微辛。

（5）**千穗谷种子**：苋科苋属植物千穗谷 *Amaranthus hypochondriacus* L. 的干燥成熟种子。鉴别特征：呈扁球形，直径 1~1.2 mm；表面黄绿色或棕黄色；置放大镜下观察，外表面光滑，表面无细密深色突起的小点，无微凹的线形种脐，有的边缘有一圈加厚的环带；易以指甲压碎；气微，味淡。

（6）**紫苏子**：唇形科紫苏属植物紫苏 *Perilla frutescens* (L.) Britt. 的干燥成熟种子。鉴别特征：呈卵圆形或类球形，直径约 1.5 mm；表面灰棕色或灰褐色；放大镜下观察，可见微隆起的暗紫色网纹，基部稍尖，有灰白色点状果梗痕；果皮薄而脆，易压碎；种子黄白色，种皮膜质，子叶 2 枚，类白色，有油性；压碎有香气，味微辛；水煎煮无"吐丝"特征。本品收载于《中华人民共和国药典》2020 年版一部。

（7）**啤酒花菟丝子**：旋花科菟丝子属植物啤酒花菟丝子 *Cuscuta lupuliformis* Krocker 的干燥成熟种子。鉴别特征：似大菟丝子，但种子呈卵圆形，种喙明显。

（8）**芸苔子**：十字花科芸苔属科植物芸苔 *Brassica rapa* var. *oleifera* 的干燥成熟种子。鉴别特征：近球形，直径 1.5~2 mm；表面红褐色或黑褐色，放大镜下观察，可见微细网状纹理；一端具黑色圆点状种脐；一侧有一条微凹陷的浅沟，沟中央有一条凸起的棱线；除去种皮可见子叶 2 枚，淡黄色，沿中脉相重对折，胚根位于二对折的子叶之间；气微，味淡，有油腻感。本品收载于《中华人民共和国卫生部药品标准·第一册》。

（9）**淀粉伪制品**：用淀粉加工而成。鉴别特征：呈类球形或不规则团块状，直径 1~1.5 mm；表面棕黄色或黄绿色，颜色较均一；无微凹的线形种胚；质脆，易用指甲压碎；取少量在水中煮沸，表面颜色会褪去，膨胀、软化，用手指轻捻，即成糊状。

（10）**小米伪制品**：禾本科狗尾草属植物粟 *Setaria italica* var. *germanica* (Mill.) Schred. 的干燥成熟果实染色加工而成。鉴别特征：呈类球形，直径约 1.5 mm，一侧有一宽凹槽；表面淡黄色或黄绿色；气微，味微甘。

（11）**矿石伪制品**：硅酸盐矿石用泥浆滚制，粗略过筛制成。鉴别特征：呈类球形、卵圆形或略不规则形；直径 1~2 mm，表面灰黄色或灰棕色；质坚硬，表面较粗糙；沸水浸泡无反应；加盐酸产生大量气泡，表面滚制的泥浆剥落，显露出不规则的小碎石粒。

161. 乌梢蛇

【来源】

游蛇科动物乌梢蛇 *Zaocys dhumnades* (Cantor) 的干燥体。

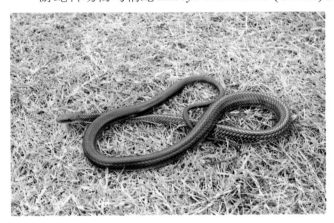

图161-1　乌梢蛇（动物）

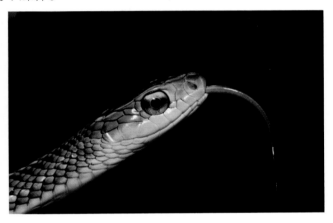

图161-2　乌梢蛇（动物头部侧面）

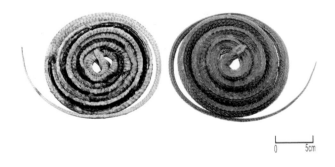

图161-3　乌梢蛇（药材）

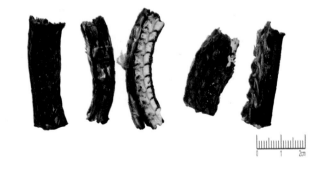

图161-4　酒乌梢蛇（饮片）

【术语】

"剑脊"：乌梢蛇的脊部高耸，如剑之锋。

"铁线尾"：乌梢蛇的蛇尾呈灰褐色或暗黄色，细而长，如铁线或铁丝。

【炮制加工】

乌梢蛇（切制）：取乌梢蛇药材，去头及鳞片，切寸段。本品收载于《中华人民共和国药典》2020

年版一部。

乌梢蛇肉：取乌梢蛇药材，去头及鳞片后，用黄酒闷透，除去皮骨，干燥。本品收载于《中华人民共和国药典》2020年版一部。

酒乌梢蛇：取净乌梢蛇段，照酒炙法，炒干（每100 kg乌梢蛇，用黄酒20 kg）。本品收载于《中华人民共和国药典》2020年版一部。

鲜乌梢蛇：乌梢蛇的新鲜蛇体。本品收载于《湖南省中药材标准》2009年版。

【混伪品及习用品】

（1）**黑眉锦蛇**：游蛇科动物黑眉锦蛇 *Elaphetaeniura* Cope 的干燥体。鉴别特征：头部褐黄色，头背灰黑色，眼后有2条明显的"眉状"黑纹延伸到颈部；体背面橄榄色，有拱形黑色梯状斑纹，体前段较清楚，至体后逐渐不明显；背中央鳞片微起棱，鳞行奇数；背正中有一条浅色纵条带，侧面一条宽黑色条带与近腹侧的浅色纵条带纵延至尾部，向后渐变细。

（2）**王锦蛇**：游蛇科动物王锦蛇 *Elaphe carinata* (Günther) 的干燥体，本品多切段冒充乌梢蛇。鉴别特征：卷成圆盘状，蛇体较粗，直径约3 cm；头部鳞片四周黑色，中央黄色；头部前端有"王"字样的黑花纹；体背部黄棕色，前半部有30条左右较明显的黄色横斜纹，鳞缘黑色，至后半部逐渐消失；体中段最外侧1~2行背鳞平滑，其余背鳞几乎全部强烈起棱；背鳞行为奇数，体前、中段背鳞多于19行；颊鳞1枚，鼻间鳞2枚（左右鼻鳞彼此不相切），眼后鳞2枚，腹鳞200枚以上；尾细长，尾下鳞双行。

（3）**灰鼠蛇**：游蛇科动物灰鼠蛇 *Ptyas korros* (Schlegel) 的干燥体。鉴别特征：颊鳞2~3枚，少数1枚；鳞的中央呈褐色，唇鳞淡黄色；头背灰黑色，体背部灰褐色；背鳞平滑或仅在体后段中央几行起棱，鳞行为奇数；尾短，尾下鳞双行。

（4）**赤链蛇**：游蛇科动物赤链蛇 *Lycodon rufozonatum* (Cantor) 的干燥体。鉴别特征：呈圆盘状，表面黑褐色，背脊稍高而不呈屋脊状；头背黑色，鳞缘红色；体背部有数条红色的窄横纹，体侧有红黑相间的断续斑点状纹，腹部外侧有黑褐色斑；背鳞多平滑，仅后段1~3行微起棱，鳞片边缘红色，鳞行奇数；气腥，味淡。本品收载于《安徽省中药饮片炮制规范》2005年版。

（5）**赤链华游蛇**：游蛇科动物赤链华游蛇 *Natrix annularis* (Hallowell) 的干燥体，又名"水赤链华游蛇"或"水赤链游蛇"。鉴别特征：头背及体背部灰黑色；背鳞平滑，起棱，鳞行数成奇数；表面有30个以上的黑色环带，体侧和腹部有红色与黑色相间的点状横斑纹；鼻间鳞2枚；前额鳞2枚；后端钝圆；额鳞1枚，长倍于宽；眼上鳞1枚，眼前鳞1枚，眼后鳞3枚或3枚以上；颊鳞1枚；上唇鳞9枚，一般第5枚入眼眶；下唇鳞9~10枚。

（6）**滑鼠蛇**：游蛇科动物滑鼠蛇 *Ptyas mucosus* (Linnaeus) 的干燥体。鉴别特征：呈圆盘状，头盘于中央，口内有许多同形细齿；上下唇鳞后缘黑色，上唇鳞8枚，颊鳞多为3枚，眼前下鳞1~2枚；唇鳞淡灰色，后缘黑色；腹鳞的前段后缘亦为黑色；头背灰黑色，体背部灰棕色，可见不规则的黑色横斑，背鳞大部平滑，仅体后背中央起棱，鳞行为奇数；腹部鳞片白色，除去鳞片后显红色；尾短，尾下鳞双行。

（7）**草游蛇**：游蛇科动物草游蛇 *Natrix stolata* (Linnaeus) 的干燥体。鉴别特征：背鳞行数成单；表面灰色，有黑色波浪横纹，横纹两侧为浅色点，似2条灰白色纵纹；腹部白色，头侧及喉部均呈黄色；鼻间鳞 2 枚，后端阔而略呈三角形；前额鳞 2 枚，额鳞 1 枚，长倍于宽；眼上鳞 2 枚，眼前鳞 1 枚，眼后鳞 3 枚；颊鳞 1 枚；上唇鳞 8~9 枚，下唇鳞 9~10 枚，其中第 3、4、5 枚入眼眶。

（8）中国水蛇：游蛇科动物中国水蛇 *Enhydris chinensis* (Gray) 的干燥体。鉴别特征：眼小无光泽，背部呈脊状，深灰色至灰褐色，平滑，有大小不一的黑点，排成 3 纵行，最外侧红棕色；眼前鳞 1 枚，眼后鳞 2 枚，颊鳞 1 枚，鼻间鳞 2 枚，背鳞 23~25 行；1 枚上唇鳞入眶；腹鳞前半部灰褐色，后半部棕黄色，尾部腹侧中央有一青黄色纵纹。

（9）玉斑锦蛇：游蛇科动物玉斑锦蛇 *Elaphe mandarina* (Cantor) 的干燥体。鉴别特征：呈圆盘状或腹侧展开呈卷曲的片块状；头背黄棕色，具三道弯折的弧形黑斑；枕部有黑色倒 "V" 字形斑纹；眼前鳞 1 枚，眼后鳞 2 枚，上唇鳞 7 枚；背鳞平滑，鳞行为奇数，体中部鳞片 23 行；尾有黑环，尾下鳞双行；体背部灰黄棕色，有菱形黑色圆环状斑纹 30~40 个，花纹中心和边缘均为黄色；腹部散布着交互排列的灰黑色长方形块斑。

（10）红点锦蛇：游蛇科动物红点锦蛇 *Elaphe rufodorsata* (Cantor) 的干燥体。鉴别特征：头背有 "八" 字形黑斑，一个在吻背穿过眼部再延头侧向后，一个在额部沿枕部向后，分别延续为体尾背部的四条黑褐色纵向线状斑纹；颊鳞和眼后鳞与乌梢蛇特征相似；前后颞鳞有 5 枚，无眼前下鳞；背鳞平滑，鳞行为奇数。

（11）银环蛇：眼镜蛇科动物银环蛇 *Bungarus multicinctus* Blyth 的干燥体。鉴别特征：呈圆盘状，头盘于中央，呈椭圆形而略圆；上唇鳞 7 枚，无颊鳞和眼前下鳞；口内具沟状牙；头背有对称大鳞片；头背及背部黑褐色或棕褐色，有白色或浅黄色宽 1~2 鳞片的横斑纹，脊鳞扩大，呈六角形；背鳞中段 15 行，平滑；尾下鳞单行，尾细。本品鲜品以 "鲜银环蛇" 收载于《湖南省中药材标准》1993 年版。

（12）金环蛇：眼镜蛇科动物金环蛇 *Bungarus fasciatus* (Schneider) 的干燥体。鉴别特征：呈圆盘状，头盘于中央，头椭圆形，稍大于颈，黑色或黑褐色；口内有沟状牙齿；头背有对称的大鳞片；躯干及尾部背腹面黑色，体背面具黑黄相间的环纹，黑、黄带大致相等，宽约 5 个鳞片；脊鳞扩大，呈六角形，背脊明显棱起呈嵴；尾短，末端钝圆，尾下鳞单行；气腥，味淡。本品收载于《广西中药材标准·第二册》1996 年版。

（13）眼镜蛇：眼镜蛇科动物眼镜蛇 *Naja naja* (Linnaeus) 的干燥体。鉴别特征：体较粗壮，头呈椭圆形，头颈区分不明显；头黑褐色，颈部背面具眼镜状斑纹，体背部黑褐色，有狭窄的黄白色横斑纹，斑纹有时呈双条形；腹面前段呈黄白色，有 1 个黑褐色横斑；口内具沟状牙齿；头背有对称大鳞片，背鳞中段 21 行，平滑，背部有单或成双排列的波状横斑纹；肛鳞完整或二分；尾细，尾下鳞双行，有 "佛指甲"；气腥，味淡。本品收载于《广西中药材标准·第二册》1996 年版。

（14）中介蝮：蝰科动物中介蝮 *Agkistrodon halys* Pallas. Intermedius (Strauch) 的干燥体。鉴别特征：全体长 50~60 cm，呈直条状，头略呈三角形，稍扁平，口内有管状牙齿；眼前有颊窝，吻鳞明显，鼻间鳞宽，头背具对称的大鳞片，颞部有一黑纹，其上缘有十分明显的 1 条白色细纹；背鳞具棱，躯干背面灰褐色，有镶黑的深褐色斑纹，但变异很大，有的左右交错排列，相连成铰链状斑，或有深浅相间波状横斑，或有分散不规则的斑点；体侧有 1 列棕黑色斑点；腹面灰白色或灰褐色，杂有黑斑；尾短而骤细。本品收载于《新疆中药维吾尔药饮片炮制规范》2010 年版。

（15）虎斑游蛇：游蛇科动物虎斑游蛇 *Natrix stolata* (Linnaeus) 的干燥体。鉴别特征：头背及体背部暗绿黑色，头后一段有暗红色与黑色相间的斑纹；颈背正中有一浅槽；背鳞几乎全起棱，仅最外行平滑，鳞行奇数；腹鳞乌黑色，边缘浅黄色半环状，似线条样相系。

（16）**铅色水蛇**：游蛇科动物铅色水蛇 *Enhydris plunbea* (Boie) 的干燥体。鉴别特征：呈圆盘状，盘径 8~12 cm；头背及体背黑褐色，或青灰褐色，具铅色样光泽；腹面淡灰黄色；头小，椭圆形，鼻孔位于吻背面，口内为多数同形细齿；上唇鳞 8 枚，颊鳞 1 枚，不入眶；背鳞平滑，脊鳞不扩大；脊不凸起，尾短粗，尾下鳞双行。

（17）**渔游蛇**：游蛇科动物渔游蛇 *Natrix piscator* (Scheider) 的干燥体。鉴别特征：呈圆盘状，盘径 7~10 cm；头背及体背黑绿色，背鳞平滑，脊鳞不扩大；腹面淡红棕色，具黑色环纹；上唇鳞 9 枚，偶有 8 或 10 枚，颊鳞 1 枚，不入眶；尾下鳞双行。

（18）**黄环林蛇**：游蛇科动物黄环林蛇 *Boiga dendrophila* 的干燥体。鉴别特征：口内有后沟状牙齿；头部大且略成三角形，与颈部区分明显；上唇鳞、下颌和喉部为鲜黄色；全身鳞片平滑且有光泽；环纹与金环蛇有点类似，但黄色环纹较细；尾部较长，略侧扁。

（19）**宽吻水蛇**：游蛇科动物宽吻水蛇 *Homalopsis buccata* 的干燥体。鉴别特征：口内有后沟状牙齿；头部较宽，黑斑交错；枕部呈三角形；躯干上有浅色斑纹；尾下鳞双行。

162. 吴茱萸

【来源】

芸香科吴茱萸属植物吴茱萸 *Euodia rutaecarpa* (Juss.) Benth.、石虎 *Euodia rutaecarpa* (Juss.) Benth. var. *officinalis* (Dode) Huang 或疏毛吴茱萸 *Euodia rutaecarpa* (Juss.) Benth. var. *bodinieri* (Dode) Huang 的干燥近成熟果实。

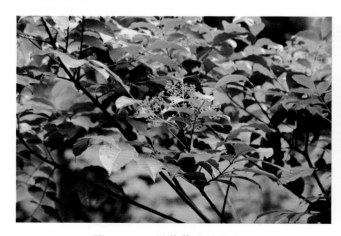

图162-1　吴茱萸（植物）

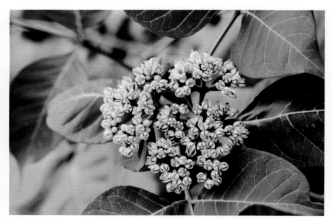

图162-2　吴茱萸（植物花）

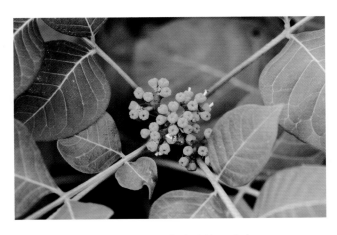

图162-3　吴茱萸（植物果实）

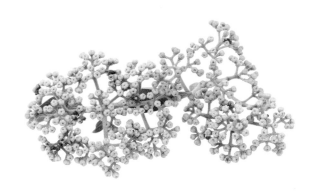

图162-4　吴茱萸（鲜品）

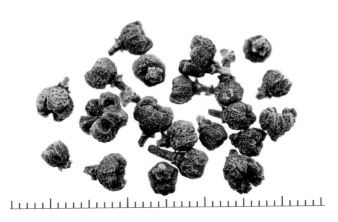

图162-5　吴茱萸（药材）

【术语】

"子眼"：吴茱萸表面有多个点状突起或凹下的油室，习称"子眼"。

"开口"：吴茱萸果实成熟后采收，商品分瓣开裂，习称"开口"。

【炮制加工】

吴茱萸（净制）：取吴茱萸药材，除去杂质。本品收载于《中华人民共和国药典》2020年版一部。

制吴茱萸：取甘草捣碎，加适量水，煎汤，去渣，加入净吴茱萸，闷润吸尽后，炒至微干，取出，晒干（每100 kg吴茱萸，用甘草6 kg）。本品收载于《中华人民共和国药典》2020年版一部。

炒吴茱萸：取吴茱萸药材，除去粗梗及杂质，照清炒法，炒至透出香气，较原色稍深为度。本品收载于《四川省中药饮片炮制规范》2015年版。

盐吴茱萸：取吴茱萸药材，除去粗梗及杂质，照盐炙法，炒干（每100 kg吴茱萸，用食盐2 kg）。本品收载于《四川省中药饮片炮制规范》2015年版。

醋吴茱萸：取吴茱萸药材，除去粗梗及杂质，照醋炙法，炒干（每100 kg吴茱萸，用醋12.5 kg）。本品收载于《四川省中药饮片炮制规范》2015年版。

黄连炙吴茱萸：取黄连，加水煎煮，取汁浸润吴茱萸，待黄连水被吸尽，再炒干（每100 kg吴茱黄，用黄连 10.6 kg）。本品收载于《四川省中药饮片炮制规范》2015 年版。

　　酒吴茱萸：取吴茱萸药材，挑选，将净吴茱萸置锅内，加白酒，拌匀，吸尽，用文火炒至表面黑褐色至黑色，微发泡，气香，取出，晾凉，筛去碎屑，即得（每 1 000 g 净药材，用白酒 100 g）。本品收载于《云南省中药饮片标准·第一册》2005 年版。

　　【地方习用品及伪品】

　　（1）开花吴茱萸：芸香科吴茱萸属植物吴茱萸 *Euodia rutaecarpa* (Juss.) Benth.、石虎 *Euodia rutaecarpa* (Juss.) Benth. var. *officinalis* (Dode) Huang 或疏毛吴茱萸 *Euodia rutaecarpa* (Juss.) Benth. var. *bodinieri* (Dode) Huang 的干燥成熟果实。鉴别特征：呈五角星状；表面呈暗黄绿色或紫红色，腺点明显突起，无网纹；分果腹缝线开裂，部分背缝线亦开裂；分果瓣开裂至近中部，其下部连合；果皮反卷，种子脱落。

　　（2）巴氏吴茱萸：芸香科吴茱萸属植物巴氏吴茱萸 *Euodia baberi* Rehd. et Wills 的干燥果实。鉴别特征：果实由 5 个小蓇葖果组成，呈放射状排列，形似梅花状；每个小蓇葖果由顶端向腹缝裂开，顶端可见点状柱头残基；基部具短小的果柄或果柄残痕；外果皮绿褐色至棕褐色，略粗糙，有少数皱纹及圆点状突起的小油点；内果皮由基部向上反卷，光滑，浅黄棕色；每 1 蓇葖果含种子 1 枚，圆形或卵圆形，黑色或蓝黑色，有光泽，一边稍扁；香气较淡，味辣、微麻。

　　（3）臭辣吴萸：芸香科吴茱萸属植物臭辣吴萸 *Euodia fargesii* Dode 的干燥果实，又名"野吴萸""臭辣子"或"假吴萸"。鉴别特征：呈星状扁球形，不呈五角星状，大小不等；蓇葖果 4~5 个，上部离生，常单个脱落；顶部开裂似花椒状，直径 4~7 mm；外表面红棕色至暗棕色，有稀疏的点状突起油点；顶端呈梅花状深裂，基部有短小且近无毛的果梗，嫩小者带有黄色小萼片；内表面类白色，密被细毛；分果片之间开裂至中部以下，但不达基部；内果皮常与外果皮分离脱出，呈翼状，黄白色；每分果片有种子 1 枚或仅 3~4 室成熟；种子表面黑色，有光泽，卵形，直径 1~2 mm；质硬而脆；嗅之有令人不适感，味辛而麻。

　　（4）楝叶吴萸：芸香科吴茱萸属植物楝叶吴萸（檫树）*Tetradium glabrifolium* (Champion ex Bentham) T. G. Hartley 的干燥果实。鉴别特征：淡红色，表面常呈网状皱褶；油点疏少但较明显，外果皮的两侧面被短伏毛，内果皮肉质，暗蜡黄色，壳质，每分果瓣长约 5 mm，有成熟种子 1 枚；种子长约 4 mm，宽约 3.5 mm，褐黑色。

　　（5）云南吴萸：芸香科吴茱萸属植物云南吴萸 *Euodia ailanthifolia* Pierre 的干燥果实。鉴别特征：与吴茱萸外形相似；呈类球形或 4~5 角状圆球形；外表面褐色或黑褐色，小油点不明显且较小，顶端可见 4~5 条小裂缝；果柄长不超过 5 mm，分果瓣长 4~5 mm，两侧面被灰色短伏毛，每分果瓣有 1 枚种子；种子长约 3 mm，宽约 2.5 mm，褐黑色，有光泽；具闷人的香气，味辣而苦。

　　（6）牛纠吴萸：芸香科吴茱萸属植物牛纠吴萸 *Euodia trichotoma* (Lour.) Pierre 的干燥果实，又名"山吴萸"。鉴别特征：表面暗褐色，散生微凸起、色泽较暗的油点，有横皱纹；基部常有 1~2 个暗褐黑色、细小的不育心皮，每分果瓣有 1 枚种子；种子暗褐色，近圆球形，腹面略平坦，顶部稍急尖，基部浑圆，背部细脊肋状，长 6~7 mm，宽 5~6 mm。

　　（7）毛梾：山茱萸科梾木属植物毛梾 *Cornus walteri* Wangerin 的干燥果实。鉴别特征：核果球形，多已开裂，常分为 5 瓣；每瓣分内外两层，外果皮棕褐色，顶端细尖，内果皮黄白色，反卷，与外果皮分离；种子椭圆形，黑色。

（8）**华南吴萸**：芸香科吴茱萸属植物华南吴萸 *Tetradium austrosinense* (Handel-Mazzetti) T. G. Hartley 的干燥果实。鉴别特征：果实 4~6 瓣，常为 5 瓣，辐射状排列；表面棕褐色至红褐色，粗糙，具黄白色窝点；内果皮黄棕色，光滑，常由基部向上反卷与外部果皮分离；果实下部具小形宿萼及果梗，果梗疏被淡黄白色绒毛或近无毛；每 1 分果瓣具 1 枚种子，黑色，卵球形，一端较尖，另端钝圆，长 2~3 mm；嚼之具芳香味。

（9）**少果吴茱萸**：芸香科植物少果吴茱萸 *Euodia rutaecarpa* (Juss.) Benth.f. *meionocapa* (Hand.-Mazz) Huang 的干燥果实。鉴别特征：呈扁球形，直径 0.8~1 cm，多数开裂，分果瓣常为 5 瓣，辐射状排列，果实排列紧密，外果皮绿黄色至棕褐色，粗糙，具突起的腺点；内果皮淡黄色，光滑，常由基部向上反卷与外部果皮分离；果实下部有小型宿萼，先端 5 齿裂，具果梗，果梗密被黄色绒毛；每分果瓣具 1 枚种子，长 0.25~0.4 cm，宽 0.5~2.5 mm，卵球形；表面皱缩，一端较尖，另端钝圆，黑色有光泽；具香气，味辛、麻辣。

（10）**野花椒**：芸香科花椒属植物野花椒 *Zanthoxylum simulans* Hance 的干燥果实，又名"崖椒"或"香椒子"。鉴别特征：呈圆球形或扁球形，直径 3~5 mm；外表面红褐色至暗紫色，有凸起的油点；顶端沿腹缝线开裂至基部，成二瓣，基部残存 2~5 mm 小果梗；内表面类白色至黄白色，光滑；种子卵圆形，黑色，有光泽；一端微凹，可见白色的点状种脐，直径约 3 mm；气香，味辛麻。本品收载于《贵州省中药材民族药材质量标准·第一册》2019 年版。

（11）**三桠苦**：芸香科吴茱萸属植物三桠苦 *Melicope pteleifolia* (Champion ex Bentham) T. G. Hartley 的干燥果实。鉴别特征：直径 0.6~1 cm，开裂或不开裂，分果瓣 1~3 瓣；外果皮浅灰棕色，略粗糙，少数具略突起的腺点，内果皮淡黄棕色，果实下部具小型宿萼及果梗，果梗上疏被类白色毛绒；每 1 分果瓣开裂或稍开裂，具 1 枚种子，类球形，直径 0.2~0.3 cm，一端稍尖，另端钝圆，黑色，皱缩，有光泽；气淡，嚼之味苦。

（12）**臭檀子**：芸香科吴茱萸属植物臭檀吴萸 *Tetradium daniellii* (Bennett) T. G. Hartley 的干燥种子。鉴别特征：呈卵球形，直径 0.8~1 cm，一端略尖，另端钝圆；黑色，稍有光泽；外表面常被有棕褐色的残存内果皮；气淡，嚼之味苦。

（13）**野茶辣**：芸香科吴茱萸属植物野茶辣 *Euodia* sp. 的干燥果实。鉴别特征：呈五角状扁球形，直径 0.7~1 cm，由 1~5 个开裂的心皮组成；外果皮暗褐色或棕褐色，稍粗糙，具细圆形的黑色腺点，内果皮白色，光滑，常由基部向上反卷与外果皮分离；果实下部具不明显的宿萼，果梗具密集的柔毛；每分果瓣具 1 枚种子，种子长 0.35~0.4 cm，宽 0.25~0.3 cm，卵球形，黑色，有光泽；气微，味辛辣。

（14）**青椒**：芸香科花椒属植物青花椒 *Zanthoxylum schinifolium* Sieb. et Zucc. 的干燥果实。鉴别特征：多为 2~3 个上部离生的小蓇葖果，集生于小果梗上；蓇葖果球形，沿腹缝线开裂，直径 3~4 mm；外表面灰绿色或暗绿色，散有多数油点和细密的网状隆起皱纹；内表面类白色，光滑；内果皮常由基部与外果皮分离；残存种子呈卵形，长 3~4 mm，直径 2~3 mm，表面黑色，有光泽；气香，味微甜而辛。本品以"花椒"收载于《中华人民共和国药典》2020 年版一部。

（15）**掺伪品**：掺入蚕蛾科昆虫家蚕 *Bombyx mori* Linnaeus 的干燥粪便。鉴别特征：为短圆柱状的小颗粒；表面灰黑色至绿黑色；有六条纵棱及横向环纹，两端钝，呈六棱形；有青草气，味淡。

163. 蜈蚣

【来源】

蜈蚣科动物少棘巨蜈蚣 *Scolopendra subspinipes mutilans* L. Koch 的干燥体。

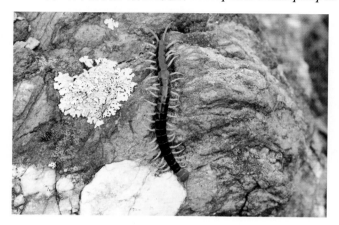

图163-1　少棘巨蜈蚣（动物）

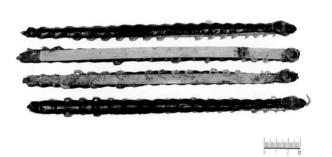

图163-2　蜈蚣（药材）

【炮制加工】

蜈蚣（切制）：取蜈蚣药材，除去竹片，切段。本品收载于《安徽省中药饮片炮制规范》2005 年版。

蜈蚣（焙制）：取蜈蚣药材，除去竹片，洗净，微火焙黄，剪段。本品收载于《中华人民共和国药典》2020 年版一部。

【混伪品及习用品】

（1）双须蜈蚣：玄参科母草属植物长蒴母草 *Lindernia anagallis* (Burm. F.) Pennell 的干燥全草。鉴别特征：多缠绕成团，质柔软，长 10~30 cm；基部节处常带须状根；茎呈四方形，浅绿色至黄绿色；叶对生，黄绿色至褐绿色，多皱缩；完整叶片展平后呈卵状三角形至卵状心形，长 1~2 cm，先端钝圆，叶缘有圆齿；花着生于枝梢或叶腋处，单生；有果者，两果相对或单边脱落，蒴果圆柱形或披针状渐尖，比萼长 1 倍或 2 倍，有的先端有宿存花柱；气微，味微苦。本品收载于《广东省中药材标准·第三册》。

（2）地蜈蚣：水龙骨科节肢蕨属植物多羽节肢蕨 *Arthromeris mairei* (Brause) Ching 的干燥根茎。鉴别特征：多为扁圆长条形，略弯曲，有的分支，长 4~20 cm，直径 0.5~1.5 cm；表面淡棕色至棕褐色，凹陷处残留棕色细小鳞片，可见黑色鳞片残基；一侧具突起的圆形叶柄残痕，另一侧有须根残痕；质坚脆，易折断；断面略平坦，有多数黑色小点（纤维束）散在，黄色维管束小点间隙排列成环状；气微，味淡。本品收载于《云南省中药材标准·第一册》2005 年版。

（3）水蜈蚣：莎草科水蜈蚣属植物短叶水蜈蚣 *Kyllinga brevifolia* Rottb. 的干燥全草。鉴别特征：长 10~30 cm，全体呈淡绿色至灰绿色；根茎呈近圆柱形，细长，直径 0.1~0.2 cm，表面棕红色至紫褐色，节明显，节处有残留的叶鞘及须根，断面类白色，粉性；茎较细，三棱形；单叶互生，线形，长短不一，有的长于茎，基部叶鞘呈紫褐色；头状花序顶生，球形，直径约 0.5 cm，基部有狭长叶状苞片 3 枚；坚果扁卵形，褐色；气微，味淡。本品收载于《广西壮族自治区壮药质量标准·第一卷》2008 年版。

（4）**墨江蜈蚣**：蜈蚣科动物墨江蜈蚣 *Scolopendra mojiangica* Zhang et chi 的干燥全体。鉴别特征：虫体较小，呈扁平长条形，长 8~12 cm，宽 0.5~0.8 cm；全体由 22 个环节组成；呈墨绿色，有光泽；头部两节残留有毒腺颚及触角；背部每节可见纵棱 2 条，在 2~20 节间可见 2 条平行纵沟；自第二节开始，每节两侧偶见残留的脚，弯曲成钩状，其末端为刺突；尾肢前股节腹面外侧具 2 棘；质脆，断面有裂隙；气微腥，有特殊臭气，味微咸。本品收载于《云南省中药饮片标准·第一册》2005 年版。

（5）**黑头蜈蚣**：蜈蚣科动物黑头蜈蚣 *Scolopendra negrocapitis* Zhang et Wang 的干燥体。鉴别特征：形态特征与少棘巨蜈蚣相似，但虫体较短小，成体长 7~9 cm，宽 4~5 mm；头部及躯干背板均为暗青色，步足棕红色，末对步足赤褐色；背板每侧棱缘在第 17~21 体节；第 20 步足无趾刺，尾肢比其他步足更粗壮，前股节腹面外侧具 3 棘；雄体具生殖肢。

（6）**多棘蜈蚣**：蜈蚣科动物多棘蜈蚣 *Scolopndra multidens* (Newport) 的干燥体，又名"广西蜈蚣"。鉴别特征：虫体较大，平均条重约 2.5 g；呈扁平长条形，长 16 cm 左右，宽约 1 cm；全体由 22 个环节构成；头部及躯干第 1 体节红褐色，背部黑棕色，有光泽，第 5~21 体节背板有 2 条纵棱；腹部黄棕色，每节有 1 对黄褐色的步足，向后弯曲，最后一节易脱落；尾足的基侧板后方棘数 3 个以上；第 20 对步足无趾刺。

（7）**哈氏蜈蚣**：蜈蚣科动物哈氏蜈蚣 *Scolopendra dehaani* Brandt. 的干燥体。鉴别特征：呈扁平长条形，个体较大，长 18 cm 左右，宽约 1.2 cm；头板与第 1 背板为暗红色，其他背板呈红褐色，稍有光泽，其余同少棘蜈蚣。

（8）**糙耳孔蜈蚣**：蜈蚣科动物糙耳孔蜈蚣 *Otostigmus* (O.) *scaber* Porat 的干燥体。鉴别特征：体长 6~10 cm，头板及第 1 体节暗褐色，其他背板为棕绿色，粗糙。

（9）**模棘蜈蚣**：蜈蚣科动物模棘蜈蚣 *Scolopndra subspinipes* Leach. 的干燥体。鉴别特征：头板和背板呈黄褐色或黑褐色。

（10）**赤蜈蚣**：蜈蚣科动物赤蜈蚣 *Scolopendra morsitans* Linnaeus 的干燥体。鉴别特征：全体黄褐色，各背板后缘呈暗绿色。

164. 五倍子

【来源】

漆树科盐肤木属植物盐肤木 *Rhus chinensis* Mill.、青麸杨 *Rhus potaninii* Maxim. 或红麸杨 *Rhus punjabensis* Stew.var. *sinica* (Diels) Rehd. et Wils. 叶上的虫瘿，主要由五倍子蚜 *Melaphis chinensis* (Bell)

Baker 寄生而形成。

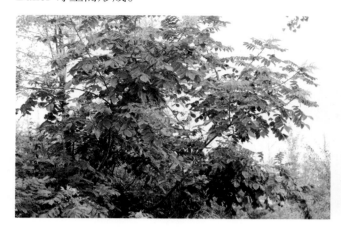

图164-1　盐肤木（植物）

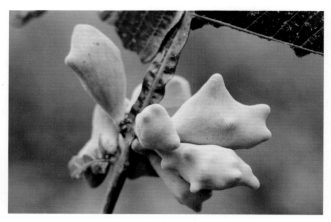

图164-2　五倍子（鲜品）

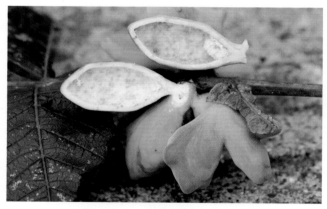

图164-3　五倍子鲜品（纵剖面）

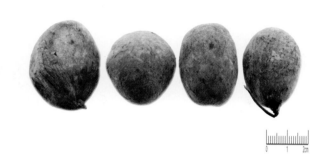

图164-4　五倍子药材（肚倍）

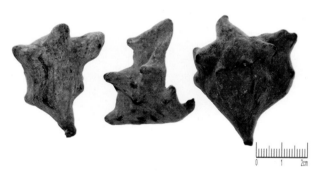

图164-5　五倍子药材（角倍）

【术语】

"肚倍"：五倍子中呈长圆形或纺锤形囊状者，习称"肚倍"。

"角倍"：五倍子中呈菱形，具不规则的钝角状分枝者，习称"角倍"。

【炮制加工】

五倍子（净制）：取五倍子，敲开，除去杂质。本品收载于《中华人民共和国药典》2020 年版一部。

炒五倍子：取五倍子饮片，照清炒法，炒至微黄色。本品收载于《陕西省中药饮片标准·第一册》

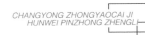

2007 年版。

【混伪品及习用品】

（1）**五倍花：** 致瘿蚜虫倍花蚜 *Nurudea shirait* Matsumura 寄生在漆树科盐肤木属植物盐肤木 *Rhus chinensis* Mill. 上的虫瘿。鉴别特征：呈浅黄绿色，表面具隆起红色的纵行茎纹；基部如树枝状分叉，形如花状；大者直径达 2 cm，壁薄而脆，厚约 0.4 mm；内部可见白色絮状物。

（2）**红倍花：** 致瘿蚜虫红倍花蚜 *Nurudea rosed* Matsumura 寄生在漆树科盐肤木属植物盐肤木 *Rhus chinensis* Mill. 上的虫瘿。鉴别特征：红色，鲜艳如玫瑰；基部如树枝状分叉，形如花状，分枝尖端有角状突起；倍子小型，直径 0.8~1 cm，壁薄脆，厚约 0.3 mm。

（3）**铁倍花：** 致瘿蚜虫铁倍花蚜 *Floraphis meitanensis* Tsai et Tang 寄生在漆树科盐肤木属植物红麸杨 *Rhus punjabensis* Stew.var. *sinica* (Diels) Rehd. et Wils. 上的虫瘿。鉴别特征：形如菊花状，分枝少而长，每一分枝略似蟹爪形；鲜红色；大者直径达 1.6 cm，壁厚约 0.6 mm。

（4）**周氏倍花：** 致瘿蚜虫周氏倍花蚜 *Floraphis choui* Xiang 寄生在漆树科盐肤木属植物青麸杨 *Rhus potaninii* Maxim. 上的虫瘿。鉴别特征：分枝状, 分枝呈锥形, 顶部有多个圆角状突起; 绿色; 直径可达 2.5 cm。

（5）**红小铁枣倍花：** 致瘿蚜虫红小铁枣蚜 *Meitanaphis elongallis* Tsai et Tang 寄生在漆树科盐肤木属植物红麸杨 *Rhus punjabensis* Stew.var. *sinica* (Diels) Rehd. et Wils. 上的虫瘿。鉴别特征：体型小，略呈枣形，紫红色，表面毛糙，有褐色纵行茎纹隆起。

（6）**米倍：** 致瘿蚜虫米倍蚜 *Meitanaphis microgallis* Xiang 寄生在漆树科盐肤木属植物青麸杨 *Rhus potaninii* Maxim. 上的虫瘿。鉴别特征：体型小, 绿色, 表面密生黄色茸毛, 乳头状; 最大长度仅 0.3 cm。

165. 五加皮

【来源】

五加科五加属植物细柱五加 *Acanthopanax gracilistylus* W. W. Smith 的干燥根皮。

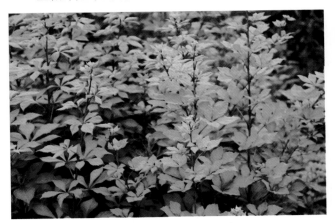

图165-1　细柱五加（植物）

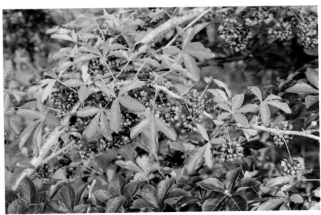

图165-2　细柱五加（植物果期）

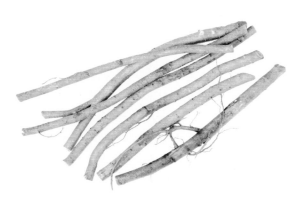

图165-3 细柱五加根（鲜品）

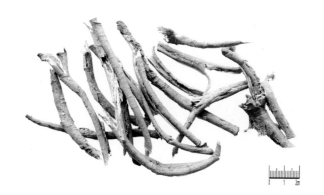

图165-4 五加皮（药材）

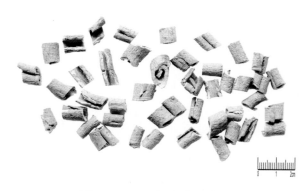

图165-5 五加皮（饮片）

【炮制加工】

五加皮（切制）：取五加皮，除去杂质，洗净，润透，切厚片，干燥。本品收载于《中华人民共和国药典》2020 年版一部。

【混伪品及习用品】

（1）**红毛五加皮**：五加科五加属植物红毛五加 *Acanthopanax giraldii* Harm. 密生刺毛的干燥茎皮。鉴别特征：呈卷筒状；外表面黄色或黄棕色，密被红棕色毛状针刺，针刺长 3~5 mm，倒向一端；节部有突起的芽痕或叶柄残基；内表面黄绿色或淡棕色，平滑；质轻脆，易折断；气微，味淡。本品收载于《四川省中药材标准》2010 年版。

（2）**毛梗红毛五加皮**：五加科五加属植物毛梗红毛五加 *Acanthopanax giraldii* Harms var. *hispidus* Hoo. 密生刺毛的干燥茎皮。鉴别特征：同红毛五加皮。本品以"红毛五加皮"收载于《四川省中药材标准》2010 年版。

（3）**刺五加**：五加科五加属植物刺五加 *Eleutherococcus senticosus* (Ruprecht et Maximowicz) Maximowicz 的干燥根和根茎或茎。鉴别特征：根茎呈不规则圆柱形，有分支，下部与根相接，表面灰棕色；根呈圆柱形，多分支，扭曲，表面有纵皱纹，呈灰褐色或黑褐色，粗糙，皮较薄，有的剥落，剥落处呈灰黄色，皮孔明显；质硬，不易折断；断面黄白色，呈纤维性；气微香，味微辛，稍苦。本品收载于《中华人民共和国药典》2020 年版一部。

（4）**无梗五加**：五加科五加属植物无梗五加 *Eleutherococcus sessiliflorus* (Ruprecht et Maximowicz)

S. Y. Hu 的干燥根皮。鉴别特征：呈卷筒状，表面灰褐色至灰黑色，厚约 0.2 cm；内表面淡黄棕色；质脆，易折断；断面略平坦，无纤维性；气微香，味淡。

（5）蜀五加：五加科五加属植物蜀五加 *Eleutherococcus leucorrhizus* var. *setchuenensis* (Harms) C. B. Shang et J. Y. Huang 的干燥根皮及茎皮，又名"四川五加"。鉴别特征：根皮厚 1~2 mm，表面灰棕色，较粗糙，有纵向皱纹及皮孔，折断面纤维性；茎皮表面棕色或棕褐色，偶见茎刺或茎刺剥落后的痕迹；栓皮较易剥落，剥落处黄棕色。

（6）藤五加：五加科五加属植物藤五加 *Eleutherococcus leucorrhizus* Oliver 的干燥根皮，又名"白根五加"。鉴别特征：表面黄棕色或棕褐色，有纵向皱纹；皮孔类圆形，色稍浅；栓皮易剥落，折断面较平坦。

（7）白簕：五加科五加属植物白簕 *Eleutherococcus trifoliatus* (Linnaeus) S. Y. Hu 的干燥根皮及茎皮，又名"三加皮"。鉴别特征：根皮呈半卷或单卷筒状，表面黄棕色或棕褐色，粗糙，有纵向皱纹，有的栓皮剥裂或剥落；质脆，折断面灰黄色或黄棕色，有点状分泌痕迹，散在；茎皮表面棕褐色或黄棕色，有纵向沟纹；皮孔类圆形或横向椭圆形，微隆起，色略浅；细茎皮上有少数下向刺，刺基部扁平，或残留有刺基；味淡。

（8）假通草：五加科掌叶树属植物假通草 *Euaraliopsis ciliata* (Dunn) Hutch. 的干燥茎皮。鉴别特征：茎皮表面棕黄色或棕褐色，有细密的纵向条纹或纵皱；皮孔淡棕色，圆点状或略纵向延长。

（9）鹅掌柴：五加科鹅掌柴属植物鹅掌柴 *Schefflera heptaphylla* (Linnaeus) Frodin 的干燥茎皮。鉴别特征：呈半卷筒状，厚约 1 mm；外表面灰棕色，有纵向皱纹，皮孔类圆点状；内表面浅灰棕色，有细纵纹；折断面片状，纤维性；气微香，味甘、涩。

（10）锈毛吴茱萸五加：五加科五加属植物锈毛吴茱萸五加 *Acanthopanax evodiaefolius* Franch. var. *ferrugineus* W. W. Smith 的干燥根皮和茎皮。鉴别特征：根皮表面棕色或灰棕色，有纵向皱纹及细根痕，皮孔点状不明显，折断面纤维状；茎皮表面棕褐色或灰棕色，粗糙，栓皮常剥落，皮孔点状或横向椭圆形，折断面纤维状；气微。

（11）倒卵叶五加：五加科五加属植物倒卵叶五加 *Acanthopanax obovatus* Hoo 的干燥根皮或茎皮。鉴别特征：根皮灰黄色，有纵向条纹及圆点状皮孔，细根栓皮易剥落；茎皮棕褐色，表面粗糙，栓皮常现裂纹或剥落痕；茎皮表面淡棕黄色，残存刺细长，不弯曲。

（12）太白山五加：五加科五加属植物太白山五加 *Acanthopanax stenophyllus* Harms 的干燥茎皮。鉴别特征：茎皮表面棕色或棕褐色，有粗糙的断续沟纹；皮孔圆点状；色略浅。

（13）糙叶五加：五加科五加属植物糙叶五加 *Acanthopanax henryi* (Oliv.) Harms 的干燥根皮或茎皮。鉴别特征：根皮表面灰棕色，有纵向浅纹理，皮孔横长 2~4 mm，色略浅；折断面有纤维性；茎皮表面棕褐色，粗糙，栓皮厚。

（14）地骨皮：茄科枸杞属植物枸杞 *Lycium chinense* Mill. 或宁夏枸杞 *Lycium barbarum* L. 的干燥根皮。鉴别特征：呈筒状或不规则卷片；外表面呈灰黄色至棕黄色，粗糙，具横纵纹或裂纹，易成鳞片状剥落；内表面黄白色或灰黄色，有细皱纹；体轻，质脆，易折断，断面不平坦，外层黄棕色，内层灰白色；气微，味微甘而酸苦。本品收载于《中华人民共和国药典》2020 年版一部。

（15）香加皮：萝藦科杠柳属植物杠柳 *Periploca sepium* Bunge 的干燥根皮，又名"北五加皮"。鉴别特征：呈卷筒状或槽状，少数呈不规则的块片状；长 3~10 cm，直径 1~2 cm，厚 0.2~0.4 cm；外表面灰棕色或黄棕色，栓皮常呈鳞片状，松软易剥落；内表面淡黄色或淡黄棕色，较平滑，有细纵纹；体轻，质脆，易折断；断面不整齐，黄白色；有特异香气，味苦。本品收载于《中华人民共和国药典》2020年版一部。

166. 五味子

【来源】

木兰科五味子属植物五味子 *Schisandra chinensis* (Turcz.) Baill. 的干燥成熟果实。

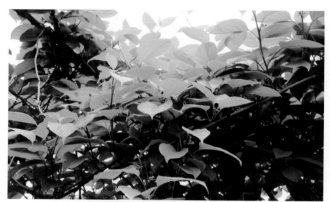

图166-1　五味子（植物）

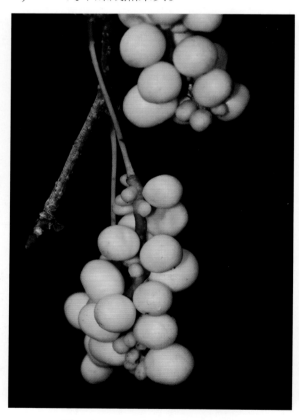

图166-2　五味子（植物果实）

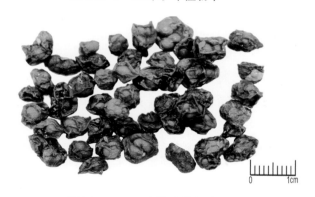

图166-3　五味子（药材）

【术语】

"北五味子"：五味子药材的别名，商品习称"北五味子"。

【炮制加工】

五味子（净制）：取五味子药材，除去杂质；用时捣碎。本品收载于《中华人民共和国药典》2020年版一部。

　　醋五味子：取净五味子，照醋蒸法，蒸至黑色；用时捣碎。本品收载于《中华人民共和国药典》2020 年版一部。

　　酒五味子：取净五味子，用黄酒拌匀，蒸至透心，干燥；用时捣碎（每 100 kg 五味子，用黄酒 10 kg）。本品收载于《四川省中药饮片炮制规范》2015 年版。

　　蜜五味子：取净五味子，照蜜炙法，炒至不粘手（每 100 kg 五味子，用炼蜜 10 kg）。本品收载于《四川省中药饮片炮制规范》2015 年版。

【混伪品及习用品】

　　（1）五味子仁：木兰科五味子属植物五味子 Schisandra chinensis (Turcz.) Baill. 的干燥近成熟种子。鉴别特征：呈肾形，表面淡棕黄色至黄褐色，有光泽；种皮薄而脆，光滑，种脐明显凹入呈"U"形，破碎后有香气；味辛，微苦。本品收载于《辽宁省中药材标准·第一册》2009 年版。

　　（2）南五味子：木兰科五味子属植物华中五味子 Schisandra sphenanthera Rehd. et Wils. 的干燥成熟果实。鉴别特征：呈球形或扁球形，直径 4~6 mm；表面棕红色至暗棕色，干瘪，皱缩，果肉常紧贴于种子上；种子 1~2 枚，肾形，表面棕黄色，有光泽，种皮薄而脆；果肉气微，味微酸。本品收载于《中华人民共和国药典》2020 年版一部。

　　（3）翼梗五味子：木兰科五味子属植物翼梗五味子 Schisandra henryi Clarke 的干燥成熟果实。鉴别特征：呈不规则球形或扁椭圆形，直径 4~6 mm；表面黄棕色或红褐色，皱缩不平，微被白色粉霜；种子 1~2 枚，肾状球形，直径约 4 mm，表面棕色，全体被瘤状突起，种皮薄而脆；果肉气微，味微酸，种子破碎后微有香气；味微辛，稍苦。本品以"西五味子"收载于《四川省中药材标准》2010 年版。

　　（4）红花五味子：木兰科五味子属植物红花五味子 Schisandra rubriflora (Franch) . Rehd. et Wils. 的干燥成熟果实。鉴别特征：呈不规则椭圆形或近球形，直径比翼梗五味子稍长；表面红褐色，稍皱缩，果肉较厚；种子肾圆形，黄棕色，略粗糙，直径约 3.5 mm。本品以"西五味子"收载于《四川省中药材标准》2010 年版。

　　（5）毛叶五味子：木兰科五味子属植物毛叶五味子 Schisandra pubescens Hemsl. et Wils. 的干燥成熟果实。鉴别特征：呈扁椭圆形或近球形，直径 4~5 mm；表面黄棕色，皱缩不平；果肉薄而柔软，不易与种子分离；果柄较长，长 2~3 mm，果皮和果柄密布黄棕色短微毛；种子圆肾形，直径约 3 mm，黄棕色或棕色，有黄棕色毛叶；种子破碎后微香。本品以"西五味子"收载于《四川省中药材标准》2010 年版。

　　（6）滇藏五味子：木兰科五味子属植物滇藏五味子 Schisandra neglecta A. C. Smith 的干燥成熟果实。鉴别特征：果实球形，红色，肉薄；种子扁椭圆形，种皮有细小的瘤状突起。

　　（7）狭叶五味子：木兰科五味子属植物狭叶五味子 Schisandra lancifolia (Rehd. et Wils.) A. C. Smith 的干燥成熟果实，又名"披针叶五味子"或"香藤果"。鉴别特征：果实红色，种子椭圆状扁平，种皮稍皱但无瘤状突起。

　　（8）绿叶五味子：木兰科五味子属植物绿叶五味子 Schisandra arisanensis subsp. viridis (A. C. Smith) R. M. K. Saunders 的干燥成熟果实。鉴别特征：呈球形，直径 3~5 mm；表面红棕色；种子类圆形，表面有细小疣状突起。

　　（9）山葡萄：葡萄科葡萄属植物山葡萄 Vitis amurensis Rupr. 的干燥果实。鉴别特征：多呈不规则圆球形；直径 4~8 mm；表面棕色或棕褐色，皱缩不平；内含种子 2~4 枚，种子卵形或为圆球形的 1/3，基部略呈喙状，背侧有脐状突起，一端钝圆，一端稍尖，长 4~6 mm，宽 3~5 mm；表面红棕色，背面中、下部有一匙形浅沟，腹面中央有一突起的棱（种脊），两侧面各有一长圆形凹陷；种脐在稍尖的一端；气微，味酸、微甜。

（10）**铁箍散**：木兰科五味子属植物铁箍散 *Schisandra propinqua* subsp. *sinensis* (Oliver) R. M. K. Saunders 的干燥果实。鉴别特征：呈球形，猩红色；种子肾形，种皮光滑。

（11）**苦参子**：豆科槐属植物苦参 *Sophora flavescens* Alt. 的干燥成熟果实。鉴别特征：表面深红褐色或紫褐色；外表皮有网状纹理；种子 1 枚，种子长卵形，稍压扁；味极苦。

（12）**荜澄茄**：樟科木姜子属植物山鸡椒 *Litsea cubeba* (Lour.) Pers. 的干燥成熟果实。鉴别特征：呈类球形，直径 4~6 mm；表面棕褐色至黑褐色，有网状皱纹，柔软多油，干果无光泽；基部偶有宿萼和细果梗；除去外皮可见硬脆的果核，内果皮薄而坚脆，种子 1 枚，子叶 2 枚，黄棕色，富油性；气芳香，味稍辣而微苦。本品收载于《中华人民共和国药典》2020 年版一部。

（13）**火棘属植物果实**：蔷薇科火棘属植物 *Pyracantha* sp. 的干燥成熟果实。鉴别特征：呈扁球形，直径 5~6 mm；表面暗棕红色至棕褐色，皱缩；顶端宿存萼片多已脱落；基部可见果柄痕；果肉薄，剖开可见 5 粒果核；果核呈棕黄色，橘瓣状，长约 2 mm，硬似骨质；气微，味微酸、涩。

（14）**黑胡椒**：胡椒科胡椒属植物胡椒 *Piper nigrum* L. 的干燥近成熟果实。鉴别特征：呈球形，直径 3.5~5 mm；表面黑褐色，具隆起网状皱纹，顶端有细小花柱残基，基部有果轴脱落的斑痕；质硬，外果皮可剥离，内果皮灰白色或淡黄色；断面黄白色，粉性，有小空隙；气芳香，味辛辣。本品以"胡椒"收载于《中华人民共和国药典》2020 年版一部。

（15）**染色伪制品**：陈旧五味子用红色染料染色而成。鉴别特征：表面呈鲜红色或粉红色，颜色鲜亮不自然，有时残留的果柄也被染成红色；内面果肉色淡，露出的种子表面有被染红的迹象。

167. 西红花

【来源】
鸢尾科番红花属植物番红花 *Crocus sativus* L. 的干燥柱头。

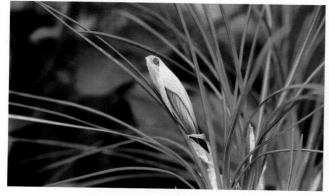

图167-1　番红花（植物花期）

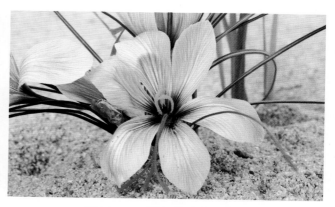

图167-2　番红花（植物花）

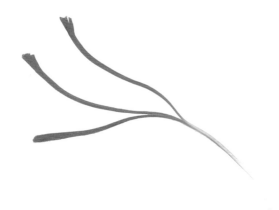

图167-3　番红花（花柱鲜品）

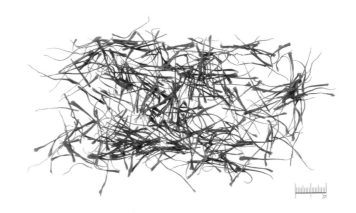

图167-4　西红花（药材）

【术语】

"凤头龙尾"：西红花上部较宽而略扁平，下端有时残留小段黄色花柱，较细，习称"凤头龙尾"。

"藏红花"：西红花的商品别名。

【炮制加工】

西红花（净制）：取西红花药材，除去杂质。本品收载于《四川省中药饮片炮制规范》2002 年版。

【混伪品及习用品】

（1）红花：菊科红花属植物红花 *Carthamus tinctorius* L. 的干燥花。鉴别特征：为不带子房的管状花，长 1~2 cm；表面红黄色或红色；花冠筒细长，先端 5 裂，裂片呈狭条形，长 5~8 mm；雄蕊 5 枚，花药聚合成筒状，黄白色；柱头长圆柱形，顶端微分叉；质柔软；气微香，味微苦。本品收载于《中华人民共和国药典》2020 年版一部。

（2）莲须伪制品：睡莲科莲属植物莲 *Nelumbo nucifera* Gaertn. 的雄蕊（莲须）染色而成。鉴别特征：呈线形或短条形，常微扭转，纵裂；先端具棒状药隔附属物；花丝与花药近等长，有的花药与花丝断裂；油润而有光泽，顶端无分叉；水浸泡，溶液被染成淡红色。

（3）伪制品：百合科萱草属植物黄花菜 *Hemerocallis citrina* Baroni 的花切丝染色而成。鉴别特征：浸入水中，不呈喇叭状。

（4）伪制品：禾本科玉蜀黍属植物玉蜀黍（玉米）*Zea mays* L. 的柱头染色而成。鉴别特征：呈线状，上下粗细一致，略扁平；弯曲，多数弯曲成团；不呈喇叭状，边缘具稀疏的毛；无橙黄色直线下降，水浸泡，溶液染成淡红色。

（5）伪制品：菊科菊属植物菊花 *Chrysanthemum morifolium* Ramat. 的舌状花冠染色而成。鉴别特征：由众多微扭曲针状物集结而成疏松团块状；深红色，长 2~3 cm；微有油润光泽，置纸上可留下油渍；气微香；浸泡于水中，水面出现油滴，水染成红棕色；针状物展开可见舌状花。

（6）伪制品：纸浆、染料和油性物质加工而成的伪制品。鉴别特征：呈不规则的细柱状；顶端不呈喇叭状；水浸泡无橙黄色直线下降；浸泡后宽端扁平，边缘不整齐，不呈喇叭状，用针拨动易碎断；溶液染成淡红色。

（7）**伪制品**：印度西萌草染上胶汁制成的伪制品。鉴别特征：呈条状，具紫红色的粗梗，表面干燥无光泽，无芳香气。

（8）**掺伪品**：西红花的花柱或雄蕊染成红色后掺入柱头中，亦有掺入食糖或其他相似的植物花等方式。

（9）**掺伪品**：用淀粉及糊精等掺伪者，滴加碘试液呈现蓝色或紫红色；用矿物油或植物油掺杂者，置于纸上挤压后，在纸上留有油迹。

168. 西南手参

【来源】

兰科手参属植物西南手参 *Gymnadenia orchidis* Lindl. 的干燥块茎。

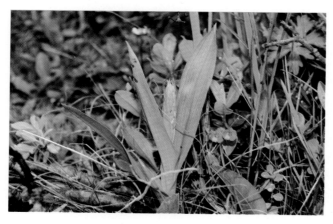

图168-1　西南手参（植物）

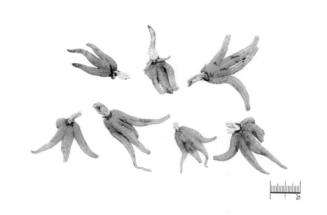

图168-2　西南手参（药材）

【炮制加工】

西南手参（净制）：取西南手参药材，除去杂质，洗净，干燥；用时捣碎。本品收载于《四川省中药材标准》2010年版。

【混伪品及习用品】

手参：兰科手参属植物手参 *Gymnadenia conopsea* (L.) R. Br. 的干燥块茎，又名"佛手参"。鉴别特征：略呈手掌状，长 1~4.5 cm，直径 1~3 cm；表面淡黄色至褐色，有细纵纹，顶端有茎的残基或残痕，其周围有点状须根痕；下部有 2~12 指状分支，分支长 0.3~2.5 cm，直径 0.2~0.8 cm；质坚硬，不易折断；断面黄白色，角质样；气微，味淡，嚼之有黏性。本品收载于《中华人民共和国卫生部药品标准·藏药·第一册》，以"佛手参"收载于《北京市中药饮片炮制规范》2008年版。

169. 西青果

【来源】

使君子科诃子属植物诃子 *Terminalia chebula* Retz. 的干燥幼果。

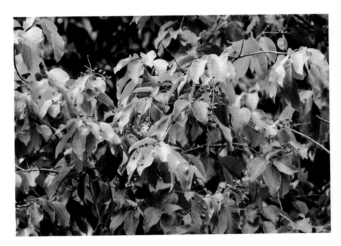

图169-1　诃子（植物果期）

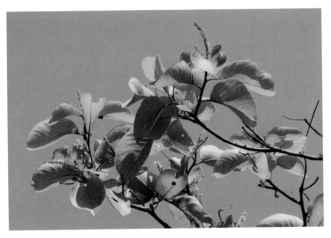

图169-2　诃子（植物花期）

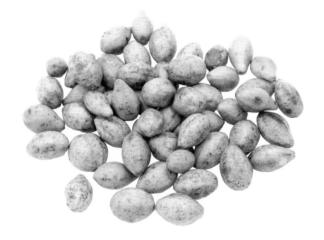

图169-3　诃子果实（鲜品）

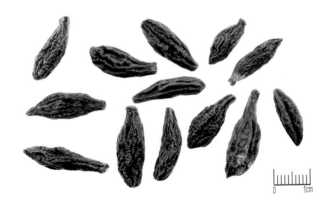

图169-4　西青果（药材）

【炮制加工】

　　西青果（净制）：取诃子药材，除去杂质，抢水洗净，干燥；用时捣碎或砸碎。本品收载于《四川省中药饮片炮制规范》2002 年版。

【混伪品及习用品】

（1）青果：橄榄科橄榄属植物橄榄 *Canarium album* (Lour.) Raeusch. 的干燥成熟果实。鉴别特征：呈纺锤形，两端钝尖，长 2.5~4 cm，直径 1~1.5 cm；表面棕黄色或黑褐色，有不规则皱纹；果肉灰棕色或棕褐色，质硬；果核梭形，暗红棕色，具纵棱；内分 3 室，各有种子 1 枚；气微，果肉味涩，久嚼微甜。本品收载于《中华人民共和国药典》2020 年版一部。

（2）诃子：使君子科诃子属植物诃子 *Terminalia chebula* Retz. 和微毛诃子（绒毛诃子）*Terminalia chebula* Retz.var. *tomentella* (Kurz) C. B. Clarke 的干燥成熟果实。鉴别特征：呈长圆形或卵圆形，长 2~4 cm，直径 2~2.5 cm；表面黄棕色或暗棕色，略具光泽，有 5~6 条纵棱线及不规则的皱纹，基部有圆形果梗痕；质坚实；果肉厚 0.2~0.4 cm，黄棕色或黄褐色；果核长 1.5~2.5 cm，直径 1~1.5 cm，浅黄色，粗糙，坚硬；种子狭长纺锤形，长约 1 cm，直径 0.2~0.4 cm，种皮黄棕色，子叶 2 枚，白色，相互重叠卷旋；气微，味酸涩后甜。本品收载于《中华人民共和国药典》2020 年版一部。

（3）毛诃子：使君子科诃子属植物毗黎勒 *Terminalia bellirica* (Gaertn.) Roxb. 的干燥成熟果实。鉴别特征：呈卵形或椭圆形，长 2~3.8 cm，直径 1.5~3 cm；表面棕褐色，被细密绒毛，基部有残留果柄或果柄痕；具 5 棱脊，棱脊间平滑或有不规则皱纹；质坚硬；果肉厚 2~5 mm，暗棕色或浅绿黄色，果核淡棕黄色；种子 1 枚，种皮棕黄色，种仁黄白色，有油性；气微，味涩、苦。本品收载于《中华人民共和国药典》2020 年版一部。

170. 夏枯草

【来源】

唇形科夏枯草属植物夏枯草 *Prunella vulgaris* L. 的干燥果穗。

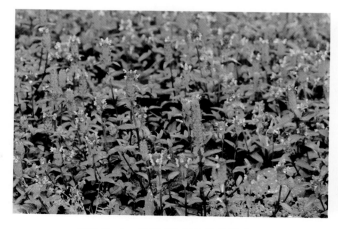

图170-1 夏枯草（植物花期）

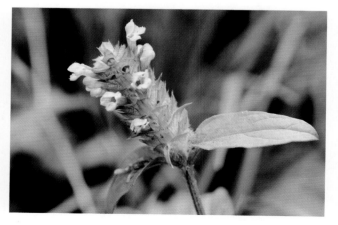

图170-2 夏枯草（植物花序）

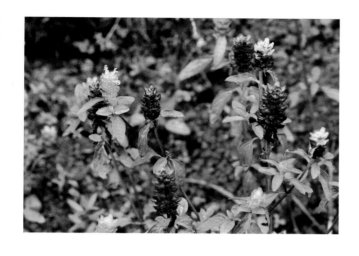

图170-3　夏枯草（植物果期）

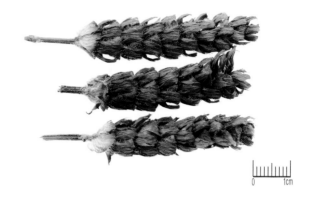

图170-4　夏枯草（药材）

【炮制加工】

夏枯草（净制）： 取夏枯草药材，除去杂质，干燥。本品收载于《四川省中药饮片炮制规范》2002年版。

【混伪品及习用品】

（1）**夏枯全草：** 唇形科夏枯草属植物夏枯草 *Prunella vulgaris* L. 的干燥全草。鉴别特征：全体被白色绒毛；根茎呈圆锥形，切面类白色，外表面呈棕褐色，可见细根或细根痕；茎呈四棱形，切面类白色，中心有疏松的髓，外表面呈紫红色，具浅槽；叶皱缩，破碎，完整叶展平后为卵形或卵状矩圆形，顶端尖，基部楔形，边缘具波状齿；穗状花序由数至10数轮宿萼与苞片组成，花冠多已脱落。本品收载于《四川省中药材标准》2010年版。

（2）**白毛夏枯草：** 唇形科筋骨草属植物金疮小草 *Ajuga decumbens* Thunb. 的干燥全草，又名"筋骨草"。鉴别特征：全长 10~25 cm，茎表面灰黄色或暗绿色，密被白柔毛；茎细，具四棱，质较柔韧，不易折断；叶对生，多皱缩、破碎，完整叶片展平后呈匙形或倒卵状披针形，绿褐色，两面密被白色柔毛，边缘有波状锯齿，叶柄具狭翅；轮伞花序腋生，小花二唇形，黄褐色；气微，味苦。本品收载于《湖北省中药材质量标准》2009年版。

（3）**硬毛夏枯草：** 唇形科夏枯草属植物硬毛夏枯草 *Prunella hispida* Benth. 的干燥地上部分，又名"粗毛夏枯草"。鉴别特征：全体具明显白色刚毛（具节硬毛），叶两面全部密被刚毛，作毛毡状，质地较厚；果穗粗短，略呈卵形，长 1.5~2.5 cm；花冠亦较大，长约 1.8 cm；上唇盔部具 1 极清晰之脊，脊上有 2 列明显长而密集的白色刚毛带；苞片外被具节硬毛；小坚果较大，表面具不规则纹饰，网格不明显。

（4）**长冠夏枯草：** 唇形科夏枯草属植物山菠菜 *Prunella asiatica* Nakai 的干燥果穗。鉴别特征：花冠长 18~21 mm，长度约为花萼的 2 倍；苞片扁圆形，先端尾状尖头，脉纹在边缘闭锁，外面被疏柔毛；花萼上唇先端 3 齿尖，呈刺芒状；小坚果卵珠状，表面具规则的长方形网格状纹饰，长约 1.5 mm，宽约 1 mm，顶端浑圆，棕色，无毛。

（5）**夏至草：** 唇形科夏至草属植物夏至草 *Lagopsis supina* (Steph. ex Willd.) Ik.-Gal. ex Knorr. 的干

燥地上部分。鉴别特征：茎呈方柱形，四面凹成纵沟，长 20~40 cm，直径 1.5~3 mm；质脆，易折断，断面中空；切面绿白色，周边灰绿色或黄绿色，被倒生的细毛；质脆；叶多破碎，完整者掌状 3 浅裂或深裂，裂片具钝齿或有小裂片，基部渐狭或呈心形；表面褐绿色或灰绿色，密生细毛，下面叶脉凸起；轮伞花序腋生；花萼钟形，黄绿色，具 5 脉，5 齿，齿端有尖刺；花冠白色或淡棕黄色，钟形，略长于花萼；小坚果 4 枚，类三角形，褐色，长约 1.5 mm；气微，味淡。本品收载于《中华人民共和国卫生部药品标准·藏药·第一册》。

171. 香 附

【来源】

莎草科莎草属植物莎草 *Cyperus rotundus* L. 的干燥根茎。

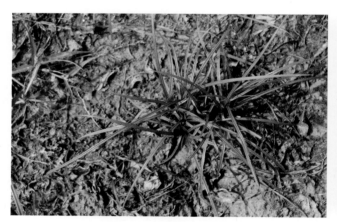

图171-1 莎草（植物）

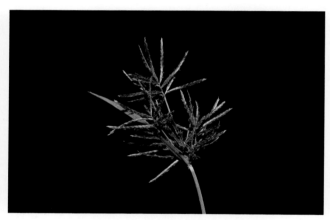

图171-2 莎草（植物花序）

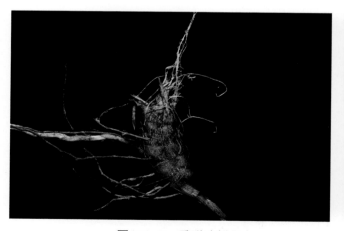

图171-3 香附（鲜品）

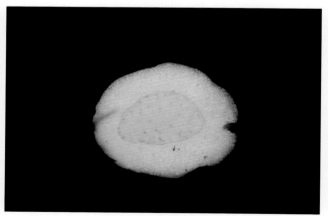

图171-4 香附鲜品（横切面）

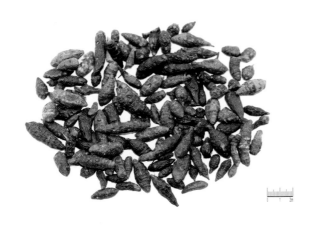

图171-5　香附（药材）

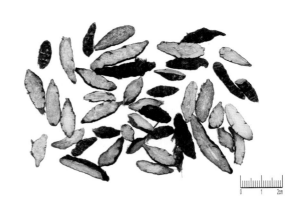

图171-6　香附（饮片）

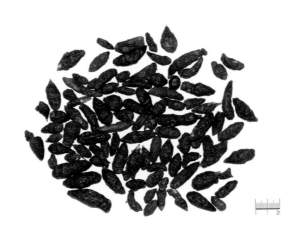

图171-7　醋香附（饮片）

【术语】

"光香附"：去净毛须的香附，外表较光滑，环节不明显，习称"光香附"。

"毛香附"：未去净毛须直接晒干的香附，节上有众多朝向一方的棕色毛须，并残留根痕及芽痕，习称"毛香附"。

"香附米"：香附药材碾去外皮，成绿豆大小的颗粒，习称"香附米"。

"棕毛"：香附药材表面硬而较粗的棕毛须，呈纤维状，习称"棕毛"。

【炮制加工】

香附（切制）：取香附药材，除去毛须及杂质，切厚片或碾碎。本品收载于《中华人民共和国药典》2020年版一部。

醋香附：取香附片或粒，照醋炙法，炒干。本品收载于《中华人民共和国药典》2020年版一部。

酒香附：将净香附片或粒，用黄酒拌匀，闷润至黄酒被吸尽，置锅内，文火110~120℃炒至带焦斑时，取出，放凉（每100 kg香附，用黄酒20 kg）。本品收载于《山东省中药饮片炮制规范·下册》2012年版。

香附炭：将净香附片或粒，置热锅内，武火 180~220℃炒至表面焦黑色，内部焦褐色时，喷淋清水少许，灭尽火星，取出，及时摊晾，凉透。本品收载于《山东省中药饮片炮制规范·下册》2012年版。

二炙香附：取香附药材，挑选，将净香附置锅内，加白酒与醋的混合溶液，拌匀，吸尽，用文火炒至断面黄棕色至红棕色，不焦，取出，晾凉，筛去碎屑，即得（每1 000 g净药材，用白酒100 g、醋150 g）。本品收载于《云南省中药饮片标准·第一册》2005年版。

四炙香附：取香附药材，挑选，将净香附置锅内，加白酒、醋、食盐和炼蜜的混合水溶液，拌匀，吸尽，用文火炒至断面黄棕色，不焦，取出，晾凉，筛去碎屑，即得（每1 000 g净药材，用白酒40 g、醋100 g、食盐10 g、炼蜜20 g）。本品收载于《云南省中药饮片标准·第一册》2005年版。

醋盐香附：取香附药材，挑选，将净香附置锅内，加食盐与醋的混合水溶液，拌匀，吸尽，用文火炒至断面黄棕色，不焦，取出，晾凉，筛去碎屑，即得（每1 000 g净药材，用醋100 g、食盐20 g）。本品收载于《云南省中药饮片标准·第一册》2005年版。

【混伪品及习用品】

（1）竹节香附：毛茛科银莲花属植物多被银莲花 *Anemone raddeana* Regel 的干燥根茎。鉴别特征：呈类长纺锤形，两端尖细，微弯曲，其中近一端处较膨大，长1~3 cm，直径2~7 mm；表面棕褐色至棕黑色，具微细纵皱纹，膨大部位常有1~3个支根痕呈鱼鳍状突起，偶见不明显的3~5环节；质硬而脆，易折断，断面略平坦，类白色或灰褐色，略角质样；气微，味先淡后微苦而麻辣。本品以"两头尖"收载于《中华人民共和国药典》2020年版一部。

（2）大香附：莎草科莎草属植物粗根茎莎草 *Cyperus stoloniferus* Retz. 的干燥根茎。鉴别特征：较香附大，长2~5 cm；表面褐色，多具明显隆起的密集环节，节上有众多棕色细长毛；中部或下部常残存直径约1 mm的细根；断面浅棕色；气香，味苦微辛。

（3）三棱草根：莎草科藨草属植物扁秆荆三棱 *Bolboschoenus planiculmis* (F. Schmidt) T. V. Egorova 的干燥块茎。鉴别特征：呈类球形或卵圆形，两端略尖，长1.2~2.7 cm，直径0.6~1.6 cm；表面黑褐色，皱缩不平，具数条微凹的环节及点状须根痕，节上残留1至数个坚硬的短根茎；顶端具明显的茎基痕，周围具纤维状毛状物，基部有根茎残留；体轻，质坚硬；断面黄白色，可见点状维管束散在，无内皮层环；气香，味微甘、微辛。

172. 小茴香

【来源】

伞形科茴香属植物茴香 *Foeniculum vulgare* Mill. 的干燥成熟果实。

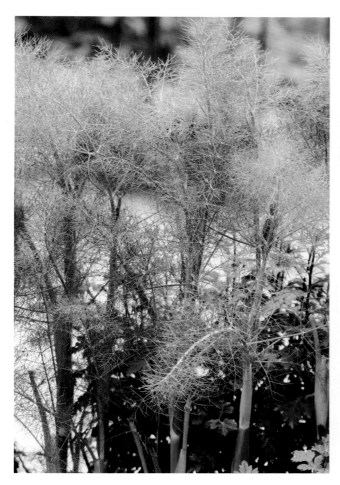

图172-1 茴香（植物）

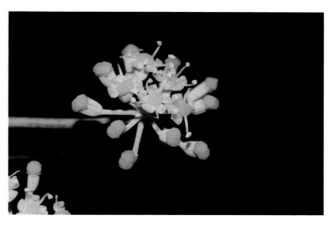

图172-2 茴香（植物花）

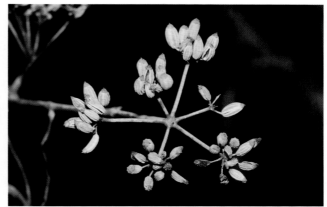

图172-3 茴香（植物果实）

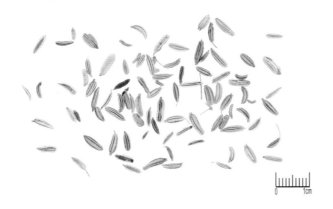

图172-4 小茴香（药材）

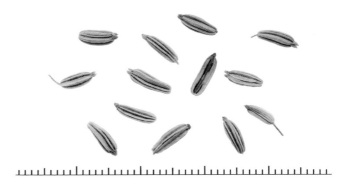

图172-5 盐小茴香（饮片）

【炮制加工】

小茴香（净制）：取小茴香药材，除去杂质。本品收载于《中华人民共和国药典》2020年版一部。

盐小茴香：取净小茴香，照盐水炙法，炒至微黄色。本品收载于《中华人民共和国药典》2020年版一部。

炒小茴香：取生小茴香，置锅内用文火炒至深黄色，有香气溢出，取出，放凉。本品收载于《广西壮族自治区中药饮片炮制规范》2007年版。

【混伪品及习用品】

（1）小茴香根皮：伞形科茴香属植物茴香 Foeniculum vulgare Mill. 的干燥根皮。鉴别特征：呈条状卷筒，长5~15 cm，直径3~10 mm；表面灰白色至浅土黄色，具纵向皱缩条纹和突起的横向类圆形皮孔；内表面颜色较深，呈黄棕色，略平滑，有的残留有木质心；质脆易折断，断面不整齐，白色；气微香，味先微而后淡。本品收载于《中华人民共和国卫生部药品标准·维吾尔药分册》。

（2）莳萝子：伞形科莳萝属植物莳萝 Anethum graveolens L. 的干燥成熟果实。鉴别特征：为双悬果，大多开裂为分果，呈扁椭圆形或广椭圆形，长3~4 mm，宽1.5~2.5 mm；表面棕色，背部有3条不明显的肋线，两侧肋线延伸作翅状；少数分离或未分离的双悬果基部有残存果柄，果实边缘有黄白色的翅；气香，味辛辣。本品收载于《中华人民共和国卫生部药品标准·维吾尔药分册》。

（3）孜然：伞形科孜然芹属植物孜然芹 Cuminum cyminum L. 的干燥成熟果实。鉴别特征：为双悬果，分生果长圆形，两端狭窄，长4~6 mm，直径1~1.5 mm；密被白色刚毛，具棱；横切面胚乳腹面微凹；气微，味辛。本品收载于《安徽省中药饮片炮制规范》2019年版。

（4）蛇床子：伞形科蛇床属植物蛇床 Cnidium monnieri (L.) Cuss. 的干燥成熟果实。鉴别特征：为双悬果，呈椭圆形，长2~4 mm，直径约2 mm；表面灰黄色或灰褐色，顶端有2枚向外弯曲的柱基，基部偶有细梗；分果的背面有薄而突起的纵棱5条，接合面平坦，有2条棕色略突起的纵棱线；果皮松脆，揉搓易脱落；种子细小，灰棕色，显油性；气香，味辛凉，有麻舌感。本品收载于《中华人民共和国药典》2020年版一部。

（5）藏茴香：伞形科葛缕子属植物葛缕子 Carum carvi L. 的干燥成熟果实，又名"野茴香"。鉴别特征：为双悬果，呈细圆柱形；两端略尖，微弯曲，顶端具残留柱基，基部有细果柄，长2~5 mm，直径1.5~2 mm；表面黄绿色或灰棕色；多分离成分果，分果长椭圆形，背面有纵脊线5条，合生面平坦，有沟纹，肋线颜色较浅；质硬，横断面略呈五边或六边形，中心黄白色，具油性；香气特异，味麻辣。本品收载于《中华人民共和国卫生部药品标准·藏药·第一册》。

（6）防风果实：伞形科防风属植物防风 Saposhnikovia divaricata (Turcz.) Schischk. 的干燥成熟果实。鉴别特征：为双悬果，呈狭椭圆形或椭圆形，略扁；长0.4~0.6 cm，直径0.2~0.26 cm；表面灰棕色，稍粗糙，未成熟者具疣状突起，顶端有3~5枚三角形萼齿，残留有突起的柱基；分果呈长椭圆形，背面稍隆起，有纵棱5条，接合面较平坦，横切面略扁或呈类圆形；有特异香气，味微甜、辛。

（7）毒芹果实：伞形科毒芹属植物毒芹 Cicuta virosa L. 的干燥成熟果实。鉴别特征：为双悬果，呈扁圆形；长0.2~0.3 cm，直径0.2~0.3 cm；表面灰黄色，顶端有狭三角形萼齿，残留有突起的柱基，其上常具2枚花柱和柱头；分果呈类圆形，有纵棱5~6条，接合面较平坦，横切面呈类圆形，灰褐色；有特异香气，味微甜、辛。

173. 薤 白

【来源】

百合科葱属植物小根蒜 *Allium macrostemon* Bge. 或薤 *Allium chinense* G. Don 的干燥鳞茎。

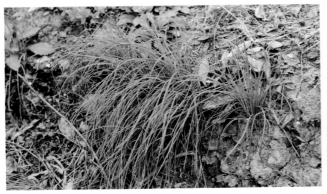

图173-1 小根蒜（植物）

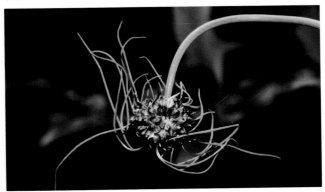

图173-2 小根蒜（植物花序）

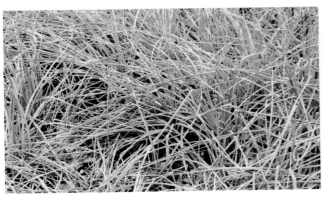

图173-3 薤（植物）

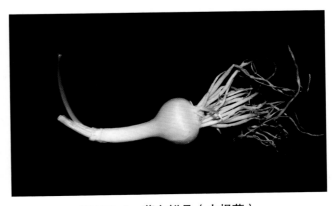

图173-4 薤白鲜品（小根蒜）

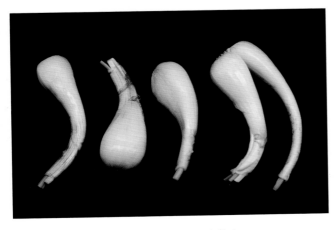

图173-5 薤白鲜品（薤）

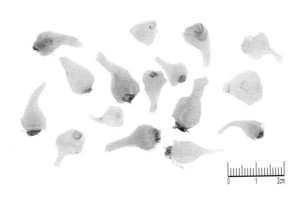

图173-6 薤白药材（小根蒜）

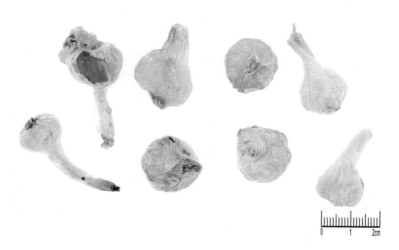

图173-7　薤白药材（薤）

【炮制加工】

薤白（净制）：取薤白药材，除去杂质、须根及僵黑粒，簸去皮屑；用时捣碎。本品收载于《安徽省中药饮片炮制规范》2005 年版。

【混伪品及习用品】

（1）绵枣儿：百合科绵枣儿属植物绵枣儿 *Barnardia japonica* (Thunberg) Schultes et J. H. Schultes 的干燥鳞茎。鉴别特征：呈细长略扁的长卵形、圆锥形，高 1.5~2.5 cm，直径 0.8~1 cm；顶端渐细，基部圆凸者为残留的鳞茎盘，无鳞茎盘者略平或微凹入；表面黄棕色，有纵皱纹，或残留膜质鳞叶；质硬而韧，断面棕色，角质状；气微，味淡，微辣。

（2）合被韭：百合科葱属植物合被韭 *Allium tubiflorum* Rendle 的干燥鳞茎。鉴别特征：鳞茎单生，卵球状至近球状；外皮灰黑色，膜质，不破裂，内层白色；无蒜样异臭。

（3）长梗韭：百合科葱属植物长梗韭 *Allium neriniflorum* (Herb.) G. Don 的干燥鳞茎。鉴别特征：与合被韭相同。

174. 续　断

【来源】

川续断科川续断属植物川续断 *Dipsacus asper* Wall. ex Henry 的干燥根。

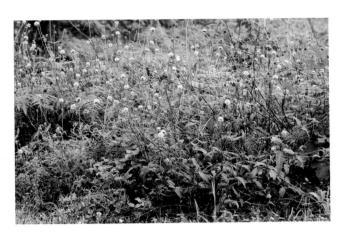

图174-1 川续断（植物花期）

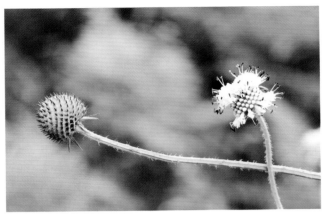

图174-2 川续断（植物花、果实）

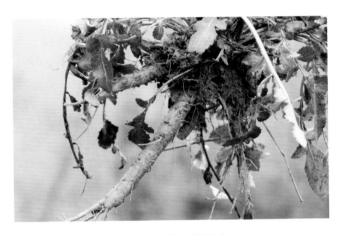

图174-3 续断（鲜品）

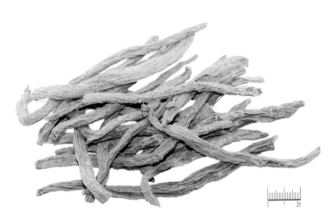

图174-4 续断（药材）

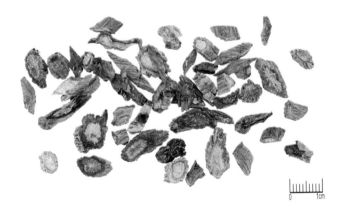

图174-5 续断（饮片）

【术语】

"豆青碴"：续断药材久置后变硬，折断面不平坦，皮部外缘呈褐色，内部呈墨绿色，习称"豆青碴"。

【炮制加工】

续断片：取续断药材，洗净，润透，切厚片，干燥。本品收载于《中华人民共和国药典》2020年版一部。

酒续断：取续断片，照酒炙法，炒至微带黑色。本品收载于《中华人民共和国药典》2020年版一部。

盐续断：取续断片，照盐炙法，炒干。本品收载于《中华人民共和国药典》2020年版一部。

续断炭：取净续断，置锅内，用武火加热，炒至外表面焦黑色，内部呈焦褐色时，喷淋清水少许，再炒至水气逸尽，出锅，放凉。本品收载于《甘肃省中药炮制规范》2009年版。

麸炒续断：将锅烧热，撒入适量麦麸，待冒烟时加入生续断，炒至有焦香气，取出，筛去麦麸，放凉（每100 kg续断用麦麸5 kg）。本品收载于《广西壮族自治区中药饮片炮制规范》2007年版。

【混伪品及习用品】

（1）天目续断：川续断科川续断属植物日本续断 *Dipsacus japonicus* Miq. 的干燥根。鉴别特征：呈长圆柱形或圆锥形，长5~20 cm，直径0.3~1.7 cm；表面黄褐色或淡褐色，有纵皱及沟纹，有较多须根、侧根；有时表皮脱落，露出黄白色木质部；质坚硬，不易折断；断面不平坦，柴性，黄白色，木质部占根的绝大部分，形成层不明显；气淡，味微甜、略苦。

（2）深紫续断：川续断科川续断属植物深紫续断 *Dipsacus atropurpureus* C. Y. Cheng et Z. T. Yin 的干燥根。鉴别特征：呈长圆柱形，向下渐细，微弯曲，长4~15 cm，直径0.4~1.1 cm；表面灰褐色或紫褐色，有纵皱纹及沟纹，须根痕可见；质硬而脆，易折断；断面不平坦，土褐色或黄白色，形成层不明显；气微香，味微苦。

（3）糙苏根：唇形科糙苏属植物糙苏 *Phlomis umbrosa* Turcz. 的干燥根。鉴别特征：呈圆柱形或类纺锤形，上细下粗，微弯曲，长3~12 cm，直径0.5~1 cm；连接根茎部分特别细瘦；表面黄褐色或灰褐色；有多数明显而扭曲的细密纵沟纹，可见须根痕；质硬易折断，断面不平坦；皮部较窄，木部宽，中心有木心，髓射线呈辐射状排列；皮部棕褐色或黄褐色，木部深褐色或黑褐色，维管束呈点状，黄白色，中央1束，周围8~10束，环状排列；有时一端可见木质部束呈黄白色延伸出来；气淡，味微甜。

（4）牛蒡根：菊科牛蒡属植物牛蒡 *Arctium lappa* L. 的干燥根，本品曾经切片冒充续断。鉴别特征：呈圆柱形，长15~25 cm，直径1~4 cm；上部稍膨大，根头部可见叶柄残基或凹陷的茎痕，向下渐细；表面暗棕色至褐色，粗糙，多具不规则扭曲的纵皱纹及横向皮孔；质硬，不易折断；断面略平坦，形成层环类圆形，木部淡黄色放射状，中央灰白色或成裂隙；气微，味甘，嚼之微有黏性。本品收载于《河北省中药材标准》2018年版。

（5）大蓟根：菊科蓟属植物蓟 *Cirsium japonicum* Fisch. ex DC. 的干燥根。鉴别特征：呈长纺锤形而稍弯曲，表面灰褐色至暗褐色，具不规则的纵皱纹，附有细须根；质坚实；断面类白色或灰黄色，皮部薄，棕褐色，中心显硬质纤维状；气微，味甘、微苦。本品收载于《上海市中药饮片炮制规范》2018年版。

175. 玄 参

【来源】

玄参科玄参属植物玄参 *Scrophularia ningpoensis* Hemsl. 的干燥根。

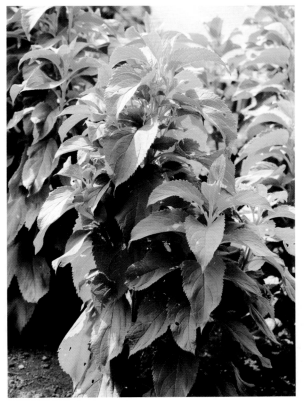

图175-1 玄参（植物）

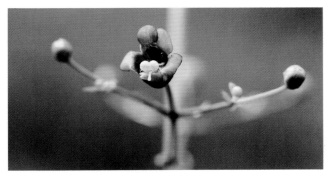

图175-2 玄参（植物花）

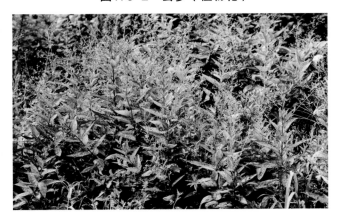

图175-3 玄参（植物果期）

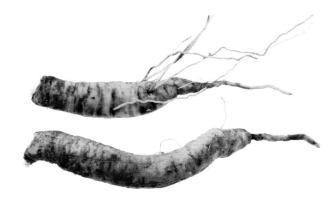

图175-4 玄参（鲜品）

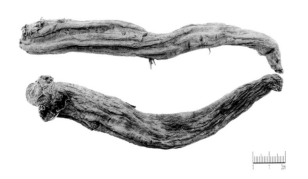

图175-5 玄参（药材）

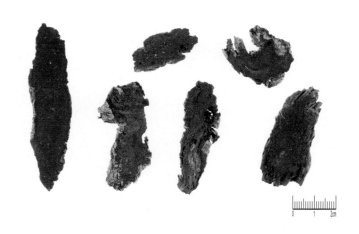

图175-6 玄参（饮片）

【术语】

"羊角参"：浙玄参常较粗壮，呈长条形，微弯曲，形似羊角，商品习称"羊角参"。

【炮制加工】

玄参（切制）：取玄参药材，除去残留根茎和杂质，洗净，润透，切薄片，干燥；或微泡，蒸透，稍晾，切薄片，干燥。本品收载于《中华人民共和国药典》2020年版一部。

盐玄参：取净玄参，加盐水煮至盐水全部吸干，取出晾至半干，闷透，去芦，切片，干燥；或将净玄参片与盐水拌匀，闷润至盐水被吸尽时，置炒制容器内用文火炒干，取出，放凉（每100 kg玄参或玄参片，用食盐2 kg）。本品收载于《广东省中药饮片炮制规范·第一册》。

油蜜玄参：取麻油、蜂蜜各等份，置容器内混合搅拌至发白沫，然后倒入净玄参拌匀，置笼内蒸至内外漆黑发亮为度，取出，切斜片（每100 kg玄参，用麻油、蜂蜜各6 kg）。本品收载于《河南省中药饮片炮制规范》2005年版。

【混伪品及习用品】

（1）苦玄参：玄参科苦玄参属植物苦玄参 *Picria felterrae* Lour. 的干燥全草。鉴别特征：须根细小，茎略呈方柱形，节稍膨大，多分枝，长30~80 cm，直径1.5~2.5 mm，黄绿色，老茎略带紫色；折断面纤维性，髓部中空；单叶对生，多皱缩，完整者展平后呈卵形或卵圆形，黄绿色至灰绿色；先端锐尖，基部楔形，边缘有圆钝锯齿；叶柄长1~2 cm；全体被短糙毛；总状花序顶生或腋生，花萼裂片4枚；花冠唇形；蒴果扁卵形，包于宿存的萼片内；种子细小，多数；气微，味苦。本品收载于《中华人民共和国药典》2020年版一部。

（2）土玄参：紫草科琉璃草属植物琉璃草 *Cynoglossum furcatum* Wallich 的干燥根。鉴别特征：呈类圆锥形，扭曲，长6~10 cm，直径0.5~3 cm；根头部膨大，有残留茎基和被白色绵毛的叶柄残基；表面灰褐色或暗棕褐色，有不规则的纵沟及横裂纹，可见横长皮孔及点状的须根痕；质坚实，不易折断；断面不平坦，角质样，木部黄白色；气微，味甘。本品收载于《云南省中药材标准·第四册·彝族药（Ⅱ）》2005年版。

（3）齿叶玄参：玄参科玄参属植物齿叶玄参 *Scrophularia dentata* Royle ex Benth. 的干燥地上部分。鉴别特征：茎呈近圆形、无毛或被微毛；叶皱缩，完整叶呈狭长圆形或卵状长圆形，长1~5 cm，羽状浅裂至深裂，裂片具浅齿，基部渐狭，呈短柄状；聚伞花序由1~3朵组成，花梗被疏生微腺毛；花冠黄色或紫红色；蒴果尖卵球形，具短喙；气微，味苦。本品收载于《西藏自治区藏药材标准·第二册》2012年版。

（4）**北玄参**：玄参科玄参属植物北玄参 *Scrophularia buergeriana* Miq. 的干燥根。鉴别特征：呈圆柱形，较细小，表面灰黑色，具纵皱纹，有细根及细根痕。

（5）**生地黄**：玄参科地黄属植物地黄 *Rehmannia glutinosa* Libosch. 的干燥根，本品曾经切片冒充玄参片。鉴别特征：呈类圆形或不规则的厚片；外表皮棕黑色或棕灰色，极皱缩，边缘不整齐，具不规则的横曲纹理；切面棕黑色或乌黑色，有光泽，具黏性而柔软；气微，味微甜。本品收载于《中华人民共和国药典》2020年版一部。

（6）**玄参根头**：玄参科玄参属植物玄参 *Scrophularia ningpoensis* Hemsl. 的干燥根头，本品曾经切片掺伪玄参片。鉴别特征：根头片有多数裂隙，而根的切片非常致密，没有裂隙。

（7）**制草乌片**：毛茛科乌头属植物北乌头 *Aconitum kusnezoffii* Reichb. 的干燥根，本品易与玄参饮片混淆。鉴别特征：呈不规则圆形或近三角形的片；表面黑褐色，角质样，微具光泽；有灰白色多角形的形成层环和点状维管束，并有空隙，周边皱缩或弯曲；质脆；气微，味微辛辣，稍有麻舌感。本品收载于《中华人民共和国药典》2020年版一部。

176. 旋覆花

【来源】

菊科旋覆花属植物旋覆花 *Inula japonica* Thunb. 或欧亚旋覆花 *Inula britannica* L. 的干燥头状花序。

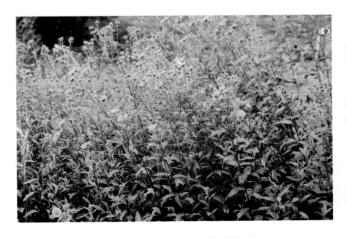

图176-1 旋覆花（植物花期）

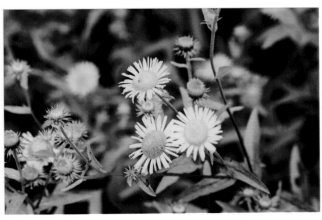

图176-2 旋覆花（植物花）

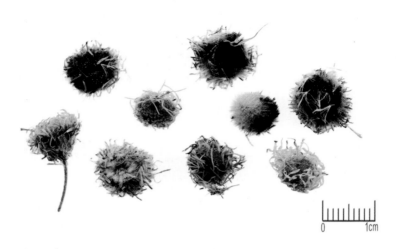

图176-3　旋覆花（药材）

【炮制加工】

旋覆花（净制）：取旋覆花药材，除去梗、叶及杂质。本品收载于《中华人民共和国药典》2020年版一部。

蜜旋覆花：取净旋覆花，照蜜炙法，炒至不粘手。本品收载于《中华人民共和国药典》2020年版一部。

【混伪品及习用品】

（1）水朝阳旋覆花：菊科旋覆花属植物水朝阳旋覆花 *Inula helianthusaquatilis* C. Y. Wu ex Y. Ling 的干燥头状花序。鉴别特征：呈圆盘状或扁球形的头状花序，有时散落，直径 1~2 cm；底部具多层绿黄色或浅灰绿色膜质总苞片，有时可见残留的短花梗；外缘一层舌状花多卷曲，黄色或黄褐色，长 0.8~1.5 cm，顶端 3 齿裂；中央筒状花密集，长约 5 mm；瘦果长约 1 mm，有 10 条深沟，无毛；冠毛污白色，比管状花冠稍短；有微粗糙毛，气香，味微苦。本品收载于《四川省中药材标准》2010年版。

（2）小朵旋覆花：菊科旋覆花属植物线叶旋覆花 *Inula linariifolia* Turczaninow 的干燥头状花序，又名"窄叶旋覆花"或"条叶旋覆花"。鉴别特征：与旋覆花性状近似，个较小；完整的头状花序直径 0.6~1 cm；总苞由 3~4 层苞片组成，苞片外面具金黄色腺点和短柔毛；舌状花 1 列，黄色管状花长 3.5~4 mm；冠毛白色，有时微带红色，有 20 余枚，与管状花近等长；香气微弱，味苦。本品以"条叶旋覆花"收载于《贵州省中药饮片炮制规范》1986年版。

（3）湖北旋覆花：菊科旋覆花属植物湖北旋覆花 *Inula hupehensis* (Ling) Ling 的干燥头状花序。鉴别特征：与水朝阳旋覆花形态相近似，区别点是叶片边缘有明显锯齿；冠毛约与花冠等长，有 5~10 个微粗糙毛，瘦果无毛。

（4）广东旋覆花：菊科山黄菊属植物山黄菊 *Anisopappus chinensis* (L.) Hook. et Arn. 的干燥头状花序。鉴别特征：头状花序容易散碎，完整者呈半圆球形，直径 0.8~1.5 cm，基部近于平截；总苞片青绿色，由 2~3 列条状披针形的苞片组成，直径与整朵花序等宽，苞片外面密被茸毛；舌状花 1 列，舌片黄色，矩圆形而非矩形，先端 3~4 齿裂；管状花较稀疏的生长在凸起的花托上，组成半球形主体；

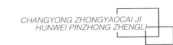

冠毛 4~6 枚，芒刺状；质较硬、脆，手握之微有刺手感；管状花基部收缩，并伴生 1 枚草质龙骨状托片，约与管状花等长，花托宿存；气微香，味微苦。

（5）**齿叶旋覆花：**菊科旋覆花属植物金仙草 *Pulicaria chrysantha* (Diels) Ling 的干燥头状花序。鉴别特征：呈球形，直径 1~2 cm；总苞片 4 层，灰白色，被白色茸毛；舌状花 1 层，黄色或淡棕色，有时脱落；管状花密集中央，子房上的冠毛多数退化，留下鳞片状残基，质硬。

177. 延胡索

【来源】

罂粟科紫堇属植物延胡索 *Corydalis yanhusuo* W.T.Wang 的干燥块茎。

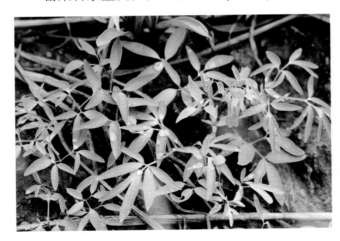

图177-1 延胡索（植物花期）

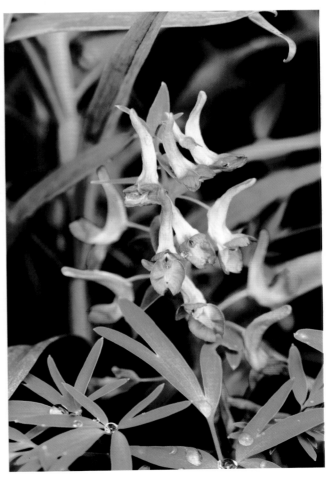

图177-2 延胡索（植物花序）

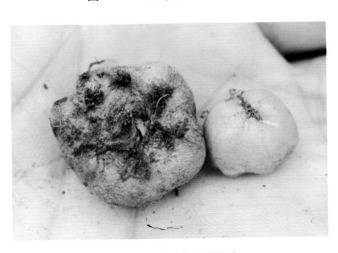

图177-3 延胡索（鲜品）

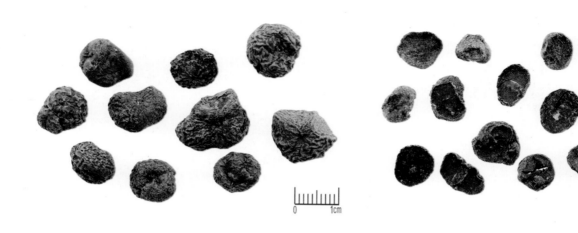

图177-4　延胡索（药材）　　　　　　图177-5　醋延胡索（饮片）

【术语】

"结皮"：浙江东阳所产延胡索，表面皱纹少，习称"结皮"。

"元胡"：延胡索的别名，为处方常用名。

"蜡质"：延胡索经加工干燥后，药材断面呈蜡样光泽，习称"蜡质"。

【炮制加工】

延胡索（切制）：取延胡索药材，除去杂质，洗净，干燥，切厚片或用时捣碎。本品收载于《中华人民共和国药典》2020年版一部。

醋延胡索：取净延胡索，照醋炙法，炒干，或照醋煮法，煮至醋吸尽，切厚片或用时捣碎。本品收载于《中华人民共和国药典》2020年版一部。

酒延胡索：取延胡索饮片，照酒炙法，炒干。本品收载于《陕西省中药饮片标准·第一册》2007年版。

炒延胡索：取净延胡索片，置热炒制容器内，用文火炒至表面微具焦斑，取出，放凉。本品收载于《广东省中药饮片炮制规范·第一册》。

延胡索炭：取净延胡索片，置热炒制容器内，用武火炒至表面焦黑色、内部焦黄褐色时，喷洒清水少许，灭尽火星，取出，晾干。本品收载于《广东省中药饮片炮制规范·第一册》。

【混伪品及习用品】

（1）东北延胡索：罂粟科紫堇属植物东北延胡索 *Corydalis ambigua* Champ. et Schltd. var. *amurensis* Maxim 的干燥块茎。鉴别特征：呈不规则球形，直径0.8~1.2 cm；表面黄棕色，具不规则的皱纹，顶部有凹陷的茎痕，底部稍突起；质硬，断面白色至黄白色，边缘角质样；气微，味苦。本品以"北延胡索"收载于《黑龙江省中药材标准》2001年版。

（2）齿瓣延胡索：罂粟科紫堇属植物齿瓣延胡索 *Corydalis turtschaninovii* Bess. 的干燥块茎。鉴别特征：呈不规则球形，直径0.3~1.5 cm；表皮多未脱落而皱缩，脱落处呈黄棕色，显细皱纹；顶部多数有凹陷茎痕，底部稍突起或平截；断面淡黄色或黄色，边缘角质样；气微，味极苦。本品以"北延胡索"收载于《黑龙江省中药材标准》2001 年版。

（3）新疆延胡索：罂粟科紫堇属植物新疆元胡 *Corydalis glaucescens* Regel 的干燥块茎，又名"粉绿延胡索"。鉴别特征：呈不规则的扁圆球形，直径 0.2~2 cm；表面呈黄色或黄褐色，有网状皱纹；顶端中间有略凹陷的茎痕，底部常有疙瘩状凸起；质硬而脆；断面黄色，角质，有蜡样光泽；味苦。本品以"新疆元胡"收载于《新疆维吾尔自治区药品标准》1987 年版。

（4）全叶延胡索：罂粟科紫堇属植物全叶延胡索 *Corydalis repens* Mandl et Muehld. 的干燥块茎，又名"匍匐延胡索"。鉴别特征：呈圆球形、长圆形或圆锥形，长 1~2.5 cm，直径 0.5~1.8 cm；表面灰棕色，皱缩，表皮脱落处呈棕黄色；上端中央有凹陷的茎痕，底部具根痕；质坚硬而脆，碎断面棕黄色或浅黄白色，粉质；气微，味苦。

（5）土元胡：罂粟科紫堇属植物土元胡 *Corydalis humosa* Migo 的干燥块茎。鉴别特征：呈不规则球形、扁球形或长球形；单一或少数分瓣状，直径 0.5~1.5 cm；表面黄棕色至棕褐色，有不规则的网状皱纹；顶端略有凹陷的茎痕，底部常有疙瘩状凸起；质坚硬，断面黄白色或淡黄色，有蜡样光泽，略显角质样；气微，味苦。本品收载于《山东省中药材标准》2012 年版。

（6）少花延胡索：罂粟科紫堇属植物少花延胡索 *Corydalis pauciflora* (Steph.) Pers. 的干燥全草。鉴别特征：皱缩成团，块根短圆柱形，多呈指状分叉；表面黄棕色，具细纵皱，长 1.8~2.7 cm，宽 0.5~1 cm，下端密生细长丝状须根，顶端有棕黄色长卵形半膜质叶柄残基；质硬脆，断面淡黄色或类白色，角质样；茎细弱，棕黄褐色，基部残留互生的长卵形鞘状叶柄；断面多角形，中空，角棱明显；茎生叶具长柄，棕黄色，叶柄基部变宽，呈鞘状抱茎，完整叶展开后，叶片绿色，卵圆形，三出；花序密集呈头状，花淡紫色，内轮先端黑紫色；花梗短；萼片膜质极小，缘具不规则齿裂，蒴果椭圆形，种子 2 枚；气微，味苦。本品收载于《青海省藏药标准》1992 年版。

（7）夏天无：罂粟科紫堇属植物夏天无（伏生紫堇）*Corydalis decumbens* (Thunb.) Pers. 的干燥块茎。鉴别特征：呈类球形、长圆形或不规则块状；表面灰黄色、暗绿色或黑褐色，有瘤状突起和不明显的细皱纹；顶端钝圆，可见茎痕，四周有淡黄色点状叶痕及须根痕；质硬，断面黄白色或黄色，颗粒状或角质样，有的略带粉性；气微，味苦。本品收载于《中华人民共和国药典》2020 年版一部。

（8）零余子：薯蓣科薯蓣属植物薯蓣 *Dioscorea oppositifolia* L. 的干燥珠芽，又名"山药蛋"，本品曾经染色加工冒充延胡索。鉴别特征：表面有芽痕，顶端无凹陷的茎痕，有的顶端中央凸起；质坚硬，不易折断；断面棕色或褐色，无蜡样光泽；味甘，嚼之有黏性。

（9）姜黄：姜科姜黄属植物姜黄 *Curcuma longa* L. 干燥根茎的加工品。鉴别特征：呈不规则块状；表面棕黄色；质坚硬，不易折断，断面棕黄色，角质样，内皮层环纹明显，维管束呈点状散在；气香特异，味苦、辛。本品收载于《中华人民共和国药典》2020 年版一部。

（10）伪制品：水半夏机械打磨后染色的加工品。鉴别特征：外色不如延胡索自然，块茎为球形，折断面粉质，不具备延胡索的断面特征。

（11）伪制品：矿物药无名异的染色加工品。鉴别特征：形如小石子，外表面呈棕色，黑棕色或灰棕色，多数凹凸不平或呈瘤状突起；质坚如石，手掂，感觉明显比延胡索质重。

178. 野菊花

【来源】

菊科菊属植物野菊 *Chrysanthemum indicum* L. 的干燥头状花序。

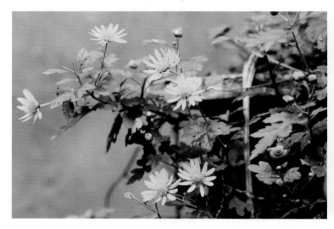

图178-1　野菊（植物花期）

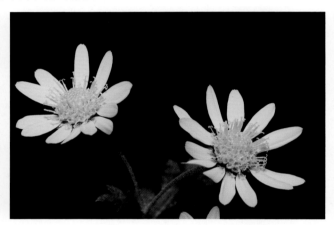

图178-2　野菊（植物花）

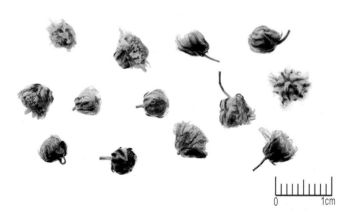

图178-3　野菊花（药材）

【炮制加工】

野菊花（净制）：取野菊花药材，除去杂质及花梗，筛去灰屑。本品收载于《四川省中药饮片炮制规范》2002年版。

【混伪品及习用品】

（1）**菊花**：菊科菊属植物菊花 *Dendranthema morifolium* (Ramat.) Tzvel. 的干燥头状花序。鉴别特征：多压扁呈扇形，离散；总苞碟状；舌状花数层位于外围，管状花多数，位于中央；瘦果不发育，无冠毛；

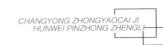

体轻，质柔润，干时松脆；气清香，味甘、微苦。本品收载于《中华人民共和国药典》2020 年版一部。

（2）**胎菊**：菊科菊属植物菊 *Chrysanthemum morifolium* Ramat. 的干燥花蕾。鉴别特征：呈倒圆锥形、圆筒形或不规则球形，直径 1~3 cm；总苞碟状，总苞片 3~4 层，外面被柔毛，边缘膜质。本品收载于《湖北省中药材质量标准》2018 年版。

（3）**岩香菊**：菊科菊属植物甘菊 *Chrysanthemum lavandulifolium* (Fischer ex Trautvetter) Makino 的干燥头状花序。鉴别特征：花瓣较松散；直径 0.6~1.5 cm；总苞浅杯状或深碟形，总苞片 4~5 层，外层苞片线形或线状长圆形；花托半圆形，无托毛；舌状花 1 轮，雌性，黄色舌片椭圆形；先端全缘或具 2~3 个不明显的钝齿裂；管状花多数，两性，排列较松散，雌蕊不伸出花冠筒外，花冠顶端 5 齿裂；花基部均无小苞片；瘦果不发育；体轻，干时质松脆；气清香，味苦。

（4）**长披野菊**：菊科菊属植物长披野菊 *Dendranthema longibractum* 的干燥头状花序。鉴别特征：呈扁球形或球形，直径 1~2 cm；总苞碟形，总苞片约 5 层，外层苞片叶状长条形，全缘，长于舌状花；花托半球形，无托毛；舌状花 1 轮，黄色，舌片卷曲不直；花心大，管状花多数，两性，黄色，排列较松散；花基部无小苞片；瘦果不发育；体轻，干时质松易碎；气清香，味苦。

（5）**苞叶野菊**：菊科菊属植物苞叶野菊 *Dendranthema foliaceum* 的干燥头状花序。鉴别特征：呈类球形或扁球形，直径 1~2 cm；总苞盘状，总苞片约 5 层，外层苞片叶状羽裂，短于舌状花；花托半球形，无托毛；舌状花 1 轮，雌性，黄色，舌片卷曲或伸展；中央花心大，管状花多数，两性，黄色，排列较松散；花基部无小苞片；瘦果不发育；体轻，干时质松易碎；气清香味苦。

179. 薏苡仁

【来源】

禾本科薏苡属植物薏米 *Coix lacryma-jobi* L. var. *ma-yuen* (Roman.) Stapf 的干燥成熟种仁。

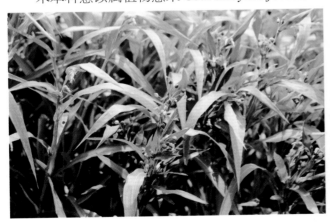

图179-1　薏米（植物果期）

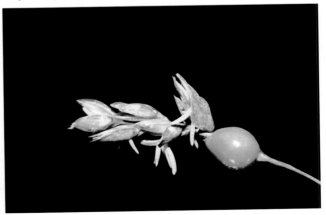

图179-2　薏米（植物总苞及雄花序）

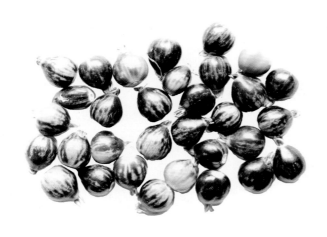

图179-3 薏米（果实鲜品）

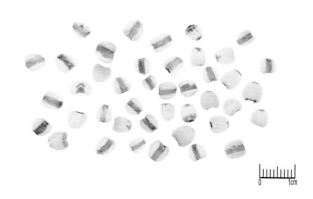

图179-4 薏苡仁（药材）

【炮制加工】

薏苡仁（净制）：取薏苡仁药材，除去杂质。本品收载于《中华人民共和国药典》2020 年版一部。

麸炒薏苡仁：取净薏苡仁，照麸炒法，炒至微黄色。本品收载于《中华人民共和国药典》2020 年版一部。

炒薏苡仁：取净薏苡仁，置锅内，文火炒至呈微黄色，有香气逸出时，取出，放凉。本品收载于《山东省中药饮片炮制规范·下册》2012 年版。

【混伪品及习用品】

（1）草珠子：禾本科薏苡属植物草珠子 Coix lacryma-jobi L. 的干燥成熟种仁。鉴别特征：呈宽卵形；长 0.4~0.5 cm，宽 0.4~0.6 cm；表面乳白色，略透明，光滑，偶有残存的红棕色种皮；两端平截，一端有棕黑色点状种脐；背面圆凸，腹面有 1 条宽而深的纵沟；质坚实，断面白色或半透明角质样；气微，味微甜。

（2）进口薏苡仁：禾本科薏苡属植物 Coix sp. 的干燥成熟种仁（产于老挝、泰国等地）。鉴别特征：体型较薏苡仁大，呈宽卵形，长 5~6 mm，宽 5~8 mm；表面淡黄白色，略光滑；一端圆阔，有 1 淡棕色点状种脐，另端稍窄；背面圆凸；腹面有 1 条较宽而深的纵沟。

（3）高粱米：禾本科高粱属植物高粱 Sorghum vulgare Pers. 的干燥成熟种仁。鉴别特征：呈近扁卵形，两面略圆隆，直径约 4 mm；表面乳白色，偶有残存的浅黄棕色种皮；腹面具 1 条浅纵沟，约占直径的一半，另一侧圆滑；质坚实，断面白色；气微，味微涩、略甜。

（4）大麦：禾本科大麦属植物大麦 Hordeum vulgare L. 的干燥成熟种仁。鉴别特征：呈长圆形，两侧略隆起；长 0.3~0.6 cm，直径约 0.3 cm；表面灰白色，种皮多已除去；一侧具浅凹痕，浅凹痕与全长相等，呈浅棕色，另一侧光滑；断面类白色，粉性；气微，味微甜。

（5）薏苡根：禾本科薏苡属植物薏米 Coix lacryma-jobi L. var. ma-yuen (Roman.) Stapf 的干燥根。鉴别特征：呈细圆柱形或不规则形，多有须根；表面灰黄色至灰棕黄色，具纵皱纹及须根痕；切面灰黄色至淡棕色，周围有众多小孔排列成环或已破裂，外皮易与内部分离；质坚韧，不易折断；气微，味淡。本品收载于《安徽省中药饮片炮制规范》2019 年版。

180. 玉 竹

【来源】

百合科黄精属植物玉竹 *Polygonatum odoratum* (Mill.) Druce 的干燥根茎。

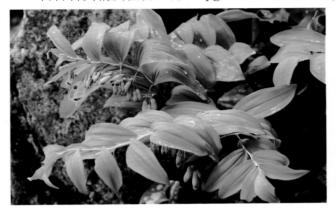

图180-1　玉竹（植物）

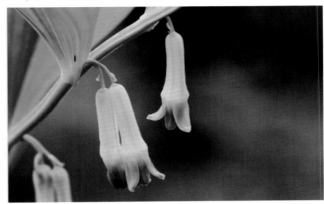

图180-2　玉竹（植物花）

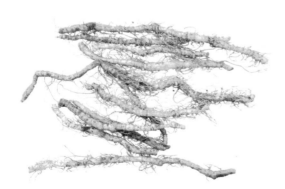

图180-3　玉竹（鲜品）

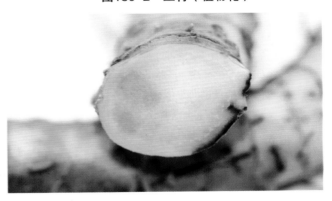

图180-4　玉竹鲜品（横切面）

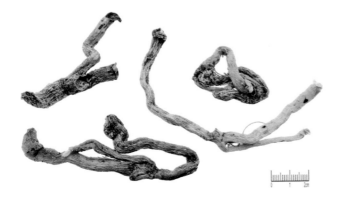

图180-5　玉竹（药材）

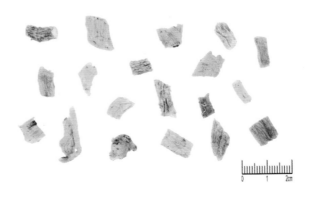

图180-6　玉竹饮片（切段）

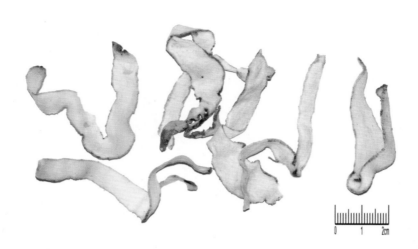

图180-7 玉竹饮片（纵切片）

【术语】

"鸡眼"：玉竹药材由于地上茎脱落而遗留的圆形斑痕，犹如鸡眼睛，习称"鸡眼"。

【炮制加工】

玉竹（切制）：取玉竹药材，除去杂质，洗净，润透，切厚片或段，干燥。本品收载于《中华人民共和国药典》2020年版一部。

炙玉竹：取炼蜜用适量冷开水稀释后，加入净玉竹片，拌匀，置炒制容器内用文火炒至不粘手为度，取出放凉（每100 kg玉竹片，用炼蜜12 kg）。本品收载于《广东省中药饮片炮制规范·第一册》。

蜜玉竹：取玉竹饮片，照蜜炙法，炒至不粘手（每100 kg玉竹，用炼蜜10 kg）。本品收载于《陕西省中药饮片标准·第二册》2009年版。

酒玉竹：取净玉竹片，加黄酒拌匀，闷润，蒸透，取出，干燥（每100 kg玉竹片，用黄酒25 kg）。本品收载于《广东省中药饮片炮制规范·第一册》。

【混伪品及习用品】

（1）**肖玉竹**：百合科竹根七属植物散斑竹根七（散斑假万寿竹）*Disporopsis aspersa* (Hua) Engler 或深裂竹根七 *Disporopsis pernyi* (Hua) Diels 的干燥根茎。鉴别特征：呈细长圆柱形或微扁，多弯曲，少分支，长4~20 cm，直径2~5 mm；表面黄色至黄棕色，半透明，微具纵皱纹，可见圆盘状突起的茎痕，其间有6~9圈斜形环节；节间长0.2~2.2 cm，长短不等，具类白色点状突起的须根痕，环节处偶见残存的膜质鳞叶；干时质硬，易折断；断面色稍浅，颗粒状，吸潮后变软；气微，味微甜、苦，嚼之黏牙。本品收载于《四川省中草药标准·试行稿·第三批》1980年版。

（2）**小玉竹**：百合科黄精属植物康定玉竹 *Polygonatum prattii* Baker 的干燥根茎。鉴别特征：呈圆柱形，多弯曲，常呈不等的二叉分支，长2~8 cm，直径2~6 mm；外表黄色或黄棕色，半透明或略透明，具明显的细纵皱纹，可见圆点状的须根痕和环节，有的可见圆盘状的茎痕；干时质硬，易折断；断面角质样，不甚平坦，吸潮后易变软；无臭，味微甜，嚼之发黏。本品收载于《四川省中药材标准》2010 年版。

（3）**新疆玉竹：**百合科黄精属植物新疆黄精 *Polygonatum roseum* (Ledeb.) Kunth 的干燥根茎，又名"紫花玉竹"或"玫瑰红玉竹"。鉴别特征：呈不规则的结节块状或长条状，具较长的节间，细长圆柱形或略扁；多不分支，长 3~10 cm，直径 0.5~1 cm；表面浅黄色至黄棕色，半透明，纵皱纹明显可见；并有地上茎脱落的痕迹，呈圆盘状，有许多纤维状小点；有时数个结节相连，呈分支状；有部分细根痕呈点状突起；质硬，断面淡黄色，呈半透明角质或蜡质状；气微，味甜而有黏性。本品收载于《新疆维吾尔自治区药品标准》1987 年版。

（4）**竹根七：**百合科竹根七属植物竹根七 *Disporopsis fuscopicta* Hance 的干燥根茎。鉴别特征：呈圆柱形，弯曲，长 5~20 cm，直径 0.2~0.7 cm；表面黄棕色至棕褐色，每隔 2~4 cm 有一圆盘状茎痕，黄棕色，在两个茎痕之间，有隆起的浅棕色环节，节间疏密不等，并有小圆点状的细根痕散在；质较坚硬，易折断；断面角质状；有明显的内皮层环；气微，味微甘、稍苦，具黏性。本品以"大玉竹"收载于《贵州省中药材、民族药材质量标准》2003 年版。

（5）**鹿药：**百合科鹿药属植物鹿药 *Maianthemum japonicum* (A. Gray) LaFrankie 的干燥根茎。鉴别特征：呈不均匀的圆柱形；环节明显，较规则，节间长 4~6 cm；须根多，茎痕较密，圆盘状；表面灰黄色，纵纹细密；质较柔韧，干后易折断；断面黄白色，颗粒状。

（6）**海玉竹：**百合科黄精属植物热河黄精 *Polygonatum macropodum* Turczaninow 的干燥根茎，又名"黄精玉竹"。鉴别特征：呈圆柱形、圆锥形或纺锤形，一端膨大，另一端细小，有的粗短呈菱角状，长 3~10 cm，直径 2~4 cm；表面淡黄色至棕黄色，有较疏而不甚明显的环状节纹及圆形脐状斑痕；断面黄白色，呈半透明状；干品质坚实，受潮质柔软；富糖性，味甜，嚼之有黏性。

（7）**东北玉竹：**百合科黄精属植物毛筒玉竹 *Polygonatum inflatum* Kom. 的干燥根茎。鉴别特征：呈圆柱形或扁圆柱形，稍弯曲，有分支，条细长，长 5~10 cm，直径 0.6~1 cm；表面淡黄色，有细纵纹及不明显的环状节纹；体轻，质稍硬，掐之无弹性；糖分少，甜味淡。

（8）**二苞玉竹：**百合科黄精属植物二苞黄精 *Polygonatum involucratum* (Franch. et Sav.) Maxim. 的干燥根茎。鉴别特征：呈细长圆柱形，较细而短小，直径 3~5 mm。

181. 泽 泻

【来源】

泽泻科泽泻属植物东方泽泻 *Alisma orientale* (Sam.) Juzep. 或泽泻 *Alisma plantago-aquatica* Linn. 的干燥块茎。

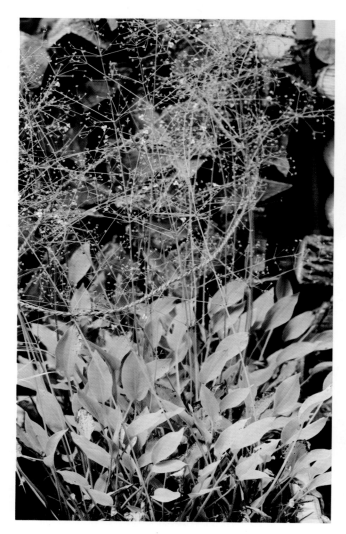

图181-1 泽泻（植物花期）

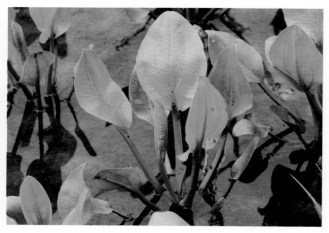

图181-2 泽泻（植物）

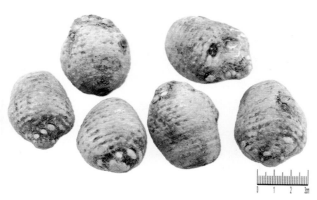

图181-3 泽泻（药材）

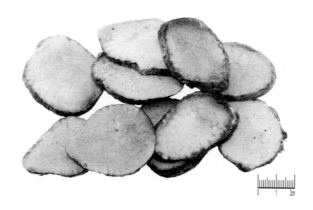

图181-4 泽泻（饮片）

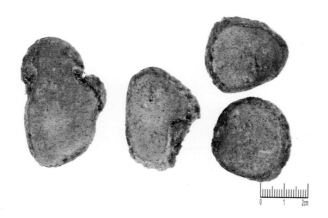

图181-5 盐泽泻（饮片）

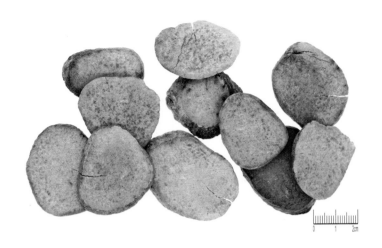

图181-6　麸炒泽泻（饮片）

【术语】

"建泽泻"：主产于福建地区及江西广昌、于都等地的泽泻，商品习称"建泽泻"。

"川泽泻"：主产于四川灌县、新都、蒲江、德阳等地的泽泻，商品习称"川泽泻"。

"鹅蛋形"：建泽泻多呈椭圆形卵状，习称"鹅蛋形"。

"岗纹"：建泽泻周身有不规则的横向环状浅沟纹及隆起岗，习称"岗纹"。

"双花"：川泽泻顶端具 2 或 3 个茎痕，形成畸形，习称"双花"。

【炮制加工】

泽泻（切制）：取泽泻药材，除去杂质，稍浸，润透，切厚片，干燥。本品收载于《中华人民共和国药典》2020 年版一部。

盐泽泻：取泽泻片，照盐水炙法，炒干。本品收载于《中华人民共和国药典》2020 年版一部。

麸炒泽泻：取泽泻药材，除去杂质，大小个分开，洗净，浸泡 6~7 成透，捞出，润透，切厚片，干燥；将锅烧热，撒入麦麸，待冒烟时投入泽泻片，不断翻动，炒至药物呈黄色时取出，筛去麦麸，晾凉（每 100 kg 泽泻片，用麦麸 10 kg）。本品收载于《宁夏中药饮片炮制规范》2017年版。

炒泽泻：取泽泻饮片，照清炒法，炒至微具焦斑，筛去灰屑。本品收载于《上海市中药饮片炮制规范》2018 年版。

土泽泻：取泽泻饮片，置热锅内，撒入伏龙肝，炒至土粉均匀粘于泽泻片上，取出，筛去多余的土粉（每泽泻 100 kg，用伏龙肝 10~20 kg）。本品收载于《天津市中药饮片炮制规范》2018 年版。

【混伪品及习用品】

窄叶泽泻：泽泻科泽泻属植物窄叶泽泻 *Alisma canaliculatum* A. Braun et Bouche. 的干燥块茎。鉴别特征：呈类圆锥形或倒卵形，较小，长 1.5~4 cm，直径 1~3 cm；表面黄棕色，未去尽粗皮者呈灰棕色，有众多突起的须根痕及残留的支根，块茎底部周围有多个明显的瘤状突起；质坚实，断面黄白色，粉性；气微香，味稍苦。

182. 浙贝母

【来源】

百合科贝母属植物浙贝母 *Fritillaria thunbergii* Miq. 的干燥鳞茎。

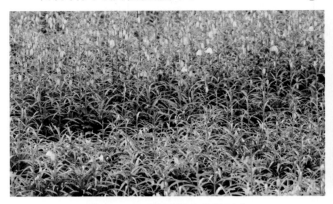

图182-1 浙贝母（栽培地）

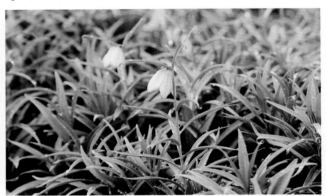

图182-2 浙贝母（植物）

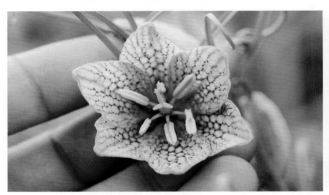

图182-3 浙贝母（植物花）

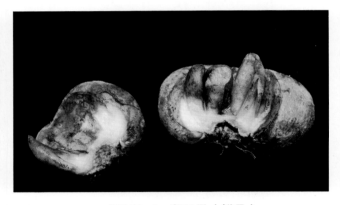

图182-4 浙贝母（鲜品）

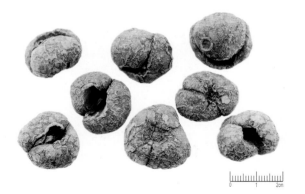

图182-5 浙贝母（药材）

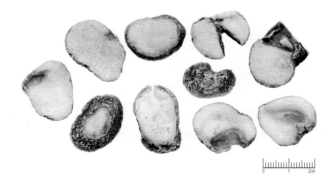

图182-6 浙贝母（饮片）

【术语】

"大贝"：浙贝母大者，除去芯芽，外层的单瓣鳞叶呈半圆形，外凸内凹，状如元宝，习称"大贝""元宝贝"或"大菱肉"。

"珠贝"：浙贝母小者，不去芯芽，习称"珠贝"。

"浙贝片"：取鳞茎，大小分开，洗净，除去芯芽，趁鲜切成厚片，洗净，干燥，习称"浙贝片"。

【炮制加工】

浙贝母（切制）：取浙贝母药材，除去杂质，洗净，润透，切厚片，干燥；或打成碎块。本品收载于《中华人民共和国药典》2020年版一部。

【混伪品及习用品】

（1）**浙贝母花**：百合科贝母属植物浙贝母 *Fritillaria thunbergii* Miq. 干燥带茎梢的花。鉴别特征：多皱缩，完整的花呈钟状，花梗长 1~2 cm；花被 6 片，棕黄色，分两轮排列，花被片长倒卵形，长 2~3 cm，外面有棕色条纹；雄蕊 6 枚，着生于花被底部；雌蕊 1 枚，柱头 3 歧；茎梢干瘪，紫棕色；气微，味苦。本品收载于《天津市中药饮片炮制规范》2018 年版。

（2）**东贝母**：百合科贝母属植物东贝母 *Fritillaria thunbergii* var. *chekiangensis* Hsiao et K. C. Hsia 的干燥鳞茎，为浙贝母的变种。鉴别特征：形似"珠贝"而稍扁长，比"珠贝"小 3/4 或 4/5；呈扁球形，直径 1~2.5 cm，高 1~1.5 cm；表面类白色，外层两枚鳞叶肥厚，对合；中央有皱缩的小鳞叶 2~3 枚及干缩的残茎；质实而脆，易折断，断面白色，粉性；气微，味苦。本品收载于《浙江省中药材标准·第一册》2017 年版。

（3）**湖北贝母**：百合科贝母属植物天目贝母 *Fritillaria monantha* Migo 的干燥鳞茎，又名"板贝"或"窑贝"。鉴别特征：呈扁圆球形，高 0.8~2.2 cm，直径 0.8~3.5 cm；单瓣鳞叶呈元宝状；表面类白色至淡棕色；外层 2 枚鳞叶肥厚，略呈肾形，通常大小悬殊，大瓣紧抱小瓣，少数 2 瓣大小近相等；顶端闭合或开裂，鳞叶上缘呈刀刃状；内有小鳞叶 2~6 枚及干缩的残茎；基部凹陷成窝状，皱褶明显，残留有淡棕色表皮及少数须根；断面类白色，富粉性；气微，味苦。本品收载于《中华人民共和国药典》2020 年版一部。

（4）**安徽贝母**：百合科贝母属植物安徽贝母 *Fritillaria anhuiensis* S.C.Chen et S.F.Yin 的干燥鳞茎，又名"皖贝母"。鉴别特征：完整的鳞茎呈扁球形、类圆锥形或心形，直径 0.6~1.7 cm，高 0.8~1.8 cm；表面类白色或微黄色，顶端钝圆或突尖，基部中央凹入，有须根痕；外层鳞叶两瓣，大小悬殊，有的内有小鳞叶 2~3 枚；质坚而脆，断面白色，富粉性；气微，味苦。本品以"皖贝母"收载于《安徽省中药饮片炮制规范》2019 年版。

（5）**大百合**：百合科大百合属植物大百合 *Cardiocrinum giganteum* (Wall.) Makino 的干燥鳞茎。鉴别特征：呈长椭圆形；中心厚，边缘薄，略向内卷曲，长 3.5~7 cm，宽 1~4 cm；外表棕黄色，有不规则纵皱纹；断面纤维性；味淡；单瓣鳞叶形似"大贝"。

（6）**山柰**：姜科山柰属植物山柰 *Kaempferia galanga* L. 的干燥根茎，又名"沙姜"，本品曾经切片掺伪浙贝母片。鉴别特征：为类圆形、肾形的横或纵切片，直径 1~2 cm，厚 0.3~0.5 cm；外表浅褐色或淡棕褐色，皱缩，有的具根痕或残存须根；切面类白色，粉性，常鼓凸；质脆，易折断；气香特异，味辛辣。本品收载于《中华人民共和国药典》2020年版一部。

（7）**浙贝母（留种用）**：百合科贝母属植物浙贝母 *Fritillaria thunbergii* Miq. 产地留种用鳞茎的加工品。鉴别特征：体型较干瘪，表面皱缩严重，断面粉性或微角质化。

183. 知 母

【来源】

百合科知母属植物知母 *Anemarrhena asphodeloides* Bge. 的干燥根茎。

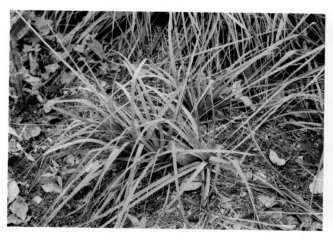

图183-1 知母（植物）

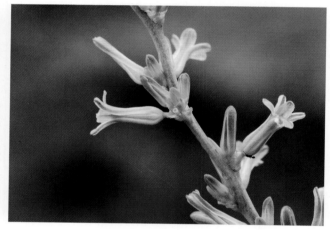

图183-2 知母（植物花）

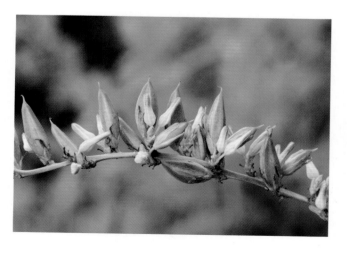

图183-3 知母（植物果实）

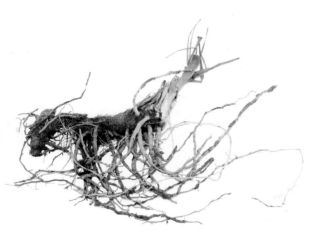

图183-4 知母（鲜品）

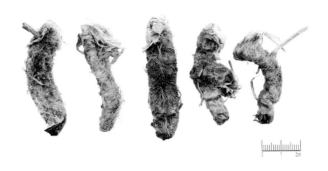

图183-5　毛知母（药材）

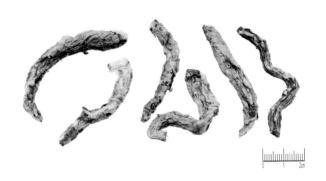

图183-6　知母肉（药材）

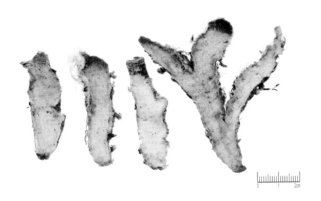

图183-7　毛知母（饮片）

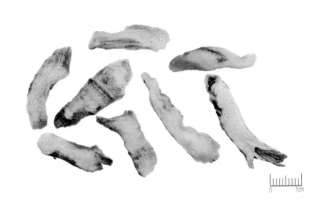

图183-8　知母肉（饮片）

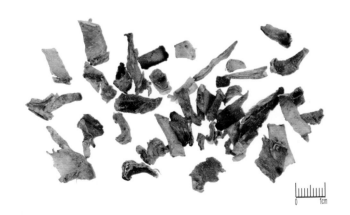

图183-9　盐知母（饮片）

【术语】

"毛知母"：知母除去须根和泥沙，晒干，商品习称"毛知母"。

"知母肉"：知母趁鲜即时除去外皮，晒干，商品习称"知母肉"或"光知母"。

"金包头"：知母顶端残留有浅黄色的叶茎和幼叶包裹的部分，习称"金包头"。

【炮制加工】

知母（切制）：取知母药材，除去杂质，洗净，润透，切厚片，干燥，去毛屑。本品收载于《中华人民共和国药典》2020 年版一部。

炒知母：取知母药材，除去杂质，洗净，润透，切厚片，干燥，照清炒法，炒至微焦，筛去灰屑、毛须。本品收载于《四川省中药饮片炮制规范》2015 年版。

盐知母：取知母片，照盐水炙法，炒干。本品收载于《中华人民共和国药典》2020 年版一部。

酒知母：取知母饮片，照酒炙法，炒干。本品收载于《陕西省中药饮片标准·第一册》2007 年版。

【混伪品及习用品】

土知母：鸢尾科鸢尾属植物鸢尾 *Iris tectorum* Maxim. 的干燥根茎。鉴别特征：呈不规则条状或圆锥形，略扁，一端膨大，另一端渐细，有分支；表面灰黄褐色或棕色，有环纹和纵沟；近根头部上侧有横向环纹，常有残存的须根、凹陷或圆点状突起的须根痕；质松脆，易折断，断面黄白色或黄棕色；气微，味甘、苦。本品以"川射干"收载于《中华人民共和国药典》2020 年版一部。

184. 栀 子

【来源】

茜草科栀子属植物栀子 *Gardenia jasminoides* Ellis 的干燥成熟果实。

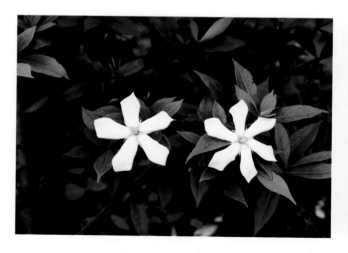

图184-1　栀子（植物花期）

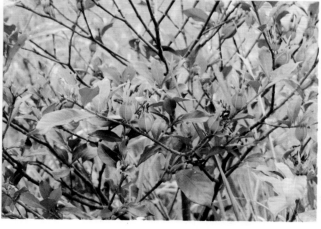

图184-2　栀子（植物果期）

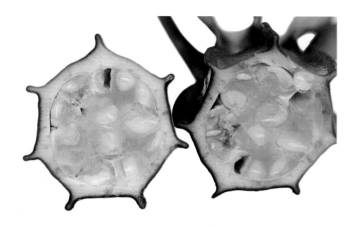

图184-3 栀子鲜品（横切面）

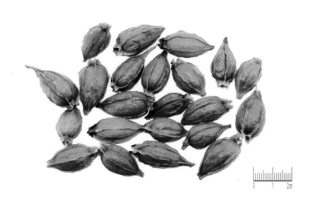

图184-4 栀子（药材）

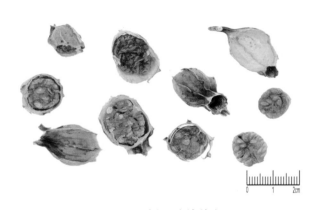

图184-5 栀子（饮片）

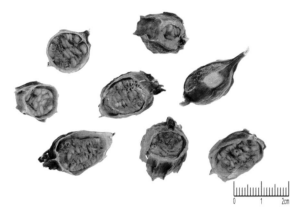

图184-6 炒栀子（饮片）

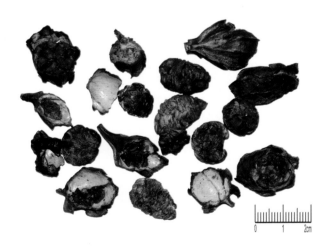

图184-7 焦栀子（饮片）

【炮制加工】

栀子（切制）：取栀子药材，除去杂质，碾碎。本品收载于《中华人民共和国药典》2020 年版一部。

炒栀子：取净栀子，照清炒法，炒至黄褐色。本品收载于《中华人民共和国药典》2020 年版一部。

焦栀子：取栀子，或碾碎，照清炒法用中火炒至表面焦褐色或焦黑色，果皮内表面和种子表面为黄棕色或棕褐色，取出，放凉。本品收载于《中华人民共和国药典》2020年版一部。

【混伪品及习用品】

（1）**水栀子**：茜草科栀子属植物长果栀子 *Gardenia jasminoides* Ellis. var. *longicarpa* Z. W. Xie et Okada 的干燥成熟果实，又名"大栀子"或"马牙栀"。鉴别特征：呈长卵圆形或椭圆形，长4~6 cm，直径1.5~2.5 cm；表面橙红色或棕红色，具6条翅状纵棱，棱间常有1条明显的纵脉纹，并有分枝；顶端残存萼片，基部稍尖，偶有残留果梗；果皮薄而脆，略有光泽，内表面色较浅，有光泽，具2~3条隆起的假隔膜；种子多数，扁卵圆形，集结成团，深红色或红黄色，表面密具细小疣状突起；气微，味酸而苦。本品以"大栀子"收载于《中华人民共和国卫生部药品标准·蒙药分册》。

（2）**小果栀子**：茜草科栀子属植物（栀子栽培变种）小果栀子 *Gardenia jasminoides* Ellis var. *radicans*（Thunb）Makino 的干燥成熟果实，又名"小栀子"。鉴别特征：果皮较薄，果实较小，长1.5~3 cm，直径1.5~2 cm；外表深红色或红黄色，有5~8条纵棱，有光泽；内表面红黄色，种子团深红色或红黄色，种子扁圆形；气香。

（3）**大黄栀子**：茜草科栀子属植物大黄栀子 *Gardenia sootepensis* Hutchins. 的干燥成熟果实。鉴别特征：呈圆形、卵形、椭圆形至长椭圆形；表面棕色至褐色，较光滑，有5~6条纵棱，稍凸起；棱间有1条纵脉纹；顶端宿存萼筒，长约0.5 cm，果皮较厚且坚硬，革质；内表面淡黄色，有光泽；种子团椭圆形，种子多数，扁卵圆形，暗红棕色或褐色，表面密被细小疣状突起；气微，味淡。

（4）**栀子根**：茜草科栀子属植物栀子 *Gardenia jasminoides* Ellis 的干燥根及根茎。鉴别特征：呈圆柱形，有的分支，直径0.3~3 cm；表面灰黄色或灰褐色，有的具瘤状突起的须根痕；质坚硬，断面皮部薄；木部发达，白色或灰白色，具放射状纹理；气微，味淡。本品收载于《浙江省中药材标准·第一册》2017年版。

（5）**栀子花**：茜草科栀子属植物栀子 *Gardenia jasminoides* Ellis 的干燥花。鉴别特征：呈不规则团块或类三角锥形，表面淡棕色或棕色；萼筒卵形或倒卵形，先端5~7裂，裂片线状披针形，上部膨大；花冠旋卷，色白，下部连成筒状，裂片多数，倒卵形至倒披针形；雄蕊6枚，花丝极短；质轻脆，易碎；气香，味淡。本品收载于《江西省中药材标准》2014年版。

185. 朱 砂

【来源】

硫化物类矿物辰砂族辰砂，主含硫化汞 (HgS)。

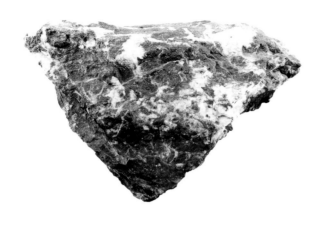

图185-1 朱砂（矿物）

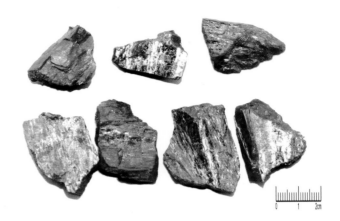

图185-2 朱砂（镜面砂）

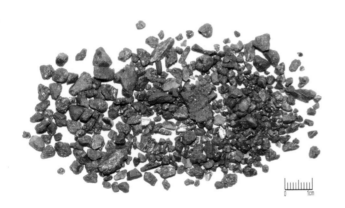

图185-3 朱砂（豆瓣砂）

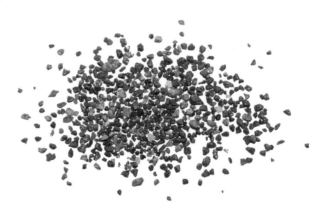

图185-4 朱砂（朱宝砂）

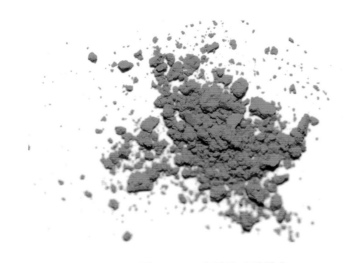

图185-5 朱砂粉（饮片）

【术语】

"镜面砂"： 朱砂呈不规则板片状、斜方形或长条形，大小厚薄不一，边缘不整齐，色红而鲜艳，光亮如镜面，质较松脆者，习称"镜面砂"。

"豆瓣砂"： 朱砂呈方圆形或多角形，颜色发暗或呈灰褐色，质重而坚，不易碎者，习称"豆瓣砂"。

"朱宝砂"： 朱砂呈细小颗粒或粉末状，色红明亮，触之不染手者，习称"朱宝砂"，又名"米口砂"。

"断口"： 矿物受力后，不依一定结晶方向裂开的性能称为"断裂"，断裂面即为"断口"。

"条痕"： 矿物在白色毛磁板上划过所留下的粉末痕迹，习称"条痕"。

【炮制加工】

朱砂粉： 取朱砂，用磁铁吸去铁屑，或照水飞法，水飞，晾干或40℃以下干燥。本品收载于《中华人民共和国药典》2020年版一部。

【混伪品及习用品】

（1）朱砂根： 紫金牛科紫金牛属植物朱砂根 Ardisia crenata Sims 的干燥根。鉴别特征：呈圆柱形，略弯曲，长5~30 cm，直径0.2~1 cm；表面灰棕色或棕褐色，可见多数纵皱纹，有横向或环状断裂痕，皮部与木部易分离；质硬而脆，易折断；断面不平坦，皮部厚，占断面的1/3~1/2，类白色或粉红色，外侧有紫红色斑点散在，木部黄白色，不平坦；气微，味微苦，有刺舌感。本品收载于《中华人民共和国药典》2020年版一部。

（2）朱砂莲： 马兜铃科马兜铃属植物背蛇生（四川朱砂莲）Aristolochia tuberosa C. F. Liang et S. M. Hwang 的干燥块根。鉴别特征：呈不规则结节状；表面黄褐色至红棕色，粗糙，有不规则瘤状突起和深皱纹；外皮破裂处显棕红色；体重，质坚实；断面棕红色或朱红色，习称"朱砂岔"，角质样，有时可见少数纤维筋点；微具闷臭气，味极苦。本品收载于《重庆市中药饮片炮制规范及标准》2006年版。

（3）朱砂七： 蓼科何首乌属植物毛脉首乌 Fallopia multiflora var. ciliinervis (Nakai) Yonekura et H. Ohashi 的干燥块根，又名"毛脉蓼"。鉴别特征：粗糙，呈不规则团块状，外皮棕褐色至棕黑色，紧贴不易剥离；具多数长短不等的支根或茎的残痕；质坚硬，不易折断；断面凹凸不平，黄棕色至深棕色，具不规则的淡黄色至棕黄色纹理，具多数纵横交错的纤维束；断面髓部有异常维管束；气微，味涩、苦，嚼之唾液染成橙黄色。本品收载于《陕西省药材标准》2015年版，以"雄黄连"收载于《湖北省中药材质量标准》2018年版。

（4）辰砂： 用水银与硫黄为原料加热炼成的升华物，又名"平门砂""神砂""马牙砂"或"灵砂"。鉴别特征：为扁平块状或呈大小不等的块状，完整者如盆状；两面紧密平坦；而另一面粗糙，有小孔；鲜红色或暗红色；质沉重而较疏松，易碎，断面呈针状结晶束；具宝石或金属样光泽；手触之，指被染成红色或褐红色；无臭，无味。本品收载于《四川中药材标准·增补本》1992年版。

（5）银朱： 用水银、升华硫和氢氧化钾为原料加工而成（成分为氧化汞）。鉴别特征：呈极细的红色粉末状；质重，不溶于水；用火烧之，逐渐变为紫黑色，最后成烟而挥散，几乎无残留。

（6）**掺伪品：**掺有氧化物类矿物代赭石的朱砂。鉴别特征：呈颗粒状或呈弧形弯曲的碎块状；表面棕红色，无金属光泽；体重，质坚硬；断面显层状纹理，无光泽。

（7）**伪制品：**碳酸盐加有机染料制品冒充水飞朱砂。鉴别特征：无光泽；粉末呈粉红色，染手；放大镜观察无镜面样反光；加盐酸试剂即可生成大量气泡。

186. 珠子参

【来源】

五加科人参属植物珠子参 *Panaz japonicus* C.A.Mey. var. *major* (Burk.) C.Y.Wu et K.M.Feng 或羽叶三七 *Panaz japonicus* C.A.Mey. var. *bipinnatifidus*(Seem.) C.Y.Wu et K.M.Feng 的干燥根茎。

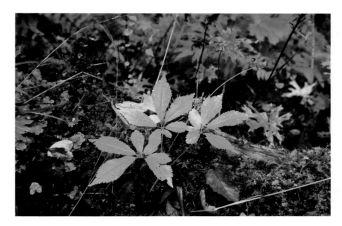

图186-1　珠子参（植物）

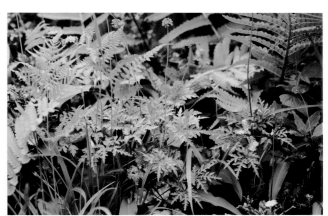

图186-2　羽叶三七（植物）

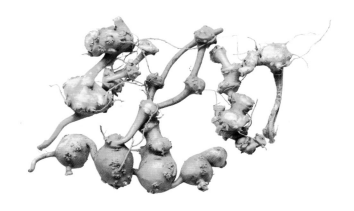

图186-3　珠子参（鲜品）

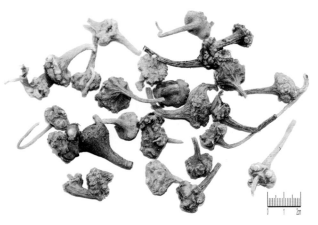

图186-4　珠子参（药材）

【术语】

"扣子七"：珠子参根茎呈类圆锥形、扁球形或不规则菱角形，形如纽扣，又名"扣子七"。

【炮制加工】

珠子参（净制）：取珠子参药材，除去杂质。用时捣碎。本品收载于《中华人民共和国药典》2020年版一部。

【混伪品及习用品】

（1）竹节参：五加科人参属植物竹节参 *Panax japonicus* (T. Nees) C. A. Meyer 的干燥根茎。鉴别特征：外表面呈黄色或黄褐色，多凹陷；断面黄白色至淡黄棕色，黄色点状维管束排列成环；皮部较窄，皮木比为 1：2，色淡，黄色小点（分泌道）较少；形成层环纹较明显，淡黄色；木质部束在形成层环附近分成 2~4 叉状排列，在木质部束的中部常有纤维束斑点隐约可见；髓部明显，常见裂隙；气微，味苦、后微甜。本品收载于《中华人民共和国药典》2020 年版一部。

（2）参叶：五加科人参属植物珠子参 *Panaz japonicus* C.A.Mey. var. *major* (Burk.) C.Y.Wu et K.M.Feng 或羽叶三七 *Panaz japonicus* C.A.Mey.var.*bipinnatifidus*(Seem.)C.Y.Wu et K.M.Feng 的干燥茎叶。鉴别特征：多扎成把；茎呈细长形，具棱，不分枝，长 30~40 cm；断面淡黄色，髓部有时中空；叶 3~5 枚轮生，叶片皱缩卷曲，完整者展开后为掌状复叶，最下两片较小，或小叶片为羽状深裂，卵形或倒卵形，叶柄较长；叶片边缘有细锯齿或细重锯齿，两面有毛；气微香，味微苦。本品收载于《四川省中药材标准》2010 年版。

187. 猪　苓

【来源】

多孔菌科真菌猪苓 *Polyporus umbellatus* (Pers.) Fries 的干燥菌核。

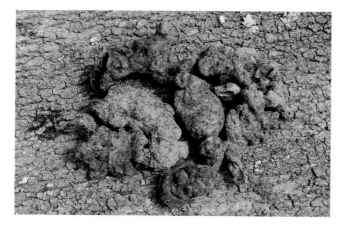

图187-1　猪苓（鲜品）

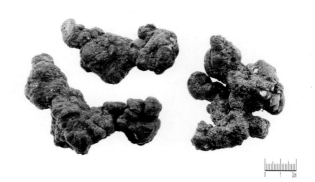

图187-2　猪苓（药材）

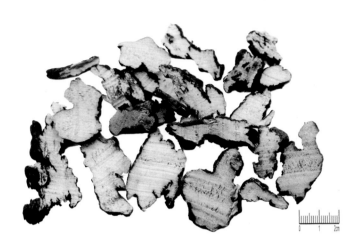

图187-3　猪苓（饮片）

【术语】

"铁结白肉"：猪苓药材体结实、质重、皮黑、肉白者。

【炮制加工】

猪苓（切制）：取猪苓药材，除去杂质，浸泡，洗净，润透，切厚片，干燥。本品收载于《中华人民共和国药典》2020 年版一部。

【混伪品及习用品】

（1）茯苓：多孔菌科真菌茯苓 *Poria cocos* (Schw.) Wolf 的干燥菌核。鉴别特征：呈类球形、椭圆形、扁圆形或不规则团块，大小不一；外皮薄而粗糙，棕褐色至黑褐色，有明显的皱缩纹理；体重，质坚实，断面颗粒性，有的具裂隙；外层淡棕色，内部白色，少数淡红色，有的中间抱有松根；气微，味淡，嚼之黏牙。本品收载于《中华人民共和国药典》2020 年版一部。

（2）金荞麦：蓼科荞麦属植物金荞麦 *Fagopyrum dibotrys* (D. Don) Har 的干燥根茎，本品曾经切片冒充猪苓。鉴别特征：呈不规则团块，直径 1~4 cm；表面棕褐色，有横向环节和纵皱纹，密布点状皮孔；质坚硬；断面淡黄白色或淡棕红色，有放射状纹理，中央髓部色较深；气微，味微涩。本品收载于《中华人民共和国药典》2020 年版一部。

（3）芍药根头：毛茛科芍药属植物芍药 *Paeonia lactiflora* Pall. 的干燥根头，本品曾经切片冒充猪苓。鉴别特征：为不规则形的厚片，表皮褐灰黑色，粗糙；切面类白色或淡棕白色，有的微显淡紫色，粗糙，有细皱纹理，有的具放射状纹理；质硬，稍重，易折断；断面较平整，显粉性；气特异，味淡、微苦。

（4）荆三棱：莎草科薦草属植物荆三棱 *Bolboschoenus yagara* (Ohwi) Y. C. Yang et M. Zhan 的干燥块茎，本品曾经切片冒充猪苓。鉴别特征：表面有残余茎基、茎痕及突起的须根痕；切面平坦，有散在的棕色小点；体轻，质坚硬，入水中漂浮水面；气微，味淡，嚼之微辛涩。本品收载于《山东省中药材标准》2002 年版。

（5）**香菇伪制品**：侧耳科真菌香菇 *Lentinus edodes* (Berk.) Sing. 菌柄下端切片染色加工而成。鉴别特征：呈类圆形或不规则形的薄片；边缘较平整，有的稍弯曲；切面平整，淡棕灰色，显颗粒性，有的中心具糟糠质地；边缘呈灰黑色或灰褐色，中部淡黄白色至淡棕黄色；质绵软，体轻；具蘑菇香气，味淡；热水浸泡，切面不出现点状花纹。

（6）**掺伪品**：猪苓的干燥菌核掺增重粉加工而成。鉴别特征：切面颜色淡粉白色或淡棕黄色；放大镜下观察，表面或切面可见白色颗粒状晶体；质重。

参考文献

[1] 中华人民共和国药典 .2020 年版一部 .

[2] 徐国钧 . 生药学 [M]. 北京：人民卫生出版社，1987.

[3] 任仁安，陈瑞华 . 中药鉴定学 [M]. 上海：上海科学技术出版社，1986.

[4] 中国药物大全编委会 . 中国药物大全（中药卷）[M]. 北京：人民卫生出版社，1991.

[5] 徐国钧，何宝贤，徐珞珊，等 . 中国药材学（上、下册）[M]. 北京：中国医药科技出版社，1996.

[6] 国家药典委员会，中国医学科学院药用植物研究所 . 中华人民共和国药典中药材及原植物彩色图鉴（上、
下册）[M]. 北京：人民卫生出版社，2010.

[7] 卫生部药品生物制品检定所，云南省药品检定所，内蒙古自治区药品检验所，等 . 中国民族药志（第一卷、
第二卷）[M]. 北京：人民卫生出版社，1984，1990.

[8] 北京药品生物制品检定所，中国科学院植物研究所 . 中药鉴别手册（第一册、第二册、第三册）[M].1972，
1979，1994.

[9] 肖培根 . 新编中药志（第 1 ～ 4 卷）[M]. 北京：化学工业出版社，2002，2007.

[10] 冯耀南，刘明，刘俭，等 . 中药材商品规格质量鉴别 [M]. 广州：暨南大学出版社，1995.

[11] 广东省药材公司，广州市药材公司，广东省中药材质量监测站，等 . 常用中药材真伪鉴别 [M]. 广州：
广东科技出版社，1989.

[12] 纪俊元，张继，宋长义 . 常用中药材真伪对照鉴别图谱 [M]. 沈阳：辽宁科学技术出版社，2002.

[13] 卫生部药品生物制品检定所，云南省药品检定所，内蒙古自治区药品检验所，等 . 中国民族药志（第一卷、
第二卷）[M]. 北京：人民卫生出版社，1984，1990.

[14] 江苏新医学院 . 中药大辞典（上下册）[M]. 上海：上海人民出版社，1982.

[15] 中国药品生物制品检定所，广东省药品检验所 . 中国中药材真伪鉴别图典 (1 ～ 4)[M]. 广州：广东科技
出版社，2011.

[16] 卫生部药品生物制品检定所 . 中药彩色图谱（第一册）[M]. 北京：科学出版社，1987.

[17] 潘纲 . 中药材商品知识 [M]. 南京：江苏科学技术出版社，1982.

[18] 国家医药管理局，中华人民共和国卫生部制定 . 七十六种药材商品规格标准 [M].1984.

[19] 楼之岑，秦波 . 常用中药材品种整理和质量研究，北方编（第一至二册）[M]. 北京：北京医科大学、
中国协和医科大学联合出版社，1995.

[20] 蔡少青，李胜华 . 常用中药材品种整理和质量研究（第四册）[M]. 北京：北京医科大学、中国协和医
科大学联合出版社 .2001.

[21] 蔡少青，李军 . 常用中药材品种整理和质量研究（第五册）[M]. 北京：北京医科大学、中国协和医科

大学联合出版社 .2001.

[22] 蔡少青，王璇 . 常用中药材品种整理和质量研究（第六册）[M]. 北京：北京医科大学、中国协和医科大学联合出版社 .2003.

[23] 徐国钧，徐珞珊 . 常用中药材品种整理和质量研究（第一册）[M]. 福州：福建科学技术出版社，1994.

[24] 谢宗万 . 中药材品种论述（上、下册）[M]. 上海：上海科学技术出版社，1964，1984.

[25] 李军德，黄璐琦，曲晓波 . 中国药用动物志 [M]. 第 2 版 . 福州：福建科学技术出版社，2013.

[26] 刘中申，张贵君 . 中药材真伪鉴别 [M]. 哈尔滨：黑龙江出版总社，1985.

[27] 黎跃成 . 常用中药鉴定彩色图谱大全 [M]. 成都：四川科学技术出版社，1992.

[28] 毛文山，严智慧，马兴民 . 中药真伪鉴别 [M]. 西安：陕西科学技术出版社，1986.

[29] 阎文玫 . 中药材真伪鉴别 [M]. 北京：人民卫生出版社，1993.

[30] 张贵君 . 常用中药鉴定大全 [M]. 哈尔滨：黑龙江科学技术出版社，1993.

[31] 国家中医药管理局中华本草编委会 . 中华本草 [M]. 上海：上海科学技术出版社，1998.

[32] 吴玛利，孔增科 . 中药饮片鉴别 [M]. 天津：天津科学技术出版社，1993.

[33] 黄进 . 安徽常用中药材易混品种鉴别 [M]. 合肥：安徽科学技术出版社，1993.

[34] 纪俊元 . 真伪易混中药鉴定 [M]. 沈阳：辽宁科学技术出版社，1991.

[35] 周荣汉 . 中药资源学 [M]. 北京：中国医药科技出版社，1993.

[36] 王其新 . 名贵中药材真伪鉴别 [M]. 南宁：广西民族出版社，1991.

[37] 杨松年 . 中国矿物药图鉴 [M]. 上海：上海科学技术出版社，1990.

[38] 广西壮族自治区药品检验所 . 中药材真伪鉴别图谱 [M]. 南宁：广西人民出版社、三联书店香港分店，1986.

[39] 张贵君，中药材及饮片原色图鉴 [M]. 哈尔滨：黑龙江科学技术出版社，1995.

[40] 广东省药品检验所 . 中药材鉴别原色图谱 [M]. 广州：广东科技出版社，1988.

[41] 刘中申，张贵君 . 中药材真伪鉴别 [M]. 哈尔滨：黑龙江中医学院出版社，1985.

[42] 谢宗万 . 中药品种理论与应用 [M]. 北京：人民卫生出版社，2008.

[43] 边振甲 . 药品快速检测技术研究与应用（中药卷）[M]. 北京：化学工业出版社，2013.

[44] 金世元 . 金世元中药材传统鉴别经验 [M]. 北京：中国中医药出版社，2010.

[45] 赵中振，陈虎彪 . 中药材鉴定图典 [M]. 福州：福建科学技术出版社，2010.

[46] 高天爱，王满恩，刘如良 . 最新中药材真伪图鉴 [M]. 太原：山西科学技术出版社，2012.

[47] 王国强 . 全国中草药汇编（第 1 ～ 4 卷）[M]. 第 3 版 . 北京：人民卫生出版社，2014.

[48] 高天爱，马金安，刘如良 . 矿物药真伪图鉴及应用 [M]. 太原：山西科学技术出版社，2014.

[49] 陈代贤，郭月秋 . 中药真伪质量快速影像检定（上、下册）[M]. 北京：人民卫生出版社，2012，2017.

[50] 吴淑荣，孔增科 . 实用中药材鉴别手册 [M]. 天津：天津科学技术出版社，1990.